W0253889

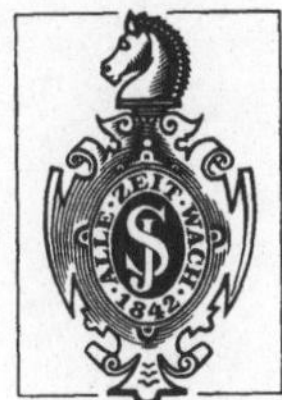
ALLE ZEIT WACH
1842

Friedrich-Wilhelm Meinecke (Hrsg.)

Querschnittlähmungen

Bestandsaufnahme und Zukunftsaussichten

Mit 110 Abbildungen

Springer-Verlag Berlin Heidelberg New York
London Paris Tokyo Hong Kong Barcelona

Dr. med. Friedrich-Wilhelm Meinecke
ehem. Chefarzt des Querschnittgelähmten-Zentrums
des Berufsgenossenschaftlichen Unfallkrankenhauses Hamburg,
Bergedorfer Straße 10, D-2050 Hamburg 80

jetzige Anschrift: Krummwisch 6, D-2057 Reinbek

Internationales Symposium des Berufsgenossenschaftlichen Unfallkrankenhauses Hamburg und der Deutschsprachigen Medizinischen Gesellschaft für Paraplegie e.V. Hamburg, 26.–28. Oktober 1988

ISBN-13:978-3-540-51896-9 e-ISBN-13:978-3-642-75221-6
DOI: 10.1007/978-3-642-75221-6

CIP-Titelaufnahme der Deutschen Bibliothek. Querschnittlähmungen : Bestandsaufnahme und Zukunftsaussichten ; [internationales Symposium des Berufsgenossenschaftlichen Unfallkrankenhauses Hamburg und der Deutschsprachigen Medizinischen Gesellschaft für Paraplegie e.V., Hamburg, 26.–28. Oktober 1988] / Friedrich-Wilhelm Meinecke (Hrsg.). – Berlin ; Heidelberg ; New York ; London ; Paris ; Tokyo ; Hong Kong; Barcelona: Springer, 1990
ISBN-13:978-3-540-51896-9 NE: Meinecke, Friedrich-Wilhelm [Hrsg.]; Berufsgenossenschaftliches Unfallkrankenhaus ⟨Hamburg⟩.

Satz: Fotosatz-Service Köhler, Würzburg
2114/3130-543210 – Gedruckt auf säurefreiem Papier

Inhaltsverzeichnis

Sexualfunktion – Psychosoziale Gesichtspunkte

Besondere Behandlungsmaßnahmen

Künftige Entwicklung technischer Hilfen

Poststationäre Entwicklung

Organisation der umfassenden Behandlung und Nachsorge

Standort und Ausblick in das nächste Jahrzehnt

Referentenverzeichnis

Baumgarten, G., Dr.; Krankenhaus Evangelisches Stift St. Martin, Allgemeinchirurgische Abteilung, Johannes-Müller-Straße 7, D-5400 Koblenz

Belzl, H., Krankengymnast; Berufsgenossenschaftliche Unfallklinik, Krankengymnastische Abteilung für Querschnittgelähmte, Schnarrenbergstraße 95, D-7400 Tübingen

Bergel, H.-P., Dipl.-Sozialarbeiter; Berufsgenossenschaftliche Krankenanstalten „Bergmannsheil", Gilsingstraße 14, D-4630 Bochum

Berndorfer, W.; Berufsgenossenschaftliche Unfallklinik, Abteilung für Orthopädie und Querschnittlähmungen, Schnarrenbergstraße 95, D-7400 Tübingen

Bersch, U., Dr.; Werner-Wicker-Klinik, Schwerpunktklinikum Department III – Urologie, Im Kreuzfeld 4, D-3590 Bad Wildungen

Bilow, H., Dr.; Berufsgenossenschaftliche Unfallklinik, Abteilung für Orthopädie und Querschnittlähmungen, Schnarrenbergstraße 95, D-7400 Tübingen

Bitzer, Gisela, Krankengymnastin; Berufsgenossenschaftliches Unfallkrankenhaus, Querschnittgelähmten-Zentrum, Bergedorfer Straße 10, D-2050 Hamburg 80

Böhm, E., Priv.-Doz. Dr.; Institut für Pathologie der Krankenhäuser des Märkischen Kreises GmbH, Paulmannshöher Straße 14, D-5880 Lüdenscheid

Bötel, U., Dr.; Berufsgenossenschaftliche Krankenanstalten „Bergmannsheil", Universitätsklinik, Abteilung für Rückenmarkverletzte, Gilsingstraße 14, D-4630 Bochum

Bohatyrewicz, A., Assistenzarzt; Berufsgenossenschaftliches Unfallkrankenhaus, Querschnittgelähmten-Zentrum, Bergedorfer Straße 10, D-2050 Hamburg 80

Bomnüter, G., Oberarzt; Berufsgenossenschaftliches Unfallkrankenhaus, Querschnittgelähmten-Zentrum, Bergedorfer Straße 10, D-2050 Hamburg 80

Burgdörfer, H., Dr.; Berufsgenossenschaftliches Unfallkrankenhaus, Querschnittgelähmten-Zentrum, Bergedorfer Straße 10, D-2050 Hamburg 80

Dick, W., Priv.-Doz.; Orthopädische Universitätsklinik, Felix-Platter-Spital, Burgfelderstraße 101, CH-4055 Basel

Dürr, W., Prof. Dr.; Krankenhaus Evangelisches Stift St. Martin, Unfallchirurgische Abteilung und Berufsgenossenschaftliche Sonderstation für Schwerunfallverletzte, Johannes-Müller-Straße 7, D-5400 Koblenz

Ebner, A., Dr.; Urologische Universitätsklinik, Anichstraße 35, A-6020 Innsbruck

Exner, G., Dr.; Berufsgenossenschaftliches Unfallkrankenhaus, Querschnittgelähmten-Zentrum, Bergedorfer Straße 10, D-2050 Hamburg 80

Gerlach, W.; AOK-Bundesverband, Postfach 200344, D-5300 Bonn 2

Gerner, H. J., Dr.; Werner-Wicker-Klinik, Zentrum für Rückenmarkverletzte, Im Kreuzfeld 4, D-3590 Bad Wildungen

Giesecke, J., Dipl.-Sozialarbeiter; Berufsgenossenschaftliche Krankenanstalten „Bergmannsheil", Gilsingstraße 14, D-4630 Bochum

Glaesener, J.-J., Dr.; Werner-Wicker-Klinik, Zentrum für Rückenmarkverletzte, Im Kreuzfeld 4, D-3590 Bad Wildungen

Gläser, E., Dr.; Berufsgenossenschaftliche Krankenanstalten „Bergmannsheil", Abteilung für Rückenmarkverletzte, Gilsingstraße 14, D-4630 Bochum

Grosse, Wiltrud, Pflegedienstleiterin; Werner-Wicker-Klinik, Zentrum für Rückenmarkverletzte, Im Kreuzfeld 4, D-3590 Bad Wildungen

Grüninger, W., Prof. Dr.; Reha-Klinik für Rückenmarkverletzte, Krankenhaus Hohe Warte, Hohe Warte 8, D-8580 Bayreuth

Gullotta, F., Prof. Dr.; Institut für Neuropathologie der Universität, Domagkstraße 17, D-4400 Münster

Hallenberger, G., Verwaltungsdirektor; Werner-Wicker-Klinik, Schwerpunktklinikum, Im Kreuzfeld 4, D-3590 Bad Wildungen

Hegemann, D.; Schweizerisches Paraplegikerzentrum Basel, Im Burgfelderhof 40, CH-4055 Basel

Herzog, Gabriele, Krankengymnastin und Sportlehrerin; Institut für Sportwissenschaft der Universität, Wilhelmstraße 124, D-7400 Tübingen

Hetzel, H. †, Prof. Dr.; Schneeburggasse 163, A-6020 Innsbruck

Kampmann-Lüdtke, Eva, Dipl.-Psychologin; Berufsgenossenschaftliches Unfallkrankenhaus, Querschnittgelähmten-Zentrum, Bergedorfer Straße 10, D-2050 Hamburg 80

Kuhlmann, Iris; Institut für Pathologie der Krankenhäuser des Märkischen Kreises GmbH, Paulmannshöher Straße 14, D-5880 Lüdenscheid

Lang, Dorothea, Anästhesistin; Berufsgenossenschaftliche Unfallklinik, Abteilung für Anästhesie, Professor Küntscher-Straße 8, D-8110 Murnau

Lang, H.-D., Dr.; Krankenhaus Evangelisches Stift St. Martin, Unfallchirurgische Abteilung und Berufsgenossenschaftliche Sonderstation für Schwerunfallverletzte, Johannes-Müller-Straße 7, D-5400 Koblenz

Leiner, Heike, Dipl.-Psychologin; Werner-Wicker-Klinik, Im Kreuzfeld 4, D-3590 Bad Wildungen

Lieske, Ingrid, Sporttherapeutin; Berufsgenossenschaftliches Unfallkrankenhaus, Bergedorfer Straße 10, D-2050 Hamburg 80

Löchner-Ernst, D., Dr.; Berufsgenossenschaftliche Unfallklinik, Urologische Abteilung, Professor Küntscher-Straße 8, D-8110 Murnau

Lohr, R., Dipl.-Sozialarbeiter; Hansestraße 9a, D-2057 Wentorf

Madersbacher, H., Univ.Prof. Dr.; Urologische Universitätsklinik Innsbruck und Rehabilitationszentrum Häring der Allgemeinen Unfallversicherungsanstalt (AUVA), Anichstraße 35, A-6020 Innsbruck

Mäder, M., Dr.; Schweizerisches Paraplegikerzentrum Basel, Im Burgfelderhof 40, CH-4055 Basel

Mahel, D.; Berufsgenossenschaftliches Unfallkrankenhaus, Querschnittgelähmten-Zentrum, Bergedorfer Straße 10, D-2050 Hamburg 80

Maier, U., Assistenzärztin; Klinik für Orthopädie und Rückenmarkverletzte, Orthopädie II, Kurt-Lindemann-Weg 10, D-7145 Markgröningen

Meinecke, F.-W., Dr.; Krummwisch 6, D-2057 Reinbek

Mühlbauer, L., Dr.; Berufsgenossenschaftliche Unfallklinik, Abteilung für Anästhesie, Professor Küntscher-Straße 8, D-8110 Murnau

Münz, M., Ergotherapeut; Werner-Wicker-Klinik, Zentrum für Rückenmarkverletzte, Im Kreuzfeld 4, D-3590 Bad Wildungen

Nanassy, A., Dr.; Rehabilitationskrankenhaus Karlsbad-Langensteinbach, Guttmannstraße 3, D-7516 Karlsbad

Osterwold, Christa, Ergotherapeutin; Berufsgenossenschaftliches Unfallkrankenhaus, Querschnittgelähmten-Zentrum, Bergedorfer Straße 10, D-2050 Hamburg 80

Paeslack, V., Prof. Dr.; Stiftung Orthopädische Universitätsklinik, Rehabilitationszentrum für Querschnittgelähmte, Schlierbacher Landstraße 200a, D-6900 Heidelberg

Pape, Anne, Krankengymnastin; Stiftung Orthopädische Universitätsklinik, Rehabilitationszentrum für Querschnittgelähmte, Krankengymnastik-Abteilung, Schlierbacher Landstraße 200a, D-6900 Heidelberg

Pons, C., Dr.; Revalidatiecentrum Hoensbroek, Zandbergsweg 111, NL-6432 CC Hoensbroek

Rambert, S., Dr.; Schweizerisches Paraplegikerzentrum Basel, Im Burgfelderhof 40, CH-4055 Basel
Rana, B. N., Dr.; Klinik Markgröningen, Kurt-Lindemann-Weg 10, D-7145 Markgröningen
Rana, Renate, Dipl.-Psychologin; Danziger Straße 23, D-7149 Freiberg
Rist, M., Priv.-Doz. Dr.; Urologische Klinik des Departements für Chirurgie, Kantonsspital Basel, Spitalstraße 21, CH-4031 Basel
Rösler, S., Dr.; Berufsgenossenschaftliche Unfallklinik, Abteilung für Rückenmarkverletzte, Professor Küntscher-Straße 8, D-8110 Murnau
Ruidisch, M. H., Dr.; Berufsgenossenschaftliche Unfallklinik, Abteilung für Wirbelsäulen- und Rückenmarkverletzte, Professor Küntscher-Straße 8, D-8110 Murnau
Sauerwein, D., Dr.; Werner-Wicker-Klinik, Schwerpunktklinikum Department III–Urologie, Im Kreuzfeld 4, D-3590 Bad Wildungen
Schmekel, J. K., Dipl-Kaufmann; Leimbachring 16, D-6902 Sandhausen
Schmidt-Bachaly, D., Dr.; Berufsgenossenschaftliches Unfallkrankenhaus, Querschnittgelähmten-Zentrum, Bergedorfer Straße 10, D-2050 Hamburg 80
Schmidt-Dannert, H., Sozialdienstleiter; Berufsförderungswerk Wildbad, Paulinenstraße 132, D-7547 Wildbad
Schrader, Erika, Ergotherapeutin; Berufsgenossenschaftliches Unfallkrankenhaus, Querschnittgelähmten-Zentrum, Bergedorfer Straße 10, D-2050 Hamburg 80
Soede, I. M., Dr.; Revalidatiecentrum Hoensbroek, Zandbergsweg 111, NL-6432 CC Hoensbroek
Sokoll, G., Dr.; Hauptverband der gewerblichen Berufsgenossenschaften e.V., Alte Heerstraße 111, D-5205 Sankt Augustin
Spanudakis, St., Dr.; Rehabilitationszentrum Häring der Allgemeinen Unfallversicherungsanstalt (AUVA), Abteilung für Rückenmarkverletzte, Schönau 147, A-6323 Bad Häring
Stock, D., Dr.; Berufsgenossenschaftliche Unfallklinik, Abteilung für Rückenmarkverletzte, Friedberger Landstraße 430, D-6000 Frankfurt a. M.
Stöhrer, M., Dr.; Berufsgenossenschaftliche Unfallklinik, Urologische Abteilung, Professor Küntscher-Straße 8, D-8110 Murnau
Voeltz, P., Dr.; Berufsgenossenschaftliches Unfallkrankenhaus, Abteilung für Anästhesie und Intensivmedizin, Bergedorfer Straße 10, D-2050 Hamburg 80
Vossius, G., Prof. Dr.; Institut für Biokybernetik und Biomedizinische Technik der Universität, Kaiserstraße 12, D-7500 Karlsruhe 1
Walker, N., Prof. Dr.; Klinik für Orthopädie und Rückenmarkverletzte, Orthopädie II, Kurt-Lindemann-Weg 10, D-7145 Markgröningen

Walther, W., Dr.; Werner-Wicker-Klinik, Abteilung für Anästhesiologie und Intensivmedizin, Im Kreuzfeld 4, D-3590 Bad Wildungen

Wenck, Barbara, Krankengymnastin; Berufsgenossenschaftliches Unfallkrankenhaus, Querschnittgelähmten-Zentrum, Bergedorfer Straße 10, D-2050 Hamburg 80

Wittmann, Christel, Krankengymnastin; Stiftung Orthopädische Universitätsklinik, Rehabilitationszentrum für Querschnitt-gelähmte, Schlierbacher Landstraße 200a, D-6900 Heidelberg

Zäch, G. A., Dr.; Paraplegiker-Zentrum Basel, Im Burgfelderhof 40, CH-4055 Basel

Begrüßungsansprachen

H. Mensing, Alternierender Vorsitzender des Vorstandes des Berufsgenossenschaftlichen Vereins für Heilbehandlung Hamburg e. V.

Meine sehr geehrten Damen und Herren,
im Namen des Vorstandes des Berufsgenossenschaftlichen Vereins für Heilbehandlung Hamburg e.V., seiner Geschäftsführung und der Verwaltung des Berufsgenossenschaftlichen Unfallkrankenhauses Hamburg möchte ich Sie zu diesem Internationalen Symposium sehr herzlich begrüßen. Bitte haben Sie Verständnis für diese allgemeine Form, da es unmöglich wäre, eine faire Auswahl herausragender Persönlichkeiten und Institutionen für eine namentliche Begrüßung zu treffen, ohne andere zu verletzen. Wenn es stimmt, daß die umfassende Rehabilitation Querschnittgelähmter, mit der Sie sich in den Tagen eingehend beschäftigen wollen, eine „Gemeinschaftsaufgabe" ist, dann kann ein solcher Verzicht auf Einzelnennungen diesen Tatbestand nur unterstreichen.

Einer langen Tradition folgend haben sich die Berufsgenossenschaften stets besonderer Problemlösungen angenommen. Dazu gehörten und gehören die Querschnittgelähmten, deren Lebensschicksal international durch die grundlegenden Arbeiten von Sir Ludwig Guttmann und anderen nach dem zweiten Weltkrieg eine so entscheidende Wende nahm.

Fußend auf diesen Erkenntnissen, die auch in Spezialabteilungen Deutschlands ihre Bestätigung fanden, entschloß sich der Trägerverein des Berufsgenossenschaftlichen Unfallkrankenhauses Hamburg bereits bei der Planung für den 1959 eröffneten Neubau, seinen Versicherten die damals besten Bedingungen zur Verfügung zu stellen. Die günstigen Erfahrungen mit den Spezialabteilungen führten aber auch zu der Erkenntnis des nicht ausreichenden Angebotes qualifizierter Behandlungsplätze im norddeutschen Raum. In 2 Denkschriften stellten die Berufsgenossenschaften 1972 und 1978 ein Denkmodell „Zur Neuordnung der Behandlungszentren für Querschnittgelähmte in der Bundesrepublik Deutschland mit Planungsrichtwerten für Neubauten" vor. Auf der Grundlage der darin entwickelten Gedanken wurde 1970 in Hamburg begonnen, eine Modelleinrichtung mit 100 Betten zu entwickeln und damit praktische Erfahrungen in dieser Größenordnung zu sammeln. Daran beteiligten sich finanziell der Bund und 2 Bundesländer. Das Zentrum wurde vor fast 8 Jahren eröffnet.

Ließ schon der Bericht über das 1. Jahr der Tätigkeit dieser Spezialabteilung deren Berechtigung erkennen, so ist sie heute aus diesem Raum gar nicht mehr wegzudenken.

F.-W. Meinecke (Hrsg.)
Querschnittlähmungen

Gleichzeitig ist das Zentrum Heimstatt der „Berufsgenossenschaftlichen Anlaufstelle für die Vermittlung von Betten für Querschnittgelähmte" und des ihr angegliederten Arbeitskreises „Querschnittlähmungen" geworden, der alle in der Bundesrepublik arbeitenden Spezialabteilungen angehören. Diese Bestandteile berufsgenossenschaftlicher Tätigkeit sichern die schnellstmögliche sachgerechte Behandlung der Schwerstbehinderten ebenso wie die situationsgerechte Analyse gegenwärtiger Bedürfnisse und zukünftiger Planungsgrundlagen auf dem Boden gesicherter statistischer Erfahrungswerte.

Mit Freude vermerken wir, daß die Gründung der „Deutschsprachigen Medizinischen Gesellschaft für Paraplegie" 1985 von Hamburg ausging und hier in Reinbek vollzogen wurde. Sie war und ist ein sichtbarer Ausdruck der seit Jahrzehnten bewährten Zusammenarbeit der gesetzlichen Unfallversicherungsträger im deutschsprachigen Raum auf vielen Gebieten weit über den hier abgesteckten Rahmen hinaus. Wir haben gerne dem Gedanken zugestimmt, gemeinsam mit Ihrer Gesellschaft in diesem Symposium Bilanz zu ziehen und die zukünftigen Aufgaben zu umreißen. Dabei dürfen wir mit Genugtuung feststellen, daß die Zahl der Querschnittlähmungen nach berufsgenossenschaftlich versicherten Unfällen in der Bundesrepublik Deutschland von 1977–1987 um nahezu 10% abgenommen hat.

Die Berufsgenossenschaften und mit ihnen der Träger des Berufsgenossenschaftlichen Unfallkrankenhauses Hamburg werden Ihre Berichte und die Ergebnisse mit großer Aufmerksamkeit und eingehendem Interesse verfolgen. Sie versprechen sich davon wertvolle Hinweise für ihr eigenes künftiges Handeln.

Ihren Beratungen wünsche ich viel Erfolg, verbunden mit der Hoffnung, daß Ihnen für persönliche Begegnungen und das Erleben unserer Stadt und ihrer reizvollen Umgebung genügend Raum bleibt.

Allen, die an den umfangreichen Vorbereitungen dieses Symposiums und seiner Durchführung beteiligt sind, gilt mein aufrichtiger Dank ebenso wie denjenigen, die mit dazu beigetragen haben, den großzügigen Rahmen dieser Veranstaltung zu ermöglichen.

Dr. W. Zimmer, Ärztlicher Direktor des Berufsgenossenschaftlichen Unfallkrankenhauses Hamburg

Meine sehr verehrten Damen, meine Herren,
ich begrüße Sie recht herzlich im Namen aller Mitarbeiter unserer Unfallklinik. Wir freuen uns, daß Sie unserer Einladung gefolgt sind. Ein besonderes Willkommen gilt dabei unseren ausländischen Gästen. Allen denen, die sich für diese Tage aus ihrer praktischen oder wissenschaftlichen Tätigkeit gelöst haben, um hier vorzutragen und zu beraten, gilt unser Dank. Wir beziehen aber auch die vielen Helfer aus dem Kreise Ihrer und unserer Mitarbeiter ein, ohne deren Einsatz zu Hause und hier die Tagung nicht stattfinden könnte. Anerkennung gilt schließlich Vorstand, Geschäftsleitung und Verwaltung unserer Klinik sowie vielen Ungenannten, die die Veranstaltung gefördert und ermöglicht haben. Aus einer sehr umfassenden Sicht werden Sie vielschichtige Fragen aufwerfen und

gemeinsam nach Lösungen suchen, welche im Klinikalltag und im häuslichen Alltag unserer Patienten bestehen sollen. Daß Sie, meine verehrten Damen und Herren, aus den Sitzungen der nächsten Tage Anregungen und Gewinn mit nach Hause nehmen werden, ist unser aufrichtiger Wunsch. Nun, da sich allzulange sich hinziehende Begrüßungen i. Allg. nicht weitgehender Beliebtheit erfreuen, Sie langweilen und nicht die Spannung erhöhen, will ich meinen Beitrag leisten und gebe jetzt den Platz frei für Berufenere und wünsche nochmals dem Symposium einen guten Verlauf.

Univ.-Prof. Dr. H. Madersbacher,
Vice President „International Medical Society of Paraplegia"

Verehrte Festgäste, meine Damen und Herren,
im Namen der International Medical Society of Paraplegia und Ihres Präsidenten Ed Carter, der leider die weite Anreise aus Houston/Texas nicht schaffte, darf ich Ihnen allen die Grüße dieser Gesellschaft überbringen und der Veranstaltung viel Erfolg wünschen.

Gleichzeitig möchte ich jedoch die Gelegenheit benützen, Ihnen, lieber Herr Kollege Meinecke, den Dank und die Anerkennung der Society auszusprechen. Sie gehören ja mit zu den Gründungsmitgliedern der Gesellschaft, die heute weltweit in 58 Ländern der Erde nahezu 1000 Mitglieder vereint. Bereits in den 50er Jahren haben Sie die Bekanntschaft mit dem Vater oder, fast möchte ich heute sagen, mit dem Großvater der Medizin für Querschnittgelähmte, mit Sir Ludwig Guttmann gemacht, mit dem Sie ja in der Folge mehr als nur eine kollegiale Freundschaft verband, und Sie wurden sicher einer seiner erfolgreichsten Schüler. Sie waren es, der damals an der von Bürkle de la Camp geleiteten Unfallklinik „Bergmannsheil" in Bochum eine der ersten Abteilungen für Rückenmarkverletzte auf dem europäischen Kontinent aufbaute, eine Abteilung, die unter Ihrer Leitung rasch eine angesehene Institution wurde. Von 1974–1978 haben Sie als Direktor des Forschungsinstitutes für Traumatologie nicht nur ein beispielhaftes System zur Information, Kooperation der verschiedenen Abteilungen für Rückenmarkverletzte in Deutschland aufgebaut, sondern der stattlichen Anzahl von wissenschaftlichen Publikationen weitere ganz ausgezeichnete Veröffentlichungen hinzugefügt. Und als Sie dann 1979 nach Hamburg zum Direktor der, wie ich glaube, damals wohl bettengrößten Abteilung für Rückenmarkverletzte in Deutschland berufen wurden, haben Sie aufgrund Ihrer Erfahrung und mit dem Weitblick des Experten für kommende Entwicklungen und, das darf ich auch aus der Sicht des Urologen sagen, ein allen aktuellen Anforderungen entsprechendes Zentrum aufgebaut.

Bereits 1982 hat Ihnen die International Medical Society of Paraplegia für Ihre Verdienste und als eine besondere Ehrung die „Annual Medal" verliehen, eine Auszeichnung, die wir jährlich einmal an eine besonders verdiente Persönlichkeit vergeben. Als Council-Member der Gesellschaft, als Mitglied des wissenschaftlichen Beirats des Herausgeberstabes der Zeitschrift „Paraplegia", des Exekutivkommittees der Internationalen Stoke-Mandeville-Spiele haben Sie wirklich viel für die Gesellschaft, aber ich glaube vor allen Außerordentliches für unsere Patienten, für die Rückenmarkverletzten, geleistet. Nun, diese Bemühungen haben natürlich auch in Ihrem Lande breite Anerkennung gefunden, und Ihnen wurde 1973 bereits das Bundesverdienstkreuz am Bande, 1981 vom Reichsbund der Preis für Rehabilitation zuerkannt, und schließlich hat Sie ja auch die „Deutschsprachige Medizinische Gesellschaft für Paraplegie" zu ihrem Präsidenten gewählt. Wenn sie nun am 31. Oktober 1988 Ihre Funktion als Direktor zurückgeben, so wünscht Ihnen die Gesellschaft, so wie es sich gehört, alles Gute und natürlich viel Zeit für die Hobbies, für die Musik, für die Fotografie, für das Lesen schöner Bücher. Aber ich frage mich, wird es wirklich dazu kommen? Ich darf Ihnen zunächst einmal im Namen unserer Gesellschaft versichern, daß sie auch weiterhin nicht auf Ihre Erfahrungen verzichten möchte, und unser Sekretär, Hans Frankel, läßt Ihnen ausrichten, daß er zuversichtlich ist, daß Sie sich nun, dann von der Last der täglichen Routine befreit, noch mehr als bisher für die Belange der Gesellschaft einsetzen, und zumindest aus unserer Sicht besteht berechtigte Hoffnung, daß auch weiterhin auf den internationalen Tagungen „Fred Meinecke, Germany" vertreten sein wird und seine Meinung kundtun wird. In diesem Sinne darf ich Ihnen, lieber Herr Kollege Meinecke, nochmals im Namen unserer Gesellschaft für all das, was Sie geleistet haben, danken und Sie ersuchen, auch weiterhin für die International Medical Society of Paraplegia tätig zu sein. Danke vielmals.

Dr. F.-W. Meinecke, 1. Vorsitzender der „Deutschsprachigen Medizinischen Gesellschaft für Paraplegie e. V."

Meine sehr verehrten Damen, meine Herren,
zunächst erlauben Sie mir, Herrn Mensing und Herrn Dr. Zimmer für die Begrüßungsworte und für die Anerkennung dessen, was zur Vorbereitung dieses Syposiums von vielen stillen, unbemerkten Helfern geleistet worden ist, recht herzlich zu danken, und ich hoffe, daß die Wünsche, die Sie für den Erfolg ausgesprochen haben, auch umgesetzt werden können. Ihnen, lieber Herr Madersbacher, danke ich sehr für die persönlichen Worte im Namen der internationalen Gesellschaft, wobei ich einen gewissen Egoismus nicht ganz überhört habe, nicht den Ihrigen, sondern den der Gesellschaft, und wenn das dann so ist, daß die Gesellschaft meint, ich könnte noch etwas für Sie tun, soll sie zumindest nicht auf taube Ohren stoßen.

Erlauben Sie mir aber nun, Sie im Namen des Vorstandes der „Deutschsprachigen Medizinischen Gesellschaft für Paraplegie" ebenfalls sehr herzlich zu begrüßen.

Ich danke Ihnen, daß Sie die Mühen, die mit der Reise zu uns verbunden sind, nicht gescheut haben, und hoffe, Sie werden mit Gewinn für Ihre weitere Arbeit, aber auch mit dem Wissen, daß Hoffnungslosigkeit und fatalistische Einstellung bei der Rehabilitation Querschnittgelähmter keinen Platz mehr haben, nach Hause zurückkehren.

Wir haben uns bemüht, Autoren zu gewinnen, die ihre Ausführungen auf eigene, langjährige Erfahrungen in der umfassenden Behandlung der Patienten vom Beginn bis zum Abschluß unter einem Dach gründen können. Bei der verfügbaren Zeit mußten Lücken bleiben. Nicht Verdienste in der Vergangenheit, sondern zur Zeit gesichertes Wissensgut und neue Aufgabenstellungen für die Zukunft einschließlich organisatorischer und baulicher Voraussetzungen sollen Grundlagen der Darstellungen sein. Dabei werden die Reformbemühungen im Gesundheitswesen in der Bundesrepublik Deutschland sicher mit einfließen. Bei Rücksichtnahme auf andere wird genügend Zeit für alltagsnahe Diskussionen sein, an der sich alle – und nicht nur die „Etablierten" – beteiligen sollen. Übertragen Sie die gemeinsame Gesprächsform des Teams in diesen Raum mit Fragen, Kritik und Anregungen. Das Ergebnis soll Themen für kleinere Arbeitstagungen allgemein oder gruppenspezifisch erkennen lassen, an deren Organisation sich auch diese Gesellschaft beteiligen wird. Sie wird um so mehr bewirken können, je größer ihre Mitgliederzahl sein wird.

Erlauben Sie mir schon jetzt ein Wort des Dankes an die Referenten, die sich der Mühe unterzogen, einen Vortrag vorzubereiten, an die Damen und Herren des Berufsgenossenschaftlichen Unfallkrankenhauses Hamburg, die den nie enden wollenden Wünschen der Organisatoren und Interessenten mit bewundernswerter Geduld und großartigen Ergebnissen entsprochen haben. Wir wissen alles in besten Händen. Dem Vorstand des Berufsgenossenschaftlichen Vereins für Heilbehandlung Hamburg und den an der Industrieausstellung und Spenden beteiligten Firmen verdanken wir die Mittel, die uns die großzügige Ausgestaltung dieses Syposiums ermöglichen. Nutzen Sie die Zeit deshalb auch zu einem Besuch der Stände. Dem Dank von Herrn Mensing an alle, die zur Finanzierung beigetragen haben, möchte ich mich im Namen der „Deutschsprachigen Medizinischen Gesellschaft für Paraplegie" ebenfalls anschließen.

Nicht zuletzt aber gilt mein besoderer Dank dem Ärzteorchester Hamburg unter der bewährten Leitung von Frau Stellbrink, das uns in selbstloser Weise zur Verfügung steht, um diese Eröffnung zu einer kleinen Feierstunde zu gestalten, in die Herr Professor Probst einige zeitnahe Gedanken über „Humanität und Technologie im Wechselspiel" in der ihm eigenen sprachlichen Vollendung einfügen wird. Auch dafür sei ihm schon jetzt vielmals gedankt.

Ich wünsche Ihnen einen befriedigenden Aufenthalt im Kreise netter Menschen in einer Landschaft, deren Reize gerade im Herbst besonders deutlich sichtbar werden und sie vielleicht zur Wiederkehr anregen.

In Erinnerung an die langen Jahre, die ich im Ruhrgebiet verbracht habe, rufe ich Ihnen ein herzliches

„Glück auf!"

zu.

Festvortrag
Über das Wechselspiel von Humanität und Technologie

J. Probst

Ärztlicher Direktor der Berufsgenossenschaftlichen Unfallklinik, Professor Küntscher-Straße 8, D-8110 Murnau

Die Betrachtung des Technikproblems in unserer Produktionsgesellschaft leitete vor einigen Tagen ein Zeitungsartikel mit dem Satz ein: „Die Produktivitätsfaktoren Naturwissenschaft und Technik bestimmen die Veränderungen unserer Welt nachhaltiger als politische Programme, Kapital und Arbeit." Von Humanität ist da nicht offen die Rede, obwohl „unsere Welt" doch zumindest der Rahmen dessen ist, in welchem der Mensch lebt, in seiner Zeit steht, existiert.

Die seit langem alltägliche Klage über die Allmacht der Technik über unser Dasein, d.h. unser Leben, ist in erster Linie reflektorischer Art, die die Selbstbespiegelung mehr als das eigentliche Nachdenken meint. Vielleicht ist es auch das nur noch unterbewußte Eingeständnis, daß wir uns im Alltag daran gewöhnt haben, Technik entstehen zu lassen und zu gebrauchen und erst danach Erfahrungen zu sammeln und schließlich eine Ordnung herstellen zu wollen, die alles reglementieren soll. Dabei wird übersehen, daß der naturwissenschaftlich begründeten Technik der Fortschritt, dem Reglement dagegen die Beharrung innewohnt, beide also Gefahr laufen, aneinandervorbeizuagieren. Wo bleibt da noch Raum für Humanität, und was eigentlich ist diese?

Sie nur als auf das Einzelwesen bezogene sog. Lebensqualität, nämlich als das Bemühen um menschenwürdige Lebensgestaltung des Einzelnen zu verstehen, würde nicht ausreichen; damit entfielen die als Grundlage der Humanität notwendigen Beziehungen zur Umgebung. Humanität ist vielmehr nur als Faktor der Gesellschaftsgestaltung verständlich und unterliegt damit bereits in sich einem Wechselspiel.

Technik dagegen war seit jeher die Arbeitsweise, deren sich die Menschen zu allen Zeiten bedienten, um mit deren Mitteln den Kampf ums Überleben zu führen, modern ausgedrückt die begrenzten Kräfte zu unterstützen, Beschwerlichkeiten des Lebens zu erleichtern, Arbeit produktiver zu machen. Wir wissen, daß diese Betrachtung allein schon für unser sog. tägliches Leben nicht ausreicht, daß sie für den Einzelnen wie für die Gesellschaft Probleme entstehen läßt, die zu Gefahren werden können und die es schließlich fraglich erscheinen lassen, ob der eigentliche Fortschritt den Einzelnen denn überhaupt noch erreicht. Selbstverständlich sind es die Gegenstände des täglichen Gebrauchs, die als nützlich empfunden werden; allerdings mangelt es schon hier am Bewußtsein, den Preis für derlei oft nicht unbedingt notwendige Bequemlichkeiten zu erkennen.

Daß die soziologische Entwicklung von der ursprünglich nicht technisch, sondern karitativ begründeten Fürsorge für die Benachteiligten fortlief zu einer allgemeinen Wohlfahrt – die indessen ihr Prinzip in der Französischen Revolution schon rasch verriet –, die sich der technischen Errungenschaften zu bedienen

F.-W. Meinecke (Hrsg.)
Querschnittlähmungen

verstand, die aber auch den Versuchungen der Technik erlag, ist kein Grund für die Annahme, die menschliche Gesellschaft befinde sich auf einem Abweg, der Wohlstand mit Wohlbefinden verwechselt und Lebensqualität für eine Konsumdevise hält.

Ein solcher Pessimismus geht offenkundig von der Fehlinterpretation aus, daß das durch Technik ermöglichte Fortschrittserlebnis des Einzelnen nicht viel tauge, da dieser eben doch nur wenig Anteil habe an all den vielen und großen Errungenschaften, darüber hinaus deren Zusammenhang ohnehin nicht erkennen könne.

Erst hier komme ich auf den im Titel genannten Begriff Technologie, der entgegen Unklarheiten unseres Sprachgebrauchs nicht mit dem Begriff Technik, der der praktischen Verwendung zugeordnet ist, verwechselt werden darf.

So sehr es keinem Zweifel unterliegt, daß unser Alltag der angewandten, konsumierenden Technik unterworfen ist, so eindeutig werden Qualität und Fortschritt als Elemente der Evolution als solche von der Technologie als dem wissenschaftlichen Denkansatz technischer Verfahrensmöglichkeiten bestimmt.

Der Gegensatz zwischen angewandter Gebrauchstechnik und dem kritischen Umgang wissenschaftlich begründeter Verfahrensweisen an sich beinhaltet gar nichts Beklagenswertes, er ist als Faktum zu akzeptieren. Erst wenn diese Verschiedenheit verwischt wird, unterliegen beide gemeinsam der Gefahr des Machbarkeitsmißbrauchs.

Ein zeitnahes Beispiel ergibt die Diskussion um die sog. Gentechnik-Gentechnologie, die in der Tat auf einen Scheideweg zuläuft, an welchem Machbarkeit umschlägt in die „Überwucherung der Mittel über den Zweck“ (Bock). Hier wird deutlich, daß das, was vorherige Generationen auf einer noch unangefochten scheinenden sittlichen Grundlage zu regeln wußten, heute jedoch infolge Wegfalls von Orientierungsinstanzen eine Richtung gewinnen kann, deren Zielpunkt noch nicht erkennbar ist, um es sehr vorsichtig und zurückhaltend auszudrücken. Es gibt wenige Beispiele, die uns so nahekommen. Die Möglichkeiten, die in diesem Potential schlummern, sind derzeit unkalkulierbar; daß sie einen großen Humanitätsfortschritt bergen, ist zu vermuten; aber auch unerwünschbare Tendenzen liegen da am Wege.

Unsere Zeit hält indessen auch Beispiele des Wechselspiels von Technologie und Humanität bereit, die doch erkennen lassen, daß die Übereinkunft von Denkansatz und Anwendung noch möglich ist. Die recht einfache, weil nicht differenzierende aufklärerische Formel, eine bloße Steigerung des Intellekts und des wissenschaftlichen Wissens führe automatisch zu einer Humanisierung der Welt und der Gesellschaft, hat sich freilich als Hirngespinst erwiesen. Das war vielleicht sogar zu erwarten; denn Humanität ergibt sich nicht von selbst aus an sich wertfreien Zutaten.

Das Beispiel eines selbständig nicht dauerhaft überlebensfähigen, nämlich des querschnittgelähmten Menschen lehrt uns, daß dieser nur deswegen überlebensfähig wurde, weil einem humanitären Prinzip zur Wirksamkeit verholfen worden ist. War wenigstens ein Teil der erforderlichen technischen Mittel schon vordem verfügbar, so wurde er doch nicht wirksam. Erst unter den Bedingungen bewußter Humanität erntet d. h. nutzt dieser Mensch die technologischen Früchte, die ihrerseits ohne die Nutzung der Überlebensmöglichkeit nicht als solche gereift, zumindest als solche nicht erkennbar geworden wären.

Es liegt deswegen nahe, hier auf den Querschnittgelähmten hinzuweisen, weil dieser noch vor wenigen Jahrzehnten mit dem Eintritt dieses Schicksalschlages aus der menschlichen Gesellschaft verstoßen wurde. Denn die humanitäre Motivation war schwach, wofern sie nicht überhaupt fehlte, und daher gab es auch keinen Ansatz zu einer technologischen Motivation. Wenn es auch nicht gelungen ist, die Zerstörung des Rückenmarks selbst rückgängig zu machen, wie es einem einfachen ungebildeten Wunschdenken entspricht, haben wir doch nicht nur durch sinnreiche und komplizierte technische Hilfsmittel das Dasein dieses Verletzten mobilisiert, sondern mit Hilfe medizinischer Technologien die Bedingungen seines Krankseins verändert, etwa die Blasenfunktion beeinflußt und das sonst drohende Infektions- und Steinleiden eliminiert, so daß es heute unter den in unseren Zentren gegebenen Bedingungen nicht mehr auftritt. Die Entwicklung ist auch damit nicht und nicht in einem einmaligen Akt abgeschlossen, sondern schreitet weiter fort zu einer stimulationssubstituierten Blase, die den Betroffenen viel Unbill ersparen wird. Dieses Stimulationsbeispiel steht schon heute nicht vereinzelt da.

Man wird fragen, warum nicht früher zu solchen Verfahren gefunden worden sei und ob es nicht viel mehr Möglichkeiten gebe, diesen Menschen behilflich zu sein. Nun, die Frage wäre im Ansatz falsch gestellt; denn auf diesen Weg sind wir nicht deswegen nicht gekommen, weil sich noch keine Technik dafür anbot, sondern die Bedürfnisse des kranken oder verletzten Menschen nicht wahrgenommen, entsprechende technologische Verfahren daher nicht erdacht wurden. Dazu war auch der Wandel des Menschenbildes – eines schon sehr alten humanistischen Ideals – nötig, um der Technologie Anstöße zu geben.

Vielleicht wird es eine am Ende dieses Jahrhunderts besonders wichtige Erfahrung sein festzustellen, daß zwar der technologische Umsatz von Denkmodellen Fortschritte erzeugt hat, die humanitäre Leistung an sich dadurch aber nicht überflüssig gemacht worden ist. So ist es nach unseren gegenwärtigen prognostischen Fähigkeiten nicht vorstellbar, daß die menschliche Pflege des Kranken/Verletzten vollkommen durch technische Mittel ersetzt wird. Wohl sind immer neue Verbesserungen mechanischer Arbeitsabläufe zu erwarten, nach unseren Vorstellungen wird dagegen der Wegfall der menschlichen Zuwendung, in welcher Form diese auch immer gegeben sei, nicht zu ersetzen sein. Denn sie ist der Kernpunkt der Humanität, die soziale Beziehung, ohne die Technik nicht anwendbar und Technologie nicht zu denken sein wird.

Die persönliche Zuwendung, die technisch nicht ersetzbar ist, ist nämlich das Element der Vertrauensbildung, ohne die auch ein Brückenschlag zwischen Patient und Technik nicht möglich ist. Die Ablehnung der Technik schlechthin, die ganz widersinnig ist, wird eben doch verständlich, wenn man berücksichtigt, daß ihr mangelndes Vertrauen oder sogar Mißtrauen entgegengebracht wird, solange sie nicht verstanden wird.

Hier geht in die Beziehung zum Patienten auch ein Stück Kompetenz auf der Grundlage von Wissen, Gewissen und Integrität ein, ohne die auch Technologie nicht umsetzbar ist. Angesprochen sind dabei alle, die dem Kranken nahestehen, nicht nur der Arzt, sondern auch seine Helfer, die mit Technik umgehen und dadurch Technologie vermitteln.

Wir alle sind Zeugen einer gerade im medizinischen Bereich atemberaubenden Entwicklung, die selbst in unserem engeren beruflichen Ausschnitt des Unfallverletzten eine kaum noch übersehbare Fülle von Einzelleistungen hervorgebracht hat. Jede einzelne von diesen stützt sich auf langfristige Beobachtungen, auf jahrzehntelange, oft aufopferungsvolle Hingabe an eine Aufgabe mit zunächst überhaupt unsicheren Aussichten. Aber dabei gewonnene Erfahrungen können den Nährboden bereiten, auf dem Technologie reift.

Die Älteren unter uns erinnern sich noch der beängstigenden Poliomyelitisepidemie in der Nachkriegszeit. Zum Inbegriff der damaligen Zeit wurde nicht die Impfung, die gewissermaßen in der Luft lag, sondern die sog. eiserne Lunge, ein nach heutigen Vorstellungen sehr primitives, rein anwendungstechnisches Gerät, das zwar augenblicklich die Überlebenshilfe bot, jedoch nicht den Weg zeigte, wie der Gelähmte dauernd überleben könnte. Heute sind wir auf dem Wege, ähnliche, aber schwierigere Probleme mit hochausgereiften technischen Mitteln, unterstützt durch elektronische Lenkungsverfahren, zu lösen und Leben zu erhalten, wie es damals auch mit Hilfe der eisernen Lunge versucht wurde.

Auf einem anderen Gebiet ist aus früheren Erfahrungen und in Zusammensetzung mit Hilfsmitteln aus ganz anderen Technikbereichen die hyperbare Kammer entwickelt worden, die uns erlaubt, den Zellstoffwechsel physikalisch zu beeinflussen und die Revitalisierung zu substituieren, bis eine Selbsterholung der geschädigten Zelle stattgefunden hat. Dieses Verfahren gestattet es uns u.a., Gliedmaßen, die vordem aus lebenswichtigen Gründen geopfert werden mußten, zu erhalten, womit dem Betroffenen zweifellos ein größerer humanitärer Dienst erwiesen wird als mit der früheren Therapie, die ihm aber wenigstens doch das Leben, wenn auch als Amputierter, erhielt.

Wenigen ist bewußt, daß der Computer, der unser heutiges Leben so stark beeinflußt, auf Denkmodelle zurückgeht, die 300 Jahre zuvor entwickelt wurden, und zwar nicht aus mathematischer Veranlassung, sondern unter dem definitiven wissenschaftlichen Vorsatz, dadurch das menschliche Leben lebenswerter zu machen, die Bedingungen des Lebens zu verbessern, Lebensmöglichkeiten zu erschließen.

Lebensmöglichkeiten zu erschließen, war und ist eine Aufgabe der technischen Verfahrenswissenschaft, der Technologie, die dem modernen Menschen in der Medizin sehr anschaulich dargestellt wird, die aber unser gesamtes Dasein überhaupt bestimmt, handelt es sich dabei nun um die Lösung von Ernährungsproblemen in allen Weltgebieten, um die Schädlingsbekämpfung, Biotechnologie in der Viehzucht, die Energieforschung und -bereitstellung oder anderes. Aus dieser kurzen Aufzählung geht schon hevor, daß wir das Problem nicht nur anthropozentrisch betrachten dürfen, vielmehr ist Humanität im Bild der ganzen Welt enthalten, sie steht nicht daneben.

Dennoch kehre ich zu unseren medizinischen Beispielen noch einmal zurück: Die uns aus der Geschichte bekannte und teilweise selbst miterlebte Entwicklung zum gegenwärtigen Stand wäre verfehlt eingeschätzt, wenn wir immer nur „das Bessere", „das Schönere" damit erzielen wollten. Das wäre angewandter Medizinkonsum. Darum geht es nicht, sondern um die rationale Einsicht und die humanitär begründete Erkenntnis – man kann dieses Beziehungspaar und seine Attribute auch austauschen – daß unsere notwendigerweise technischen Verfahren – wir sprechen ja auch von Operationstechnik und übrigens im Gegensatz dazu von Operationslehre – eigentlich gar nicht dem technologischen Modell Lebewesen entsprechen. An einem insoweit sehr einfachen Beispiel ist dies erklärt: Eine der wichtigsten Erscheinungen in der Chirurgie ist die Bildung der Narbe, die ohne unser Zutun zustandekommt, die wir aber auch mit unseren technischen Mitteln herbeiführen können. Narben sind immer aus Ersatzgewebe beschaffen und tragen als solches das Attribut „minderwertig" mit sich. Die Vereinigung zweier Gewebsteile ohne Narbe wäre nicht schlechthin besser, sondern sie würde den völlig schadenfreien Zustand darstellen. Diesen zu erreichen, gelingt nun mit Hilfe des Laserstrahls. Der sehr vereinfachend als Schweißen bezeichnete Vorgang beruht in Wirklichkeit auf intrazellulär stattfindenden Atom- und Molekülreaktionen, die der Gewebsbildung weitgehend entsprechen und daher eine narbenfreie Heilung bewirken können. Für bestimmte Gewebe kann dies die Erhaltung oder Wiederherstellung der Funktion bedeuten, während die Narbe, die wir bisher als „Heilung" betrachteten, funktionsstörend oder sogar -hindernd sein kann.

Ich sprach die Herstellung eines schadenfreien Zustandes an. Wir wissen nicht, wie weit wir davon entfernt sind, solche Zustände überall, wo sie uns wünschenswert erscheinen, erwirken zu können. Für viele Aufgabenbereiche können wir sie uns heute auch noch gar nicht vorstellen. Stehen wir somit auch vor umwälzenden Änderungen der chirurgischen Technologie? Tritt an die Stelle des Stahls der Strahl? Können wir damit in Bereiche eindringen, die uns bisher nicht zugänglich waren? Werden wir die heute für irreparabel geltenden Schäden bald beseitigen können? Ich kann diese Fragen hier und heute nicht beantworten. Wichtig an alledem ist auch nur die Verfolgung des Prinzips, Schaden ungeschehen zu machen; denn das ist die humanitäre Aufgabe, die immerwährende Forderung an die kurative Medizin, nach vollkommeneren Möglichkeiten zu suchen, vielleicht schon vorhandene zu erschließen, um eingetretene Verletzungen mit immer geeigneteren Mitteln zu heilen.

Auch die uns vertraute Maxime der Wiederherstellung „mit allen geeigneten Mitteln" bezeichnet das existentielle Wechselspiel von Humanität und Technologie.

Verleihung der Ehrenmitgliedschaft

F.-W. Meinecke

Meine sehr verehrten Damen, meine Herren, lieber Herr Stipicic,
die Gründer der „Deutschsprachigen Medizinischen Gesellschaft für Paraplegie" gingen 1985 an dieser Stelle davon aus, allen, die an der umfassenden Rehabilitation Querschnittgelähmter im deutschsprachigen Raum beteiligt sind, eine wissenschaftliche und menschlich-persönliche Heimat zu schaffen. Wenn man sich im wahrsten Sinne des Wortes „versteht", dann haben politische, geographische und soziale Wurzeln zwar einen mitgestaltenden Einfluß auf die Synthese einer Persönlichkeit, verlieren aber das Trennende im gemeinsamen Auftrag der selbst gewählten Lebensaufgabe. Auf dieser Grundlage läßt sich leicht der Zugang zu gleichgesinnten Menschen aus anderen Sprachräumen entwickeln und festigen. Es wachsen die grenzüberschreitenden, weltweiten Bindungen und Partnerschaften, ohne die eine Gesellschaft mit so weitreichender Zielsetzung, wie sie in unserer Satzung verankert ist, ihrer Aufgabenstellung nicht gerecht werden kann.

Menschen mit einer solchen gestalterischen Fähigkeit zur Integration findet man nicht leicht und überall. Ihr Lebenswerk zeigt uns, wie eine solche Persönlichkeit beschaffen sein muß.

Ein Kroate, der in den Grenzen der ehemaligen Doppelmonarchie 1922 geboren wurde und damit schon von der Wiege an Verständnis für Mitmenschen aus dem Heimatland und den Nachbarländern mit auf den Weg nahm. Ein Mann, der in seinen Entwicklungsjahren bewußt die Entstehung eines neuen Staatswesens, das auf Integration angewiesen war, miterlebte. Der Charme des südeuropäischen Raumes mischte sich in gesunder Weise mit der Standfestigkeit und Zielstrebigkeit der Menschen Ihrer engeren Heimat in Ihrer Person. Nach Abschluß von Schule und Studium promovierten Sie 1954 in Innsbruck und fanden den für Ihr weiteres Leben so entscheidenden Weg nach Graz, wo Sie Walter Ehalt und in Tobelbad Georg Neubauer begegneten. Die Allgemeine Unfallversicherungsanstalt Österreichs eröffnete Ihnen ihre umfassenden Möglichkeiten der modernen, ausbaufähigen Rehabilitation. Diese haben Sie zum Nutzen der schwerstbehinderten Patienten und des Trägers voll ausgeschöpft und damit entscheidend zu dem weltweiten Ruf beigetragen, den Tobelbad damals bereits besaß.

Der Vorstand des Berufsgenossenschaftlichen Unfallkrankenhauses Hamburg traf 1962 eine gute Wahl, als er sich Ihre umfassenden Erfahrungen zunutze machte und Ihnen die Leitung der Station für Querschnittgelähmte übertrug. Die von ihrer Arbeitsgruppe erzielten Ergebnisse bestärkten ihn in seinem Vorhaben, schon 1970 mit den Planungen eines Spezialzentrums mit 100 Betten in Hamburg

F.-W. Meinecke (Hrsg.)
Querschnittlähmungen

zu beginnen. Ihr Weg aber führte zurück in die Planung des Rehabilitationszentrums Bad Häring, dessen Leitung Sie 1971 übernahmen. Dieses vorbildliche Haus entwickelte sich so hervorragend, daß man Ihnen 1978 den Auftrag erteilte, schwierige Probleme in Tobelbad und 1986 in der Anlaufphase im so vorzüglich ausgestatteten „Weißen Hof" in Klosterneuburg zu meistern, eine Aufgabe, die es Ihnen bis heute nicht gestattet, sich in den Ruhestand zurückzuziehen.

Gleichsam ein Vorläufer, sicher aber auch ein gelungenes Modell unserer heutigen Tagung sind die von Ihnen vor fast 20 Jahren entwickelten „Alpenländisch-Adriatischen Symposien", die Sie mit engagierten, erfahrenen Wegbegleitern in aller Stille im Hintergrund zu einer festen, völker- und fachverbindenen Institution mit hohem Informationsgehalt entwickelt haben.

Die umfassende Rehabilitation Querschnittgelähmter in Österreich und darüber hinaus ist mit Ihrem Namen untrennbar verbunden. Konstruktive und bewahrende Tätigkeiten kennzeichnen Ihren Lebensweg. Ihre Erfahrungen haben sie in vielen Sprachen in zahlreichen Arbeiten veröffentlicht, die die Vielseitigkeit Ihres gediegenen Wissens widergeben.

Darüber hinaus haben Sie den Sinn für die schönen Dinge des Lebens nie vergessen, sind bescheiden unter den „Stillen im Lande" geblieben. Dekorationen haben Sie neidlos anderen überlassen. Ihrer Familie, vor allem aber Ihrer sehr verehrten Gattin, die auch heute unter uns weilt, haben Sie viel Verständnis und Opferbereitschaft abverlangt. Daß sie es Ihnen gewährte, sei ihr von dieser Stelle aus sehr herzlich gedankt.

Für die „Deutschsprachige Medizinische Gesellschaft für Paraplegie" ist es nicht nur eine Ehre und Freude, Ihnen heute die Ehrenmitgliedschaft verleihen zu können. Die Gesellschaft ehrt sich damit selber gleichermaßen, indem sie einem erfahrenen Pionier auf diese Weise ihren tief empfundenen Dank abstattet.

Verleihung des Ludwig-Guttmann-Preises

F.-W. Meinecke

Meine sehr verehrten Damen, meine Herren, lieber Herr Münz,
wenn eine junge Gesellschaft, wie es die „Deutschsprachige Medizinische Gesellschaft für Paraplegie“ noch ist, gleich zu Beginn ihres Daseins einen Preis vergeben will, dann muß sie sich fragen lassen, was sie dazu bewegt. Für die Begründer dieser Gesellschaft stand von Anbeginn ein solches Vorhaben fest, sollte doch davon eine Signalwirkung ausgehen, die die allgemeine Bedeutung der selbstgestellten Aufgaben deutlich sichtbar machen sollte. Also mußte die Dotation des Preises dieser Auffassung entsprechen. Das war durch die großzügige Zusage einer regelmäßigen Zuwendung der Schweizerischen Paraplegikerstiftung gesichert, und wir schulden ihr dafür unseren aufrichtigen Dank, den ich an dieser Stelle gegenüber ihrem Präsidenten, Dr. Guido Zäch, auch noch einmal öffentlich sehr herzlich zum Ausdruck bringen möchte.

So durften wir es wagen, die nächsten Angehörigen zu fragen, ob sie damit einverstanden wären, diesen Preis „*Ludwig-Guttmann-Preis*“ zu nennen. Dankbar und nicht ohne innere Bewegung konnten wir diese Zustimmung entgegennehmen und dürfen mit Freude den Sohn dieses großen Mannes, Dr. Dennis Guttmann, und seine verehrte Frau Gemahlin in unserem Kreise hier begrüßen. Haben Sie sehr herzlichen Dank dafür, daß Sie die Anstrengungen dieser Reise inmitten eines arbeitsreichen Berufslebens auf sich genommen haben, und seien Sie in der deutschsprachigen Verwandtschaft dieser großen internationalen Familie ebenso herzlich willkommen.

Diese grundlegenden Überlegungen beinhalten nicht nur freudige Empfindungen, sondern vor allem die Verpflichtung einer sehr sorgsamen Alltagsarbeit und einer ebenso umsichtigen Auswahl eines Preisträgers. Der Gedanke der Würdigung einer herausragenden wissenschaftlichen Arbeit schließt die Anerkennung vielschichtiger, vorwärtsstrebender und Erkenntnisse gestaltender Tätigkeit über viele Jahre nicht aus. Beides muß nicht immer spektakulär sensationell sein. Viele Berufsgruppen, die an unserer Aufgabe mitwirken, haben gar nicht die Möglichkeit Aufsehenerregendes darzustellen. Dennoch ist ihre Zuverlässigkeit, ihr Ideenreichtum, ihr Engagement für das Gesamtergebnis gemeinsamer Bemühungen im Team unerläßlich, ja alleinige Grundlage. Erfahrungsschatz – oftmals Summe vieler herber Enttäuschungen – ist ein Kapital, das gehütet, mit dem aber auch gewuchert werden soll. Das kann bei der täglichen Arbeit, mit kleinen Mitteilungen in kleinen Kreisen oder auf der Ebene allgemein zugänglicher Tagungen und Zeitschriften geschehen. So formen viele kleine Mosaiksteine das Bild eines Menschen und lassen ihn zu einer Persönlichkeit werden, die Anerkennung verdient.

F.-W. Meinecke (Hrsg.)
Querschnittlähmungen

Dieses Leitbild liegt dem Ludwig-Guttmann-Preis zugrunde. Der Namensträger hat die Gleichwertigkeit jedes Einzelnen in dem Team immer wieder beschworen, ohne selbst die Leitfunktion des Letztverantwortlichen zu vernachlässigen. So kann es nicht Anliegen des nach ihm benannten Preises sein, schon erworbenen Ehrungen eines Preisträgers einfach eine weitere Auszeichnung hinzuzufügen. Vielmehr soll dieser Preis Anerkennung und Ansporn sein für den Ausgezeichneten, für die von ihm ausgeübte Tätigkeit und die Bedeutung des Wirkens aller auf dem gemeinsamen Weg.

Lieber, sehr geehrter Herr Münz, sehen Sie mir diese grundsätzlichen Ausführungen vor der Würdigung Ihrer Person als erstem Träger des Ludwig-Guttmann-Preises nach. Sie mögen Ihnen zeigen, daß Vorstand und Preisgericht unserer Gesellschaft mit der Wahl keine leichte Aufgabe zu erfüllen hatten, gab und gibt es doch eine respektable Zahl ebenbürtiger Mitbewerber.

Sie haben in Ihrem bisherigen Berufsleben die Kriterien erfüllt, die ich eingangs skizziert habe. Mit wenigen Strichen lassen sich folgende Stationen auf diesem Weg zeichnen:

1937 in der Nähe von Heidelberg geboren, erlernten Sie das vom Vater übernommene Schreinerhandwerk und kamen 1959 als Patient erstmalig mit der Rehabilitation und der Beschäftigungstherapie in Berührung, in die Sie schon als Rehabilitand leitend einstiegen. Ihre Ausbildung in diesem Beruf erhielten Sie von 1963 bis 1965 in der hochqualifizierten Schule des Annastiftes in Hannover-Kleefeld, das praktische Jahr absolvierten Sie in der ihm eng verwandten Orthopädischen Universitätsklinik Heidelberg-Schlierbach, der Sie auch später noch zwei Jahre angehörten, bevor Sie als Lehrkraft nach Hannover zurückkehrten. Ihre Neigung zu technischen Entwicklungen führte Sie 1982 in die leitende Stelle beim Aufbau des Bereiches „Technische Rehabilitationshilfen" an der Stiftung Rehabilitation in Heidelberg, bis Sie ab 01.07.1978 Ihre Kenntnisse in die Planung, die Leitung und den Aufbau der Abteilung Ergotherapie des unmittelbar danach eröffneten Zentrums für Rückenmarkverletzte der Werner-Wicker-Klinik in Bad Wildungen einbrachten. Dort sind Sie auch heute noch tätig.

Die Entwicklung von Hilfen für das tägliche Leben für Tetraplegiker, Rollstuhl- und Kraftfahrzeugversorgung waren die Schwerpunkte Ihrer Vorträge, Bild- und Fotodokumentationen und schriftlichen Arbeiten, in die Sie Kolleginnen, Ärzte und technische Fachkräfte teilweise mit einbezogen. Auf 16 Publikationen können Sie verweisen, bei der Gestaltung von Hilfsmittelkatalogen haben Sie Ihre Erfahrungen in die Arbeitsgruppen eingebracht, drängend und dem Fortschritt verpflichtet.

Unter der Mitarbeit Ihrer Kolleginnen und Kollegen haben Sie dem Zentrum in Bad Wildungen auch für die Ergotherapie einen besonderen Stempel aufgedrückt. Sie haben sich um den Ausbau der Ergotherapie in der Bundesrepublik Deutschland in den letzten 30 Jahren verdient gemacht.

Bei alledem darf nicht vergessen werden, daß das Wirken der Beschäftigungs- oder besser Ergotherapie von dem Zeitpunkt an ständig an Bedeutung gewonnen hat, an dem es vor etwa 25 Jahren gelang, die Halsmarkgelähmten mit immer umfangreicheren Behinderungsfolgen am Leben zu erhalten. Das war und ist eine ständige Herausforderung, die Sie stets angenommen und mitgestaltet haben. Die

Verleihung des Preises an Sie als einem herausragenden Repräsentanten ist aber zugleich auch ein herzlicher Dank an alle, die sich dieser vielschichtigen und entbehrungsreichen Tätigkeit täglich neu stellen.

Mit den Glückwünschen des Vorstandes und der Mitglieder der Gesellschaft verbinde ich die Hoffnung, daß den Menschen, die des Wirkens Ihrer Berufsgruppe und aller, die mit Ihnen zusammenarbeiten besonders bedürfen, aus Ihrer engagierten Arbeit weitere Erleichterungen, aber auch Freuden in ihrem Alltagsleben erwachsen.

Es ist mir nun eine besondere Freude und für uns alle auch eine hohe Ehre, daß ich Dr. Dennis Guttmann bitten darf, Ihnen diesen Preis zu überreichen. Sir Ludwig Guttmann, den Sie und viele von uns noch gekannt haben, war nicht nur der Vater der Querschnittgelähmten, sondern auch derer, die sie in der ganzen Welt behandelten und darin seit mehr als 40 Jahren nicht nachlassen.

Schlußwort

G. Mehrtens,

Hauptgeschäftsführer, Direktor der Berufsgenossenschaft für Gesundheitsdienst und Wohlfahrtspflege, Hamburg

Meine sehr geehrten Damen und Herren,
ein bedeutendes Symposium ist zu Ende, die Bestandsaufnahme ist abgeschlossen, nunmehr gilt es, ans Werk zu gehen, damit der Ausblick von heute zur Bestandsaufnahme von morgen wird. Ich bin überzeugt, daß die Berufsgenossenschaften die vielen Anregungen aufgreifen werden, die schon heute oft zitierte Denkschrift aus dem Jahre 1972 überarbeiten oder gar erneuern werden. Für die hervorragenden Vorträge, Ergebnisse und Denkanstöße danke ich den Referenten und den Vorsitzenden, insbesondere aber auch Ihnen, den Diskussionsrednern. Am Ende eines Symposiums sagt man Dank. Sie, Herr Meinecke, werden sich dem Dank des Trägers des Berufsgenossenschaftlichen Unfallkrankenhauses am Montag stellen müssen, heute sage ich persönlich nur schlicht Dank für die hervorragende Organisation, die mich ehrlich tief beeindruckt hat. Aber auch in Ihrem Namen danke ich jenen, die im Stillen dafür sorgten, daß dieses Symposium ein Erfolg wurde. Ich danke dem Sekretariat, der Projektion, der Wirtschaftsabteilung des Berufsgenossenschaftlichen Unfallkrankenhauses für die Bewirtung hier, aber auch gestern abend, der zentralen Organisation der technischen Abteilung für die rollstuhlgerechte Anpassung des Kongreßsaales, und, da ein Symposium immer Geld kostet, auch den Ausstellern und Donatoren. Mein besonderer Dank gilt aber dem, der für das Wetter verantwortlich war und Ihnen zwei schöne Sommertage im Herbst, zwei schöne Sommertage in Hamburg gewährt hat. Als langjähriger Hamburger versichere ich Ihnen, es fehlte nur eins gegenüber zwei normalen Sommertagen im Juli oder im August, nämlich der Regen. Jenen, die noch hierbleiben, noch einige Tage im schönen Hamburg verleben wollen, wünsche ich in dem wunderschönen Hamburg dafür eine schöne Zeit und den wenigen, die heute noch nach Hause fahren wollen, wünsche ich eine unfallfreie Heimfahrt. Damit ist das Symposium beendet.

F.-W. Meinecke (Hrsg.)
Querschnittlähmungen

Pathologie des Rückenmarktraumas

Obduktionsergebnisse und knochenpathologische Aspekte [1]

E. Böhm und I. Kuhlmann

Institut für Pathologie der Krankenhäuser des Märkischen Kreises GmbH, Paulmannshöher Straße 14, D-5880 Lüdenscheid

Zum enormen therapeutischen Fortschritt, den die Behandlung Querschnittsgelähmter in den letzten 40–50 Jahren gemacht hat, konnte die Pathologie nur wenig direkt beitragen. Hier ist es u. U. ihre Aufgabe, darauf hinzuweisen, daß die bekannten Folgeerscheinungen und Komplikationen der Querschnittlähmung durchaus auch heute noch auftreten, u. U. erheblich modifiziert durch die verlängerte Überlebenszeit.

Im folgenden wollen wir unser Beobachtungsgut von Wirbelsäulen querschnittgelähmter Patienten der letzten 41 Jahre analysieren, auf wichtige, eine Wirbelfraktur modifizierende Faktoren eingehen und häufige Frakturtypen und ihre Ausheilungsstadien beispielhaft darstellen.

Darstellung unseres Beobachtungsgutes

Zahlenmäßige Angaben und Beschreibungen von Wirbelsäulenverletzungen in einem pathologisch-anatomischen Untersuchungsgut sind selten (1, 9). Unser eigenes Untersuchungsgut der Jahre 1946–1987 umfaßt 105 Beobachtungen (Tabelle 1). 98 Patienten des gesamten Untersuchungsgutes waren Männer (=93,3%), 7 Frauen (=6,7%, Tabelle 1). Das ausgeprägte Überwiegen des männlichen Geschlechtes entspricht den Angaben der Literatur (1).

Während Aufdermaur in seinem pathologisch-anatomischen Untersuchungsgut eine Häufung der Wirbelsäulenverletzungen im 6.–8. Lebensjahr fand, liegt in unserem *Gesamtkollektiv* das Durchschnittsalter zum Zeitpunkt des Todes bei 41,7 Jahren. Wenn man lediglich die querschnittgelähmten Patienten der Jahre 1968–1987 herausgreift, ergibt sich ein durchschnittliches Todesalter von 47,3 Jahren bei einer durchschnittlichen Überlebenszeit von 5,4 Jahren (Tabelle 1). Hierbei ist zu berücksichtigen, daß in dieser Zahl sowohl die Patienten mit „akuter Querschnittlähmung“ als auch mit „chronischer“ eingeschlossen sind. Berücksichtigt man lediglich die Patienten mit „chronischer Querschnittlähmung“, wie wir es in einer früheren Untersuchung getan haben, dann ergeben sich – je nach Höhe der Wirbelkörperläsionen – durchschnittliche Überlebenszeiten von 1,9–16,5 Jahren (2).

[1] Wir danken Herrn Dr. U. Bötel (Bochum) für seine vielfältigen Anregungen und Ratschläge sowie Herrn Prof. K. M. Müller (Bochum) für die Überlassung der Befunde der Jahre 1985–1987.

F.-W. Meinecke (Hrsg.)
Querschnittlähmungen

Tabelle 1. Zusammensetzung des Patientenkollektivs ($n = 105$)

1946–1987

Männer 98 (= 93,3%)
Frauen 7 (= 6,7%)
Durchschnittsalter z. Zeitpunkt des Todes (n = 91)
41,7 Jahre
(15–72 Jahre)

1968–1987

Durchschnittsalter z. Zeitpunkt des Unfalles (n = 30)
41,9 Jahre
Durchschnittsalter z. Zeitpunkt des Todes
47,3 Jahre
Durchschnittliche Überlebenszeit
5,4 Jahre

Tabelle 2. Unfallursachen (1946–1987, $n = 103$)

	Anzahl	Prozent
Arbeitsunfälle	48	46,6%
Verkehrsunfälle	27	26,6%
Suizid	5	4,9%
Sturz aus großer Höhe	3	2,9%
Übrige und unbekannte	17	19,4%
	103	100,0%

Die Sektionen der Jahre 1968–1987 sind besonders herausgestellt, da in diesem Zeitraum die Wirbelsäulen querschnittgelähmter Patienten besonders aufgearbeitet wurden, d.h. tiefgefroren makroskopisch und röntgenologisch untersucht wurden (n = 62). Bei den *Unfallursachen* stehen die Arbeitsunfälle mit 46,6% ganz im Vordergrund, sicherlich zurückzuführen auf die Tatsache, daß das Beobachtungsgut einer berufsgenossenschaftlichen Unfallklinik entstammt. An zweiter Stelle liegen die Verkehrsunfälle mit 26,2%. Relativ hoch liegt auch der Anteil der Patienten mit Suizid (= 4,9%, Tabelle 2).

Die z.T. mehrfachen Wirbelfrakturen hatten bezüglich der Lokalisation bei den insgesamt 62 Patienten 4 Maxima: Am häufigsten waren sie im thorakolumbalen Übergangsbereich mit 21,5%. Ein zweiter Häufigkeitsgipfel lag in der Mitte der Brustwirbelsäule (= 15%). Gleich häufig waren die Frakturen im Bereich der unteren Halswirbelsäule sowie zwischen Th 3 und 4 manifestiert (je 9,3%) (Tabelle 3). Versucht man, anhand der Aufzeichnungen Auskunft über die Art der Fraktur über einen relativ langen Zeitraum (1946–1987!) zu geben, so handelt es sich in 62,3% um eine Kompressionsfraktur mit oder ohne Teilluxation, in 21,2% um eine reine Luxation und in 16,5% um eine Luxationsfraktur (Tabelle 4). Was

Tabelle 3. Lokalisation der Jahre 1968–1987

107 Wirbelfrakturen ($n = 62$)				Querschnittlähmung ($n = 40$)			
Gesamtzahl		Maxima		Gesamtzahl		Maxima	
C 1–7	29	C 6–7:10	(= 9,3%)	C 1–7	10	C 6–7:5	(= 12,5%)
Th 1–6	16	Th 3–4:10	(= 9,3%)	Th 1–6	8	Th 5–7:11	(= 27,5%)
Th 7–12	33	Th 7–9:16	(= 15,0%)	Th 7–12	13	Th 12–L 1:11	(= 27,5%)
L 1–5	29	Th 12–L 1:23	(= 21,5%)	L 1–5	9		

Tabelle 4. Art der Frakturen (1946–1987, $n = 85$)

	Anzahl	Prozent
Luxationsfraktur	14	16,5%
Luxation	18	21,2%
Kompressionsfraktur mit/ohne Teilluxation	53	62,3%
	85	100,0%

Tabelle 5. Unmittelbar mit der Querschnittlähmung zusammenhängende Todesursachen der Jahre 1946–1987 ($n = 66$)

	Anzahl	Prozent
Lungenembolien	19	27,1%
Nierenversagen Amyloidose, interstit. Nephritis	18	25,7%
Bronchopneumonien	10	14,3%
Zentrale Regulationsstörung	7	10,0%
Sepsis	7	10,0%
Herzkreislaufversagen	6	8,6%
Entblutungsschock	2	2,9%
Fistelkarzinom	1	1,4%
z. T. mehrfache Todesursachen	70	100,0%

die *Lokalisation der Querschnittlähmung* betrifft, so war diese – überwiegend entsprechend der Lokalisation der Fraktur – besonders häufig im thorakolumbalen Übergang sowie in der unteren Halswirbelsäule lokalisiert. Im Gegensatz zur Lokalisation der Wirbelfraktur war die Querschnittlähmung besonders häufig im Bereich von Th 5–7 anzutreffen (27,5%) (Tabelle 3).

Wenn man bei den *Todesursachen* lediglich diejenigen berücksichtigt, die unmittelbar im Zusammenhang mit der Querschnittlähmung stehen, so sind auch in unserem Beobachtungsgut – entsprechend den Angaben der Literatur – querschnittgelähmte Patienten besonders durch eine pulmonale oder renale Insuffizienz gefährdet (Tabelle 5) (1, 2).

Die eine Wirbelfraktur prägenden Faktoren

Das morphologische Bild und damit die klinischen Auswirkungen einer Wirbelsäulenverletzung stellt einen Summationseffekt aus zahlreichen Faktoren dar (14). So lassen sich Masse-Faktoren von mechanischen Einflußgrößen unterscheiden. Unter den „*Masse-Faktoren*" können die Massenverteilung des betroffenen Körpers, die augenblickliche Position der Teilmassen sowie der Muskeltonus zusammengefaßt werden. Sie beziehen sich auf den Schwerpunkt des Körpers (Massenverteilung), z. B. auf die augenblickliche Position des Kopfes (Position der Teilmassen) und den Tonus, besonders Skelettmuskulatur. Diese grundsätzlich variablen Faktoren sind im Augenblick des Unfalles jedoch festgelegt. Dieser Gruppe von variablen Faktoren steht eine zweite von ebenfalls variablen Einflußgrößen gegenüber, die im Augenblick des Unfalles auf den Körper einwirkt: *die mechanischen* (oder auch exogenen) Faktoren. Hierbei sind drei Größen entscheidend: In welcher Richtung vertikal – sagittal – horizontal – die Kraft auf den Körper einwirkt, welches Ausmaß sie hat und an welcher Stelle des Körpers diese Kraft auf ihn trifft. Die Auswirkung dieser drei Größen wird schließlich modifiziert durch die Eigenbewegung des betroffenen Körpers.

Von diesen beiden Hauptgruppen der variablen Einflußgrößen ist der Komplex der starren Größen abzugrenzen: *Osteologische Faktoren*, Materialkonstanten (Tabelle 6). Hier sind anatomische Vorgegebenheiten ebenso wie pathologisch-anatomische Veränderungen aufzuführen. Um zunächst bei der ersten Gruppe zu bleiben, so ist bekannt, daß das Lebensalter – Jugendlicher – Erwachsener – für die Art der Fraktur eine Rolle spielt. So kann bei Kindern und Jugendlichen ein Durchriß der Wachstumszone (Locus minoris resistentiae) zu einer relativ glatt begrenzten Abscherung der Abschlußplatte vom Wirbelkörper führen (1, 8). Es ist einleuchtend, daß auch die Weite des Lumens des Wirbelkanales Einfluß auf Art und Ausmaß der neurologischen Schädigung nimmt. So waren enge Durchmesser des Wirbelkanales häufiger mit einer neurologischen Schädigung korreliert als weite (3). Mannigfaltig nimmt der betroffene Abschnitt der Wirbelsäulen selbst Einfluß auf das morphologische und klinische Bild. Hier sind die physiologische Krümmung der Wirbelsäule – Kyphose oder Lordose –, der entsprechende Anteil der Wirbelsäule (z. B. HWS

Tabelle 6. Osteologische Faktoren („Materialkonstanten")

(Anatomische) Vorgegebenheiten
- Lebensalter
- Lumen des Wirbelkanales
- Krümmungsform des Wirbelsäulenabschnittes
- Form und Position der Gelenkfacetten

Patholog.-anatomische Veränderungen
- angeborene und erworbene Fehlbildungen
- Chondrosis intervertebralis
- Spondylosis deformans
- Knochen-„erweichung" (Osteoporose etc.)
- Spondylitis ankylosans

oder LWS) mit seinen großen Unterschieden in der Druck- und Zerreißfestigkeit seiner einzelnen Bausteine sowie die unterschiedliche Form und Position der Gelenkfacetten aufzuführen – um nur die wichtigsten zu nennen (8, 12, 13, 14).

Unter den pathologisch-anatomischen Einflußgrößen sind zunächst angeborene und erworbene Fehlbildungen aufzuführen – im Vergleich zu den nun folgenden verhältnismäßig seltene Befunde (5). Sehr viel größere Bedeutung haben hingegen die mit dem Alter zunehmenden Verschleißerkrankungen: die Chondrosis intervertebralis sowie die Spondylosis deformans. So kommt es nach Hinz (6) immer in dem am meisten degenerativ vorgeschädigten Segment zur Traumatisierung. Diese degenerativen Wirbelsäulenveränderungen bestimmen jedoch nicht nur quantitativ, sondern auch qualitativ das Frakturverhalten, in dem sie nach Horst (7) über eine asymmetrische Druckverteilung zu isolierten Kanten- oder Deckplatteneinbrüchen führen können.

Seit langem ist bekannt, daß histologische Veränderungen des Knochengewebes, besonders solche, die mit einer „Erweichung" einhergehen, entscheidenden Einfluß auf Art und Ausmaß der Wirbelfraktur nehmen (z. B. Osteoporose und Metastasen) (1, 14). Mitteilungen über Wirbelfrakturen bei vorbestehender Spondylitis ankylosans sind selten (1, 4, 16).

Pathologisch-anatomische Befunde

In letzter Zeit sind zahlreiche Vorschläge zur *Klassifikation* der Wirbelsäulenverletzungen gemacht worden (10, 11). Nach Roaf (15) werden an eine ideale Klassifikation von Wirbelsäulenverletzungen vielfache Ansprüche gestellt: Sie soll Auskunft über ätiologische Faktoren, die Art und Weise, wie diese Faktoren die Wirbelsäulenverletzungen beeinflussen, die wichtigsten anatomischen und pathologisch-anatomischen Zeichen der Läsionen sowie Hinweise auf die Indikation für die optimale Operation ermöglichen.

Wir sind bei der Klassifikation unserer Wirbelsäulenverletzungen dem Vorschlag von Wolter (17) gefolgt, der bekanntlich zusätzlich zu einer Verletzung der drei vertikalen knöchernen Säulen und einer diskoligamentären Verletzung eine quantitative, aus vier Schweregraden bestehende Angabe über die Einengung des Wirbelkanales macht. Diese Einteilung erscheint uns bei der Klassifizierung unserer pathologisch-anatomischen Wirbelsäulenpräparate im makroskopischen und röntgenologischen Bild durchaus geeignet zu sein, wohl wissend, daß quantitative Angaben über etwaige Stenosen des Wirbelkanales bei einer instabilen Fraktur durch unsere Art der Präparation – Tieffrierung – nicht immer den tatsächlichen Gegebenheiten entsprechen kann. Außerdem vermögen wir vom pathologisch-anatomischen Standpunkt aus keine Angaben darüber zu machen, inwieweit sie den Forderungen von Roaf (15) gerecht wird.

Als Beispiel einer frischen Halswirbelsäulenfraktur vom Typ CD 1 sei die Bildserie eines 53jährigen Mannes aufgeführt, bei dem nach frischer Luxationsfraktur bei C 3 – C 4 eine komplette Querschnittlähmung eintrat. Es kam durch die Luxation zu einer umschriebenen Zerstörung des Rückenmarkes. Im Röntgenbild ist wegen des Zurückgleitens des dritten Bewegungssegementes nur wenig von dem tatsächlichen Schaden zu erkennen (Abb. 1). Elf Tage nach dem Unfall verstarb der Patient an Bronchopneumonien.

Als Beispiel einer frischen Fraktur aus dem Bereich der Brustwirbelsäule haben wir die Kompressionsfraktur des 8. Brustwirbelkörpers bei einem 49 Jahre alten Mann ausgewählt (Typ ABC 2) (Untertageunfall). Es kam dabei zu einer Absprengung der vorderen oberen Kante des 8. Wirbelkörpers, Einblutung in die benachbarten Zwischenwirbelscheiben und einer Ruptur des Ligamentum flavum mit Kompressionen des Rückenmarkes. Klinisch bestand eine inkomplette Querschnittlähmung (Abb. 2). Drei Wochen nach dem Unfall trat der Tod bei dem mehrfach verletzten Patienten an akuten Lungenembolien ein. Aufdermaur hat letztmalig 1984 die Vorgänge bei der Abheilung der Wirbelfrakturen ausführlich dargestellt. Einzelheiten müssen dort nachgelesen werden. Hier soll nur noch einmal darauf hingewiesen werden, daß die Abheilungsvorgänge im Bereich der Wirbelkörper, der Bandscheibe, der Bänder und der Wirbelgelenke getrennt betrachtet werden müssen.

Was die knöcherne Abheilung in den *Wirbelkörpern* betrifft, so stimmt sie grundsätzlich mit der nach anderen Frakturen spongiöser Knochen überein. Während jedoch allgemein die Frakturheilung spongiöser Knochen durch unterschiedliche örtliche Gegebenheiten wie Höhe des Druckes, Aussehen und Weite des Frakturspaltes modifiziert werden können, gibt es bei den Wirbelkörperbrüchen insofern eine wichtige Besonderheit, als bei der Fraktur Bandscheibengewebe zwischen die Bruchfragmente des Wirbelkörpers eintreten bzw. eingepreßt werden kann. Dieses schlecht durchblutete Bandscheibengewebe verändert und verzögert die Abheilungsvorgänge im Wirbelkörper. Der bekannte zeitliche histologische Ablauf ist bei schweren und leichten Wirbelkörperfrakturen grundsätzlich qualitativ gleich, es ergeben sich nur quantitative und u.U. zeitliche Unterschiede. Bemerkenswert ist, daß Abheilungsvorgänge u.U. Jahre beanspruchen können. Die *Deckplatte* kann durch das Trauma unmittelbar geschädigt, d.h. eingerissen werden, oder aber sie kann erst sekundär bei einer Fraktur in Mitleidenschaft gezogen werden, wenn nämlich bei einem fortgeschrittenen Wirbelbruch das Widerlager im Wirbelkörper zerstört wird und der intakte, d.h. elastische Nucleus pulposus die Deckplatte sprengt. Die reparativen Veränderungen im Bereich der *Zwischenwirbelscheibe* sind dadurch charakterisiert, daß nach wenigen Tagen Kapillaren in das bradytrophe Gewebe der Bandscheibe eindringen. Die Bandscheibe wird in den folgenden Wochen bindegewebig umgebaut und erfährt eine knöcherne Versteifung, die zur Blockwirbelbildung beiträgt. Auch kann unmittelbar posttraumatisch Knochengewebe in die Bandscheibe gelangen. U.U. resultiert nach einer Fraktur eine gelenkartige Umwandlung der Zwischenwirbelscheibe mit entsprechender Instabilität und Traumagefährdung. Reparative Veränderungen am *Bandapparat* benötigen bei einfachen Verletzungen wenige Tage, bei schweren mit Nekrose einhergehenden Zerstörungen mehrere Wochen. Von entsprechenden zeitlichen Verhältnissen ist bei einer Verletzung der *Gelenkkapsel* der Wirbelbogengelenke auszugehen. Kommt es bei einer Mitbeteiligung der Wirbelbogengelenke selbst zu einer tiefreichenden Knorpelverletzung, so resultiert häufig eine Ankylose.

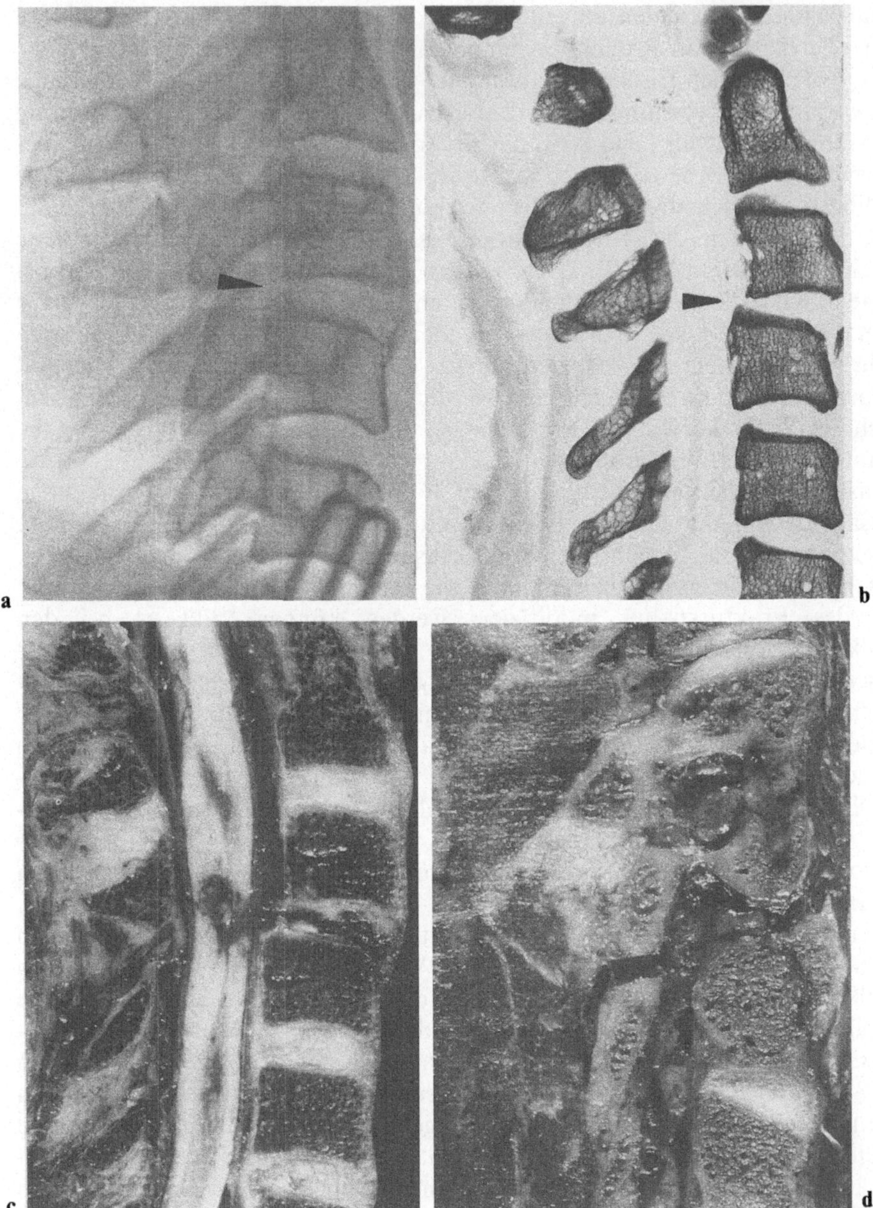

Abb. 1 a–d. Frische Luxationsfraktur bei C 3/4 bei 53jährigem Mann (Typ CD 1). Klinisches Röntgenbild (**a**), pathologisch-anatomisches Röntgenbild einer 5 mm dicken Knochenscheibe (**b**) (*Pfeil:* Luxationsfrakturspalt). Zugehöriges makroskopisches Bild der sagittalen (**c**) und der parasagittalen Schnittfläche (**d**). (Einzelheiten s. Text)

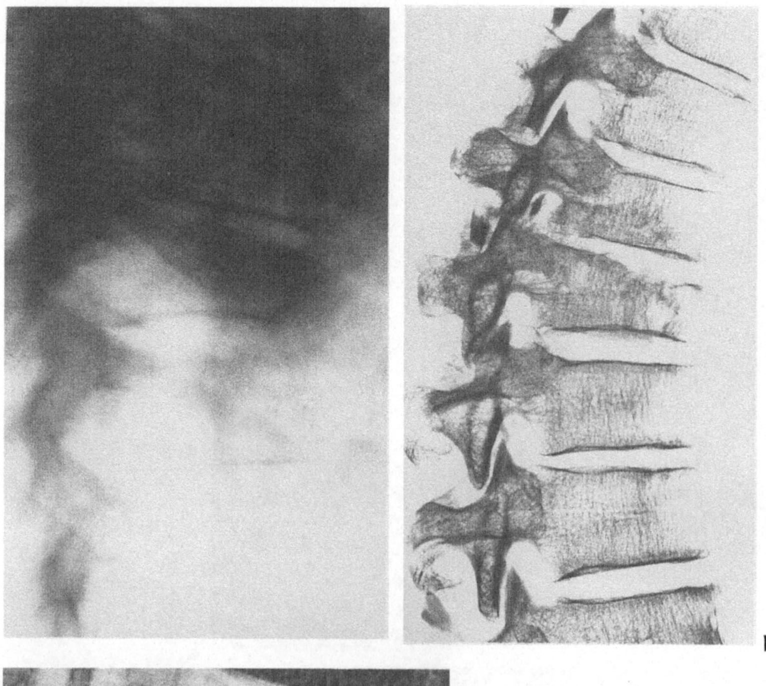

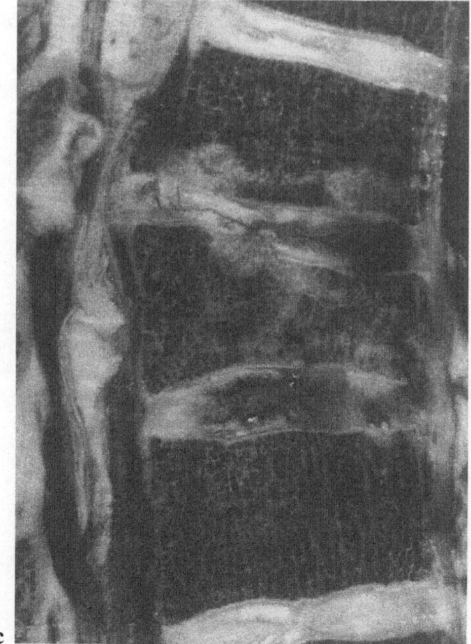

Abb. 2a–c. Frische Kompressionfraktur des 8. BWK bei 49 Jahre altem Mann (Typ ABC2). Klinisches Röntgenbild (**a**), entsprechendes pathologisch-anatomisches Röntgenbild (**b**) und makroskopisches Bild des Sagittalschnittes (**c**). (Näheres s. Text)

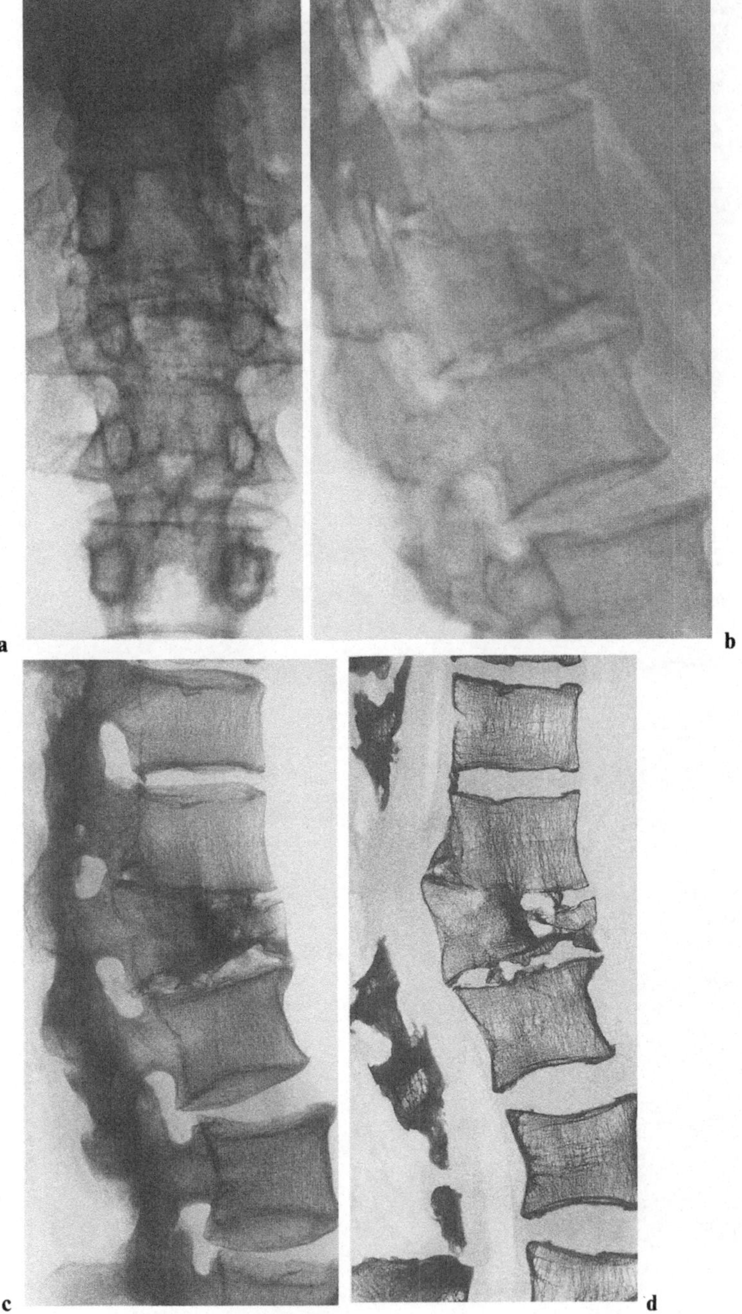

Abb. 3a–d. Alte Distraktionsfraktur des 1. LWK bei 21jährigem Mann (Unfallalter) (Typ ACD1). Klinische Röntgenbilder (**a, b,** 12 Jahre nach Unfall), pathologisch-anatomisches Röntgenbild einer sagittal durchtrennten Wirbelsäulenhälfte (**c**) und einer 5 mm dicken Knochenscheibe (**d,** 17 Jahre nach Unfall). (Einzelheiten s. Text)

Als Beispiel eines Ausheilungszustandes sei die Wirbelsäulenfraktur eines beim Unfall 21 Jahre alten Mannes angeführt. Er hatte sich bei einem Verkehrsunfall eine Distraktionsfraktur des ersten Lendenwirbelkörpers vom Typ ACD 1 mit inkompletter Querschnittlähmung zugezogen. Im vitalen Röntgenbild findet sich eine Blockwirbelbildung zwischen Th 12 und L 2 mit fast vollständiger Ossifikation der Bandscheibe Th 12–L 1, einem in den Wirbelkörper L 1 eingedrungenen und nicht knöchern durchbauten Anteils einer Zwischenwirbelscheibe, einer herdförmigen Verknöcherung der Bandscheibe L 1–L 2 und einer mäßigen Einengung des Wirbelkanales (Abb. 3). Der Patient verstarb 17 Jahre nach dem Unfall im Alter von 38 Jahren an akuter unfallunabhängiger Koronarinsuffizienz.

Ausblick

Bis zum 2. Weltkrieg sind Ausheilungsvorgänge der Wirbelsäule im Zusammenhang mit Querschnittlähmungen wenig bekannt gewesen, da eine Querschnittlähmung selten über einen längeren Zeitraum überlebt wurde (5). Nur dadurch, daß die Überlebenszeit drastisch erhöht wurde – in unserem letzten Beispiel 17 Jahre – war es überhaupt möglich, entsprechende Ausheilungsvorgänge in größerem Ausmaß kennenzulernen und systematisch zu untersuchen. Da offenbar größere klinisch-röntgenologische Verlaufsserien, an deren Ende pathologisch-anatomische Ausheilungsbefunde stehen, nicht bekannt sind, wollen wir in einem weiteren Schritt unser Beobachtungsgut entsprechend ordnen, einheitlich klassifizieren und dem klinischen Verlauf gegenüberstellen.

Literatur

1. Aufdermaur M (1984) Wirbelsäulenverletzungen. In: Doerr W, Seifert G (Hrsg) Pathologie der Gelenke und Weichteiltumoren II. Springer, Berlin Heidelberg New York Tokyo (spezielle pathologische Anatomie, Bd 18/II, S 1175–1236
2. Böhm E, Buckup B (1981) Über die Todesursache bei 65 Beobachtungen mit Querschnittslähmungen, zugleich ein Beitrag zur Überlebenszeit. Zbl Chirurgie 106:1502–1511
3. Eismont FJ, Clifford St, Goldberg M, Green B (1984) Cervical Sagittal Spinal Canal Size in Spine Injury Spine 9:663–666
4. Fischer H (1972) Traumatologie der Wirbelsäule und ihrer Behandlung. In: Die Wirbelsäule in Forschung und Praxis, Bd 57. Hippokrates, Stuttgart, S 13–43
5. Guttmann L (1973) Spinal cord injuries. Comprehensive management and research. Blackwell, Oxford London
6. Hinz H (1970) Die Verletzung der Halswirbelsäule durch Schleuderung und durch Abknickung. In: Junghanns H (Hrsg) Die Wirbelsäule in Forschung und Praxis, Bd 47. Hippokrates, Stuttgart
7. Horst M (1982) Mechanische Beanspruchung der Wirbelkörperdeckplatte. In: Die Wirbelsäule in Forschung und Praxis, Bd 95. Hippokrates, Stuttgart
8. Junghanns H (1968) Die gesunde und die kranke Wirbelsäule im Röntgenbild und Klinik. Thieme, Stuttgart

9. Kakulas BA, Bedbrook GM (1976) Pathology of injuries of the vertebral column. In: Vinken PJ, Bruyn NGW (eds) Handbook of Clinical Neurology, vol 25. NHC North Holland Publishing, Amsterdam, pp 27–42
10. Leyendecker K (1985) Wirbelsäulenfrakturen. In: Schirmer M (Hrsg) Querschnittslähmung. Springer, Berlin Heidelberg New York Tokyo, S 169–234
11. Magerl F (1987) Klassifizierung der Wirbelsäulenverletzungen. Hefte zur Unfallheilkunde 189:597–600
12. Med M (1972) Articulations of the thoracic vertebrae and their variability. Folia Morphologica 2 (XX):212–215
13. Med M (1973) Articulations of the cervical vertebrae and their variability. Folia Morphologica 4 (XXI):324–327
14. Polster J (1980) Entstehungsmechanismus und Verletzungsformen von Frakturen und Luxationen. Hefte zur Unfallheilkunde 149:15–34
15. Roaf R (1972) International classification of spinal injuries. Paraplegia 10:78–84
16. Roesgen M, Turban KL, Hierholzer G (1987) Halswirbelsäulenschleudertrauma, Morbus Bechterew, Tetraplegie – eine fatale Trias. Hefte zur Unfallheilkunde 189:671–675
17. Wolter D (1985) Vorschlag für eine Einteilung von Wirbelsäulenverletzungen. Unfallchirurg 88:481–484

Neuropathologische Aspekte

F. Gullotta

Institut für Neuropathologie der Universität, Domagkstraße 17, D-4400 Münster

Rückenmarkverletzungen werden in der Regel klinisch und pathogenetisch mit Gehirnverletzungen verglichen: Man spricht von Commotio, Contusio oder Compressio spinalis, und insbesondere teilt man die Verletzungen in „offene" und „gedeckte". Ein solcher Vergleich ist jedoch nur bedingt korrekt. Denn der Zustand der Dura mater (verletzt oder nicht) spielt in der Traumatologie des Rückenmarkes hinsichtlich der Entstehung entzündlicher Komplikationen bei weitem nicht die große Rolle, wie dies in der Hirntraumatologie der Fall ist. Aber ein weiterer fundamentaler Unterschied zwischen Rückenmark und Gehirn liegt darin, daß im Großhirn Kontusionsherde recht häufig klinisch völlig stumm bleiben – vorausgesetzt, daß sie verhältnismäßig klein und im Bereich sog. „stummer Zonen" lokalisiert sind (z.B. frontobasal: häufiger autoptischer Zufallsbefund). Wichtige motorische Zentren und Nervenbahnen werden selten direkt getroffen, da sie über das gesamte Großhirn verstreut liegen. Im Rückenmark dagegen, auf kleinstem Raum konzentriert, befindet sich eine große Anzahl von dicht nebeneinander liegenden auf- und absteigenden Bahnen. Dies bedeutet, daß auch kleine, winzige Kontusionsherde oder Mikroblutungen hier gravierende klinische Folgen haben können.

Offene Rückenmarkverletzungen sind, in Friedenszeiten, verhältnismäßig selten; sie werden durch penetrierende Traumen, d.h. Stich-, Schuß- oder Knochensplitterverletzungen verursacht. Viel häufiger sind dagegen die gedeckten Rückenmarkverletzungen, die infolge von Rotations- oder Flexionstraumen, Schleudertraumen, Stauchungsverletzungen etc. entstehen können. Beide Verletzungstypen sind morphologisch durch direkte oder indirekte, d.h. sekundäre Veränderungen gekennzeichnet (1–4). Man könnte auch vom Hauptherd, von Nebenläsionen und von Fernschäden sprechen (2). Die Ausdehnung des Hauptherdes (Ort der unmittelbaren Gewalteinwirkung) ist naturgemäß von der jeweiligen Ursache abhängig; ein kleiner Knochensplitter wird eine umschriebene kleine Läsion mit minimalen Einblutungen erzeugen – während eine schwere Fraktur oder eine Schußverletzung mehrere Rückenmarksegmente schädigen und dadurch makroskopisch sichtbare Herde verursachen können. Schwere Traumen, insbesondere im Zervikalbereich, werden in der Regel nicht lange überlebt; die Läsion, eine blutig imbibierte Nekrose, bleibt daher auf die verletzte Stelle beschränkt. Wird dagegen das Trauma um einige Stunden oder sogar Tage überlebt, dann kommt es oft zu intraspinalen Blutungen, die sich in typischer Weise stiftförmig, rostral und kaudal der Läsion erstrecken: man spricht auch von einer posttraumatischen Hämatomyelie. So erscheint oft das Rückenmark bei einer gedeckten Verletzung äußerlich intakt, lediglich geschwollen und blutig

F.-W. Meinecke (Hrsg.)
Querschnittlähmungen

imbibiert in Höhe der Läsionen. Erst bei der Sektion kommt die Ausdehnung der stiftförmigen Blutung zur Darstellung.

Damit kommen wir zu einem sehr wichtigen Punkt: In der Pathogenese jeglicher Art von Rückenmarkverletzungen spielen Blutungen und Durchblutungsstörungen im allgemeinen, obwohl sie oft als sekundäre Veränderungen auftreten und als „Nebenläsionen" bezeichnet werden, für das Schicksal des Patienten eine wichtige, entscheidende Rolle. Gemeint sind nicht nur die makroskopisch faßbaren Hämatomyelien, sondern auch lokale umschriebene Mikroblutungen: Denn auch sie führen zu Gewebsnekrosen, zu einem lokalen myelinolytischen Ödem und zur Unterbrechung der Rückenmarkbahnen.

Ihre häufige und rasche Entstehung wird durch die anatomischen Besonderheiten des reichlichen aber zarten arteriellen und venösen Netzes begünstigt. Plötzliche Torsionen, akute Kompressionen, Flexionen und Verschiebungen der örtlichen Strukturen können sehr leicht zu Gefäßrupturen, aber insbesondere zu Gefäßkompressionen und damit zu akuten oder anhaltenden Abflußstörungen führen. Oft handelt es sich sogar um Bagatelltraumen: Dies insbesondere bei Patienten mit einer hämorrhagischen Diathese oder im Rahmen einer Antikoagulatienbehandlung.

Infolge der plötzlich aufgetretenen Blutstauung oder der Blutungen kommt es dann zu einer lokalen Gewebsazidose. Dies verstärkt die Ödembildung und die venöse Stauung: Es treten dann zusätzliche Stauungsblutungen auf – und dies führt zur Bildung eines Circulus vitiosus. Feingeweblich sieht man Mischbilder mit Mikronekrosen, Hämorrhagien, Erweichungen und sog. Lückenfeldern: Die durchtrennten Nervenfasern zerfallen, runden sich ab, und deren Reste werden mit adäquaten Methoden als sog. Axonkugeln dargestellt.

Die Spätfolgen eines mehrere Jahre überlebten Rückenmarktraumas sind morphologisch gekennzeichnet durch Vernarbung, Schrumpfung und Sklerose des Gewebes, selten durch zystische Einschmelzungen; im letzten Fall spricht man von einer posttraumatischen Syringomyelie. Sklerose und Atrophie des Rückenmarkes entstehen sowohl auf der Basis der oben erwähnten primären und sekundären Läsionen (unmittelbare traumatische Gewebsverletzungen, Blutungen, Erweichungen, etc.) als auch infolge der sekundären Strangdegeneration der langen auf- und absteigenden Bahnen, im Sinne einer Wallerschen Degeneration. Im Endstadium sind dann Hauptherde, Nebenläsionen und Strangdegenerationen kaum mehr voneinander zu trennen.

Die Unterbrechung von Nervenbahnen und die Zerstörung von grauen Arealen führt naturgemäß zu einem Innervationsausfall peripherer Strukturen und Organe; damit werden auch die Voraussetzungen geschaffen für die Entstehung von Spätkomplikationen, meistens entzündlicher Natur (Dekubitalulkus, Harnwegsinfektionen, etc.). Die in der experimentellen Medizin nach Rückenmarkverletzung nachgewiesenen Regenerationsphänomene von traumatisch verletzten Nervenbahnen (Neubildung von Axonen, Remyelinisierungen, etc.) sind in der Humanpathologie unbekannt bzw. recht fraglich. Auch wenn sie stattfinden sollten, bleiben sie leider ohne praktisch-klinische Relevanz.

Literatur

1. Douglas Balentine J (1988) Impact injuries of the spine and spinal cord. In: Leestma JE (ed) Forensic Neuropathology. Raven Press, New York, pp 254–275
2. Hughes JT (1984) Disorders of the spine and spinal cord. In: Hume Adams J, Corsellis JAN, Duchen LW (eds) Greenfield's Neuropathology, 4th edn. Edw. Arnold, London, pp 254–275
3. Jellinger K (1983) Pathomorphologie der Rückenmarkstraumen. In: Hopf HCh, Poeck K, Schliack H (Hrsg) Neurologie in Praxis und Klinik, Bd I. Thieme, Stuttgart-New York, S 3.91–3.95
4. Mayer ETh, Peters G (1970) Pathologische Anatomie der Rückenmarksverletzungen. In: Kessel K, Guttmann L, Maurer G (Hrsg) Neurotraumatologie mit Einschluß der Grenzgebiete, Bd II. Urban & Schwarzenberg, München Berlin Wien, S 39–61

Diskussion

Die vorgestellte Einteilung knöcherner Verletzungen ist zur Einordnung der Verletzungsmuster *durch den Pathologen* gut geeignet, da er es mit saggitalen Schnittflächen zu tun hat. Ihre klinische Relevanz muß vom Kliniker beurteilt werden. Eine sichere Relation zwischen der Art der knöchernen und der Weichgewebsverletzungen, dem Ausmaß der Verletzungen am Rückenmark und der Prognose der Rückbildungsfähigkeit der Lähmung wurde bisher nicht zweifelsfrei nachgewiesen. Der Pathologe kann zur Frage, was sich im Augenblick des Unfalls tatsächlich im Verletzungsbereich abgespielt hat, keinen Beitrag leisten. Man kann Instabilität an der Leiche und am entnommenen Präparat feststellen, aber nur so lange, wie es zur weiteren Bearbeitung nicht tiefgefroren ist. Ausgedehnte epidurale Hämatome, die zu Lähmungserscheinungen führen, werden klinisch und pathologisch-anatomisch nur in äußerst seltenen Fällen beobachtet. Beim Auftreten von Makrophagen kann man davon ausgehen, daß seit der Verletzung mindesten 24–26 h vergangen sein müssen, reaktive Zellproliferationen treten erst nach mehreren Tagen auf. Weitere verbindliche Zeitbestimmungen sind dem Pathologen nicht möglich.

Sekundäre Höhlenbildungen im Rückenmark werden zunehmend häufiger schon nach wenigen Monaten aber auch bis zu mehreren Jahrzehnte nach einer Rückenmarkverletzung beobachtet. Es gibt solche Veränderungen auch ohne vorausgegangenes Trauma und als Zufallsbefund ohne jegliche neurologische Ausfälle. Klinisch-röntgenologisch ist die Zusammenhangsfrage nicht zu klären, morphologisch ist dies ähnlich. Gutachterlich muß nach Brückensymptomen geforscht werden.

F.-W. Meinecke (Hrsg.)
Querschnittlähmungen

Erste Hilfe und Intensivbehandlung

Erste Hilfe am Unfallort und Transport

D. Stock

Berufsgenossenschaftliche Unfallklinik, Abteilung für Rückenmarkverletzte, Friedberger Landstraße 430, D-6000 Frankfurt a. M.

Es ist unstrittig, daß die Rehabilitation des Querschnittgelähmten am Unfallort beginnt, somit sind präklinische Diagnostik, Erstversorgung, Bergung, Lagerung und Transport ein Teil, ein entscheidender Teil im Hinblick auf Überlebenschance und Gesamtprognose der Rehabilitation.

Alles, was präklinisch zu geschehen hat, kann in verschiedene nacheinander und parallel verlaufende Zeitperioden unterteilt werden. Diese „Diagnostik- und Therapiekette“ ist so stark wie ihr schwächstes Glied, dies bedeutet, daß jede einzelne Phase der Erstversorgung möglichst optimal zu gestalten ist.

Sehr häufig sind bei traumatologischen Notfällen trotz etablierter Rettungs- und Notarztdienste Laien als Erste anwesend. Keinesfalls kann auf die Erste Hilfe durch Laien verzichtet werden, weil die Minuten vom Eintritt des Notfalles bis zum Eintreffen des Rettungsteams von ganz entscheidender Bedeutung sind.

Ohne Frage steht die Bundesrepublik mit dem heute verfügbaren organisierten Rettungsdienst an der Spitze der Industriestaaten, trotzdem sind es in über 50% der Fälle 5 min, von der Alarmierung an gerechnet, bis die Rettungsmannschaft mit dem Notarztwagen am Einsatzort eintrifft, wobei diese 5 min vom Laien zu bewältigen sind. In 95% der Fälle ist der Notarztwagen innerhalb von 15 min an der Einsatzstelle. Ergänzend hierzu noch die Zahlen für den Rettungshubschrauber: er trifft in etwa 75% der Fälle nach 10 min, in 96% der Fälle nach 15 min am Unfallort ein.

Weil nun die ersten Minuten vom Eintritt des Notfalles bis zum Eintreffen des Rettungsteams von ganz entscheidender Bedeutung sind, muß der Bevölkerung in den Kursen der „Ersten Hilfe“ und in dem Ausbildungskurs der „Sofortmaßnahmen am Unfallort“ – letzterer könnte wohl noch eindringlicher „Kurs der lebensrettenden Sofortmaßnahmen“ heißen – klargemacht werden, daß, wenn erforderlich, das Freimachen der Atemwege und die Sicherung der Kreislauffunktion, d.h. die Maßnahmen zur kardiopulmonalen Reanimation, die Überlebenschance des Verletzten erhöhen. Es ist aber auch klar, daß die Kenntnisse und Fähigkeiten hierzu der Bevölkerung, d.h. den Laien, nur durch wiederholtes Training in ausreichendem Maße zu vermitteln sind. Weiterhin muß der Bevölkerung aber auch bei jeder sich bietenden sinnvollen Gelegenheit vor Augen geführt werden, daß durch überhastete und damit meist falsche Bergung und Lagerung gerade beim Vorliegen von Wirbelsäulen- und Rückenmarkverletzungen weitere Schäden eintreten können. Dies bedeutet, daß der oder die Laienhelfer eingeklemmte oder verschüttete Verletzte nicht durch Zug an einer Körperregion zu befreien versuchen, es sei denn, Feuer, Giftgase oder drohende Explosion machen dies erforderlich.

F.-W. Meinecke (Hrsg.)
Querschnittlähmungen

Die Frage, ob nun die Rettung mit Notarztwagen oder Hubschrauber erfolgen sollte, muß die Priorität beider Rettungsmittel berücksichtigen, wobei die Vorteile des einen in etwa auch den Nachteilen des anderen entsprechen.

Der Hubschrauber ist längst nicht mehr nur eine Ergänzung bodengebundener Rettungssysteme. Der Hubschrauber ist für den Transport Schwer-Wirbelsäulenverletzter und Frisch-Querschnittgelähmter äußerst wertvoll und unverzichtbar. Die Vorteile des Rettungshubschraubers sind der schnelle Einsatz des Arztes bei größerem Aktionsradius, die Schnelligkeit bei An- und Rückflug sowie die Unabhängigkeit vom Straßennetz. Die Nachteile des Rettungshubschraubers sind die beschränkten Platzverhältnisse, wobei der Verletzte stets vor dem Flug versorgt, ggf. intubiert werden muß, sowie Abhängigkeit von Wetter, Tageszeit und Landeplatz. Irrelevant und damit zu vernachlässigen ist, wenn auch häufig diskutiert, das sog. Transporttrauma durch Lärm, Vibration mit niedrigen Schwingungsamplituden und die Beschleunigungskräfte.

Ausgesprochen negativ ist zu beurteilen, wenn innerhalb des Geländes der angeflogenen Klinik Zwischentransporte vom Hubschrauber mit dem Rettungswagen zur Klinik erfolgen müssen, zumindet weist dies auf deutliche infrastrukturelle Mängel hin.

Bereits 1938 ging Kirschner von der heute uneingeschränkt gültigen Forderung aus, daß nicht der Notfallpatient so schnell wie möglich zum Arzt, sondern der Arzt so schnell wie möglich zum Verletzten zu bringen ist. Sind Arzt und damit Rettungsteam am Unfallort eingetroffen, ist es vorrangig, sich einen Überblick über die Unfallsituation und auch die Zahl der Verletzten zu verschaffen, die Unfallstelle abzusichern und damit Verletzte und Helfer von Folgeunfällen zu schützen.

Es folgt die Beurteilung des Verletzten im Hinblick auf Allgemeinzustand und Verletzungsmuster. Sind mehrere Verletzte vorhanden, sind die bekannten Prinzipien der Triage zu beachten. Weitere Rettungsmittel oder technische Hilfen sind ggf. nachzufordern.

Die rasch orientierende Untersuchung des Verletzten erfolgt zweckmäßig von kopfwärts nach fußwärts, wobei unmittelbar lebensbedrohliche Verletzungen vorrangig zu beachten und zu behandeln sind. Nur dann, wenn die Notwendigkeit für eine kardiopulmonale Wiederbelebung durch eine sachgerechte Beurteilung des Zustandes erwiesen ist, sollte diese auch durchgeführt werden, und zwar nach der hinreichend bekannten ABC-Regel. Je nach Bewußtseinssituation und Verletzungsschwere ist die Indikation für die endotracheale Intubation eher großzügig zu stellen. Beim Verdacht des Vorliegens einer Halswirbelsäulenverletzung stellen das Einführen eines nasopharyngealen Tubus bzw. die blindnasale Intubation die schonendsten und sichersten Methoden zur Sicherung freier Atemwege bzw. zur Beatmung dar. Hingegen können das aggressive Kinnanheben und auch das Hochziehen des Unterkiefers sowie die orale Intubation durchaus eine potentielle Gefahr beinhalten, Folgen einer bereits bestehenden Instabilität der Halswirbelsäule zu verschlimmern.

Liegt ein Volumenmangelschock vor, und von einem solchen ist unter Beachtung des Verletzungsmusters und aufgrund der Beurteilung der peripheren Zirkulation solange auszugehen, bis das Gegenteil bewiesen ist, so ist die hämodynamisch bedingte Hypoxidose mit gestörter Gewebsperfusion nur dadurch zu verbessern, daß eine ausreichende Volumenzufuhr erfolgt, wobei kolloidale oder isoton-kristalloide Lösungen, letztere in 2- bis 3fach größeren Mengen, verwandt werden. Erforderlich ist ein, besser mehrere großlumige periphere intravenöse Zugänge, wobei zur raschen Druckinfusion ausschließlich Kunststoffinfusionsbeutel in Verbindung mit pneumatischer Manschette verwendet werden sollten. Auf einen zentral-venösen Zugang oder eine Venae sectio sollte überwiegend verzichtet werden. Die Verabreichung von Analgetika dient bei bewußtseinsklaren Patienten ebenfalls der Schockbekämpfung, wobei hochwirksame Analgetika aus der Gruppe der Morphin-Derivate zu bevorzugen sind. Früher vorhandene Bedenken, daß die Schmerzbekämpfung die Verschleierung von zerebralen und abdominellen Symptomen begünstigt, können bei den heute zur Verfügung stehenden diagnostischen Möglichkeiten, wie Sonographie, Computertomographie und Lavage, vernachlässigt werden.

Läßt der Unfallmechanismus bei Verkehrsunfällen, Sturz aus der Höhe, Verschüttung, Kopfsprung und ähnlichen Vorgängen auf eine axiale Stauchung oder Knickung der Wirbelsäule schließen, muß durch Exploration oder orientierende Untersuchung der Verdachtsdiagnose einer Verletzung von Wirbelsäule und Rückenmark nachgegangen werden. Beim bewußtseinsklaren Verletzten steht der akute lokale Schmerz im Bereich der Wirbelsäule im Vordergrund, gelegentlich ausstrahlend in die oberen und unteren Gliedmaßen, in die Brusthöhle und das Abdomen. Gelegentlich wird allerdings auch nur eine diskrete Nacken- und Rückenschmerzhaftigkeit angegegeben, wobei dieser stets eine Bedeutung zuzumessen ist. Bei der orientierenden Erstuntersuchung ist nach einer umschriebenen Druck- oder Bewegungsschmerzhaftigkeit der Wirbelsäule ebenso zu fahnden, wie nach Formabweichungen, vor allem nach kyphotischen Angulationen sowie nach Diastasebildungen zwischen zwei Dornfortsätzen. Weiterhin ist durch eine grobe Prüfung von Motorik und Sensibilität der Kardinalfrage nachzugehen: welches neurologische Defizit liegt aus welcher Segmenthöhe vor?

Auch an dieser Stelle sei es nochmals erlaubt, darauf hinzuweisen, daß beim Bewußtlosen eine Tetraplegie an der reinen Bauchatmung zu erkennen ist und die Paraplegie dadurch, daß nach Auslösen von Schmerzreizen die sonst vorhandenen Abwehrbewegungen des Verletzten nicht erfolgen.

Besteht beim bewußtlosen Motorradfahrer der Verdacht einer Verletzung der Halswirbelsäule und des Rückenmarkes, so muß der Helm unter leichtem Zug schonend und langsam und unter Stabilisierung der Halswirbelsäule durch den Halsschienengriff entfernt werden. Der Halsschienengriff wird nachfolgend ersetzt durch das Anlegen eines Halskragens, womit allerdings lediglich die Bewegung des Kopfes in der Längsebene, wie Nicken und Überstrecken, verhindert werden, nicht jedoch Rotationsbewegungen des Kopfes und Torsionsbewegungen des Körpers im Schultergürtelbereich. Aus diesen Gründen ist die Kombination von stabilisierendem Halskragen mit Immobilisierung durch die Vakuummatratze die sicherste Methode zum Transport dieser Verletzten.

Zur Bergung eingeklemmter Wirbelsäulen- und Rückenmarkverletzter soll behutsam vorgegangen werden. Technische Hilfsmittel, wie Rettungsschere und Schneidbrenner, müssen die Bedingungen verbessern, wobei das Herausziehen des

Verletzten aus der Einklemmung nicht angebracht ist und gerade hierbei vor der Anwendung des Rautek-Griffes gewarnt werden muß, weil dieser bei vollem Magen Erbrechen und bei Brustkorbverletzten durch die erhebliche Brustkorbkompression eine wesentliche Verschlimmerung der Situation auslösen kann. Der Rautek-Griff darf nur angewandt werden, wenn lediglich ein Helfer zur Verfügung steht, gleichzeitig der Verletzte bei Feuer, Giftgasen oder drohender Explosion aus der Gefahrenzone gerettet werden muß.

Ist die Bergung aus unwegsamem Gelände, Gräben und ähnlichem erforderlich, so hat sich hierzu die Schaufeltrage außerordentlich bewährt. In allen anderen Fällen sollte die Bergung und die anschließende Lagerung zum Transport mit 3, bei Halswirbelsäulenverletzten mit 4 Helfern erfolgen, wobei Kopf und Hals in Neutralstellung zu halten sind, Brustkorb, Becken sowie Unterschenkel und Knie unterfaßt und angehoben werden, und zwar gleichzeitig und gleichmäßig unter Anweisung des Helfers am Kopfende des Verletzten. Ruckartige Bewegungen sind ebenso zu vermeiden wie Beuge- und Rotationsbewegungen.

Konnte die Bergung nicht mit nachfolgender Lagerung auf Schaufeltrage oder Vakuummatratze abgeschlossen werden und ist daher eine Umlagerung auf Tragbahre oder ähnliches erforderlich, so kann dies mit der Technik des sog. Brückengriffes erfolgen, wozu allerdings beim Halswirbelsäulenverletzten 5 Helfer notwendig sind. Die optimale Lagerung zum Transport für den Frisch-Querschnittgelähmten ist die Vakuummatratze, wobei stets dann zusätzlich der Halskragen anzulegen ist, wenn auch nur der geringste Verdacht einer Verletzung im Bereich der Halswirbelsäule besteht. Mit Hilfe der Vakuummatratze, deren Inhalt sich beim Absaugen der Fülluft wie eine Negativform um den Verletzten legt und erstarrt, wird sowohl eine optimale Immobilisierung als auch ein sanfter Transport des Verletzten ermöglicht. Auf diese Weise kann der Verletzte direkt vom Unfallort zu den angezeigten diagnostischen und therapeutischen Maßnahmen ohne Umlagern gebracht werden.

Der Transport in die Klinik erfolgt durch Notarztwagen oder Rettungshubschrauber, wobei bereits auf die Vor- und Nachteile des jeweiligen Rettungsmittels eingegangen wurde. Der Arzt entscheidet mit der Besatzung von Notarztwagen oder Rettungshubschrauber im Einvernehmen mit der Leitstelle, welches Krankenhaus anzusteuern ist, die Leitstelle benachrichtigt die Klinik und übermittelt die ärztliche Diagnose, damit in der Klinik die Versorgung des Verletzten vorbereitet werden kann.

Literatur

Hertz H, Schabus R, Böhler A (1984) Primärbehandlung der Querschnittläsion. Hefte zur Unfallheilkunde 163:131–135

Kalbe P, Kant C-J (1988) Erstmaßnahmen am Unfallort aus der Sicht des Unfallchirurgen. Orthopäde 17:2–10

Kinzl L, Raible M (1987) Praeklinische Diagnostik mit Erstversorgung bei Extremitäten- und Wirbelsäulenverletzungen. Notfallmedizin 13:670–683

Meinecke F-W (1982) Die posttraumatische Querschnittlähmung – Akutdiagnostik und therapie. Unfallheilkunde 85:42–50

Muhr G, Kayser M (1987) Mehrfachverletzungen – Rettungssysteme, Bergung und Erstversorgung. Chirurg 58:625–630

Pfeifer G et al. (1980) Der Stellenwert der Hubschrauberrettung. Notfallmedizin 6:651–657

Rossi R (1988) Erste Hilfe durch Laien ist und bleibt unverzichtbar. Notfallmedizin 14:61–63

Schirmer M (Hrsg) (1985) „Querschnittlähmungen". Springer, Berlin Heidelberg New York Tokyo

Schuster H-P (1986) Luftrettung, entscheidendes Instrument im Rettungswesen. Notfallmedizin 12:85–89

Intensivbehandlung und Anästhesie bei frischverletzten Querschnittgelähmten

P. Voeltz

Berufsgenossenschaftliches Unfallkrankenhaus, Abteilung für Anästhesie und Intensivmedizin, Bergedorfer Straße 10, D-2050 Hamburg 80

Grundsätzlich unterscheidet sich das anästhesiologische Management bei frischverletzten Querschnittgelähmten nicht von dem Vorgehen, welches in der Krankenhausnotaufnahme bei allen Schwerverletzten Standard sein sollte.

Im Beobachtungszeitraum seit Anfang dieses Jahres sind 80% der in unserem Krankenhaus aufgenommenen frischverletzten Querschnittgelähmten intensivbehandlungsbedürftig, da als Folge von Begleitverletzungen schwere Störungen der Vitalfunktionen bestehen. Von diesen intensivbehandlungsbedürftigen Patienten haben 80% ein schweres Thoraxtrauma erlitten, das mit einer vitalbedrohlichen respiratorischen Insuffizienz einhergeht. Damit ist derzeit das schwere Thoraxtrauma die häufigste Begleitverletzung in diesem Patientengut auf unserer Intensivbehandlungsstation. Alle diese Patienten sind somit definitionsgemäß Polytraumatisierte und sollten bereits in der Krankenhausnotaufnahme nach einem interdisziplinär abgestimmten taktischen Konzept diagnostiziert und behandelt werden. In diesem Team hat der Anästhesist die Aufgabe, die Vitalfunktionen zu kontrollieren und alle Störungen zunächst symptomatisch zu korrigieren. Hierzu ist bereits im Notaufnahmeraum eine umfangreiche apparative Ausstattung erforderlich, die neben einem Narkosebeatmungsgerät das EKG-Monitoring, die Pulsoximetrie und die automatische Blutdruckmessung umfaßt.

Zur frühzeitigen Erkennung von Störungen des inneren Milieus sollte sofort bei der Aufnahme des Verletzten ein Notfall-Laborstatus erhoben werden. Dieser beinhaltet die Blutgruppenbestimmung, ein kleines Blutbild mit Thrombozyten, die Serumelektrolyte, das Serumkreatinin, die Serumglukose, die wichtigsten plasmatischen Gerinnungsparameter, die Serumamylase oder Serumlipase und eine arterielle Blutgasanalyse.

Im Vordergrund steht zunächst die Beurteilung der respiratorischen Situation des Patienten. Durch die nichtinvasive Pulsoximetrie kann eine arterielle Hypoxämie in wenigen Sekunden objektiviert werden. Ansonsten ist eine orientierende klinische Untersuchung mit besonderem Augenmerk auf die Atemfrequenz und die Atemmechanik durchzuführen. Aus dem Ergebnis der arteriellen Blutgasanalyse ist die Unterscheidung zwischen einer respiratorischen Global- oder Partialinsuffizienz möglich. Ebenso werden Störungen des Säure-Basen-Haushaltes erkannt.

Bei allen Mehrfachverletzten ist die Röntgenaufnahme des Thorax die vordringlichste radiologische Untersuchung. Es ist nach Rippenfrakturen, einem Pneumo- oder Hämatothorax und nach Hinweisen auf Lungenkontusionen oder eine Aspiration zu suchen. Zeigt das Lungenröntgenbild keinen auffällig pathologischen Befund, obgleich eine schwere respiratorische Insuffizienz besteht, so

F.-W. Meinecke (Hrsg.)
Querschnittlähmungen

sollte im weiteren Verlauf der radiologischen Primärdiagnostik nicht versäumt werden, ein thorakales Computertomogramm anzufertigen. Sehr häufig lassen sich dann schwere Lungenparenchymverletzungen aber auch Hämatothoraces nachweisen, die auf der Thorax-Liegeaufnahme verborgen geblieben sind.

Bei Nachweis einer respiratorischen Insuffizienz sind unverzüglich alle erforderlichen anästhesiologischen Maßnahmen zu ergreifen, durch welche die ausreichende Oxygenisierung des Organismus erreicht werden. Es gilt als unstrittig, daß durch eine längerbestehende, unerkannte Hypoxie Organschäden gesetzt werden, die dann die Dauer der Intensivbehandlung erheblich verlängern. Sauerstoff ist daher das wichtigste Medikament der Notfallmedizin und sollte jedem Schwerverletzten bis zur weiteren Abklärung und während der Vorbereitung zur Intubation und Beatmung verabreicht werden.

In der Mehrzahl der Fälle ist eine frühzeitige Intubation und Beatmung in Narkose unumgänglich. Bei Halswirbelsäulenverletzten sollte die orotracheale Intubation – insbesondere in Notfällen – unter Assistenz durch einen Unfallchirurgen erfolgen, der manuell die Lagerung kontrolliert. Da die Patienten in der Regel nicht nüchtern sind, ist die Notfallintubation zusätzlich mit einem hohen Aspirationsrisiko belastet. Sie sollte daher von dem erfahrendsten Anästhesisten ausgeführt werden. Um bei Komplikationen schnell reagieren zu können, muß ausreichend Assistenzpersonal vorhanden sein. Ein arbeitsbereites Absauggerät ist vorzuhalten.

Wird ein Hämato- oder Pneumothorax röntgenologisch, durch Sonographie oder das Computertomogramm nachgewiesen, so ist dieser möglichst bald zu drainieren. Erst nach Stabilisierung der respiratorischen Situation des Patienten sollte die Diagnostik fortgesetzt werden.

Die Beurteilung der Kreislaufsituation orientiert sich an dem Monitoring der Parameter Puls und Blutdruck einschließlich der kontinuierlichen Überwachung des EKGs. Oszillometrische Blutdruckautomaten oder aber die direkte invasive Blutdruckmessung erleichtern die Beobachtung während der Diagnostik. Der vielzitierte „spinale Schock“ beruht auf einer mehr oder minder ausgeprägten Sympathikolyse als Folge der Rückenmarkläsion. Bei Verletzungen oberhalb des Segmentes Th_6 muß außerdem mit bradykarden Rhythmusstörungen gerechnet werden. Die durch Sympathikolyse bedingte Hypotonie ist häufig schnell durch geeignete Schocklagerung zu kompensieren. Instabile Kreislaufverhältnisse bei einem Mehrfachverletzten sollten jedoch nie mit der Annahme eines „spinalen Schockes“ abgetan werden. Vielmehr sollte unverzüglich nach Ursachen für einen Volumenmangelschock – insbesondere einen hämorrhagischen Schock – gesucht werden. Durch Röntgenaufnahmen und Sonographie ist ein Hämatothorax nachweisbar. Ebenso dringlich ist aber der Ausschluß einer intraabdominellen Blutung durch Sonographie oder Peritoneallavage. Beckenfrakturen und die Frakturen großer Röhrenknochen können ebenfalls hohe Blutverluste in Weichteilhämatome verursachen.

Während beim Hämatothorax durch die Drainage in der Mehrzahl der Fälle eine Blutstillung erreicht werden kann, sollte beim Nachweis einer intraabdominellen Blutung das Diagnostikprogramm unterbrochen und operativ interveniert werden.

Bereits bei Feststellung instabiler Kreislaufverhältnisse ist vom Anästhesisten die Schockbekämpfung durch zügige Infusion von Plasmaersatzstoffen über mehrere großlumige Kunststoffverweilkanülen einzuleiten. Beim Monitoring des intravenösen Volumenersatzes wird ein zentraler Venenkatheter zur Messung des zentralen Venendruckes benötigt. In akut lebensbedrohlichen Blutungssituationen kann aber auf diesen zunächst verzichtet werden, um durch die möglicherweise zeitraubende Manipulation eine dringend indizierte Operation nicht hinauszuzögern. Erst nach Stabilisierung der Kreislaufverhältnisse durch Blutstillung und Volumenersatz kann die Diagnostik des Wirbelsäulen- und Rückenmarktraumas fortgesetzt werden.

Während früher das Schädel-Hirn-Trauma bei Mehrfachverletzten mit Rückenmarkläsion mit 74% die häufigste Begleitverletzung war, finden wir dieses Verletzungsmuster in unserem Patientengut in letzter Zeit eher selten. Schwere Bewußtseinsstörungen – entsprechend einem GLASGOW COMA SCORE von 7 und darunter – sind wegen der Gefahr der Verlegung der Atemwege und der Aspiration ein akut lebensbedrohlicher Zustand. Zur Sicherstellung der Sauerstoffversorgung – auch im Rahmen der Hirnödemprophylaxe – müssen diese Patienten unverzüglich endotracheal intubiert und kontrolliert apparativ hyperventiliert werden. Vor einem operativen Eingriff an der Wirbelsäule sollte ein intrakranieller raumfordernder Prozeß bei jedem Patienten mit gestörter Bewußtseinslage ausgeschlossen werden. Durch das kraniale Computertomogramm ist eine kontusionelle Hirnschädigung allerdings häufig erst nach 24–48 h nachweisbar. Wegen der Gefahr eines massiven Hirnödems sollten Patienten mit einem Schädel-Hirn-Trauma nicht in Bauchlage operiert werden. Die Narkose ist bei diesen Patienten lachgasfrei zu führen.

Nach Ausschluß von lebensbedrohlichen Begleitverletzungen und Stabilisierung der Vitalfunktionen ist auch bei Mehrfachverletzten die präzisierende Diagnostik des Wirbelsäulen- und Rückenmarktraumas unter Fortsetzung der intensivmedizinischen Maßnahmen möglich. Die anästhesiologische Taktik soll darauf hinzielen, bestmöglichste Bedingungen für einen frühzeitigen operativen Eingriff sicherzustellen. Dies bedeutet Minimierung des Operations- und Narkoserisikos durch Erkennung und Beseitigung aller existenten und potentiellen Störungen der Vitalfunktionen.

Die Auswahl des Anästhesieverfahrens richtet sich nach allgemeingültigen anästhesiologischen Grundsätzen. In der Regel wird man der Neuroleptanästhesie, ggf. modifiziert als „balanced anesthesia", den Vorzug geben.

Die postoperative Intensivüberwachung und -behandlung dient der Kompensation begleitender Organversagen durch medikamentöse und apparative Maßnahmen. Ein respiratorisches und hämodynamisches Monitoring ist selbstverständlich. Eine ausgewogene parenterale Ernährung wird über zentrale Venenkatheter zugeführt. Zur Kreislaufstabilisierung müssen entsprechend den paraklinischen Befunden Erythrozytenkonzentrate, Frischplasma, Elektrolytlösungen und Katecholamine verabreicht werden. Durch die Selektion des Patientengutes kommt der Respiratortherapie besondere Bedeutung zu. In der Akutphase müssen vorrangig Lungenparenchymverletzungen mit ihren infektiösen Komplikationen, später mehr atemmechanische Störungen behandelt werden. Um eine Ermüdung der noch innervierten Atemhilfsmuskulatur unter kontrollierter positiver Druckbeatmung (CPPV) zu vermeiden, müssen – angepaßt an den Krankheitsverlauf – frühzeitig assistierende Beatmungsverfahren eingesetzt werden, die die Atemhilfsmuskulatur im Training halten. Moderne Respiratoren bieten hier ein breites Spektrum an Variationsmöglichkeiten an, mit denen das Beatmungskonzept auf die individuellen Bedürfnisse des Patienten zugeschnitten werden kann. Der geringere Verbrauch an Sedativa, Opioiden und insbesondere Muskelrelaxantien bei diesen Beatmungsformen wirkt sich weiterhin günstig auf die Darmmotilität aus.

Hämato- und Pneumothoraces werden bis zur Abheilung weiter mit Drainagen behandelt. Ebenso werden pleuropneumonische Pleuraergüsse entlastet.

Endobronchiale Sekretverhaltungen führen häufig bei diesem Patientengut zu Atelektasen. Durch den großzügigen Einsatz der therapeutischen, fiberoptischen Beatmungsbronchoskopie können Bronchusverlegungen gezielt abgesaugt werden. Gleichzeitig wird so der Verlauf der entzündlichen Schleimhautveränderungen endoskopisch kontrolliert und Material für bakteriologische Untersuchungen entnommen. Die Möglichkeiten einer gezielten Antibiotikabehandlung werden verbessert.

Die Wirksamkeit von parenteral applizierbaren Bronchosekretolytika ist zweifelhaft. Ihre lokale Anwendung mit dem Beatmungskreisteil zwischengeschalteten Verneblern ist wirksam, verursacht aber auf Dauer chemische Schäden am Beatmungskreisteil selbst und den Atemgasüberwachungsgeräten. Eine gut steuerbare Sekretolyse kann aber auch durch enterale Applikation von 6%iger Kaliumjodidlösung über die Magensonde erreicht werden. Da für diesen Zweck nur geringe Mengen erforderlich sind, ist ein Einfluß auf den Schilddrüsenstoffwechsel bei kurzer Anwendungsdauer in der Regel nicht zu befürchten.

Die krankengymnastische Behandlung ist bei beatmeten Querschnittgelähmten von großer Bedeutung. Sie muß aber dem Begleitverletzungsmuster angepaßt erfolgen. Insbesondere sind hier Verletzungen des knöchernen Thorax zu beachten.

Bereits in der frühen postoperativen Phase kann mit einer Thromboseprophylaxe mit Heparin begonnen werden. Bei septischem Verlauf oder schockbedingten Gerinnungsstörungen sollte Heparin kontinuierlich intravenös verabreicht werden.

Bei der Stressulkusprophylaxe von beatmeten Patienten wird auf die Anwendung von $Histamin_2$-Rezeptorantagonisten aus Gründen der Gefahr von nosokomialen Atemwegsinfektionen verzichtet. Die Patienten erhalten sechsmal täglich in die Magensonde Sucralfat und bei erhöhtem Ulkusrisiko zusätzlich Pirenzepin intravenös. Nur bei manifestem Ulkusleiden oder auch einer serochemisch und sonographisch nachweisbaren Pankreatitis werden Cimetidin oder Ranitidin zusätzlich parenteral verabreicht.

Angepaßt an den Krankheitsverlauf sollte bereits während der Intensivbehandlung versucht werden, überlappend die für die Rehabilitation des Patienten erforderlichen Maßnahmen einzuleiten. Diesem Ideal stehen allerdings häufig praktische Hindernisse im Wege. Insbesondere bei Patienten mit instabilen Thoraxverletzungen und während der – oft mühevollen – Entwöhnung vom Respirator kann die zur Druckgeschwürprophylaxe erforderliche Umlagerung der Patienten nicht immer in der gewünschten Frequenz durchgeführt werden.

Auch bei Lagerung des Patienten in einem Clinitron-Bett ist die Respiratorentwöhnung häufig erschwert, weil eine Hochlagerung des Oberkörpers zur Erleichterung der Atemarbeit nicht möglich ist. Mit der modernen Version des Clinitron-Bettes, die auch eine sog. „Herzlagerung" ermöglicht, könnte dieser Nachteil ausgeglichen werden.

Bei der Respiratorentwöhnung muß immer bedacht werden, daß der intraabdominelle Druck wesentlich mitentscheidend für die von dem Patienten zu leistende Atemarbeit ist. Eine Darmparalyse mit meteroristisch aufgetriebenem Abdomen ist eine schlechte Voraussetzung für das Atemtraining. Sofern keine Kontraindikationen durch abdominale Begleitverletzungen oder -erkrankungen bestehen, wird bereits in der frühen postoperativen Phase mit der Peristaltikanregung durch das intramuskulär anwendbare Parasympathikomimetikum Distegminbromid begonnen. Da Metoclorpramid nur am oberen Verdauungstrakt wirksam ist, wird es zusätzlich nur bei Magenatonie mit hohen Tages-Refluxvolumina aus der Magensonde eingesetzt. Flankierend können zur Peristaltikmobilisierung über die Magensonde oder rektal verabreichte Laxantien oder Einläufe angewendet werden. Die Infusion von kleinen Dosen hypertoner Natriumchloridlösung wirkt sich über den Mechanismus der Verbesserung der Darmdurchblutung fördernd auf die Peristaltik aus. Diese Therapie ist aber nur unter engmaschiger Kontrolle des Serum-Ionogrammes zulässig und bei Tendenz zur Hypernatriämie und beim Hirnödem kontraindiziert.

Neuere Erkenntnisse über die Pathophysiologie des Schockes lassen vermuten, daß der Durchblutung des Darmes eine wesentliche Rolle bei der Entwicklung von schockbedingten, lebensbedrohlichen Organversagen zukommt. Auch aus diesem Grunde ist die frühzeitige Normalisierung der Peristaltik und der Verdauung ein wichtiges Ziel der Intensivbehandlung von Mehrfachverletzten. Eine unter dem beschriebenen Therapieregime anhaltende Darmparalyse sollte aber auch immer Anlaß sein, nach bislang übersehenen oder nicht adäquat sanierten Verletzungen von Bauchorganen zu suchen. Da der klinische Untersuchungsbefund des Abdomens bei querschnittgelähmten Patienten häufig irreführend ist, sollten paraklinische Methoden wie die Sonographie oder das Computertomogramm bei unklaren Fällen frühzeitig eingesetzt werden.

Nicht nur aus alimentären Gründen, sondern auch zur Erhaltung der Peristaltik sollte frühzeitig die enterale Ernährung aufgebaut werden. Schwierigkeiten ergeben sich gelegentlich bei der Auswahl der geeigneten Sondenkost, weil Unverträglichkeiten Durchfälle und Meteorismus verursachen. Ähnlich wie in der Kinderheilkunde empfiehlt es sich dann, das diätische Regime auf einfache Kostformen wie z. B. Karottenbrei vorübergehend umzustellen. Unter Beachtung der Flüssigkeitsbilanz sollte die Umstellung von parenteraler auf enterale Ernährung nie abrupt, sondern nur überlappend erfolgen, um einem durch Ernährungsdefizite bedingten Katabolismus vorzubeugen.

Die Intensivtherapie von Mehrfachverletzten mit Rückenmarkläsion erfordert einen aufwendigen materiellen, pflegerischen und ärztlichen Einsatz, der mit hohen Kosten verbunden ist. Viele dieser Patienten müßten über mehrere Wochen intensiv behandelt werden. Die Ergebnisse zeigen aber, daß auch diese Patienten, deren Verletzungsmuster lange Zeit als infaust galt, erfolgreich der Rehabilitation zugeführt werden können.

Langzeitbeatmung

W. Walther

Werner-Wicker-Klinik, Abteilung für Anästhesiologie und Intensivmedizin, Im Kreuzfeld 4, D-3590 Bad Wildungen

In unserem 300bettigen Schwerpunktklinikum werden vorwiegend Patienten mit Wirbelsäulenproblemen behandelt. Eine besondere Stellung nehmen bei uns die Patienten mit traumatisch bedingten respiratorischen Insuffizienzen ein (Tabelle 1). Auf unserer 22bettigen Intensivstation sind für solche Patienten 15 „Dauerbeatmungsplätze" – davon 5 für chronisch ateminsuffiziente – und 10 für langzeitbeatmete Patienten, welche voraussichtlich abtrainierbar sind, eingerichtet, so daß pro Jahr etwa 4000 Beatmungstage anfallen.

Seit 1979 kamen bei uns 100 Patienten ohne ausreichende Spontanatmung zur Aufnahme. 35 Patienten blieben dauerateminsuffizient, 65 Patienten wurden grundsätzlich abtrainiert und ohne Respirator entlassen (Tabelle 2). Von der totalen Abhängigkeit von einem Respirator bis zur Entlassung aus unserem Haus

Tabelle 1. Die ersten 100 ateminsuffizienten Patienten seit 1979 (primär diagnostizierte Läsionshöhe)

Läsionshöhe	oberhalb	C2/C3	40 Pat.
Läsionshöhe	oberhalb	C4	20 Pat.
Läsionshöhe	oberhalb	C5	20 Pat.
Läsionshöhe	oberhalb	C6	11 Pat.
Läsionshöhe	oberhalb	C7	4 Pat.
Läsionshöhe	unterhalb	C7	5 Pat.
Gesamtzahl			100 Pat.

Tabelle 2. Ohne Beatmungsgerät entlassen, suffizient atmende Patienten (65 Pat.)

z.Zt. in der Entwöhnung	2 Pat.
ausschließlich mit Zwerchfellschrittmacher atmend entlassen	2 Pat.
mit Zwerchfellschrittmacher und zusätzlich mit Heimrespirator entlassen	2 Pat.
mit Beatmungsgerät entlassen	15 Pat.
verstorbene Patienten	14 Pat.
– davon mit Zwerchfellschrittmacher	3 Pat.

F.-W. Meinecke (Hrsg.)
Querschnittlähmungen

ist es ein langer und beschwerlicher Weg, der manchmal Jahre dauert, und ein steter, oft lebenslanger Kampf zwischen Patienten, Betreuern, Therapeuten, aber auch den finanziellen Möglichkeiten des Patienten, der Familie, der Versicherung oder Krankenkasse. Häufig ist dieser Kampf nerven- und arbeitskraftaufreibender, als die eigentliche Therapie am Patienten (Tabelle 3). Sofort nach dem Unfallgeschehen, nach einem Polytrauma, nach einer Operation ist jeder frischaufgenommene Patient als Intensivpatient zu betrachten.

Tabelle 3. Phasen der chronischen Beatmung

1. Akute Phase:

   Unfall,
   OP,
   initiale Beatmung,
   Wahrung der vitalen Interessen

2. Stabilisierungsphase:

   vitale Bedrohung nimmt ab,
   Beatmung mit physiologischen Parametern,
   Spontanatmungstraining,
   gelegentliche medikamentöse Unterstützung,
   Rehabilitation,
   interdisziplinäres Behandlungsprogramm

3. Vorbereitung zur Heimbeatmung

   Reintegration in Familie,
   Gesellschaft, Beruf,
   pflegerische, technische und materielle Stützung

Das bedeutet: alle intensivmedizinischen Maßnahmen müssen ergriffen werden, mit zentralen Zugängen, Cystofix, Intubation, evtl. Tracheotomie, Beatmung mit entsprechender ärztlicher und pflegerischer Überwachung.

Wenn das akute Geschehen, also die Bedrohung der vitalen Interessen des Patienten, nicht mehr im Vordergrund steht, rückt die Führung des Patienten, die Gewöhnung an die bleibende Situation, also z. B. Querschnitt, chronische Beatmung oder Dauermedikation allmählich in den Vordergrund. Wenn sich der Patient mental auf seine spezifische Situation eingestellt hat, wird er mit seiner bleibenden technischen Ausstattung wie Respirator, Absaugung, Mobilisierungshilfen usw. vertraut gemacht und zu einem „Selbstversorger" erzogen. Der Patient muß dann selbst bestimmen, wenn er z. B. gelagert werden will, wann abgesaugt werden muß oder welche Aktivitäten er für sich selbst wünscht. Einige unserer Patienten haben diese Probleme in eigener Regie weit weniger im Griff, als die Fortschritte der ersten beiden Phasen erhoffen lassen. Wir sehen immer wieder, daß ein z. B. chronisch ateminsuffizienter Patient, der nach einigen Monaten schon tagsüber spontan atmet und sich nur noch nachts beatmen läßt, daß gerade ein solcher Patient mit einer in unseren Augen guten Prognose und bisher im Krankenhaus zumindest zufriedenstellenden Ergebnissen zu Hause nur noch Rückschritte macht. Unser Ziel muß es also sein, die Gesamtsituation einzuschätzen und nicht nur, wie lange er spontan atmet oder wie lange er mit welchem Respirator beatmet werden muß. Ein einfaches System, ein beinahe primitives aber funktionstüchtiges Atemgerät, welches vom Patienten und Umfeld akzeptiert und auch vernünftig eingesetzt werden kann, ist eine Grundvoraussetzung für eine sinnvolle häusliche Dauerbeatmung (Tabelle 4). Die personelle wie apparative Ausstattung für einen solchen Patienten muß sich weniger am theoretisch Machbaren orientieren als vielmehr am unbedingt Notwendigen.

Tabelle 4. Forderungen an ein Heimbeatmungsgerät

- einfache Handhabung
- geringe Größe und geringes Gewicht
- elektrisch betrieben (220 V/12 V/24 V)
- Warneinrichtung (Med. GV!)
- enges Servicenetz
- geringer finanzieller Aufwand

Wir geben dem Patienten personell, maschinell ebenso wie ideell nur eine Hilfestellung zur Wiedererreichung seiner Eigenständigkeit (Tabelle 5). Es kann und darf meines Erachtens nicht der Sinn unserer Medizin sein, jeden Patienten zu retten und zu behandeln, nur um des Rettens Willen, und dann z. B. einen Querschnittgelähmten mit chronischer Dauerbeatmung in ein Pflegeheim zu verlegen. Wenn wir die Möglichkeiten haben, solche Patienten zu retten, sie mit vielen technischen Mitteln am Leben zu erhalten, dann muß sich auch unsere Gesellschaft um den weiteren Lebensweg kümmern. Dazu gehört nicht nur die Bereitstellung der Technik, sondern auch die persönliche Hilfestellung jedes einzelnen in den Krankenhäusern, in den Hilfsorganisationen, bei den Finanzierenden genauso wie bei der Familie der Betroffenen. Hierzu ist ein totales Umdenken in unserer Gesellschaft notwendig. Vom Anspruchsdenken, vom Glauben an das theoretisch Machbare, von der sog. Gerätemedizin weg zum Verantwortung tragen wollen von Familienmitgliedern, zur Einsicht, daß auch ein körperlich Schwerbetroffener seine Selbstbestimmtheit nicht verlieren darf.

Es kann nicht der Weisheit letzter Schluß sein, einem Atembehinderten z. B. ein Gerät zu verordnen oder ihm seine mehr oder minder lange Spontanatmung anzutrainieren – das ist heute nur eine Frage des technischen Know-hows und der personellen Ausstattung der entsprechenden Sozialeinrichtungen –, sondern die lebenslange Begleitung physischer wie psychischer, apparativer wie sozialer Art ist gefordert.

Tabelle 5. Voraussetzung zur Heimbeatmung

1. unbedingter Wille des Patienten, trotz Beatmung nach Hause zu gehen
2. erhaltene intellektuelle Fähigkeiten, die voraussichtlichen Probleme meistern zu können
3. aktive pflegerische Mitarbeit der Angehörigen, Übernahme von Pflegeaufgaben
4. Pflegerische und ärztliche Absicherung

Dem hohen personellen und maschinellen Aufwand auf einer Beatmungsstation mit entsprechend hohen Kosten stehen bei der Heimbeatmung Investitionskosten von ca. 100000,– DM/Patient und laufende Kosten von etwa 400,– DM/tgl. entgegen (Tabelle 6). Wenn die Voraussetzung von Seiten des Patienten wie von dessen Umfeld für eine häusliche Beatmung stimmen, liegen die Vorteile auf der Hand (Tabelle 7), und dabei sollte der Patient selbst mehr als bisher in den Vordergrund treten und weniger die Frage der Finanzierbarkeit.

Zusammenfassend muß bei ateminsuffizienten Patienten, die für Monate, Jahre oder gar das ganze Leben auf eine Dauerbeatmung angewiesen sind, den drei Phasen ihrer Langzeitbeatmung unterschiedliche Bedeutung beigemessen werden. In der ersten Phase, z.B. nach einem Trauma, steht das eigentliche Krankheitsgeschehen im Vordergrund. Die vitalen Interessen, mögliche operative Eingriffe und die Behandlung von lebensbedrohlichen Situationen stehen im Vordergrund. In der zweiten Phase wird der Patient mit seiner spezifischen Situation der Ateminsuffizienz vertraut gemacht, und die Beatmungsparameter verändern sich nur noch unwesentlich. Während der dritten Phase ist ein solcher Patient abgesehen von seinem Grundleiden, welches ihn in diese Ateminsuffizienz und folgende Langzeitbeatmung gebracht hat, als gesunder Mensch zu betrachten. Wir unterscheiden dann nicht mehr zwischen Patient und Gesundem, sondern nur noch zwischen Personen mit und ohne ausreichender Eigenatmung.

Tabelle 6. Kostenanalyse

A: Erstausstattung

1. 2 Heimbeatmungsgeräte (z.B. Lifecare, PL6)
2. Wartungsverträge (Med. GV)
3. 2 Absauggeräte
4. 1 Pflegestehbett
5. 1 Elektrorollstuhl
6. 1 Schieberollstuhl

ca. 100000,– DM

B: Folgeausgaben

1. Verbrauchsmaterial
2. Kosten für pflegerische Betreuung
3. Arztbesuche
4. Krankengymnastik

ca. 400,– DM/tgl.

Tabelle 7. Vorteile der Heimbeatmung

1. Selbstbestimmtheit des Patienten
   a) gewohnter häuslicher Bereich
   b) soziale Kontakte
   c) psychische Regeneration
2. geringeres Krankheitsrisiko
3. preiswerter als auf einer Beatmungsstation

Die personellen und räumlichen Voraussetzungen müssen sich an diesen drei Phasen orientieren. Während der ersten Phase ist ein solcher Patient generell ein Intensivpatient mit entsprechender ärztlicher, pflegerischer Betreuung und apparativer Ausstattung.

Während der zweiten Phase tritt zu dieser Intensivüberwachungssituation wegen der Beatmung noch zusätzlich das Problem der querschnittspezifischen Situation, z. B. Lagerung, Transporte im Haus und außerhalb des Hauses zu Konsilien, Röntgen, CT, ergotherapeutischen Maßnahmen, Krankengymnastik, Unterwassertherapie usw. Während der dritten Phase wird der personelle und maschinelle Rahmen wieder gelockert. Der Patient ist voll eingewiesen und kann sowohl seine Beatmungssituation, die notwendigen therapeutischen Maßnahmen als auch das Personal dirigieren.

Intensivpflege im Rahmen der Intensivmedizin

D. Mahel

Berufsgenossenschaftliches Unfallkrankenhaus, Querschnittgelähmten-Zentrum, Bergedorfer Straße 10, D-2050 Hamburg 80

Ein Bild (Abb. 1), das wir heute in allen Zeitungen, Zeitschriften und im Fernsehen sehen oder als Sensationsmeldung angeboten bekommen. Ein Arbeitsplatz in der Klinik: sehr viel Technik in Form von Kabeln, Schläuchen, Infusionsflaschen und vieles andere mehr. In manchen Bereichen der Bevölkerung wird dieses Bild je nach Einstellung so aufgenommen.

Der Arbeitsplatz „Intensivstation" ist für die dort Tätigen ein Bereich, der hohe Anforderungen stellt. Selbstverständlich soll und darf durch diese Äußerung die Arbeit und die Motivation der anderen Beschäftigten in einem Krankenhaus nicht unterbewertet werden. Die Grundlage für eine Beschäftigung auf einer Intensivstation sollte und muß es auch sein, daß der dort eingesetzte Mitarbeiter eine hohe praktische Einsatzbreite mit fundiertem theoretischen Wissen hat. Was wird gefordert? Intensivpflege und Intensivmedizin zu koordinieren, um eine adäquate Versorgung und Betreuung zu gewährleisten. Pflege und Technik beinhal-

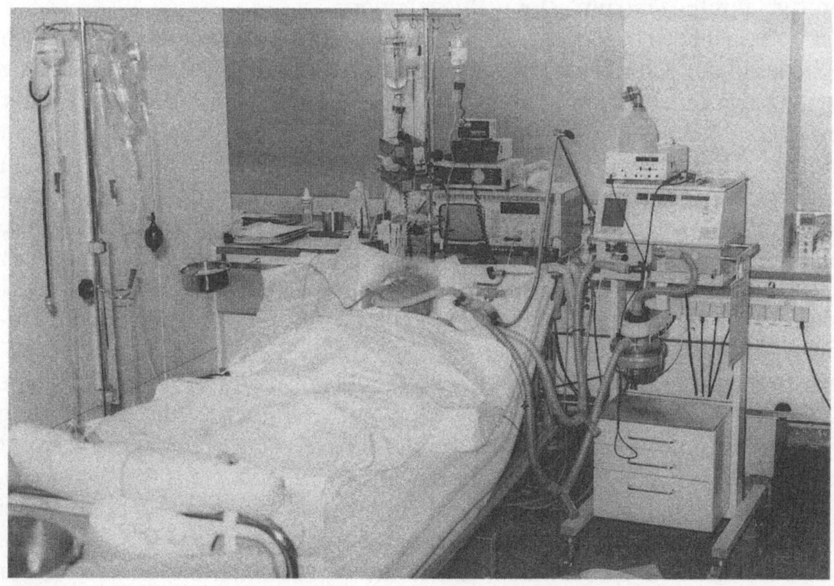

Abb. 1

F.-W. Meinecke (Hrsg.)
Querschnittlähmungen

ten die Maßnahmen, die zur Heilung erforderlich sind. Komplikationen zu erkennen, Leiden zu lindern. Es ist nicht möglich, die Medizin von der Pflege zu trennen, da doch alle Tätigkeiten ineinander übergreifen. Leider ist aber bei einer nochmaligen Betrachtung dieses Bildes der Moment gekommen, in dem sich die Frage nach der Zeit für die Intensivpflege in den Vordergrund drängt. Medizinische Vorgänge und medizinische Versorgung kristallisieren sich heraus. Der Titel des Vortrages lautet „Intensivpflege", aber um der Pflege des Kranken auf einer Intensivstation einen festen Platz zu geben, ist dieser große Umweg notwendig, denn ohne Pflegeplanung wird es in der nächsten Zeit sehr schwer werden, der Pflege den ihr zustehenden Platz zukommen zu lassen. Ich glaube, daß hier im Gremium jeder der Pflege den nötigen Stellenwert einräumt. Aber dennoch müssen zum Abrunden dieses Bildes die notwendigen Maßnahmen erläutert werden.

Die Pflege eines Querschnittgelähmten oder auch eines anderen Schwerverletzten erfordert für Mitarbeiter manche Überlegungen zu einem scheinbar unlösbaren Problem. Neben der erbrachten Grundpflege, einschließlich der Körperhygiene mit allen in Betracht kommenden Kriterien, wird es oft sehr eng. Es handelt sich bei der Grundpflege eines Kranken nicht nur um die Körperwäsche, es kommen auch die kleinen „Teufelchen" dazu, wie: ein Haar in der Nase, Falten im Bettuch, Fingernägel müssen gekürzt werden, gefährdete Körperstellen müssen beobachtet und diese Beobachtungen bewertet werden, Nahrungsgabe oder ein Schluck Tee zwischendurch, Mundpflege mit den uns zur Verfügung stehenden Mitteln, mal ein frisches Tuch fördert das Wohlbefinden sichtlich, Kissen am richtigen Platz, die Halskrawatte soll ihren Zweck erfüllen, Armkeile sind zu positionieren. An dieser Stelle sei auf die Verhinderung von Druckgeschwüren hingewiesen. Es ist unbestritten: ein Druckgeschwür in einem Querschnittgelähmtenzentrum ist ein Pflegefehler.

Es ist heute bei den langen Liegezeiten wichtig, und dies muß noch ausdrücklicher in der Krankenpflegeschule gelehrt werden, daß die Beobachtung der Haut unumgänglich ist. Wir müssen dem Patienten immer das Gefühl der Sicherheit und Geborgenheit geben. Sollte es nun doch einmal zu einem Druckgeschwür kommen, hat es gravierende Folgen. Die Liegezeiten werden verlängert, meist ist eine Operation notwendig. Eine Reduzierung des Allgemeinzustandes und die psychische Belastung sind nicht gerade dazu angetan, die psychische Situation zu verbessern. Von der Beobachtung und der Erkennung von Veränderungen im Krankheitsverlauf des Patienten hängt alles ab, um sofort die notwendigen Gegensteuerungen einzuleiten bzw. die Anordnungen umzusetzen.

Ist ein Patient kurzatmig? Hat er Schwierigkeiten beim Abhusten? Ist die Atmung frei? Ist Atemunterstützung zu geben, ggf. abzusaugen? Ist die Atmung flach? Treten Veränderungen im Aussehen auf? Viele, viele Signale, die erkannt werden müssen. Versorgung von Operationswunden und von Nebenverletzungen, Pflege von Katheterstellen aller Art, Vorbereitung von Redonwechsel und bei tracheotomierten Patienten Pflege dieses überaus sensiblen Bereiches. Zwischen all diesen Maßnahmen fordert aber auch die Verwirklichung medizinischer Maßnahmen ihre Zeit: Aufziehen und Gabe von Injektionen; Anbringen von Infusionen; Kontrolle von Blutdruck, Temperatur, Puls und Ausscheidung; Peristaltik, Atemfrequenz, Inhalationstherapie und Messung des zentralen Venendruckes. Selbstverständlich erhalten wir viele Werte durch die apparative Überwachung, doch die damit gewonnene Zeit geht durch die Pflege und Wartung der Apparaturen wieder verloren. Dann beginnt die Einordnung von Laborbefunden, Veränderungen in der Infusionstherapie, Einleitung diagnostischer Maßnahmen.

Ein wichtiger Prozeß ist die Dokumentation der Werte und Tätigkeiten, welcher wir im prozeßfreudigen Zeitalter den nötigen Stellenwert einräumen müssen.

Zwischenzeitlich Zeiten der Essenanreichung. Diese wichtige Tätigkeit erfordert einen sehr großen Zeitaufwand, Geduld und individuelle Zuwendung. Es ist der Zeitabschnitt, in dem ein Gespräch geführt werden kann. Beim Anreichen der Nahrung ist zwischen Bedürfnis des Verletzten und sinnvoller Menge und Nahrungszusammensetzung ein Kompromiß zu schließen. Es sei an die Komplikationen während der Nahrungsaufnahme erinnert.

Visuelle Kontrolle der Urinausscheidung ist unumgänglich, denn trotz aller Technik ist die Bewertung optischer und geruchlicher Veränderungen des Urins für die Beurteilung von Bedeutung geblieben. Die aus diesen Beobachtungen gewonnenen Erkenntnisse erfordern u. U. die Einleitung sofortiger Maßnahmen. Die Kontrolle der Peristaltik und des Bauchumfanges ergeben bei Gefahr eines Ileus wichtige Aufschlüsse.

Vielleicht kommt jetzt die Frage „wenn die Pflegekräfte dies alles tun, was bleibt für den Arzt übrig?“. Es ist erwiesen, daß in der guten Zusammenarbeit zwischen Pflegekräften und Arzt das Geheimnis erfolgreicher Intensivpflege liegt.

Bisher wurde der Bereich „Intensivpflege“ allerdings nur mit Tätigkeiten, Beobachtungen und Anforderungen bedacht. Einen ebenso großen Stellenwert und ein Hauptbestandteil der Intensivpflege ist der Bereich Zuwendung zum Patienten. Dieser Teil hat sich bei Überprüfung der Behandlungsergebnisse als ein Kriterium im Heilungsprozeß herauskristallisiert. Die persönliche Zuwendung kann auch durch die perfekteste Apparatemedizin nicht kompensiert werden. Jeder Patient hat in seiner schwierigen Lage ein Kommunikationsbedürfnis. Er hat eine Erwartungshaltung, steckt voller Ängste und möchte auch einmal etwas loswerden. Auch ist es selbstverständlich, daß bei Tätigkeiten aller Art, wie Körperpflege, Injektionsgabe, Verbandwechsel und vielen anderen mehr, nach einer Erklärung bzw. nach Hinweisen dies durchgeführt wird. Während der Intensivpflege ist das Pflegepersonal häufig erster Ansprechpartner bei Fragen, die den augenblicklichen Stand, das weitere Vorgehen und die Zeit „danach“ betreffen. Die persönliche Zuwendung, die Bereitschaft, den Patienten zu verstehen, Geduld aufzubringen, auf Wünsche einzugehen und seine Empfindungen richtig zu deuten, bleiben trotz aller apparativen Medizin vordringlichste Aufgabe der Intensivpflege. Dank der heutigen Technik sind in der Medizin auf allen Gebieten große Fortschritte und Erfolge erzielt worden.

Verbesserungen werden weiterhin eintreten, die wir in bestimmten Bereichen erwarten, aber die Befriedigung der unmittelbaren Bedürfnisse des Menschen bleiben vordringlichstes Ziel der Pflege. Eine Betreuung ohne Makel gibt Vertrauen und Zuversicht sowie die Gewißheit, sich nicht im Stich gelassen zu fühlen. Die in der Pflege Tätigen, sollten – ich wiederhole mich jetzt – im technischen medizinischen Zeitalter das Wort „Krankenpflege“ dahingehend anwenden, daß daraus die Pflege des Kranken resultiert.

Krankengymnastik im Intensivbereich

G. Bitzer und B. Wenck

Berufsgenossenschaftliches Unfallkrankenhaus, Querschnittgelähmten-Zentrum,
Bergedorfer Straße 10, D-2050 Hamburg 80

Wir werden über die krankengymnastischen Therapiemöglichkeiten und Grenzen im Intensivbereich sprechen.

Vom Intensivpatienten sprechen wir, solange die vitalen Funktionen noch gefährdet sind. Unsere Patienten sind in der Mehrheit der Fälle operativ stabilisiert. Der erste Kontakt kommt häufig erst nach der Operation zustande.

Hauptaufgabe der Krankengymnastik auf der Intensivstation ist die Atemtherapie. Dann folgt die Kontrakturprophylaxe und die Erhaltung der vorhandenen Muskulatur.

Ist der Patient extubiert, ist die wichtigste Aufgabe der Krankengymnastik die Abhustehilfe (Abb. 1). Beim Abhusten wird die fehlende Bauch- und Interkostalmuskulatur durch Druck von außen an den unteren Rippen und Oberbauch ersetzt.

Weitere Behandlungsinhalte sind:
- die Sekretlösung,
- die Erhaltung der Thoraxelastizität sowie
- die Erhöhung des Atemzugvolumens (Tabelle 1).

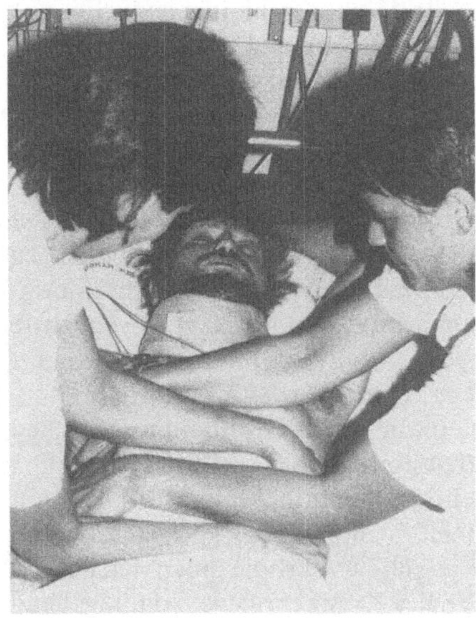

Abb. 1. Abhustehilfe

F.-W. Meinecke (Hrsg.)
Querschnittlähmungen

Tabelle 1. Behandlungsinhalte beim nicht beatmeten Patienten

Abhustehilfe
Sekretlösung
Erhaltung der Thoraxelastizität
Erhöhung des Atemzugvolumens

Tabelle 2. Manuelle Techniken bei der Atemtherapie

Klopfen, Klatschen, Vibrieren
Ausstreichungen der Interkostalräume
Packegriffe und Abziehgriffe
Dehnlagerungen der Arme
Thoraxkompression

Zur Sekretlösung benutzen wir Klopfen, Klatschen und manuelles Vibrieren in der Ausatemphase.

Unsere Erfahrung zeigt, daß das Vibrieren am besten toleriert wird und dadurch der Hustenreiz ausgelöst wird. Kurzfristige Lagewechsel zur Förderung des Sekretabflusses sind hier sehr schwierig durchzuführen, weil die Belastbarkeit des Patienten sehr gering und das Drehen des Patienten sehr personalintensiv ist.

Die passiven Maßnahmen zur Erhaltung der Thoraxelastizität beschränken sich auf Ausstreichungen der Interkostalräume, Packegriffe, Abziehgriffe und Dehnlagerungen der Arme. Drehdehnlagerungen sind bei Patienten mit operativ stabilisierter Wirbelsäule kontraindiziert.

Unterstützend zur Erhöhung des Atemzugvolumens benutzen wir die Thoraxkompression während der Ausatmung sowie die Kontaktatmung. Beide Techniken führen über die Frequenzsenkung zur tieferen Einatmung (Tabelle 2).

Zum Eigentraining geben wir das Giebelrohr, den Kendall oder Triflow an die Hand. Unsere bisherigen Erfahrungen zeigen, daß besonders ältere Patienten durch den optischen Anreiz, wie er beim Triflow oder Kendall gegeben ist, eher angehalten werden, allein zu üben. Bei der Auswahl der Hilfsmittel muß jedoch darauf geachtet werden, daß für das jeweilige Ziel in der Therapie das entsprechende Gerät benutzt wird. Wird eine nachhaltige Frequenzsenkung angestrebt, setzen wir eher das Giebelrohr ein. Soll der Patient angeregt werden, mehrmals täglich tief einzuatmen und seine Atemhilfsmuskulatur zu trainieren, sind Triflow oder Kendall die Mittel der Wahl (Abb. 2).

Beatmete Patienten sind in der Mehrheit der Fälle sediert und analgesiert, wobei die Übergänge von der vollkontrollierten Beatmung zur assistierten Beatmung fließend sind. Klinisch sehen wir eine Inspirationsstellung des Thorax mit eventuellen Einziehungen der Interkostalräume sowie häufig eine gestraffte glänzende Haut. Die krankengymnastische Behandlung kann sich nur auf passive Maßnahmen beschränken. Die Behandlungsinhalte sind auch hier die Erhaltung der Thoraxbeweglichkeit sowie die Pneumonieprophylaxe.

Wird der Patient ansprechbarer und soll vom Respirator entwöhnt werden, atmet er häufig flach, frequent und insuffizient. Behandlungsziele sind die Atemvertiefung und die Frequenzsenkung, welche über die Kontaktatmung und

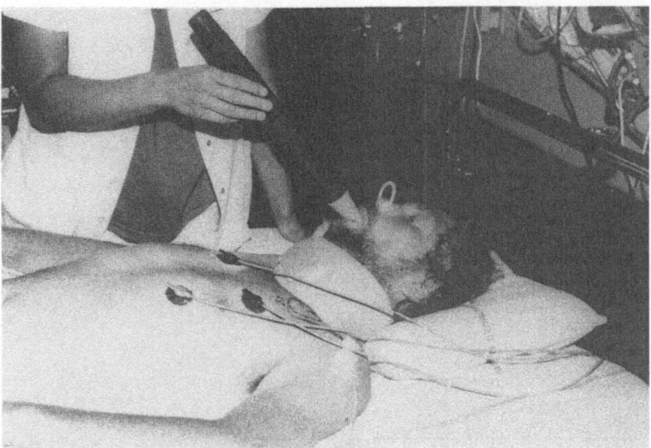

Abb. 2. Eigentraining mit Giebelrohr

das Wahrnehmen der Atembewegungen beeinflußbar sind (Tabelle 3). Durch diese Maßnahmen läßt sich die Atemfrequenz jedoch nicht für einen längeren Zeitraum verändern. Erfahrungen zeigen, daß diese Techniken zu keinem befriedigenden Behandlungsergebnis führen. Der Patient wird sowohl psychisch als auch respiratorisch bei der Entwöhnung vom Respirator sehr stark belastet, so daß er nicht in der Lage ist, bewußt aktiv die Atmung zu vertiefen.

Beim vollkontrolliert beatmeten Patienten bleibt am Bewegungsapparat nur das passive Durchbewegen der Gelenke in PNF-Pattern zur Kontrakturprophylaxe. Beim passiven Durchbewegen der Schultergelenke muß darauf geachtet werden, daß die Skapula mit in die Bewegung einbezogen wird, um Mikrotraumen im Schultergelenk zu vermeiden. Je ansprechbarer der Patient wird, desto mehr aktive Mitarbeit können wir erwarten. Die Möglichkeiten beschränken sich jedoch in der Mehrzahl auf ein aktiv-assistives Mitarbeiten. Der Patient ist in diesem Stadium nur gering belastbar. Eine Kräftigung der vorhandenen Muskulatur ist hier noch nicht möglich, sondern nur das Erhalten der innervierten Muskulatur, weil die Problematik der Atmung im Vordergrund steht. Eine Innervationsschulung im Sinne des Overflows beim PNF ist deshalb auch nicht durchführbar. Wenn der Patient extubiert ist, könnte man davon ausgehen, daß jetzt ein aktives Muskeltraining in PNF-Pattern gemacht werden könnte. Aber dies ist ein Irrtum. Er kann jetzt aktiver mitarbeiten, aber von einer Kräftigung können wir noch nicht sprechen. Erst wenn sein Allgemeinzustand sich verbessert und der Medikamenteneinfluß abnimmt, können wir mit einem gezielten Training

Tabelle 3. Behandlungsinhalte beim assistiert beatmeten Patienten

Erhaltung der Thoraxelastizität
Pneumonieprophylaxe
Atemvertiefung
Frequenzsenkung

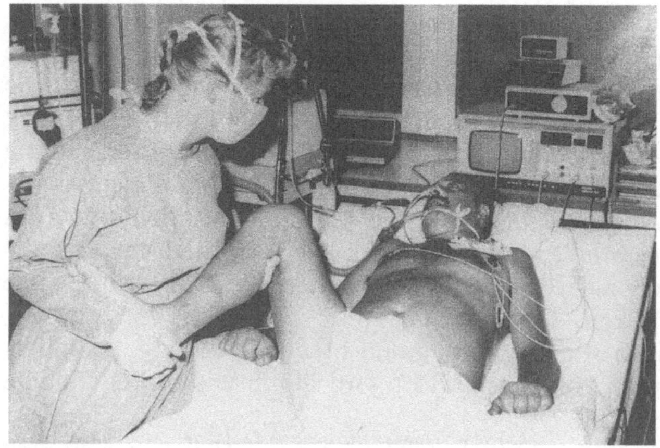

Abb. 3. Passives Durchbewegen der Beine

anfangen (Abb. 3). Es wird uns oft die Frage gestellt, wieviel Zeit wir für die Behandlung eines Patienten auf der Intensivstation benötigen.

Nach unserer Erfahrung brauchen wir für einen Paraplegiker sowie für einen Tetraplegiker jeweils zweimal täglich eine Stunde. Von diesen Behandlungszeiten kann man jedoch nicht generell ausgehen. Einen „normalen" Tetra- oder Paraplegiker gibt es nur noch selten. Meistens kommen Komplikationen durch Polytraumen wie z. B. Verletzungen des Brustkorbes, des Schädels und zusätzlich der Gliedmaßen hinzu, die zusätzliche Behandlungszeiten erfordern. Die Behandlung kann bei einer Verletzung des Brustkorbes mit Lungenbeteiligung oder bei einer Vorschädigung der Lunge bis zu 3 h täglich betragen (Tabelle 4, 5).

Tabelle 4. Behandlungszeiten auf der Intensivstation

	Grundwerte	
	Min. pro Tag	Gesamt
Tetraplegie	2 × 60	120
Tetraparese	2 × 60	120
Paraplegie	2 × 60	120
Paraparese	2 × 60	120

Tabelle 5. Behandlungszeiten auf der Intensivstation

	Zuschläge	
	Min. pro Tag	Gesamt
Begleitverletzungen	plus 2 × 15	30
Starke Lungenprobleme	plus 2 × 30	60

Am Ende unserer Ausführungen möchten wir noch auf ein paar ungelöste Probleme eingehen. Beim nicht beatmeten Patienten kennen wir sehr viele atemtherapeutische Techniken, um den Patienten positiv zu unterstützen. Die Wirkung bzw. der Erfolg dieser Techniken ist gut nachweisbar. Beim voll kontrolliert beatmeten Patienten benutzen wir passive Maßnahmen zur Erhaltung der Throaxelastizität. Uns sind keine Untersuchungen bei komplett Querschnittgelähmten bekannt, ob damit die Durchblutung und Belüftung des Lungengewebes günstig beeinflußt wird. Wir haben aber den Eindruck, daß die Behandlung dem Patienten nicht schadet und benutzen deshalb weiter diese atemtherapeutischen Techniken.

Das Ziel der nachhaltigen Atemvertiefung und Frequenzsenkung, besonders im Stadium der Entwöhnung vom Respirator, wird durch unsere Behandlung nicht zufriedenstellen erreicht.

Beim Durchbewegen möchten wir die Frage in den Raum stellen, wie oft man die Beine durchbewegen muß: Zweimal täglich oder extrem dreimal wöchentlich? Bei kompletten schlaffen Lähmungen ist die Gefahr der Kontraktur nach unseren Beobachtungen nicht gegeben. Aber wie verhält es sich bei vorhandener Spastik? Auf diese Fragen haben wir keine für uns befriedigende Antwort gefunden. Die moderne Apparatemedizin scheint auf den ersten Blick eine Mitarbeit des Patienten zu begünstigen. Der Patient ist zwar ansprechbar und kann leichten Bewegungsaufträgen folgen, seine Reaktionen sind jedoch verlangsamt, so daß das Erarbeiten von Bewegungsmustern erschwert ist. Wir haben den Eindruck gewonnen, daß seit Einführung der modernen Apparatemedizin auf unserer Intensivstation die Patienten pflegeintensiver betreut werden müssen. Dies hat zur Folge, daß oftmals eine Stunde Behandlungszeit vergeht, ohne daß wir den Patienten effektiv behandeln konnten.

Wir sind bemüht, ein und denselben Therapeuten am Patienten zu belassen. Dieses Prinzip hat sich gut bewährt. Im Intensivbereich führt diese Regelung aus organisatorischen Gründen zu Schwierigkeiten. Es stellt sich die Frage, ob es sich empfiehlt, eine bestimmte Gruppe von Krankengymnasten für die Intensivstation bereitzustellen und nach Verlegung des Patienten auf die offene Station das alte Prinzip wieder aufzugreifen. Diese genannten Probleme können hier und jetzt nicht gelöst werden, sollten aber als Denkanstöße dienen zu künftigen Verbesserungen.

Diskussion

Bei optimalen *Rettungsmaßnahmen* können Schwierigkeiten in der Frühphase vermieden werden. Es steht zu vermuten, daß damit auch ein besseres Rehabilitationsergebnis zu erreichen ist. Statistisch gesichert ist dies bisher nicht. Bei der Intubation genießt die Methode den Vorzug, die vom Arzt beherrscht wird; meistens ist es der orale Zugang. Beim nasopharyngealen Weg sind eher Blutungen der Schleimhäute zu erwarten. Neben H_2-Blockern wird heute ULCOGANT zur Streßulcusprophylaxe bevorzugt und mit enteraler Ernährung frühzeitig begonnen. Mit Thromboseprophylaxe wird frühzeitig postoperativ begonnen. Kortikosteroide kommen nicht mehr zur Anwendung. Ein Tracheostoma kann aufgegeben werden, sobald bei der Sekretabsaugung aus den Atemwegen keine Probleme mehr bestehen.

Krankengymnastisch werden passive Bewegungsübungen der gelähmten Gliedmaßen vorwiegend diagnostisch zur Überprüfung der Elastizität eingesetzt, um am Ergebnis die weitere Therapie auszurichten. Es ist anzustreben, daß auch im Intensivbereich Krankengymnasten der Spezialabteilung die Patienten behandeln und diese Behandlung bis zum Abschluß des stationären Aufenthaltes fortsetzen. Zwischenzeitliche Unterbrechungen maschineller Beatmung sind möglich, wobei die Spontanatmung durch spezielle krankengymnastische Maßnahmen gewährleistet werden kann. Das erfordert spezielle Fort- und Weiterbildungsmaßnahmen in der Krankengymnastik, für die z. Zt. die entsprechenden organisatorischen Voraussetzungen noch weitgehend fehlen.

F.-W. Meinecke (Hrsg.)
Querschnittlähmungen

Diagnostik und Behandlung in der Akutphase ohne Intensivbehandlung

Diagnostik und Behandlung der frischen Wirbelsäulenverletzung

G. Exner, F.-W. Meinecke und G. Bomnüter

Berufsgenossenschaftliches Unfallkrankenhaus, Querschnittgelähmten-Zentrum, Bergedorfer Straße 10, D-2050 Hamburg 80

Zusammenfassung

Die Ausstattung des Berufsgenossenschaftlichen Unfallkrankenhauses in Hamburg mit einem Querschnittgelähmten-Zentrum bedingt ein hohes Aufkommen an Frischverletzten mit Schäden an Wirbelsäule und Rückenmark. Häufige Polytraumatisierung erfordert in der Behandlung ein Vorgehen nach dem diagnostischen und therapeutischen Stufenplan. Dabei wird die instabile Wirbelsäulenfraktur so früh wie möglich versorgt, sofern klinisch oder computertomographisch nachweisbar eine Instabilität, eine Einengung des Rückenmarkkanales und ein neurologisches Defizit besteht. An der HWS wird dabei von ventral, an der BWS und an der LWS von dorsal fusioniert unter Verwendung von Platten und diversen Fixateuren. Die Dekompression mittels der Ligamentotaxis oder über die direkte Reposition ist obligat; in der Regel auch die transpedikuläre Spongiosaplastik oder die dorsale Spanstraße. Behandlungsziel ist die Frühmobilisation beim Gelähmten möglichst korsettfrei. In der Auswertung von 241 Fällen fand sich ein Anteil operierter Patienten von 70%. Ein hoher Polytraumatisierten-Anteil, insbesondere bei den konservativ behandelten oberen BWS-Verletzten, war nachweisbar mit hoher Sterblichkeit. Stabilisiert wurden 216 Verletzte, davon 187 mit neurologischen Defiziten. Im Vordergrund standen die Fusionen an der HWS, gefolgt vom BWS-LWS-Übergang. Komplikationen fanden sich bis zu 15%. Die Frühstabilisierung ermöglichte die Frühmobilisation durchschnittlich 4 Wochen vor dem konservativ behandelten Klientel. Unter der korsettfreien Mobilisierung kam es zu durchschnittlicher Sinterung im verletzten Segment von 11,8%. Insgesamt ließ sich die Liegezeit verkürzen. Eine deutliche positive Einwirkung auf die neurologische Rückbildung ließ sich nicht nachweisen.

Die operative Stabilisierung der frischen Wirbelsäulenverletzung hat sich gegenüber den früher geübten konservativen Verfahren zunehmend durchgesetzt. Zahlenmäßig ist dieses anhand eigener statistischer Auswertungen belegbar. Wir erheben dabei mit anderen Querschnittgelähmten-Zentren, die in ein unfallchirurgisch orientiertes Schwerpunktkrankenhaus eingebettet sind, den Anspruch, den frischverletzten Patienten möglichst früh vom Unfallort an zugewiesen zu bekommen.

Warum wollen wir das?

Das Therapiekonzept einer frühen Mobilisation bedingt eine frühzeitige Stabilisierung der instabilen Wirbelsäulenverletzung. Falls erforderlich, ist die gleichzeiti-

F.-W. Meinecke (Hrsg.)
Querschnittlähmungen

ge Dekompression des Rückenmarkes dabei möglich. Die Erstbehandlung im spezialisierten Zentrum gewährleistet anschließend die frühzeitig einsetzende maximale Therapie auf krankengymnastischem und ergotherapeutischem Sektor zum Erhalt bestehender und zum kompensatorischen Erlernen zu Verlust gegangener Funktionen. Pflegebedingte Schäden sind eher zu vermeiden als in Häusern, die nicht den Ausrüstungs- und Personalstand eines spezialisierten Zentrums haben. Letztendlich verkürzt sich dadurch die Liegezeit, zumindest aber wird in der so genutzten Zeit der Behandlung ein optimaler Trainingszustand erreicht zur Vorbereitung der Reintegration in das private und eventuell auch in das berufliche Leben.

Das Querschnittgelähmten-Zentrum am Berufsgenossenschaftlichen Unfallkrankenhaus in Hamburg hat – bedingt durch seine geographische Lage und Bettenzahl – ein hohes Aufkommen an Frischverletzten mit Schäden an Wirbelsäule und Rückenmark. Gleichzeitige Polytraumatisierung, schwere Mitverletzung, insbesondere des Thorax, des Schädels, des Abdomens und der Extremitäten machen ein Vorgehen nach dem diagnostischen und therapeutischen Stufenplan notwendig, wie er von Schweiberer (3) angegeben ist. Die Verletzungen der Wirbelsäule entstehen ja auf Grund schwerer Traumata, wie Rasanztraumen, An- und Aufprall infolge von Verkehrsunfällen, Verletzungen im Arbeitsleben oder Sturz aus unterschiedlicher Höhe. Solche Verletzungsmodi wirken multilokulär und bedingen Mitverletzungen bis hin zum Polytrauma.

In enger Kooperation mit den Anästhesisten läuft der diagnostische und therapeutische Stufenplan im Wechsel zwischen intensivmedizinischen, operativen und diagnostischen Phasen ab. Lebensrettende Sofortmaßnahmen oder Operationen werden dabei in enger Kooperation durchgeführt. In der zweiten Phase der Stabilisierung der Vitalfunktionen wird dann die Diagnostik angegangen mit der Fahndung nach Mitverletzungen durch Röntgenuntersuchungen des Schädels, des Thorax, des Beckens sowie der einzelnen Abschnitte der Wirbelsäule, wie sie obligatorisch sind. Die klinische Untersuchung des Abdomens, die Sonographie und – sofern erforderlich – die Peritoneallavage geben Auskunft über weitere Verletzungen im Bereich der Körperhöhlen. Sofern hier lebensbedrohliche Veränderungen bestehen, werden diese versorgt im Rahmen ihrer Dringlichkeit. Anhand der Nativdiagnostik der Wirbelsäule wird die Verletzungshöhe bestimmt. Bei einer gleichzeitig bestehenden Querschnittsymptomatik erfolgt die orientierende klinische, neurologische Untersuchung durch den aufnehmenden Arzt, dessen Höhenlokalisation durch ein fachneurologisches Konsil in der Erstphase erhärtet wird. Die diagnostische Phase wird abgeschlossen mit der Computertomographie, die uns die Feindiagnostik ermöglicht.

Sofern in der nun folgenden dritten Phase nicht dringliche Frühoperationen im Vordergrund stehen, versuchen wir hier die Versorgung der Wirbelsäule anzusiedeln, insbesondere auch unter dem Aspekt der Dekompression des Rückenmarkes. Die Stabilisierungsoperation wird also als Frühoperation angestrebt, sofern nicht bedrohliche Zustände überhaupt die Operation verhindern, d.h. Mitverletzungen es angemessen erscheinen lassen, diesen Eingriff zunächst zurückzustellen oder später als elektive Spätoperation vorzunehmen.

Grundsätzlich suchen wir bei jeder instabilen Fraktur die Stabilisierung in Anwendung zu bringen und stellen die Indikation beim instabilen Bruch vom Typ

B–D nach der Wolter-Klassifikation (4). Die Einengung des Rückenmarkkanales, insbesondere mit neurologischer Beteiligung, stellt sich uns als Indikation ebenso wie die klassischen Indikationsstellungen des zunehmenden neurologischen Defizits und der offenen Wirbelsäulenverletzung. Die Möglichkeit der Frühmobilisation oder – bei Schwerkranken – der Pflegeerleichterung hilft uns bei der Indikationsstellung.

Dagegen operieren wir nicht beim stabilen Kompressionsbruch sowie bei einem oberen Brustwirbelsäulenbruch bei stabilen Thoraxwandverhältnissen. Bei fehlender OP-Fähigkeit infolge vitaler Bedrohung, bei allgemeiner Inoperabilität, sowie bei Zuweisung mit bereits außerhalb eingetretener Komplikation verfahren wir zunächst ebenfalls konservativ.

Die Beurteilung der Instabilität ermöglicht uns die computertomographische Darstellung der Fraktur. Nützlich für die Planung der Operationstaktik ist die Klassifikation der Bruchformen nach dem Wolter-Schema (4), das sich gleichzeitig gut zur Beurteilung der Rückenmarkkanalweite bei Einengung durch Hinterkantenfragmente eignet.

Der operative Ablauf beginnt zunächst mit dem Versuch der geschlossenen Reposition auf dem Operationstisch unter Bildwandlerkontrolle. Die Restreposition wird an der freigelegten Wirbelsäule vorgenommen. In der Regel kommt es dabei über die Ligamentotaxis zu einer ausreichenden Erweiterung des Rückenmarkkanales. Verbleibt im seitlichen Bildwandlerbild eine Einengung, so dekomprimieren wir über die Laminektomie und die direkte Reposition von Knochentrümmern oder über deren Entfernung aus dem Rückenmarkkanal. Die Stabilisierung nehmen wir möglichst kurzstreckig vor mit winkelstabilen Konstruktionen, um nicht in der späteren Übungsbehandlung mit einer langstreckigen Fusion eine Einschränkung der Wirbelsäulenbeweglichkeit zu erzeugen. Die repositionsbedingte Defektbildung im frakturierten Wirbel füllen wir transpedikulär mit Spongiosa auf, wie es Daniaux (1) angegeben hat. In der Regel setzen wir aber zusätzlich eine dorsolaterale oder dorsale Spanstraße zur Sicherung des definitiven Spondylodeseergebnisses. Dazu nutzen wir Knochen aus den hinteren Beckenkämmen und bei größerem Bedarf zusätzlich Material aus der Knochenbank.

In den einzelnen Wirbelsäulenabschnitten gehen wir unterschiedlich vor. Die Halswirbelsäule versorgen wir von ventral, wenden dabei am Dens die Verschraubung und an den übrigen Segmenten die ventrale Platte an. Die betroffenen Zwischenwirbelräume werden ausgeräumt und mittels eines Spongiosablockes von der vorderen Beckenkammregion aufgefüllt. Die obere Brustwirbelsäule versorgen wir bei gröberen Fehlstellungen ebenfalls, sofern nicht eine Lungenmitverletzung zunächst im Vordergrund steht und die Sofortstabilisierung verhindert. Die Spondylodese wird nach den oben geschilderten Prinzipien von dorsal vorgenommen. Zur Verwendung kommen in der Regel Kerblochplatten proximal und verschiedene Fixateurmodelle im mehr distalen Bereich. Abhängig ist dieses von der Größe der Wirbel, der Pedikelstärke sowie der Dicke der Rückenmuskulatur, die das Implantat zu decken hat. Angestrebt wird bei der Spondylodese gleichzeitig die Stabilisierung eines im dorsalen Bereich instabilen Thorax im Verletzungsgebiet.

Der BWS-LWS-Übergang wird von dorsal versorgt. Hierzu nutzen wir Fixateure. Gleiches gilt für die untere LWS.

Postoperativ ist die Mehrzahl der Patienten zunächst überwachungspflichtig. Pulmonale Beteiligung mit respiratorischer Insuffizienz bedingt häufig intensivmedizinische Betreuung und über längere Zeit Beatmungspflichtigkeit. Nach Übernahme auf die Aufnahmestation des Querschnittgelähmten-Zentrums wird dann über ein Aufrichteregime möglichst frühzeitig die Mobilisation im Rollstuhl angestrebt, wobei es unser Ziel ist, innerhalb von 3 Wochen Rollstuhlfähigkeit zu erreichen, oder aber Steh- und Gehfähigkeit für den Fußgänger. Die nur von dorsal instrumentierte Fusionsstrecke der Wirbelsäule an Brust- und Lendenwirbelsäule schützen wir beim nichtgelähmten, gehfähigen Patienten mit einem Korsett, das 3 Monate getragen wird. Beim gelähmten Patienten verordnen wir keine zusätzliche äußere Fixation, um die Frühmobilisation nicht zu behindern.

Zu den Ergebnissen

Bei der Aufarbeitung unseres Krankengutes konnten wir feststellen, daß sich in den letzten Jahren das Verhältnis der konservativ zu den operativ behandelten Verletzten grundlegend gewandelt hat. Wie bereits oben dargestellt, hat Meinecke noch 1986 über ein Zahlenverhältnis von 49:51% berichtet (2). Heute liegt den von uns sofort behandelten und abgeschlossenen Fällen eine Aufteilung von 30:70% zugunsten der operativ behandelten Patienten zugrunde. Ausgewertet wurden 241 Krankenakten. Auffällig war dabei die Anzahl der polytraumatisierten Patienten, die in allen Wirbelsäulenabschnitten bei den konservativ behandelten Verletzten 15–20% höher war (Abb. 1) als in den operativ therapierten

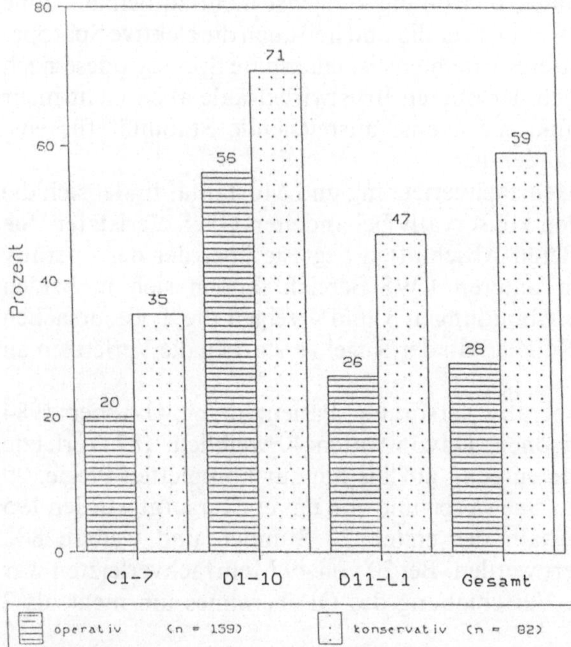

Abb. 1. Polytrauma; $n = 241$ (38,5%)

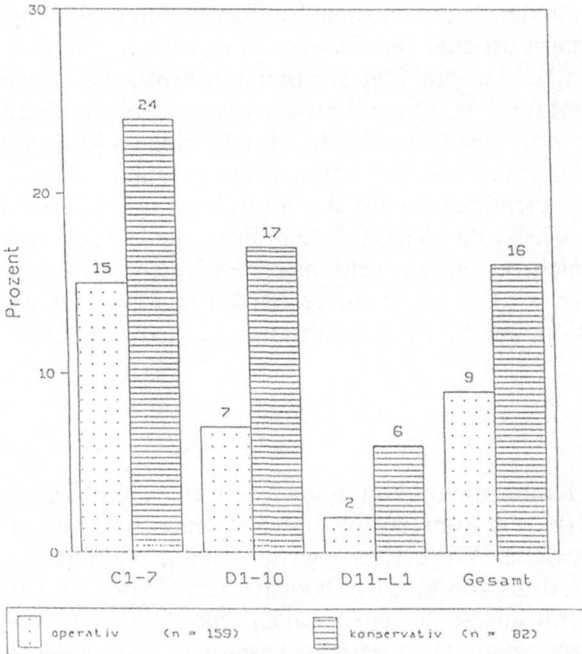

Abb. 2. Mortalität; $n = 241$ (11,6%)

Gruppen. Besonders hoch war der Anteil der Mehrfachverletzten in der Gruppe der konservativ behandelten Patienten mit Brüchen der oberen BWS. 71% waren hier mehrfachverletzt, 7% verstarben an den Folgen des Polytraumas (Abb. 2). An eine Fusion war bei der vitalen Bedrohung zunächst nicht zu denken. Eine langfristige Beatmungstherapie war notwendig und ließ auch die elektive Spätoperation in der Regel nicht zu. Unseres Erachtens ist eine späte Spondylodese nach Ablauf von 4 Wochen im Bereich der oberen Brustwirbelsäule auch nicht mehr sinnvoll, da zu diesem Zeitpunkt meist eine ausreichende Stabilität für eine vorsichtige Mobilisierung vorhanden ist.

Unter dem Gesichtspunkt Mehrfachverletzung und Mortalität findet sich die höchste Sterblichkeitsrate bei den konservativ behandelten HWS-Verletzten. Sie beträgt 24%. Auch in den anderen Abschnitten liegt sie über der der operativ behandelten Patienten, nur im unteren LWS-Bereich fanden sich in beiden Gruppen keine Todesfälle. Die Abbildungen 3 und 4 zeigen die Todesursachen sowie die Altersverteilung bei 28 Fällen. In der Regel verstarben die Verletzten an Herz-Kreislauf-Versagen.

Die Auswertung unserer operativ versorgten Patienten seit Oktober 1984 ergab eine Anzahl von 216 Personen. Davon waren 40 weiblich. 187 Verletzte wiesen eine neurologische Mitbeteiligung auf bis hin zur kompletten Plegie. 29 waren ungelähmt. Frischverletzt zugewiesen und von uns erstversorgt wurden 195 Patienten. 56% konnten innerhalb der ersten 24 Stunden und weitere 8% innerhalb von 2 Tagen stabilisiert werden. Bei 20 von 49 Mehrfachverletzten war das Polytrauma Grund für die Verschiebung des OP-Termines um mehr als 2 Tage.

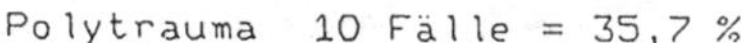

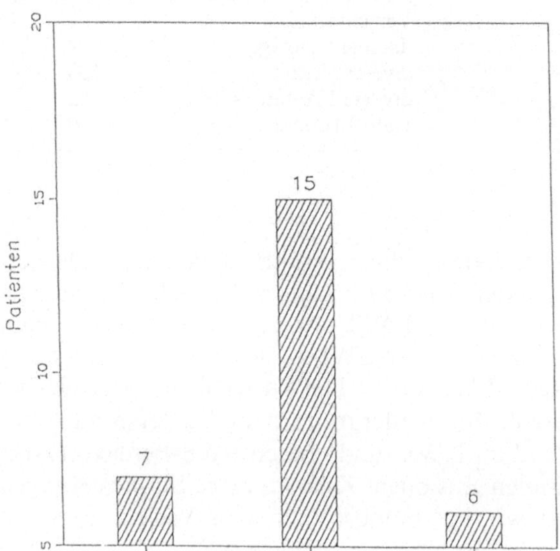

Abb. 3. Todesursachen; $n = 28$

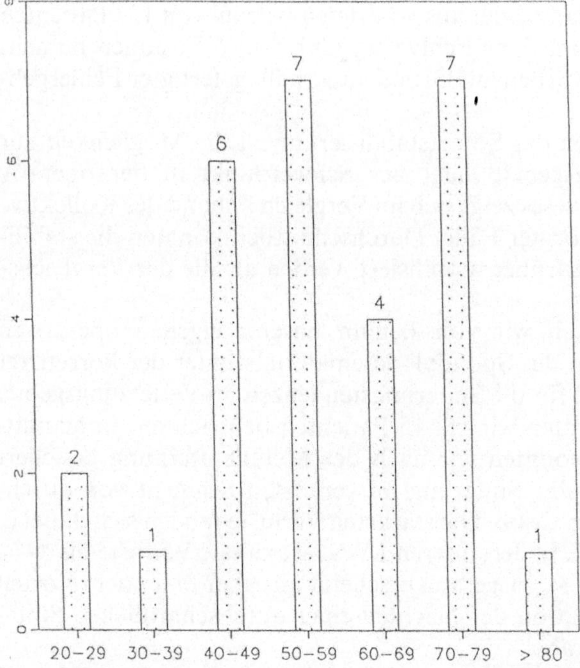

Abb. 4. Todesfälle – Altersverteilung $n = 28$

Tabelle 1. Fusionsort und Zahl

HWS	104
BWS 1–10	40
B 11–L1	78
L2–L5	10

Tabelle 2. Material

Verschraubung (Dens)	7
dorsale Cerclage	2
diverse Platten	138
diverse Fixateures int.	62
Halo-Fixateur	9

Insgesamt haben wir 232 Spondylodesen durchgeführt, davon 30 bei Verletzungen mit mehr als 2 Segmenten oder Brüchen in unterschiedlicher Höhe. Die größte Zahl der Fusionen wurde an der HWS vorgenommen, gefolgt vom BWS/LWS-Übergang (Tabelle 1). In der oberen BWS stabilisierten wir immerhin 40 instabile Frakturen, an der unteren LWS nur 10. Die Auswahl des Osteosynthesematerials ist in Tabelle 2 dargestellt. Im Vordergrund steht die Versorgung mit Platten und Schrauben, vorwiegend im HWS- und oberen BWS-Bereich. Dabei dominieren hier die mehrsegmentalen Fusionen. Kurzstreckige Stabilisierungen mit diversen Fixateuren führten wir bei monosegmentalen Verletzungen im oberen BWS-Bereich durch sowie bei Brüchen des BWS/LWS-Überganges und der unteren LWS. Der Einsatz des Fixateurs bei mehrsegmentalen Verletzungen empfiehlt sich u. E. nicht.

An Komplikationen hatten wir intraoperativ einen Tod in tabula, direkt postoperativ eine Reihe von Lungenembolien, von denen 4 tödlich verliefen. Eine neurologische Verschlechterung fand sich in 2 Fällen, ein frühzeitig revisionsbedürftiger Wund- und Metallagerinfekt in 6 und ein Druckgeschwür bei 5 Patienten. Insgesamt ergibt das eine Komplikationsrate von 15%.

Zusätzlich mußten wir anhand einer ausgewerteten Anzahl von 133 Patienten eine Revisionsrate bei hausgemachter Fehlversorgung von 6 Fusionen hinnehmen. 10 weitere Korrekturen wurden auf Grund außerhalb gefertigter Fehlergebnisse notwendig.

Eine unserer Begründungen der Sofortstabilisierung ist die Möglichkeit zur Frühmobilisation. Erwartungsgemäß liegt der Schwerpunkt in der operativ versorgten Patientengruppe. Dieses zeigt sich im Vergleich anhand des Kollektivs operativ und konservativ versorgter Fälle. Durchschnittlich konnten die stabilisierten Patienten vier Wochen früher mobilisiert werden als die der Vergleichsgruppe (Abb. 5, 6).

Besonderes Interesse hatten wir von Beginn unserer eigenen operativen Tätigkeit an für das Verhalten des Spondylodesematerials unter der korsettfrei durchgeführten Belastung und für die Sinterungstendenzen im Verletzungsgebiet selbst. Metallockerungen konnten wir bei 15 Patienten beobachten, Implantatbrüche bei 13. 64 Personen konnten wir nach der Metallentfernung gesichert beurteilen und fanden dabei eine Sinterung im verletzten Segment von durchschnittlich 11,8° gemessen nach Cobb. Die stärksten Verluste fanden sich dabei in der oberen BWS, die geringsten in der unteren LWS. Maximale Verluste bis 44% waren zu verzeichnen (Tabelle 3). Insgesamt erscheint uns aber unter dem Vorteil der korsettfreien Frühmobilisation der Nachteil einer durchschnittlichen Sinterung von etwas über 10° tolerabel.

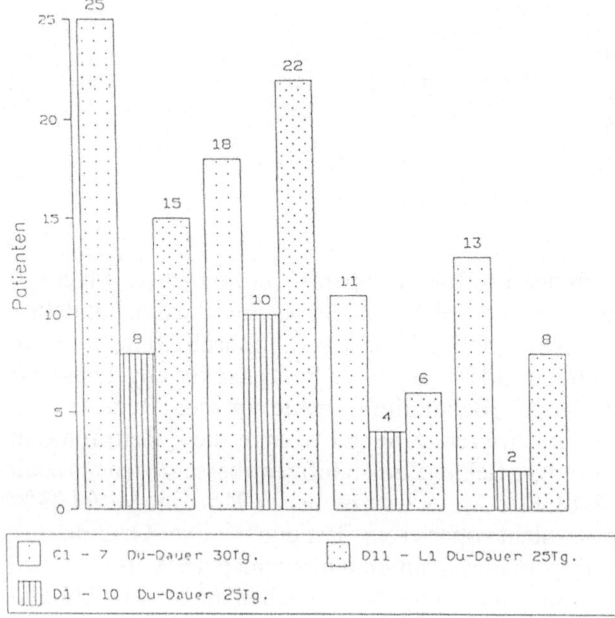

Abb. 5. Zeitpunkt der Mobilisierung (operativ)

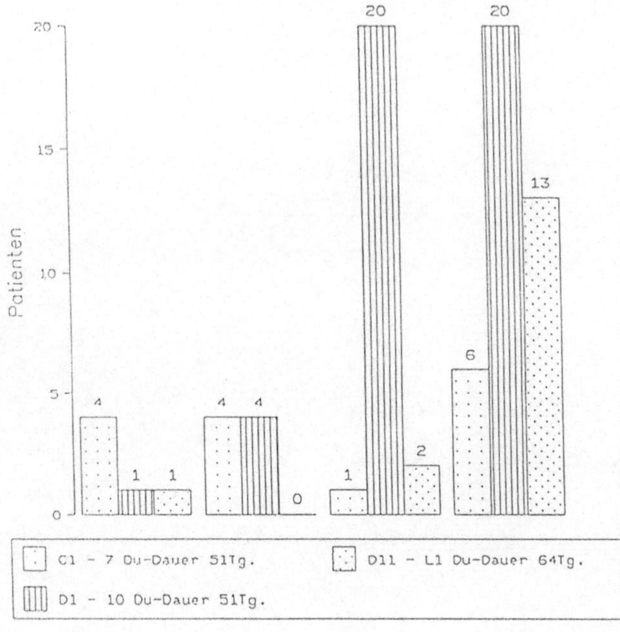

Abb. 6. Zeitpunkt der Mobilisierung (konservativ)

Tabelle 3. Sinterungskontrolle nach ME ($n = 65$)

HWS	keine
BWS/LWS ∅	11,8°
B1–10 ∅	15,6°
B11–L1 ∅	12,6°
L1–L5 ∅	1,7°

Ausgewertet haben wir auch den Einfluß der operativ ermöglichten Frühmobilisation auf die Verweildauer im Vergleich mit der konservativ behandelten Gruppe. Dabei gehen wir von den international gültigen Durchschnittswerten von 240 Tagen für Halsmarkgelähmte und 180 Tagen für Paraplegiker aus. Dies sind Werte, die auch bei konservativer Behandlung heute in der Regel schon unterschritten werden können. In unserem Klientel werden diese Zeiträume in allen Abschnitten nach konservativer Behandlung häufiger überschritten als nach operativem Vorgehen (Abb. 7, 8). Der Anteil beträgt bis zu 34%, im Mittel 23% der operierten und 46% der nicht operierten Patienten. Die Gründe der überzogenen Verweildauer sind nicht nur allein im Unterschied des Verfahrens zu finden, sondern haben auch sonst mannigfache Ursachen (Abb. 9). Anhand unseres Krankengutes fanden wir 29 Patienten mit zusätzlichen Komplikationen, wie Thrombosen, Embolien, Reoperationen oder Druckgeschwüren. Bei 20 waren die Pflege- und Wohnungssituation nicht rechtzeitig zu organisieren. 17 Patienten hatten auf Grund der Folgen eines Polytraumas einen verlängerten Aufenthalt. Insgesamt steht eine mittlere Verweildauer von durchschnittlich 132 Tagen bei

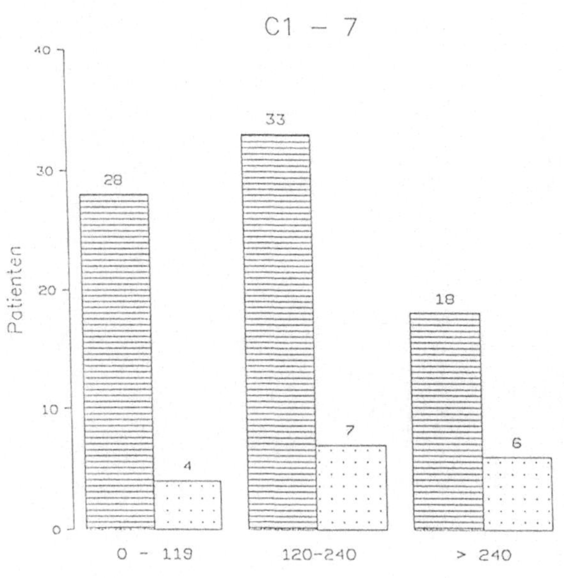

Abb. 7. Verweildauer Gesamt

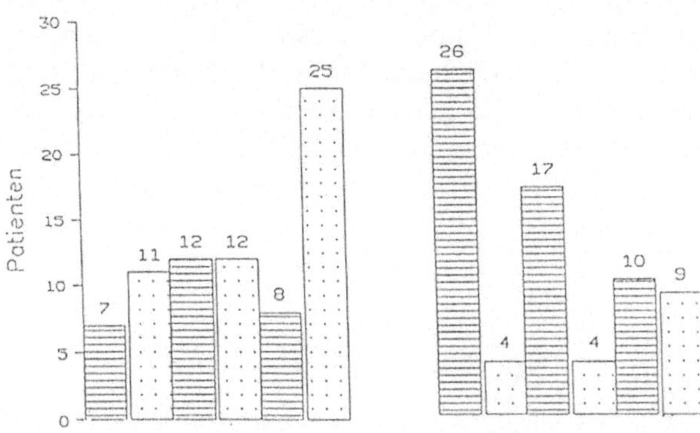

Abb. 8. Verweildauer

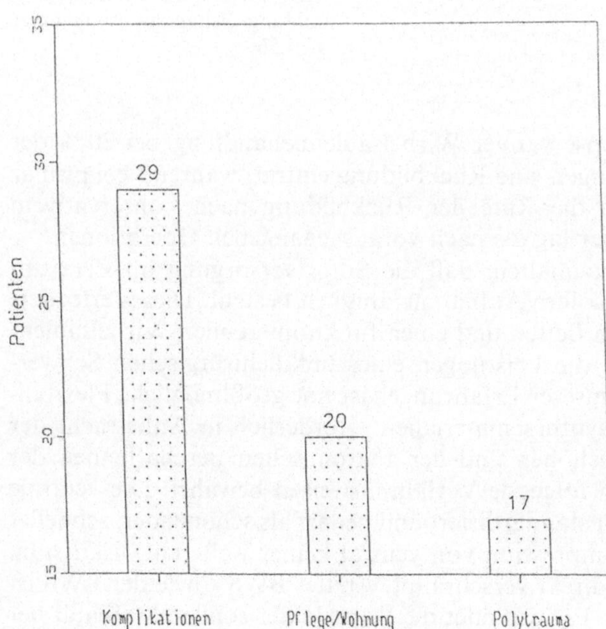

Abb. 9. Ursachen verzögerter Entlassung; $n = 66$ (26%)

einem operierten Patienten einer solchen von 177 Tagen nach konservativer Behandlung gegenüber. Mithin besteht eine Differenz von 45 Tagen.

Schwierig und sehr sorgfältig zu analysieren ist die Auswirkung der Therapie auf neurologische Rückbildungsvorgänge innerhalb unseres Klientels. Wir haben das an anderer Stelle mehrfach erörtert und möchten deshalb auf eine genaue Analyse dieser heute vorgestellten Zahl verzichten. Sie muß weiter analysiert werden. So sei an dieser Stelle auch nur auf die 1988 veröffentlichte Sammelstatistik unseres Hauses (Abb. 10) verwiesen, die erkennen läßt, daß sowohl nach

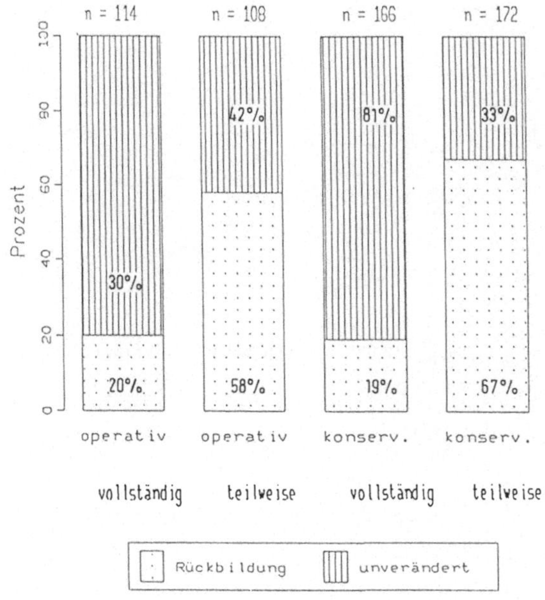

Abb. 10. Neurologische Rückbildung. Behandlungsabhängig; $n = 560$

operativer als auch nach konservativer Wirbelsäulenbehandlung bei 20% der primär vollständigen Lähmungen eine Rückbildung eintrat, während bei primär unvollständigen Lähmungen die Rate der Rückbildung nach konservativem Vorgehen sogar um 9% höher lag als nach vorausgegangenen Operationen.

Zusammenfassend ist festzuhalten, daß die Sofortversorgung im Zentrum grundsätzlich zu fordern ist, sofern Aufnahmefähigkeit besteht. Dieses erfordert einen genügenden Vorhalt an Betten und einen funktionierenden Wirbelsäulendienst, der eingebettet ist in die Leistungen eines unfallchirurgischen Schwerpunktkrankenhauses. Nach unseren Erfahrungen ist eine größtmögliche Flexibilität in der Wahl der Ostgeosynthesematerialien erforderlich in Anbetracht der unterschiedlichen Verletzungshöhen und der anatomischen Beschaffenheit der Wirbelsäule. Uns haben sich folgende Verfahrensweisen bewährt: Die ventrale Spondylodese an der HWS ist standardisiert und bedarf als schonender, schneller Eingriff mit optimaler Dekompression von ventral keiner weiteren Diskussion. Dabei wird die Densfraktur direkt verschraubt. An der BWS sowie der LWS ist der dorsale Zugang indiziert. Er verbindet die Vorteile der soliden Stabilität der dorsalen Fusion mit einem schonenden Eingriff ohne Eröffnung von Körperhöhlen, die evtl. mitverletzt sind. Dabei stabilisieren wir auch die obere BWS bei Dislokation und Instabilität der Thoraxwand. Bis max. BW 4 konnten wir den Fixateur zur Anwendung bringen. Darüber bis BW 1 die Kerblochplatte. BWS/LWS-Übergang und untere LWS sind gut mit dem Fixateur zu fusionieren oder mit der Platte nach dem Zuggurtungsprinzip bei geeigneten Fällen. Kombinierte Zugänge wenden wir in der Regel nur bei Korrektureingriffen an oder um ventral gelegene Krankheitsursachen anzugehen.

Diese Versorgung gestattet die frühzeitige Mobilisation zum Erhalt verbliebener Funktionen und zur Ausbildung kompensatorischer Fähigkeiten durch ein spezielles Trainingsprogramm. Korrekturverluste im Osteosynthesegebiet unter der beim Gelähmten korsettfrei durchgeführten Mobilisation werden dabei von uns toleriert, sofern sie keine klinische Auswirkung zeitigen.

Literatur

1. Daniaux H (1986) Transpedikuläre Reposition und Spongiosa-Plastik bei Wirbelkörperbrüchen der unteren Brust- und Lendenwirbelsäule. Unfallchirurg 89:197–213
2. Meinecke F-W (1990) The Spinal Cord Injury Centre in Hamburg. FRG. Paraplegia 28: 371–379 (Vortrag gehalten auf dem Kongreß der International Medical Society of Paraplegia; 11.–13. Mai 1988 in Perth/Western Australia)
3. Schweiberer L, Nast-Kolb D, Duswald K-H, Waydhas Ch, Müller K (1987) Das Polytrauma – Behandlung nach dem diagnostischen therapeutischen Stufenplan. Unfallchirurg 90:529–538
4. Wolter D (1985) Vorschlag für eine Einteilung von Wirbelsäulenverletzungen. Unfallchirurg 88:481–484

Diagnostik und Behandlung der Begleitverletzungen

M. H. Ruidisch

Berufsgenossenschaftliche Unfallklinik, Abteilung für Wirbelsäulen- und Rückenmarkverletzte, Professor Küntscher-Straße 8, D-8110 Murnau

Der Verkehrsunfall stellt mit über 50% die Hauptursache beim Zustandekommen einer traumatischen Querschnittlähmung dar. Dies hat zur Folge, daß Wirbelsäulenverletzungen selten isoliert, sondern zunehmend im Rahmen eines Polytraumas auftreten.

Die umfassende Behandlung polytraumatisierter Rückenmarkverletzter ist daher nur in Zentren möglich, die in der Lage sind, das Problem Querschnittlähmung zu beherrschen und gleichzeitig über die dazu notwendigen Fachabteilungen und apparativen Einrichtungen verfügen. Der polytraumatisierte Querschnittgelähmte stellt also ein Musterbeispiel für die interdisziplinäre Zusammenarbeit dar.

Die Angaben über die Häufigkeit und Lokalisation der Begleitverletzungen schwanken nach Meinecke (1989) in der Literatur sehr weit, Schädelverletzungen zwischen 15% und 87%, Brustkorbverletzungen zwischen 10% und 62%, abdominale Verletzungen zwischen 3% und 34%, und Extremitätenverletzungen liegen bei 25% vor. In unserem Krankengut war ein begleitendes Schädelhirntrauma bei der Hälfte aller Verletzten vorhanden, dicht gefolgt von den Thorax- und Extremitätenverletzungen.

Die Diagnose Querschnittlähmung birgt die Gefahr in sich, daß aus übertriebener Vorsicht oder auch Unkenntnis wichtige diagnostische und therapeutische Maßnahmen versäumt oder unterlassen werden und sich das Augenmerk allzusehr nur auf die Wirbelsäulenverletzung richtet.

Zur optimalen Versorgung ist es daher notwendig auch bei Rückenmarkverletzten nach einem festgelegten Programm vorzugehen. Das von Schweiberer (1987) angegebene Behandlungsschema in 5 Stufen hat sich dabei gut bewährt.

Stufe I. Sie beginnt bereits an der Unfallstelle und beinhaltet die Aufrechterhaltung von Atmung und Kreislauf sowie die Schockbekämpfung. Rückenmarkverletzte haben, wie Seifert et al. (1979) nachwiesen, bedingt durch die im spinalen Schock auftretende Vasomotorenlähmung immer eine Verminderung des zirkulierenden Blutvolumens, welches entsprechender Substitution bedarf. Durch den Notarzt ist auch die Entscheidung zu treffen, ob der Verletzte vom Unfallort direkt in ein Zentrum verlegt werden kann oder aus vitalen Gründen in das nächste Krankenhaus gebracht werden muß. Bei der klinisch zu stellenden Diagnose thorakale oder abdominelle Massenblutung wird dort die lebensrettende Sofortoperation durchgeführt, bei Spannungspneumothorax der Thorax beiderseits drainiert, bei Verdacht auf Herzbeuteltamponate dieser punktiert.

F.-W. Meinecke (Hrsg.)
Querschnittlähmungen

Stufe II. Stabilisierung und Erstdiagnostik. Unter Fortsetzung der anfänglichen Maßnahmen kann jetzt durch die orientierende Röntgenuntersuchung Klarheit über das Ausmaß der Verletzung erhalten werden. Bei Rückenmarkverletzten fordern wir eine Röntgenuntersuchung der Lunge, aller 3 Wirbelsäulenabschnitte jeweils in 2 Richtungen, eine Beckenübersichtsaufnahme und bei klinischem Hinweis eine Schädeluntersuchung. Weitergehende Untersuchungen wie etwa Röntgenuntersuchungen der Extremitäten hängen vom Zustand des Verletzten ab. Vordergründig sind nach wie vor Verletzungen von Thorax und Abdomen, bei letzterem konkurrieren drei diagnostische Möglichkeiten: die Peritoneallavage, die Ultraschalluntersuchung und das Computertomogramm. Da eine Computertomographie wegen der Festlegung der Versorgung der Wirbelsäulenverletzung sowieso notwendig wird, geben wir ihr bei dieser Personengruppe den Vorzug.

Allzuhäufiges Umlagern zu diagnostischen Maßnahmen birgt doch das Risiko der neurologischen Verschlechterung in sich (Meinecke 1988). Die Stabilisierungsphase ist abgeschlossen, wenn die in Tabelle 1 aufgeführten Kriterien anhaltend erfüllt sind.

Tabelle 1. Optimal-Werte nach Stabilisierung (Nach Schweiberer 1987 u. a.)

RR (systolisch)	100 mm Hg
Puls	100/Min.
ZVD	10 cm H_2O
Pa02	70 mm Hg
Sa02	90%
pH	7,35
Urinausscheidung	25 ml/15 min
Hb	10 g%
Quick	70%
PTT	40 sec
Thrombozyten	100000

Dann sind auch weitere Therapiemaßnahmen möglich wie Versorgung von Weichteilwunden, Reposition und vorübergehende Fixation stark dislozierter Brüche – am einfachsten erfolgt dies zunächst durch Extension – sowie das Beseitigen von Luxationen.

Stufe III. Lebens- und organerhaltende Frühoperationen. In diese Gruppe gehören alle Maßnahmen, die eine weitere vitale Gefährdung beseitigen oder der Organerhaltung dienen. Auch hierbei stehen Thorax und Abdomen noch an erster Stelle. Beispielhaft seien Bronchusabrisse, Milz- oder Leberrisse, Hohlorganverletzungen oder Gefäßverletzungen erwähnt, die nach den allgemein geltenden chirurgischen Regeln versorgt werden. Dies ist auch der Zeitpunkt, zu dem bei inkomplett Gelähmten die Reposition und Stabilisierung der Wirbelsäule vorgenommen wird. Versorgung von intrakraniellen Hämatomen oder perforierender Augenverletzungen werden durchgeführt.

Stufe IV. Intensivphase. Die Besonderheiten dieses Abschnittes bei Rückenmarkverletzten wurden bereits von den Vorrednern dargestellt. In Hinblick auf die Nebenverletzungen wird jetzt der optimale Zeitpunkt für deren Versorgung festgelegt.

Stufe V. Funktionserhaltung und Wiederherstellung. Wie ich anfänglich ausführte, sind Extremitätenverletzungen bei etwa 30% aller Rückenmarkverletzten vorhanden. Es herrscht häufig die falsche Auffassung, daß Gliedmaßenverletzungen im gelähmten Bereich wegen des Funktionsverlustes nicht mit der Sorgfalt zu behandeln seien, wie es heute Standard ist. Dem muß entschieden widersprochen werden. Nur achsengerecht und stabil ausgeheilte untere Extremitäten schaffen die Voraussetzung zu den wichtigen Steh- und Gehübungen. Eine eventuelle spätere funktionelle Elektrostimulation ist nur bei freier Gelenkbeweglichkeit möglich. Die Arme bekommen die zusätzliche Aufgabe der Rollstuhlbeherrschung. Durch schlecht verheilte Brüche oder nicht optimal versorgte Weichteilwunden an den Händen wird dem Tetraplegiker u. U. die Restgreiffunktion genommen. Zur endgültigen Stabilisierung der Extremitäten verwenden wir vornehmlich den Marknagel oder den Fixateur externe. Es muß darauf hingewiesen werden, daß Gipsverbände im gelähmten Bereich wegen der fehlenden Sensibilität nicht indiziert sind, da sie unvermeidlich zu Drucknekrosen führen.

Polytraumatisierte Rückenmarkverletzte stellen mit ihrer Besonderheit des spinalen Schocks, Verlusts der Sensibilität und der teilweise veränderten Atembedingungen eine Aufgabe, deren Lösung nur im eingearbeiteten Team optimale Ergebnisse auch im Hinblick auf die folgende medizinische Rehabilitation erbringen kann.

Literatur

Meinecke FW (1988) Rückenmarkschäden im Gefolge von Diagnostik und Therapie. Unfallchirurg 91:270–277

Meinecke FW (1989) Bedeutung der Einzel- und Mitverletzung der Wirbelsäule als Grundlage der Indikationsstellung der Behandlung der Wirbelsäulenverletzungen. Unfallmedizinische Tagungen der Landesverbände der gewerblichen Berufsgenossenschaften Heft 68:15–30

Oestern H-J, Tscherne H, Nerlich M (1985) Klassifizierung der Verletzungsschwere. Unfallchirurgie 88:465–472

Schweiberer L, Nast-Kolb D, Duswald K-H, Waydhas Ch, Müller K (1987) Das Polytrauma – Behandlung nach dem diagnostischen und therapeutischen Stufenplan. Unfallchirurg 90:529–538

Seifert J, Probst J, Lob G, Brendel W (1979) Blutvolumenbestimmung bei querschnittgelähmten Unfallverletzten. Unfallheilkunde 82:466–476

Tscherne H, Nerlich ML, Sturm JA. Der schwerverletzte Patient – Prioritäten und Management. Vortrag gehalten auf dem Internationalen Unfallkongreß, 5. Deutsch-Österreichisch-Schweizerische Unfalltagung, Berlin (im Druck)

Diagnostik und Behandlung des Querschnittgelähmten in der Akutphase aus urologischer Sicht

M. Rist

Urologische Klinik des Departements für Chirurgie, Kantonsspital Basel, Spitalstraße 21, CH-4031 Basel

Die meisten Querschnittlähmungen sind traumatischen Ursprungs. Wenn man also von Urologie in der Akutphase der Querschnittlähmung spricht, steht zum einen die urologische Traumatologie zur Diskussion und zum anderen der Gedanke an die Zukunft des Patienten, d. h. die Verhinderung von Schäden, die später eine Rehabilitation erschweren oder verunmöglichen.

Nicht wenige Querschnittgelähmte sind Patienten mit Mehrfachverletzungen. Ihre Behandlung erfordert ein Team von Spezialisten, die zum Beispiel an der chirurgischen Universitätsklinik Basel koordiniert durch den Allgemeinchirurgen sich um den Verletzten kümmern. In diesem Rahmen werden auch die Verletzungen des Urogenitalsystems versorgt. Es ist von großer Bedeutung, daß die Koordination aller Abklärungen und Eingriffe geregelt ist. Es besteht einerseits die Gefahr, daß z. B. relevante Verletzungen des urogenitalen Systems übersehen werden und andererseits, daß eine frühe „Urologisierung" des Patienten z. B. zu einer Fehleinschätzung der neurologischen Situation führt.

Urologische Verletzungen sind selten. In einem Kollektiv von 1838 Polytraumata unserer Klinik fanden sich 91 Fälle mit Nierenverletzungen. Bei 19 überlebenden Patienten mit Nierenrupturen lag in 5 Fällen gleichzeitig eine Wirbelsäulenverletzung vor. Weitere Verletzungen wurden an Blase und Urethra beobachtet. Beide kommen meistens im Zusammenhang mit schweren Beckenfrakturen vor.

Urethraverletzungen müssen nicht primär vorhanden sein, sondern können durchaus in dieser ersten Reanimationsphase erworben werden. Die Überwachung des Kreislaufs verlangt die Kontrolle der Ausscheidung, was in der Regel durch das Einlegen eines Dauerkatheters geschieht. Das unsorgfältige Einlegen des Blasenkatheters wird häufig für das spätere Entstehen von Urethrastrikturen verantwortlich gemacht. Heute ist bekannt, daß es verschiedene Faktoren sind, die zu ihrer Entwicklung Anlaß geben. Allen voran steht der Blutverlust, die Hypovolämie und der dadurch verursachte schlechte Kreislauf auf kapillärer Ebene. Dies bedeutet Hypoxie und zusammen mit dem eingelegten Fremdkörper, dem Blasenkatheter, ein Gewebeschaden, der später durch Bildung einer fibrösen Narbe in Heilung übergeht. Es gilt also alles daranzusetzen, diesen Ablauf zu verhindern, um dem Patienten Schwierigkeiten beim späteren intermittierenden Katheterismus oder operative Korrekturen zu ersparen.

Alle Querschnittgelähmten brauchen in der Akutphase eine Urindrainage. Die Gründe dafür sind die eben erwähnte Kreislaufüberwachung und die durch den spinalen Schock verursachte Funktionslosigkeit des unteren Harntraktes. Es war das Bestreben von Sir Ludwig Guttmann, die Blasenentleerung bereits in dieser

F.-W. Meinecke (Hrsg.)
Querschnittlähmungen

Phase durch intermittierenden Katheterismus sicherzustellen. Es besteht kein Zweifel, daß diese Methode, konsequent durchgeführt, dem Dauerkatheter weit überlegen ist, was die Spätfolgen anbetrifft.

Leider lassen sich aber in der Praxis rezidivierende Blasenüberdehnungen nicht mit der notwendigen Sicherheit vermeiden, vor allem dann nicht, wenn personelle Engpässe bestehen.

Die beschriebenen Läsionen der Harnröhre lassen sich vermeiden, wenn auf die Einlage eines urethralen Katheters verzichtet und die Blase über eine suprapubische Ableitung drainiert wird. Außerdem wird durch diese Maßnahme die erste Rehabilitationsphase vereinfacht und nach Angabe der Literatur das Infektrisiko verringert.

In einer randomisierten Studie wurden diese Feststellungen am Krankengut des schweizerischen Paraplegikerzentrums überprüft. Es galt auch die Komplikationen, die durch das Einlegen der suprapubischen Ableitungen durch nichturologisch ausgebildete Ärzte entstehen, abzuwägen gegen die Morbidität, die durch den Dauerkatheter verursacht wird.

Die Einschlußkriterien setzten voraus, daß ein Katheter bei Patientenübernahme nicht länger als 24 h in situ war, daß die Patienten nicht mit Antibiotika behandelt waren und daß keine urogenitalen Verletzungen vorlagen. Diese Kriterien wurden von 28 Patienten innerhalb eines halben Jahres erfüllt.

Die Auswertung ergab, daß eine signifikante Bakterienzahl im Blasenurin bei den DK-Trägern nach 5 Tagen nachgewiesen werden konnte, während bei der anderen Gruppe diese Zeitspanne 10 Tage betrug. Die Erreger waren Staphylococcus albus und E. coli in beiden Gruppen, jedoch ein mehrfaches an Enterokokken in der Kathetergruppe (Tabelle 1, 2).

Die Häufigkeit der Komplikationen ist, wie dies zu erwarten war, deutlich größer in der suprapubisch abgeleiteten Gruppe. Es traten aber keine schweren Zwischenfälle auf, die ein operativ-urologisches Eingreifen verlangt hätten. An erster Stelle steht die Hämaturie, gefolgt vom herausgefallenen Katheter. Bei den Katheterträgern stellten wir in diesem Kollektiv keine frühen Komplikationen

Tabelle 1. Erstinfektion in der Blase

DK	NACH	4,9 TG	(±3,36)
SPA*	NACH	9,75 TG	(±7,43)

* SPA, Suprapubische Ableitung.

Tabelle 2. Ersterreger in der Blase

DK		SPA
35,7%	Staph, albus	50 %
14,4%	E. coli	14,2%
7,1%	Alpha-Streptokokken	14,2%
35,7%	Enterokokken	7,1%
–	Staph, aureus	7,1%
7,1%	Proteus mirabilis	3,7%
–	Pseudomonas	3,7%

fest, aber in einem nicht unerheblichen Prozentsatz (28,6%) eine Epididymitis, die mit ihren Folgen gegenüber einer Makrohämaturie doch ein erheblich höheres Risiko für den Patienten darstellt. Die Erleichterung der pflegerischen Situation durch das Einlegen einer suprapubischen Ableitung muß wohl kaum speziell betont werden (Tabelle 3).

Tabelle 3. Komplikationen

DK		SPA
64,3%	Keine	57,9%
–	Makrohämaturie	21,0%
–	Spülung wegen Verstopfung des Katheters	31,6%
–	Wechsel des Katheters wegen Verstopfung	26,3%
–	Katheter herausgefallen	10,5%
–	Entzündung der Einstichstelle	5,2%
7,1%	Prostatitis	–
28,6%	Epididymitis	–

Tendenzen, die eine Veränderung der urologischen Versorgung in der Frühphase der Querschnittlähmung erkennen lassen, sind zur Zeit nicht vorhanden. Der Vorschlag einer japanischen Gruppe, die Blase im spinalen Schock bewußt massiv zu überdehnen, um die Entwicklung einer Reflexblase zu verhindern, wurde bisher von anderen Zentren nicht aufgegriffen.

Die Elektrostimulation der Blase wurde vor einigen Jahren von wenigen Autoren in der Frühphase durchgeführt. Die guten Resultate waren aber objektiv gesehen weniger die Folge der Elektrostimulation, als vielmehr der Entwicklung einer gut funktionierenden Reflexblase. Komplikationen wie Infekte, zunehmende Spastizität und abnehmende Überleitung des Stroms zwischen Elektrode und Gewebe führten in den meisten Fällen zum Ausbau der kostspieligen Apparatur. Heute wird der Einbau des Stimulators trotz erheblicher technischer Verbesserungen nicht mehr – oder noch nicht? – für die Akutphase vorgesehen.

Querschnittlähmung in der Akutphase aus der Sicht des Neurologen

W. Grüninger

Reha-Klinik für Rückenmarkverletzte, Krankenhaus Hohe Warte, Hohe Warte 8, D-8580 Bayreuth

Einleitung

Wenn im Team der Ärzte, die sich um den frischverletzten Querschnittgelähmten in der Akutphase bemühen, auch der Neurologe zu Wort kommt, so hat das sicherlich nicht zuletzt seinen Grund darin, daß die Querschnittlähmung primär ein neurologisches Krankheitsbild ist.

Es sollte jedoch nicht nur der Neurologe, sondern der Nervenarzt klassischer Prägung und Ausbildung den Frischverletzten während der Rehabilitation begleiten. Die Querschnittlähmung ist ein *physisches und psychisches* Trauma, und der Neurologe in seiner nervenärztlichen Funktion ist nicht nur für die Behandlung der physischen Traumafolgen wie Spastik, Dysaesthesien und Schmerzen, sondern auch für die Behandlung der psychischen Traumafolgen gefordert bzw. – wie wir alle – herausgefordert.

Neurologische Diagnostik

Es ist in diesem Kreis von Spezialisten nicht notwendig die Dermatome aufzuzeigen und die Kennmuskeln zu beschreiben, die es ermöglichen bei der neurologischen Untersuchung des Frischverletzten sehr genau den Ort der Schädigung des Rückenmarks zu bestimmen. Im übrigen ist selbstverständlich zu fordern, daß jeder Arzt und Sanitäter bereits am Unfallort das Vorliegen einer Rückenmarkverletzung und grob die Lokalisation der Rückenmarkschädigung erkennen muß, um den Betroffenen fachgerecht zu bergen, zu transportieren und akutmedizinisch zu versorgen.

Es gilt heute als gesichert, daß bei höchstens 20% der traumatischen Querschnittlähmungen das Rückenmark durch das primäre Unfallereignis in seiner Kontinuität vollständig durchtrennt bzw. in allen seinen Strukturen vollständig zerstört wird. Einzelne Untersucher nehmen sogar an, daß eine primäre vollständige Rückenmarkdurchtrennung bei weniger als 10% der Verletzungen eintritt und damit theoretisch über 90% der Verletzten eine Chance haben, daß sich Rückenmarkfunktionen erholen und die Querschnittlähmung inkomplett wird. Die unmittelbar nach dem Unfall einsetzenden lokalen Gewebsveränderungen, hervorgerufen durch Blutungen, Ödembildung, Störung der Mikrozirkulation, Sauerstoff- und Glukosemangel, Gewebsübersäuerung und Freisetzung von neurotoxischen Substanzen, schädigen das Rückenmark nach

F.-W. Meinecke (Hrsg.)
Querschnittlähmungen

dem Unfall zusätzlich und behindern oder verhindern die Reparationsvorgänge und damit die Rückkehr der Leitungsfunktion des Rückenmarks.

Die Frage des Patienten und seiner Angehörigen an den Arzt, ja an jedes Teammitglied, lautet in der Akutphase: „Bleibt die Lähmung komplett?“ Die Frage der Kollegen an den Neurologen lautet: „Wie komplett ist komplett?“ Vor allem dann, wenn stabilisierende Operationen an der Wirbelsäule oder bestimmte medikamentöse Behandlungen die teilweise oder vollständige Wiederherstellung der Rückenmarkfunktion ermöglichen oder zumindest begünstigen sollen. Genau diese Fragen kann auch der Neurologe bis heute nicht beantworten, und genau diese Aussage möchte ich in den Mittelpunkt stellen.

Wer gibt dem Arzt die Sicherheit, diese Fragen so früh wie möglich zu beantworten und bereits nach der Erstuntersuchung z. B. im Krankenblatt die Diagnose: „komplette Querschnittlähmung unterhalb C6“ zu stellen? Und warum glauben wir, daß die Querschnittlähmung nur dann bewältigt werden kann bzw. ein „optimales“ Rehabilitationsergebnis erreicht werden kann, wenn diese Frage zum frühest möglichen Zeitpunkt endgültig beantwortet wird, auch gegen den massiven Widerstand des Patienten und seiner Angehörigen?

Wollen wir nicht vielmehr auch deshalb das Ausmaß der Rückenmarkschädigung so früh wie möglich definitiv entscheiden, um unser medizinisches Handeln, ja das Handeln aller Mitglieder des Teams, so früh wie möglich kausal mit den Reparationsvorgängen des Rückenmarks und der physischen Kraft des Individuums, auch mit einer schweren körperlichen Beschädigung weiterleben zu können, zu verknüpfen? Anders formuliert: wollen wir das „Inkomplett – werden“ nicht als Erfolg unserer Behandlung verbuchen?

Die Frage nach dem Umfang der Schädigung des Rückenmarks, die Frage nach dem bleibenden Funktionsdefizit und damit die Frage nach dem Ausmaß der bleibenden Behinderung kann aber in den meisten Fällen frühestens 2 Jahre nach dem Trauma endgültig beantwortet werden. Bis zu diesem Zeitpunkt sollte z. B. bei einer gutachterlichen Äußerung, der wahrscheinlich verbleibende Schaden beschrieben werden. Auch danach ist noch Vorsicht geboten, denn wir alle kennen Einzelfälle, in denen noch nach Jahren Restfunktionen des Rückenmarks zurückgekehrt sind.

Unter diesem Aspekt ist der Neurologe besonders in der Akutphase aufgefordert zur sorgfältigen Registrierung aller Symptome und einer möglichst exakten Verlaufsbeschreibung.

Wir alle wissen, daß die neurologische Symptomatik in der Akutphase durch den spinalen Schock bestimmt wird. Wir verstehen darunter den Zusammenbruch aller Rückenmarkfunktionen unterhalb der Läsion – das Erlöschen der spinalen Reflexe mit der daraus resultierenden schlaffen Lähmung und den Zusammenbruch der vegetativen, spinalen Autoregulation und der damit verbundenen schweren Funktionsstörung aller Organsysteme. Der spinale Schock tritt nur dann ein, wenn alle Leitungsfunktionen des Rückenmarks schlagartig unterbrochen werden, wobei wir wissen, daß dies eben nicht gleichbedeutend ist mit einer lokalen irreversiblen Zerstörung der anatomischen Strukturen des Rückenmarks.

Die Aussage zwingt zu dem Umkehrschluß, daß der Nachweis auch nur eines einzigen Reflexes – z. B. des Bulbocavernosusreflexes – der eindeutige Beweis dafür ist, daß eine inkomplette Rückenmarkschädigung vorliegt, d. h. daß von

Anfang an Leitungsfunktionen des Rückenmarks im traumatisierten Abschnitt erhalten geblieben sind. Auch das Ausmaß der Störung der vegetativen Autoregulationen im spinalen Schock bzw. das teilweise Fehlen einer solchen Störung kann als Zeichen einer primär inkompletten Rückenmarkschädigung gewertet werden, wobei hier allerdings der Ort der Rückenmarkschädigung zusätzlich eine entscheidende Bedeutung hat.

Auch die Dauer des spinalen Schocks, die unter anderem auch von der Läsionshöhe abhängt, ist kein verläßliches Kriterium für die Beurteilung des bleibenden Schadens.

Umgekehrt möchte ich jedoch die Hypothese wagen, daß die frühzeitige Restitution autonomer spinaler Funktionen, sei es das Auftreten eines Muskeleigenreflexes oder polysynaptischer Reflexe im Sinne von spinalen Automatismen, oder sei es der Nachweis von Fremdreflexen, als Indiz zu werten ist, daß die anatomische Rückenmarkschädigung inkomplett ist. Ob die frühzeitige Manifestation von Dysästhesien oder Schmerzen in den gelähmten Körperabschnitten noch im spinalen Schock ebenfalls als Hinweis für eine primär inkomplette Rückenmarkläsion gewertet werden können, ist zu vermuten.

Durch tägliche Wiederholung des neurologischen Befundes muß ein Aufsteigen der Lähmung rechtzeitig erkannt werden.

Neurologische Diagnostik muß in der Akutphase aber auch deshalb regelmäßig wiederholt und das Ergebnis sorgfältig dokumentiert werden, da nur die enge zeitliche Korrelation von Änderungen des neurologischen Befundes mit therapeutischen Maßnahmen deren kausale Bedeutung für die Reparationsvorgänge wahrscheinlich machen. Wenn z. B. nach einer operativen Dekompression des Rückenmarks der spinale Schock sehr rasch abklingt, kann man mit Vorsicht die These wagen, daß dieser Eingriff sinnvoll war, auch wenn die Lähmung funktionell komplett bleiben sollte.

Elektrophysiologische Diagnostik

Lassen Sie mich an dieser Stelle nur kurz auf die modernen diagnostischen Verfahren eingehen, die dem Neurologen zur Verfügung stehen, da sie in der Akutphase bei Querschnittlähmungen nur eine geringe Bedeutung haben.

Die Elektromyographie (EMG) kann im Einzelfall eine diagnostische Hilfe darstellen, um das Ausmaß der Rückenmarkschädigung in Bezug auf die Längsachse genauer zu erfassen. Man kann jedoch mit dem EMG erst frühestens 2–3 Wochen nach dem Akutereignis Denervierungszeichen in der Muskulatur feststellen, so daß in der sehr frühen Phase eine EMG-Diagnostik unterbleiben kann. In der späteren Rehabilitation kann das EMG zur Diagnostik von Reparationsvorgängen ebenso wie in der Anwendung der Biofeedback-Methoden eine wertvolle Stütze sein. Unerläßlich ist eine subtile EMG-Diagnostik bei der Indikationsstellung für Transplantationen von Muskeln zur Verbesserung z. B. der Greiffunktion der Hand.

Die Prüfung der zentralen sensiblen Bahnen durch die Messung der somatosensorisch evozierten Potentiale (SSEP) ist in den meisten Kliniken eine fest etablierte Methode. Auch diese Untersuchung ist im spinalen Schock ohne Bedeutung, man kann allenfalls eine relativ exakte Bestimmung des obersten intakten sensiblen Segmentes erreichen. Bei primär inkompletten Querschnittlähmungen oder im späteren Verlauf, wenn sich Restitutionstendenzen zeigen, kann mit dieser Methode jedoch eine sehr genaue Verlaufsbeobachtung dokumentiert werden.

Das intraoperative kontinuierliche Ableiten der SSEP bei Operationen am Rückenmark bzw. der Wirbelsäule ist in manchen Universitätskliniken bereits Standard und dürfte in der Zukunft sicherlich noch eine wesentlich größere Rolle spielen.

Seit 1982 gibt es auch eine Methode zur Messung zentraler motorischer Bahnen durch Magnetstimulation der Großhirnrinde und Nachweis der hierdurch erzeugten Muskelkontraktionen in der Peripherie. Die Methode dürfte im spinalen Schock ebenfalls keine Bedeutung haben. Bei primär inkompletter Querschnittlähmung und bei den späteren Verlaufsdokumentationen könnte diese Methode jedoch eine wertvolle Bereicherung werden.

Zusammenfassung

Lassen Sie mich abschließend zunächst noch einmal betonen, daß jeder Arzt, der verantwortlich einen frischverletzten Querschnittgelähmten betreut, selbstverständlich eine ausreichende neurologische Diagnostik beherrschen muß. Die zusätzlichen neurologischen Untersuchungsverfahren spielen in der Beurteilung des Frischverletzten und während der Akutphase nur eine untergeordnete Rolle.

Ich habe einleitend betont, daß Querschnittlähmung nicht nur ein neurologisches Krankheitsbild darstellt, sondern in gleicher Weise auch die Psyche des Patienten verletzt ist, und ich möchte genau diesen Gesichtspunkt am Schluß noch einmal aufgreifen und entsprechend dem Motto unseres Symposiums einen Blick in die Zukunft richten.

Der Fortschritt in der Medizin ist unausweichlich verbunden mit einer zunehmenden Spezialisierung der Ärzte. Auch in der Paraplegiologie hat diese zunehmende Spezialisierung der Ärzte für die Patienten sicherlich große Fortschritte erbracht.

Ich sehe in dieser Spezialisierung aber auch die Gefahr, daß etwas Entscheidendes von *dem* Rehabilitationskonzept, das gerade für die Querschnittgelähmten modellhaft entwickelt wurde, verloren gehen könnte. Ich fühle mich deshalb nicht als neurologischer Spezialist angesprochen, sondern fühle mich von Anfang an in meinem Verständnis als Nervenarzt herausgefordert, der sich nicht nur für die 10% der Frischverletzten, die aufgrund einer Suizidhandlung ein Rückenmarkstrauma erleiden, zuständig fühlt, sondern der es gelernt hat, immer die ganze Person in den Mittelpunkt seiner Diagnostik und seiner ärztlichen Bemühungen zu stellen.

Internistische Probleme während der Akutbehandlung von Querschnittgelähmten

G. A. Zäch, M. Mäder und S. Rambert

Paraplegiker-Zentrum Basel, Im Burgfelderhof 40, CH-4055 Basel

Einleitung

Die Therapie und das Procedere beim Vorliegen einer akuten Querschnittlähmung sind weitgehend standardisiert. Jedes Querschnittgelähmtenzentrum hat sein eigenes Behandlungsschema, welches von den empirischen Erfahrungen des Hauses geprägt ist, sich mehr oder weniger an den Standard anlehnt und i. allg. weder wesentlich besser noch schlechter im Quervergleich zu demjenigen anderer Zentren abschneidet.

Modifikationen des Behandlungsschemas werden dann notwendig, wenn sich seltenerweise eine Therapieform der anderen gegenüber als signifikant überlegen erweist, oder aber, was sehr häufig vorkommt, wenn individuelle Gegebenheiten des einzelnen Patienten eine Abweichung von der Routine erforderlich machen.

Ziel dieser Arbeit ist es, die internmedizinische Anamnese und internmedizinische Katamnese bis zu 14 Tagen nach dem Trauma zu untersuchen und auf spezielle Probleme hinzuweisen.

Material, Methode und Patientengut

Das untersuchte Patientengut schloß 141 Patienten ein, welche uns in den Jahren 1986 und 1987 zur Rehabilitation nach akutem spinalem Trauma zugewiesen wurden. Der größte Teil dieser Patienten erreichte unser Zentrum innerhalb von 24 h nach dem Rückenmarkstrauma. Retrospektiv wurden relevante Diagnosen und Symptome während der ersten 14 Tage nach dem Trauma aus den Krankengeschichten erhoben. Ebenso wurde die Anamnese dieser Patienten auf Symptome und Diagnosen hin untersucht.

Das Durchschnittsalter betrug 40 Jahre, während der Mittelwert bei 31 Jahren lag. Es zeigte sich die für Querschnittgelähmtenzentren typische Verteilung mit einer deutlichen Häufung der jungen, aktiven und sich körperlich exponierenden Altersklassen.

Bei der Aufschlüsselung der neurologischen Läsionsniveaus fiel eine Häufung der Fälle mit mittelzervikaler Querschnittlähmung auf. Eine weitere Prädilektionsstelle fand sich am thorakolumbalen Übergang. Das neurologische Niveau wurde durch das Segment oberhalb der ersten, evtl. auch inkompletten neurologischen Ausfälle definiert. Bei 62 Patienten, entsprechend 44%, wurde eine Tetraplegie oder -parese, bei 79 Patienten oder 56%, eine Paraplegie oder -parese festgestellt.

F.-W. Meinecke (Hrsg.)
Querschnittlähmungen

Resultate

Anamnestische Angaben unserer Patienten

Bei der Anamneseerhebung werden die Aussagen des Patienten, Überweisungsschreiben anderer Kliniken, Berichte der Hausärzte, Krankengeschichten früherer Hospitalisationen sowie fremdanamnestische Angaben zu einem Bild zusammengefügt, welches möglichst objektiv den prämorbiden Zustand des jetzt Querschnittgelähmten umreißen sollte. Der Arzt wird dabei nicht ausschließlich mit präzisen Diagnosen versehen, sondern sieht sich oft auch mit einer Liste subjektiv geprägter Symptome des Patienten konfrontiert. Diese letzteren, unbequemen, da unpräzisen Angaben müssen ebenso ernst genommen werden, da sich dahinter bislang nicht diagnostizierte Leiden verbergen können.

Bei der Zusammenstellung wurden neben den Diagnosen deshalb auch alle relevanten Symptome wie z. B. Schwindel, Synkope, Arrhythmie usw. berücksichtigt und als Meldungen bezeichnet.

Lediglich 38 von 141 Patienten, entsprechend 27% des untersuchten Patientengutes, hatten eine unauffällige Anamnese. Bei allen übrigen war die Vorgeschichte mit mindestens einer relevante Diagnose oder einem nicht zu vernachlässigendem Symptom behaftet. 44 der 141 Patienten, entsprechend 30% aller Patienten, rauchten 20 Zigaretten oder mehr pro Tag.

Pneumologische Affektionen standen mit 37 von 184 Meldungen (entsprechend 20%) eindeutig im Vordergrund. Es folgten an zweiter Stelle rheologische Affektionen wie Phlebothrombose, an dritter Stelle infektiologische Meldungen, dann Blutdruckprobleme, rheumatologische Affektionen, neurologische Probleme, dann die Meldungen im Rahmen der Endokrinologie der CAT, der Kardiologie usw. (Abb. 1).

Vom pneumologischen Problemkreis mit insgesamt 37 Meldungen überwogen die Diagnosen Pneumonie (13), Bronchitis (12) und Asthma bronchiale (7).

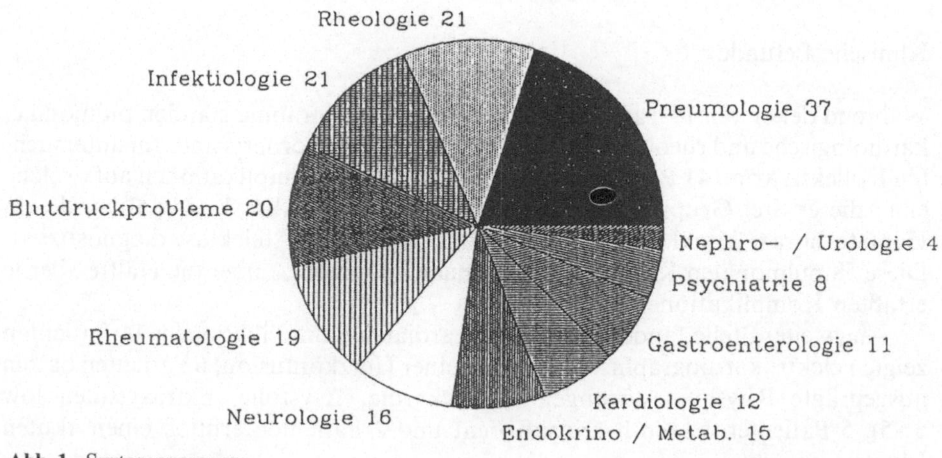

Abb. 1. Systemanamnese

Es wurden 21 Meldungen infektiologischer Anamnese moniert. Die Hepatitis mit 12 Fällen (alle Formen) rangiert an erster Stelle, gefolgt von Tuberkulose in 5 Fällen. Des weiteren wurden dreimal eine Diphtherie und einmal eine Malaria erwähnt. Angaben über AIDS-Positivität erhielten wir keine. Der überwiegende Teil der 21 rheologischen Meldungen betraf mit 13 Fällen eine Varikosis der unteren Extremitäten. Weiter fanden sich 3 Fälle mit Thrombophlebitis und 2 Fälle mit Lungenembolie. Störungen der arteriellen Perfusion fanden sich in 2 Fällen von peripherer arterieller Verschlußkrankheit und mit einem Raynaud-Syndrom.

Unter den 19 Meldungen zum Kreis der rheumatologischen Affektionen war in 11 Fällen die Wirbelsäule beteiligt (vertebrogenes Syndrom, Lumboischialgie, Bechterew). Arthrose und Arthritis wurden 6mal genannt.

Adipositas und Diabetes mellitus mit je 5 Meldungen teilten sich den Hauptanteil der 15 metabolischen Anomalien. Des weiteren wurden 3 Schilddrüsenstörungen, einmal eine Hyperurikämie und eine Hypergammaglobulinämie erfaßt.

Unter den 12 kardialen Störungen fanden sich 4 chronische koronare Herzkrankheiten, 3 Arrhythmien, 3mal eine Herzinsuffizienz und eine virale Myokarditis sowie ein Myokardinfarkt. 16 Patienten gaben eine arterielle Hypertonie an.

Die Gruppe der gastrointestinalen Beschwerden mit 11 Meldungen beinhaltete 5 Fälle von Hyperazidität (Sodbrennen, Ulzera), 3 Fälle von Cholelithiasis, 2 Fälle von Ileus und 1 Fall von M. Crohn, der uns in der Folge einige Schwierigkeiten bereitete.

Die psychiatrische Diagnosenliste umfaßte mit 8 Meldungen 3 Schizophrenien, 2 Fälle von psychoorganischem Syndrom, eine Depression, eine Mischpsychose und einen Fall von Drogenabhängigkeit. Sicher ist diese Zahl zu niedrig veranschlagt, wie schon aus der Hepatitishäufigkeit angenommen werden kann.

Schließlich fanden sich 4 Meldungen zum nephrologisch-urologischen Gebiet: 2 Fälle mit rezidivierenden Harnwegsinfekten, 1 Fall mit Nierenkonkrementen und 1 Fall von Niereninsuffizienz. Obschon dies eine geringe Anzahl ist, spielen diese Affektionen später in der Rehabilitation eine wichtige Rolle.

Klinische Befunde

Während der ersten 14 Tage nach dem Rückenmarkstrauma standen pulmonale, kardiologische und rheologische Komplikationen im Vordergrund. Im untersuchten Kollektiv von 141 Patienten traten 100 relevante Komplikationen auf, welche einer dieser drei Gruppen zugeteilt werden konnten (Abb. 2). 24mal wurde ein Hämatothorax, 23mal eine Pneumonie und 11mal eine Atelektase diagnostiziert. Diese 58 pulmonalen Komplikationen machten mit 58% über die Hälfte aller je erfaßten Komplikationen aus.

An zweiter Stelle fanden sich die 24 kardialen Komplikationen. 11 Patienten zeigten elektrokardiographische Zeichen einer Herzkontusion, 6 Patienten hatten ausgeprägte Rhythmusstörungen (Bradykardie, Asystolie, Extrasystolen low 3–5), 5 Patienten waren herzinsuffizient und 2 Patienten erlitten einen akuten Myokardinfarkt.

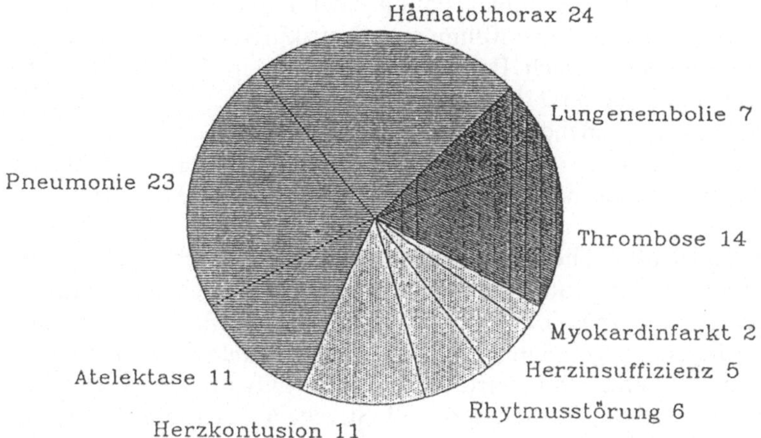

Abb. 2. Komplikationen

Schließlich stellten wir bei 14 Patienten eine tiefe Venenthrombose fest, welche in 7 Fällen zu einer Lungenembolie führte.

Pulmonale Komplikationen. Pulmonale Komplikationen waren außerordentlich häufig. Bei hohen zervikalen Lähmungen überwiegen infolge der Störung der Atemmotorik Pneumonien und Atelektasen, während bei thorakalen Traumen die Inzidenz eines Hämatothorax erwartungsgemäß höher ist. Diese Resultate sind mit Vorsicht zu interpretieren, da das Patientengut inhomogen ist. Durchschnittlich fand sich in 17% der Fälle ein Hämatothorax, welcher einer Drainage bedurfte. In 16% der Fälle kam es zu einer Pneumonie und bei 8% zu einer Atelektase, die trotz der intensiven Atemtherapie bis zu mehrere Male bronchoskopisch abgesaugt werden mußten.

Kardiologische Komplikationen. Bei den kardiologischen Komplikationen fällt auf, daß Herzkontusionen mit einer durchschnittlichen Inzidenz von ca. 8% recht häufig sind. Der überdurchschnittlich hohe Anteil dieser Komplikation bei den Patienten mit tief zervikalen Läsionen liegt darin begründet, daß der überwiegende Teil dieser Fälle anläßlich eines Verkehrsunfalles durch den Aufprall am Lenkrad ein direktes Thoraxtrauma erlitten. Rhythmusstörungen, meist bedrohliche Bradykardien, fanden sich bei 6 Patienten. 5 Patienten zeigten Insuffizienzzeichen und 2 Patienten entwickelten einen Myokardinfarkt.

Nach Kissane (1952) muß man bei schweren Thoraxtraumen bei ca. 15% mit einer Contusio cordis rechnen. Voraussetzung für die Diagnose ist das adäquate Trauma: Ein Schlag auf die Brust in der Herzregion oder das Entstehen eines intrathorakalen Druckanstiegs oder eine abrupte Beschleunigung des Körpers, z. B. bei Sturz, ist Vorbedingung. Der knöcherne Thorax beim jungen Patienten ist elastisch, und es wird darum eher zu einer Contusio cordis kommen als bei älteren Patienten.

Im EKG finden sich uncharakteristische Repolarisationsstörungen, beginnend in den ersten zwei Tagen, seltener ein Außenschichtschaden oder sogar ein

Infarktbild. Rhythmusstörungen folgen häufig einer Kontusion: vor allem in Form von Sinustachykardien, Vorhofflimmern, ventrikulären Extrasystolen bis hin zum Kammerflimmern. Nach Potkin (1982) treten in 73% bedeutsame Rhythmusstörungen auf, davon 27% ernsthaft.

Bei Patienten mit vorbestehender koronarer Herzkrankheit ist es oft schwierig, die Diagnose Contusio cordis zu stellen. Hier helfen nur frühere EKG im Vergleich. Versicherungsrechtliche Relevanz kann von dieser Diagnostik abhängen.

Es ist klar, daß auch ohne Thoraxtrauma die Gefährdung durch eine koronare Herzkrankheit schon allein durch den Blutdruckabfall, durch eine extreme Bradykardie oder Blutungsanämie gegeben ist und zu einem Infarkt führen kann.

Die Bradykardie bei ausgeprägtem Vagotonus kann einen frischen Infarkt, respektive eine frische Perikarditis vortäuschen. Hier hilft nur der Verlauf im Elektrokardiogramm und das Verhalten der ST-Strecke auf Atropin. Es besteht eine Neigung zu Vorhofflimmern.

Rheologische Komplikationen. 14 Patienten, entsprechend 10%, entwickelten eine tiefe Venenthrombose, wobei es bei der Hälfte in der Folge zu einer Lungenembolie kam. Diese Diagnosen wurden klinisch gestellt, da Spezialuntersuchung wie Phlebographie oder Lungenszintigramm infolge der notwendigen Verlegung von unserer Intensivstation in die Universitätsklinik Basel dem Patienten in der Akutphase nur unter zwingenden Umständen zugemutet werden kann. Der von uns ermittelte Anteil ist nach neueren Arbeiten gemessen niedrig, was aber möglicherweise mit der von uns applizierten, relativ hohen Heparindosis von 10000 E bis 15000 E täglich zusammenhängt oder durch die kurze Beobachtungszeit von 14 Tagen bedingt ist.

Gastroenterologische Komplikationen. Gastroenterologische Komplikationen sind selbstverständlich ebenso zu erwarten und auch vorhanden. Sie wurden nicht näher statistisch untersucht, da bereits im Rahmen früherer Publikationen auf die Häufigkeit gastraler Ulzera und deren Prophylaxe und Therapie hingewiesen wurde. Damals wurden im Rahmen einer Doppelblindstudie bei einem Kollektiv von 84 Patienten unabhängig von der erfolgten Prophylaxe in 27% der Fälle Erosionen und/oder gastrale Ulzerationen endoskopisch nachgewiesen (Zäch 1984). Im Rahmen der aktuellen Erhebung kam es außer eines subphrenischen Abszesses, einer gastrointestinalen Blutung, einer pseudomembranösen Kolitis auf Antibiotika und einigen Fällen von prolongiertem, paralytischem Ileus zu keinen wesentlichen Komplikationen. Auf die Hepatopathie, die recht oft medikamentös bedingt ist, möchten wir nur verweisen und ebenfalls das Problem der Interaktionen von Medikamenten erwähnen.

Todesursachen. Von den 141 Patienten verstarben 9, was einer Häufigkeit von 6,4% entspricht. Die häufigste Todesursache (3 Patienten) war eine respiratorische Insuffizienz bei ausgedehnter Pneumonie im Sinne eines ARDS. An zweiter Stelle folgten je 2 Asystolien bei Vagotonus sowie 2 Lungenembolien. Ferner verlief ein Myokardinfarkt tödlich, und ein Patient verstarb wegen eines allgemeinen Organversagens bei Polytrauma.

Die Verstorbenen hatten ein durchschnittliches Lebensalter von 62 Jahren, während der Mittelwert bei 61 Jahren lag. Erwartungsgemäß sind alte Tetraplegiker stärker gefährdet als junge Paraplegiker.

Diskussion

Das Wissen um die Vorgeschichte des Patienten ist entscheidend, da vorbestehende Stigmata durch Unfallmechanismus oder infolge der Querschnittlähmung einen wesentlichen Einfluß auf die Prognose ausüben können. Wie erwähnt wurde, gefährdet eine Herzkontusion bei bereits vorliegender koronarer Herzkrankheit den Patienten vermehrt. Die Anamnese muß aus diesen Überlegungen möglichst frühzeitig und vollständig erhoben werden.

Bei Querschnittgelähmten ist die klinische internistische Diagnostik erschwert. Schmerzen als Leitsymptom vieler Erkrankungen oder Komplikationen werden von einem großen Teil unserer Patienten nicht oder aber verändert perzipiert. Die liegende Lagerung verunmöglicht ferner eine vollständige klassische Untersuchung. Dieser Umstand erschwert die Diagnose z. B. der Rechtsherzinsuffizienz. Ebenso sind Ergüsse nur schwierig zu perkutieren. Die oberflächliche Atmung bei Vorliegen einer Tetraplegie oder einer hohen Paraplegie verunmöglicht eine korrekte pulmonale und kardiale Interpretation der Auskultation.

Es empfiehlt sich aus diesen Gründen, wiederholt klinisch zu untersuchen und vermehrt auf die apparative Diagnostik zurückzugreifen. Die routinemäßige Erfassung der Herz- und Atemfrequenz, die sorgfältige Auskultation, regelmäßige Röntgenkontrollen des Thorax, Blutgasanalysen etc. bilden das Grundgerüst, auf welchem später die Rehabilitation gelingen soll.

Entsprechende Therapien müssen frühzeitig und bereits nach teilweiser Erhärtung der Verdachtsdiagnosen unter Beachtung der möglichen Nebenwirkungen und Interaktionen eingeleitet werden. Die Vielzahl der prämorbiden Faktoren und der Komplikationen, die Verfälschung ihrer Symptome durch die Querschnittlähmung sowie die Überlagerung der bereits atypischen Krankheitszeichen durch Symptome der Querschnittlähmung selbst stellen hohe Ansprüche an das Können und die Erfahrung des Mediziners. Im Augenblick: An der Anamnese, die der Patient ja mitbringt, können wir nichts ändern, das Verhindern von Komplikationen hingegen ist unser Ansatzpunkt.

Literatur

1. Green D et al. (1988) Fixed-versus adjusted-dose heparin in the prophylaxis of thromboembolism in spinal cord injury. Jama 260 (9):1255ff
2. Kissane RW (1952) Traumatic heart disease: nonpenetrating injuries. Circulation 6:421ff
3. Potkin RT et al. (1982) Evaluation of noninvasive tests of cardiac damage in suspected cardiac contusion. Circulation 66 (3):627ff
4. Zäch GA et al. (1984) A double-blind randomized, controlled study to investigate the efficacy of cimetidine given in addition to conventional therapy in the prevention of stress ulceration and haemorrhage in patients with acute spinal cord injury. Digestion 29 (4):214ff

Krankenpflege in der Akutbehandlung

W. Grosse

Werner-Wicker-Klinik, Zentrum für Rückenmarkverletzte, Im Kreuzfeld 4, D-3590 Bad Wildungen

Ohne Zweifel ist fachgerechte, vor allem auch die spezifische Pflege in der Akutphase eine notwendige Voraussetzung für die erforderliche Rehabilitation Querschnittgelähmter. Die Erfahrung zeigt, daß nach wie vor nur die Zentren mit entsprechender Sachkenntnis und Rundumversorgung durch das Team die Grundlage dafür bieten.

Aus pflegerischer Sicht ist es fatal, wenn bei frischer Querschnittlähmung die sofortige Verlegung in ein Spezialzentrum unterlassen wird aus Interesse an modernen Operationsverfahren und unter Vernachlässigung der notwendigen Gesamtbehandlung. Bei jedem 5. unserer frischverletzten Tetraplegiker und bei jedem 6. frischen Paraplegiker 1987 bestanden bei Aufnahme in unsere Klinik Druckgeschwüre größeren Ausmaßes. Daneben verursachen vor allem auch die Vernachlässigung der speziellen Lagerung und der Darmentleerung vermeidbare, zusätzliche Pflegeprobleme.

Kontrakturen und massive Schmerzen in den Schulter- und Ellenbogengelenken und fehlende Funktionshand sind – wenn überhaupt – nur mühsam zu korrigieren, erschweren die Körperpflege und lassen wechselnde Lagerungen für den Patienten und das Pflegepersonal zur Qual werden. Später beeinträchtigen sie die Eigenaktivität des Tetraplegiker erheblich, d. h. sie führen zu noch größerer Pflegeabhängigkeit.

Auch Kolonobstipation und Sigmaüberdehnung sind besonders ungünstige Ausgangsbedingungen für eine erfolgreiche Darmrehabilitation. Die Inkontinenz ängstigt, macht abhängig und isoliert – mit anderen Worten: sie bremst und stört die Gesamtrehabilitation unvertretbar lange.

So haben in der Akutphase die Prophylaxen jeder Art unüberschätzbare Bedeutung. Sie machen in den ersten Tagen und Wochen einen Großteil des pflegerischen Handelns aus und – wie das Wort ja ausdrückt – sie lassen sich *nicht* nachholen. Hierüber bestehen in den nicht spezialisierten Kliniken nach wie vor falsche Vorstellungen.

Insofern haben das Lagern nach den Ihnen bekannten Prinzipien und der regelmäßige Lagewechsel in der Akutphase ihre Begründung vor allem in der Dekubitus-, Pneumonie- und Thromboseprophylaxe. Drehbetten können dabei den Aufwand erleichtern, Bauchlagerungen speziell die Atmung unterstützen. Bei Tetraplegikern ist besonderes Augenmerk auf geringe Belastung für die Schultern zu richten, insbesondere bei Lagerungen auf der Seite.

Eine tägliche individuelle Hautpflege ist ein wichtiger Beitrag zur Infektionsprophylaxe, vor allem von Mykosen, die im Gefolge der Cortison- und antibiotischen Therapie leicht auftreten können.

F.-W. Meinecke (Hrsg.)
Querschnittlähmungen

Nach Ausschluß abdomineller Begleitverletzungen soll mit dem stufenweisen Aufbau einer normalen Ernährung *früh* begonnen werden. Zwar ist heutzutage längerfristige parenterale Ernährung kein Problem, aber wir sollten sie auf den wirklich notwendigen Zeitraum begrenzen. Im Hinblick auf ein erfolgreiches Darmtraining erscheint mir das wichtig. Aber auch in der Gesamtsituation des Patienten ist eine normale Kost anfangs wohl der einzige Bereich, der Möglichkeiten für persönliche Wünsche und Anknüpfung an den Alltag bietet. Angehörige registrieren es erleichtert, wenn „der Tropf“ nicht mehr nötig ist.

Bei der Blasenentleerung hat die suprapubische Harnfistel in der Akutphase sicher Vorteile gegenüber dem intermittierenden Katheterismus, nach der Intensivbehandlung vor allem organisatorischer Art. Als großen Nachteil werte ich allerdings, daß ein Cystofix-Katheter fortlaufende Beobachtung der Blasenfunktion erschwert und das Eigeninteresse des Patienten wegen der Bequemlichkeit nicht fördert.

Die Störungen der Kreislauf-, Temperatur- und Schweißregulation sowie der Atemfunktion erfordern regelmäßige Kontrollen der Vitalzeichen und promptes angemessenes Reagieren. Beispielsweise wird bei Fieber sofort die Dekubitusprophylaxe intensiviert, eine beginnende Erkältung beim Tetraplegiker fordert zusätzliche Maßnahmen zur Pneumonieprophylaxe ebenfalls rund um die Uhr. Die Unterstützung zum Abhusten muß nach Bedarf jederzeit gegeben werden können.

Die Früherkennung von Thrombosen ist durch den Sensibilitätsverlust besonders schwierig, ist aber außerordentlich wichtig. Tägliches Beachten des Beinumfanges, der lokalen Temperatur, Hautfarbe und Hautspannung sind unerläßlich. Soforthilfe bei Lungenembolien muß organisatorisch auf der Station immer vorbereitet sein. Technische Geräte wie Perfusoren und Infusomaten können die Sicherheit in der medikamentösen Therapie insgesamt erhöhen und sollten deshalb heutzutage als Standardausstattung in der Akutphase zur Verfügung stehen.

Vor wachsende Anforderungen ist der Pflegedienst gestellt, seit immer mehr Querschnittgelähmte mit immer höheren Lähmungen, schwerwiegenden Begleitverletzungen und -erkrankungen überleben.

Bis zu 2/3 unserer Frischverletzten sind davon betroffen. In diesem Ausmaß habe ich das in den 70er Jahren nicht erlebt.

Hierzu einige Beispiele:

Wir müssen bei Mehrfachverletzten vertretbare Kompromisse für die Lagerungen finden, wobei der Markt mit Spezialbetten sinnvolle Erleichterungen anbietet. Insgesamt kommt die Aktivierung dieser Patienten aber nur mit Verzögerung in Gang, so daß der Pflegeaufwand über lange Phasen deutlich höher bleibt als das Lähmungsniveau allein es erfordern würde.

Wenn die Kooperationsfähigkeit des Patienten stark eingeschränkt ist, wird jede Pflegeverrichtung zeitaufwendig und anstrengend, unabhängig davon, ob die Ursache psychogen oder durch Schädel-Hirn-Trauma bedingt ist. Gerade bei diesen Schwierigkeiten fühlen sich Pflegedienstmitarbeiter vielfach völlig überfordert.

Tumorbedingte Lähmungen verändern in der Akutpflege die einzelnen Maßnahmen nicht so sehr, aber die Zielsetzungen. Mit der finalen Pflege der

Tumorkranken fühlen sich Allgemeinkrankenhäuser überfordert. Innerhalb unserer Gesamtverantwortung für die Querschnittgelähmtenbehandlung werden wir uns hierauf einzustellen haben.

Ein vieldiskutiertes Thema ist die frühe Mobilisation nach stabilisierenden Wirbelsäuleneingriffen geworden.

Ich selbst habe die konservative und operative Akutpflege kennengelernt und bin eindeutig zu der Überzeugung gekommen, daß die frühe Mobilisation sinnvoll und erstrebenswert ist. Ich halte es nicht nur aus medizinischen, sondern auch aus psychologischen Gründen für richtig, den Patienten frühstmöglich aktive Mitarbeit und Freizügigkeit zu bieten. Daß beim Tetraplegiker die Funktionshand nach kurzen Liegezeiten nicht voll belastbar ist, spricht nicht gegen die Frühmobilisation, sondern erfordert andere Behandlungsstrategien.

Die Entwicklung in der Akutpflege Querschnittgelähmter und die allgemeine Entwicklung des Pflegedienstes in der BRD veranlassen mich zu einigen Schlußfolgerungen:

1. Die bestehenden Zielsetzungen der medizinischen Rehabilitation sind weiterhin gültig.
2. Jedem Betroffenen muß die Chance gegeben werden, schon in der Akutphase interdisziplinär in einem Spezialzentrum fachgerecht behandelt zu werden.
3. Die Pflege in der Akutphase muß Schritt halten mit der medizinischen Entwicklung.
4. Die Akutpflege erfordert ausreichend qualifiziertes Pflegepersonal, das die praktische Pflege sicher ausführt und den Patienten und seine Angehörigen bei der Auseinandersetzung mit der Lähmungssituation unterstützen und beraten kann.
5. Die Spezialzentren haben die Aufgabe, das Pflegepersonal für die anspruchsvollen Aufgaben fortzubilden und bis zu einem gewissen Grade vor physischer und psychischer Überforderung zu schützen.
6. Die Arbeitsbedingungen in den Zentren müssen attraktiv sein, damit sich genügend Pflegepersonen für die Mitarbeit zur Verfügung stellen.
7. Die derzeit gültigen Personalberechnungen müssen dringend dem tatsächlichen Bedarf angepaßt werden.

Ich appelliere somit an alle Beteiligten, konstruktiv an der Weiterentwicklung mitzuwirken.

Aktuelle Gesichtspunkte zur krankengymnastischen Behandlung bei Querschnittlähmung, Akutphase

A. Pape

Stiftung Orthopädische Universitätsklinik, Rehabilitationszentrum für Querschnittgelähmte, Krankengymnastik-Abteilung, Schlierbacher Landstraße 200a, D-6900 Heidelberg

Von Beginn der Bemühungen um die Behandlung rückenmarkgeschädigter Patienten wurde dem krankengymnastischen Auftrag innerhalb der klinischen Teamarbeit ein fester Stellenwert zugeordnet. Die fachspezifischen Befundungs- und Behandlungstechniken haben sich ständig weiterentwickelt und verändert. Die mehrjährigen Erfahrungen in der Anwendung des Vojta-Konzeptes fordern uns zum gegenwärtigen Zeitpunkt auf, die fachspezifischen Diskussionen auf den Personenkreis des klinischen Teams zu erweitern.

Was hat sich verändert bzw. welche neuen Gesichtspunkte stehen zur Diskussion? Lassen Sie mich diese Frage am Beispiel der Tetraplegie in der Akutphase darlegen. Es wird der Versuch unternommen, bisherigen krankengymnastischen Maßnahmen die Vorgehensweise des Vojta-Konzeptes gegenüberzustellen. Orientiert am neurologischen Befund einer Tetraplegie ist die krankengymnastische Aufgabenstellung klar umrissen:

1. Die Unterstützung und Verbesserung der vitalen Situation, v.a. der Atmung. Teilziele sind:
   - das Zwerchfelltraining (z.B. durch Führungswiderstände während der Atmung, Nasenstenose, Lippenbremse),
   - die Förderung des Sekrettransportes (z.B. durch Inhalationen, intermittierende Überdruckbeatmung, spezielle Hustentechniken),
   - die Erhaltung der Thoraxbeweglichkeit (z.B. durch Aktiv-/Passivarmbewegungen, Ausstreichung der Interkostalräume, Anwendung der sog. „Packegriffe" über allen Thoraxanteilen).
2. Die Erhaltung und Verbesserung vorhandener Funktionen des Bewegungsapparates (z.B. durch aktives Training der erhaltenen bzw. teilgelähmten Muskulatur durch Techniken der PNF sowie durch passives Bewegen der gelähmten Körperabschnitte).
3. Die Vermeidung vorhersehbarer Komplikationen am Haltungs- und Bewegungsapparat sowie die Vermeidung von Elastizitätsverlusten an teilinnervierten bzw. gelähmten Körperabschnitten und den daraus resultierenden Schmerzen, besonders im Schulter-/Nackenbereich (z.B. durch die Anwendung der Untersuchungs- und Behandlungstechniken der Deutschen Gesellschaft für Manuelle Therapie bzw. der Funktionsanalyse nach Brügger).

Die aufgezählten Maßnahmen haben im Zusammenhang mit den Vorgehensweisen der anderen beteiligten Fachbereiche zur wesentlichen klinischen Besserung der lebensbedrohlichen Primärsituation beigetragen. Diese Tatsache erübrigte zunächst die Frage nach der Wirkungsweise der einzelnen Maßnahmen.

F.-W. Meinecke (Hrsg.)
Querschnittlähmungen

Erst der ständige Umgang mit langjährig gelähmten Patienten, den rezidivierenden Problemen an den Atemwegen, den Komplikationen am Haltungs- und Bewegungsapparat und den Problemen durch vermehrte Spastik haben uns Krankengymnasten angeregt, nach weiteren therapeutischen Ansätzen zu suchen. 1981 bot sich die Gelegenheit, die ersten Kolleginnen in der Vojta-Therapie schulen zu lassen.

Vojta definiert jede Normabweichung am Haltungs- und Bewegungsapparat bzw. jede Störung des ZNS, in Abhängigkeit des Schweregrades, als Störung bzw. Verlust der artspezifischen menschlichen Fortbewegung. Die genetisch festgelegte artspezifische Fortbewegung des Menschen ist der aufrechte Gang. Die Entwicklung dieser artspezifischen Fähigkeit erfolgt prä- und postnatal im Einklang mit der Entwicklung des Gesamtorganismus. Mit jeder Rückenmarkschädigung, die u. a. mit schweren Störungen der Spontanmotorik verbunden ist, ist die Steuerung des Körpers in Bezug auf die Gesetzmäßigkeiten der Fortbewegung beeinträchtigt. Diese Tatsache bedeutet für den Betroffenen den Verlust des aufrechten Gehens und der damit verbundenen adäquaten Beanspruchung seines gesamten Organismus.

Unter der Vojta-Therapie wird der Gesamtorganismus in Bahnungssysteme eingebunden. Durch die Anwendung dieser Bahnungssysteme wird in die Bewegungsplanung des ZNS eingegriffen und der kinesiologische Inhalt der gebahnten Antworten beeinflußt. Teile der Normmotorik werden in niedrigen Ausgangsstellungen, wie z. B. Rückenlage, Bauchlage und Seitlage zur Steuerung des Gesamtorganismus aktiviert und beansprucht.

Übertragen auf die krankengymnastische Behandlung einer Tetraplegie werden u. a. durch die propriozeptive Reizung des Zwerchfells die Synergisten des Zwerchfells aktiviert: Die Gesamtheit Kopf- und Halsmuskulatur einschließlich der Kehlkopfmuskulatur sowie die Muskulatur des Schultergürtels und des Brustkorbs werden zum punctum fixum für die Zwerchfellaktivität genutzt.

Die Voraussetzungen der zielgerechten Bewegung für das Zwerchfell sind somit geschaffen:

- die Bewegungsrichtung nach kaudal,
- die Hebung der unteren Rippen,
- die Hebung der oberen Rippen über das Brustbein.

Klinisch zeigt sich in Bezug auf die Atemsituation unter der Vojta-Therapie:

- eine spontane Vertiefung der Atemzüge,
- ein verbesserter Sekrettransport,
- eine Veränderung der Thoraxbewegung in Richtung Norm.

Die Wirkung der Vojta-Therapie in Bezug auf die Vitalkapazität als meßbaren Wert wurde an Patienten während der klinischen Behandlung geprüft. Die Probanden hatten keine Atemprobleme, die Läsionshöhe lag in unterschiedlichem Niveau. Das Ergebnis zeigt, daß sich bei allen Probanden durch die Bahnung des Zusammenwirkens des Zwerchfells mit seinen Synergisten die Vitalkapazität um ca. 20% verbessert hat (Abb. 1).

Zusätzlich kommt es unter der Bahnung zum ökonomischen Einsatz der innervierten Muskulatur und zur adäquaten Belastung der Gelenke. Durch die

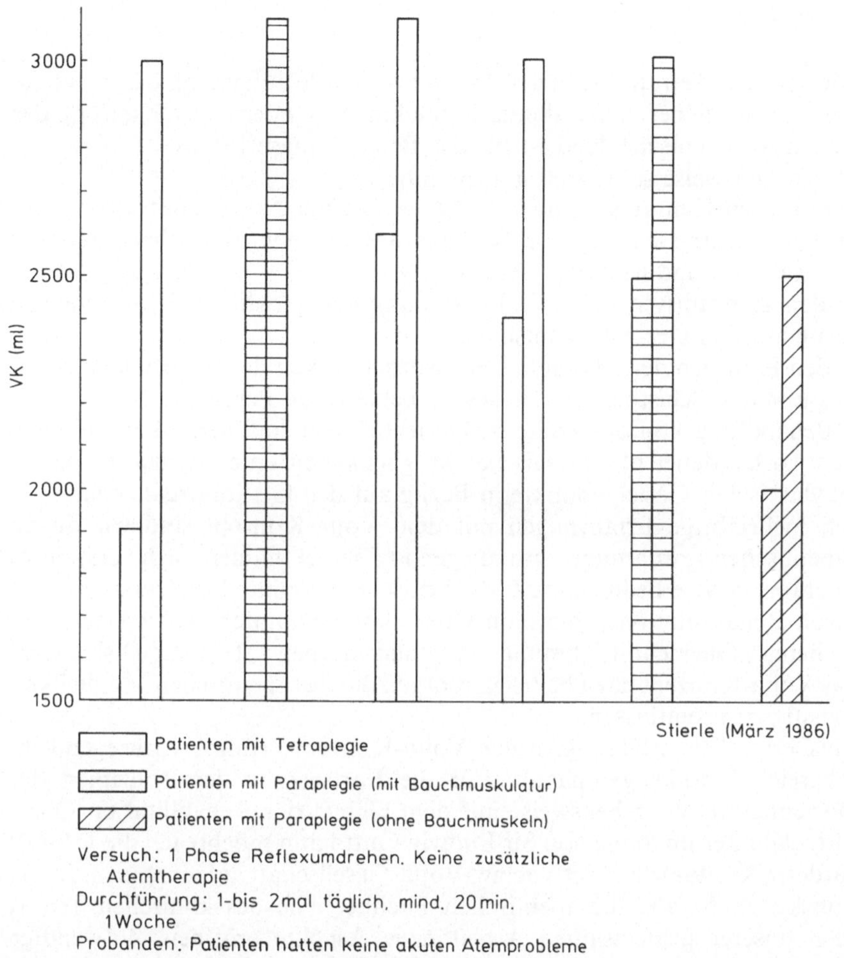

Abb. 1. Test: Wirkung der Vojta-Therapie auf die Atmung bei verschiedenen Lähmungstypen

zeitliche und räumliche Summation der Bahnung weiten sich die Muskelspiele der Atmung auf angrenzende Körperabschnitte aus, soweit efferente Antworten möglich sind. Die gebahnten Muskelaktivitäten werden eingebunden in globale Bewegungsmuster, die u.a. der Differenzierung einzelner Muskeln dienen. So wird beispielsweise der M. biceps brachii unter der Therapie im Verbund mit seinen synergistischen Muskeln zunächst zum Aufbau eines Stützpunktes außerhalb des Körpers aktiviert, um so auf seine spätere Funktion gegen die Schwerkraft vorbereitet zu werden. Neben dem adäquaten Muskeltraining werden auch typische Schulter- und Nackenschmerzen sowie Elastizitätsverluste in hypertonen Gruppen durch diese Vorgehensweise beeinflußbar bzw. vermeidbar.

Die veränderte Vorgehensweise während der Behandlung bei gleichbleibenden definierten Behandlungszielen ist gegenwärtig Gegenstand der fachspezifischen Diskussion.

Zusammenfassung

1. Am Beispiel der Tetraplegie in der Akutphase wurde aufgezeigt, daß nicht die Summation einzelner Behandlungsmaßnahmen, sondern das Konzept der Vorgehensweise entscheidend ist für das Behandlungsergebnis.
2. Die Vorgehensweise sollte sich u. a. orientieren:
   - an aktuellen Kenntnissen über die Steuerung der Normalmotorik,
   - an den Kenntnissen über die Beobachtung des neurologischen Befundes vor, während und nach der Behandlung,
   - an den Kenntnissen über die Beurteilung der gebahnten Reaktionen in Bezug auf den Gesamtorganismus,
   - an den Kriterien der adäquaten Beanspruchbarkeit des gestörten Organismus und der Belastbarkeit der jeweils betroffenen Person.
3. Das Behandlungskonzept sollte zielgerichtet sein auf den ökonomischen Einsatz vorhandener physiologischer Möglichkeiten unter Berücksichtigung prophylaktischer Gesichtspunkte in Bezug auf den Gesamtorganismus.
4. Durch mehrjährige Erfahrungen mit dem Vojta-Konzept sind wir diesen therapeutischen Forderungen grundlegend nähergekommen. Sich verändernde Therapieansätze bedingen z. Z. die kritische Auseinandersetzung mit dem heutigen Rehabilitationsprogramm Querschnittgelähmter. Analog zu unserem Thema „Querschnittlähmung heute und morgen" steht zur Diskussion, ob das Vojta-Konzept dazu beiträgt, morgen die therapeutischen Möglichkeiten positiv zu beeinflussen.
5. Die bisherige Weiterbildung in das Vojta-Konzept erfolgte vorwiegend im Fachbereich Krankengymnastik. Für die Fortsetzung der Prinzipien der teamorientierten Vorgehensweise auf dem Gebiet der Rehabilitation Querschnittgelähmter im Sinne von Sir Ludwig Guttmann möchte ich die DMGP auffordern, Kontakte mit der Vaclaw-Vojta-Gesellschaft aufzunehmen. Informationskurse für alle therapeutischen Fachbereiche des klinischen Teams würden unserer gemeinsamen Arbeit neue Aspekte eröffnen, notwendige Forschungsprogramme anregen und den Inhalt unserer Diskussion zukunftsorientiert verändern.

Ergotherapie in der Akutphase

E. Schrader und Ch. Osterwold

Berufsgenossenschaftliches Unfallkrankenhaus, Querschnittgelähmten-Zentrum, Bergedorfer Straße 10, D-2050 Hamburg 80

Als Akutphase innerhalb der Querschnittgelähmtenbehandlung möchten wir den Zeitraum umreißen vom Eintreten des Unfalles an bis zu dem Tag, an dem sich der vitale Zustand des Patienten so weit stabilisiert hat, daß er im Rollstuhl sitzfähig und belastbar ist und mit dem aktiven Rehabilitationsprogramm beginnen kann.

Durch die in den letzten Jahren häufig durchgeführten Stabilisierungsoperationen hat sich dieser Zeitraum bei Patienten ohne Begleitverletzungen und solchen mit einem komplikationslosen Heilungsverlauf auf die wenigen Tage der Wundheilung verkürzt.

Die Bettliegephase ist bei ihnen nur sehr kurz, und viele der im Folgenden beschriebenen Maßnahmen sind nicht nötig oder verschieben sich in die Zeit der Rollstuhlphase.

Anders ist die Situation bei Patienten, die aus verschiedenen Gründen längere Zeit auf der Intensiv- bzw. Frischverletztenstation liegen müssen.

In den ersten Tagen nach dem Unfall geht es den meisten Patienten ausgesprochen schlecht:

Sie stehen noch unter dem Eindruck des Unfallgeschehens. Sie haben Schmerzen.

Es wird ihnen die Bewegungsunfähigkeit bewußt. Sie sind überwältigt von den intensivmedizinischen Maßnahmen.

Sie können die Information über das Ausmaß der Schädigung noch nicht voll erfassen.

Sie entwickeln Ängste und haben Heimweh.

Sie fühlen sich isoliert, einsam und aller Eigenaktivität beraubt.

Die ersten ergotherapeutischen Maßnahmen, die direkt nach der Aufnahme erfolgen, haben zum Ziel, dem Patienten diese schwierige Situation zu erleichtern. Sie sollen ihm die Möglichkeit verschaffen, Kontakt zu der neuen, oft als bedrohlich empfundenen Umgebung aufzunehmen und die ersten Aktivitäten wieder anzubahnen.

Bei diesen frühen Versorgungen und Gesprächen wird der Grundstein gelegt zu einem guten, partnerschaftlichen Verhältnis zwischen Patient und Ergotherapeuten, das als Arbeitsbasis für die weitere Behandlung so notwendig ist.

Die wichtigste und notwendigste Versorgung sind Hilfsmittel zur Kontaktaufnahme wie zum Beispiel:

- eine dem Lähmungsausmaß angepaßte Rufanlage,
- ein Spiegel am Bett zum Erweitern des Gesichtsfeldes,
- eine Möglichkeit zum Telefonieren.

F.-W. Meinecke (Hrsg.)
Querschnittlähmungen

Sehr frühzeitig sollte auch das funktionelle Greiftraining angebahnt werden. Ein Hauptziel der ergotherapeutischen Behandlungen bei Tetraplegikern ist es, trotz fehlender Fingerfunktionen durch Auftrainieren der noch innervierten Muskulatur und Erlernen von Trickbewegungen eine Greifersatzform zu finden. Die erste Voraussetzung hierfür ist die konsequent durchgeführte Lagerung der Hände in einem individuell angepaßten Funktionshandschuh. Das Ziel dieser Lagerung ist die Verkürzung der Fingerbeugesehnen bei erhaltener Gelenkbeweglichkeit. Ist der Extensor carpi radialis innerviert, kommt es bei aktiver Streckung des Handgelenkes durch den Zug, der dann auf die Beugesehnen wirkt zu einem passiven Faustschluß. Dieser Vorgang wird zum Greifen ausgenutzt und zunächst anhand von Übungsspielen eintrainiert. Liegt die Lähmung höher und ist keine aktive Streckung möglich, muß das Handgelenk abgestützt werden. Der Greifvorgang beschränkt sich in diesem Fall auf reines Einklemmen von Gegenständen. – Durch regelmäßiges Üben lernt der Patient schnell diese Fähigkeiten zu Alltagsverrichtungen auszunutzen und wie z. B. Obst oder Kekse zu essen.

Bei Patienten, die von ihrem Allgemeinzustand her dazu in der Lage sind, kann man jetzt auch schon mit den ersten Übungen zur Selbsthilfe, wie z. B. Rasieren oder Zähneputzen und Essen usw., mit entsprechend angefertigten Hilfsmitteln beginnen. Dabei sollte die Ergotherapie wohl abwägen, mit wieviel Aufwand, je nach Lähmungshöhe, das gesetzte Ziel erreicht werden kann. Je früher wir mit diesen Übungen beginnen, desto selbstverständlicher wird es dem Patienten sein, sie später selbständig durchzuführen. Ist die Tätigkeit für ihn jedoch noch zu schwierig, weil seine funktionellen Voraussetzungen nicht gegeben sind und die Bettlage als erschwerend dazukommt, sollten die Übungen besser noch zurückgestellt werden, um ihn nicht mutlos zu machen.

Neben diesen ersten funktionellen Übungen machen wir dem frischverletzten Patienten Angebote zur Ablenkung und Orientierung.

Die ersten Wünsche gehen meist in Richtung Radiohören oder Fernsehen. Wir zeigen auch gern Bildmappen oder Dias über unser Haus. Da wir ein großes Einzugsgebiet haben, ist es für die Patienten interessant zu wissen, wo sie gelandet sind. Fotos aus den Therapiebereichen geben Anknüpfungspunkte über die zukünftigen Maßnahmen. Ein Kalender und eine Uhr am Bett sorgen für die zeitliche Orientierung. Viele haben den Wunsch zu lesen. Sie bekommen einen Leseständer oder ein elektrisches Blattwendegerät. Falls es Schwierigkeiten beim Lesen oder Blättern gibt, können die Patienten auch über einen Walkman Buch- oder Hörspielkassetten hören. Viele mögen auch Rätselraten oder Spielen.

Es gibt aber auch immer wieder Patienten, die auf all diese Angebote nicht eingehen können, weil sie einfach Zeit und Ruhe brauchen, um das Geschehene zu verarbeiten. Wir sollten sie nicht zwingen, aber versuchen, sie durch Geduld, Verständnis und Gesprächsbereitschaft zu motivieren.

Ein großes Problem ist es, wenn ein Patient, der intubiert oder tracheotomiert ist und beatmet wird, nicht sprechen kann. Die Situation ist für alle Beteiligten gleichermaßen quälend. Der Patient, der seine Fragen nicht loswerden und keine Wünsche äußern kann, fühlt sich unverstanden und einsam und dem Pflegepersonal, den Ärzten, den Therapeuten und den Angehörigen fehlt die Rückmeldung auf ihr Tun. Jeder von uns, der einmal vor einem solchen Patienten gestanden hat, hat mit Sicherheit auch die eigene Hilflosigkeit als fast unerträglich empfunden.

Im Folgenden möchten wir einige Kommunikationsbeispiele vorstellen:

1. Die Mundmotorik des Patienten wird weit geschult, bis die Worte für den Zuhörenden ablesbar sind.
2. Man einigt sich auf einen Blinzelcode, z. B. Augen kurz schließen bedeutet „ja", Augen zweimal schließen, bedeutet „nein".
3. Durch Abfragen des Alphabetes oder Einsatz von Buchstabentafeln können Bedürfnisse des Patienten herausgefunden werden.
4. Auf einem kleinen Schreibgerät können Sätze mit Mundstab oder restlicher Handfunktion eingetippt werden. Sie sind auf einem Papierstreifen lesbar. Ähnlich könnte eine Kleinstschreibmaschine eingesetzt werden.
5. Faszinierend ist die Idee, mit einem Kehlkopfmikrophon die eigene spontane Sprache des Patienten hörbar zu machen. Leider konnten wir bislang damit kein gutes Ergebnis erzielen.

Alle diese genannten Methoden haben eines gemeinsam: Sie sind letztlich unbefriedigend.

- Sie brauchen für beide Partner eine lange Übungsphase und nutzen daher in den ersten Tagen noch nichts.
- Sie sind zeitaufwendig und umständlich.
- Die Konzentration von Seiten der Patienten und die Geduld des Zuhörenden in der Hektik einer Intensivstation reichen nicht aus.
- Sie ermöglichen zwar Antworten auf Alternativfragen, lassen aber keine Spontanäußerungen zu.
- Die Konfrontation mit Hilfsmitteln, besonders mit einem Mundstab, wird in den ersten Tagen oft abgelehnt, und die manuellen Fähigkeiten reichen nicht oder noch nicht aus.
- Die hochmodernen elektronischen Kommunikationsmittel sind in ihrem Programm zu speziell oder technisch zu aufwendig für eine Intensivstation.

Zusammenfassend muß man Folgendes sagen:

Eine technische Patentlösung oder allgemein anwendbare Methode für dieses Problem konnten wir noch nicht finden. Wir mußten uns bislang mit z. T. unbefriedigenden Einzellösungen abfinden. Da aber die Zahl der Patienten, die sich in der geschilderten Lage befinden, bei uns im Haus zugenommen hat und die Ergotherapie bei diesen Fällen immer wieder angesprochen wird, möchten wir mit der Bitte schließen, dieses Thema in der anschließenden Diskussion aufzunehmen. Wir würden uns freuen von den Erfahrungen anderer Häuser auf diesem Gebiet hören zu können.

Nichttraumatische Querschnittlähmungen

N. Walker und U. Maier

Klinik für Orthopädie und Rückenmarkverletzte, Orthopädie II, Kurt-Lindemann-Weg 10, D-7145 Markgröningen

Strategien zur umfassenden Behandlung querschnittgelähmter Patienten gründen sich im geschichtlichen Rückblick auf den Umgang mit Kriegsverletzungen, die zu einer – also traumatisch bedingten – Querschnittläsion geführt haben (2). Auch in der heutigen Situation stehen die traumatischen gegenüber den nichttraumatischen Ursachen weit im Vordergrund.

In der Klinik Markgröningen waren in den Jahren 1982–1988 28% der sog. „frischen Fälle" auf nicht unfallbedingte Ursachen zurückzuführen. Diese umfassen kongenitale Fehlbildungen und Systemerkrankungen, Tumore und Metastasen, entzündliche Erkrankungen, Durchblutungsstörungen, degenerative Veränderungen und iatrogene Ursachen.

Als *kongenitale Fehlbildungen* seien Skoliosen, Densaplasie sowie Spina bifida oder Meningomyelozele, als Systemerkrankungen die Mukopolysaccharidosen, Osteogenesis imperfecta und die Neurofibromatose angeführt (4).

Seit Beginn der Querschnittgelähmtenabteilung in Markgröningen 1982 wurden 38 Patienten mit *Querschnittsymptomatik infolge von Tumormetastasen* behandelt.

Das Durchschnittsalter betrug 58 Jahre bei einer Spanne von 16–74 Jahren.

Die durchschnittliche Verweildauer lag bei 100 Tagen, von einem Tag bei Weiterverlegung in eine Radiologische Klinik bis zu einem Jahr bei protrahiertem Rehabilitationsverlauf reichend.

Die Grunderkrankung bedingt den mit 15 Patienten – das sind 40% – hohen Anteil, der während der Rehabilitation nach durchschnittlicher Dauer von 104 Tagen verstorbenen, moribund nach Hause entlassenen oder in ein heimatnahes Krankenhaus verlegten und nach Wiederaufnahmen verstorbenen Patienten.

Zur Wiederaufnahme kamen 9 Patienten.

Als Primärtumore waren wiederholt folgende ossär in die Wirbelsäule metastasierende Tumorarten vertreten: Mammakarzinom (6), Bronchialkarzinom (6), Prostatakarzinom (5), Hypernephrom (5), Rektum- und Sigmakarzinom (5) und Schilddrüsenkarzinom (4).

Die Lokalisation der Metastasen war weitaus am häufigsten, thorakal (21), gefolgt von lumbal (7) und zervikal (4). Daraus ergibt sich die Verteilung von 4 Tetraplegikern gegenüber 34 Paraplegikern.

Die Lähmungsursache ist im Zusammenbruch des befallenen Wirbelkörpers mit zunehmender Gibbusbildung und Spinalkanaleinengung oder Kompression infolge infiltrativen Wachstums zu sehen.

F.-W. Meinecke (Hrsg.)
Querschnittlähmungen

Indikationen für operatives Eingreifen bei Tumormetastasen sind:

1. pathologische Frakturen mit Instabilität,
2. drohende pathologische Fraktur,
3. neurologische Ausfälle und
4. starke Schmerzzustände (1).

Bei Vorliegen neurologischer Ausfälle ist weiter zu differenzieren nach Progredienz der Lähmung, Radio- und Chemosensibilität des Tumors und schließlich entsprechend dem Allgemeinzustand des Patienten.

Die Methode des chirurgischen Vorgehens wird ausgewählt nach anteriorer oder posteriorer Lokalisation der Läsion, Anzahl der befallenen Segmente, Grad der Kyphose sowie ebenfalls Allgemeinzustand und Lebenserwartung des Patienten und zeigt in der Entwicklung eine Tendenz zum anterioren Zugang entsprechend der Fortschritte instrumenteller Möglichkeiten und des Nachweises besserer Ergebnisse (3).

In unserem Patientengut wurden 21 Patienten operativ versorgt, z.T. mit adjuvanter Radio- oder Chemotherapie, 17 Patienten wurden primär einer Radio-, Chemo- oder kombinierten Radio- und Chemotherapie zugeführt.

Ziel der Operation sind Entlastung der Spinalgebilde und Stabilisierung der Wirbelsäule.

An Beispielen soll die dorsale Stabilisierung mittels Harrington-Instrumentariums oder Luque-Stäben, kombiniertes ventrales und dorsales Vorgehen durch Tumorausräumung, Knochenspanimplantation und Kompressionsgewinnstab-instrumentierte Stabilisierung sowie die in neuerer Zeit angewandte ventrale Metallblockspondylodese dargestellt werden (Abb. 1).

Anschließend an die operative Therapie hilft die intensive krankengymnastische und ergotherapeutische Betreuung den Patienten, größtmögliche Mobilität und Selbständigkeit zu erreichen.

Bei häufigem Vorliegen von Blasenentleerungsstörungen, Begleitkrankheiten und Komplikationen durch die Grunderkrankung ist eine fachübergreifende medizinische Behandlung unerläßlich. Diese wird durch im Haus vorhandene und konsiliarisch tätige Abteilungen übernommen.

Stellt man das Behandlungsergebnis in bezug auf die Lähmung entsprechend dem Frankel-Schema dar, hat sich das Lähmungsbild in 9 Fällen verbessert, in 6 verschlechtert und ist bei der Mehrzahl von 23 Patienten gleichgeblieben.

Durch die Möglichkeiten des Auftrainierens vorhandener Muskelfunktionen und der Mobilisierung erreichten 11 Patienten wieder Gehfähigkeit für kurze Strecken und volle Selbständigkeit als Rollstuhlfahrer, 14 konnten sich mit dem Rollstuhl selbständig fortbewegen und benötigten Hilfeleistungen bei der Pflege und zum Übersetzen, 13 Patienten konnten nur vorübergehend mobilisiert werden oder waren nicht mobilisierbar.

Bei eingeschränkter Lebenserwartung und fortgeschrittenem Alter der Tumorpatienten rechtfertigen die Verbesserung der Lebensqualität, Schmerzlinderung, Behandlungsmöglichkeiten von Begleitkrankheiten und Komplikationen, Erweiterung des Handlungsradius, psychische Betreuung bei doppelter Belastung durch Tumorleiden und Querschnittlähmung und Erleichterung der häuslichen

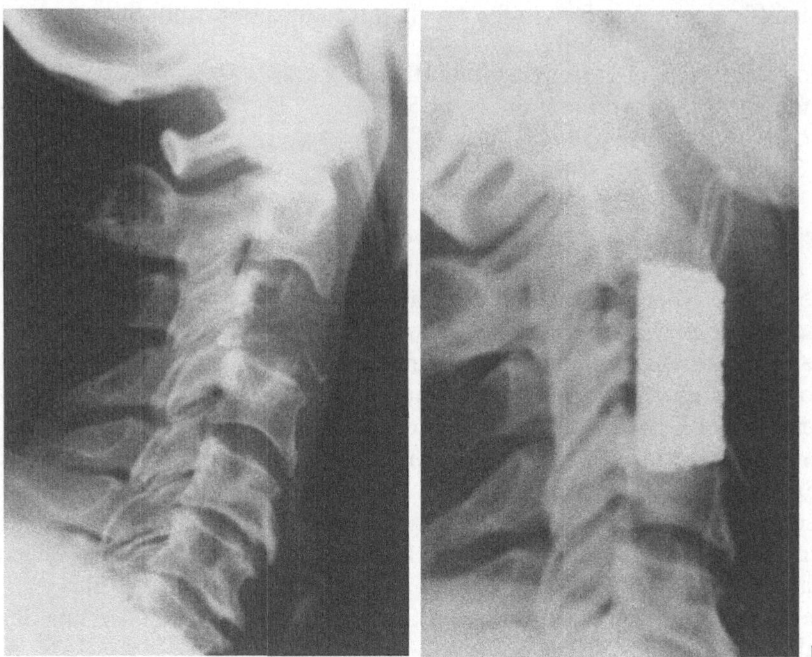

Abb. 1 a, b. Ventrale Metallblockspondylodese bei zervikaler osteolytischer Metastase eines Bronchialkarzinoms. Dieses Verfahren wird ebenso thorakal und lumbal angewandt

Situation sowie der Weiterführung durch den Hausarzt den hohen technischen und therapeutischen Aufwand der Behandlung in einer Spezialeinheit.

17 Patienten mit *intraspinalen Tumoren* im durchschnittlichen Alter von 59 Jahren wurden im genannten Zeitraum in unserer Klinik behandelt. Dabei sind im Mittel die Patienten mit Meningeom oder Neurinom älter als diejenigen, die an einem Ependymom, Astrozytom oder Angiom erkrankt waren.

Die operative Behandlung erfolgte bei allen Patienten durch Laminektomie und Tumorausräumung, in der Mehrzahl außerhalb in Neurochirurgischen Kliniken mit einer durchschnittlichen Verlegungsdauer von 45 Tagen.

Zur Rezidivoperation kam es in 6 Fällen, bei 3 Patienten kam es mehrfach zu Rezidiven.

Während des Rehabilitationsaufenthaltes mit durchschnittlicher Dauer von 101 Tagen erreichten 11 Patienten wieder Gehfähigkeit und waren für längere Strecken auf den Rollstuhl angewiesen, 6 Patienten waren weitgehend selbständig als Rollstuhlfahrer mit geringer Hilfeleistung. Dies entspricht einer guten Remissionstendenz der Lähmungen.

Da die *Querschnittlähmung bei Spondylitiden* eine eher seltene Komplikation darstellt, erhebt sich die Frage der Ursache bei den beobachteten 11 Fällen im durchschnittlichen Alter von 57 Jahren in besonderem Maße.

Betrachtet man die Lokalisation, befindet sich die Entzündung am häufigsten auf thorakalem Niveau. Als Spondylitis-Ursache sind Tuberkulose und spezifi-

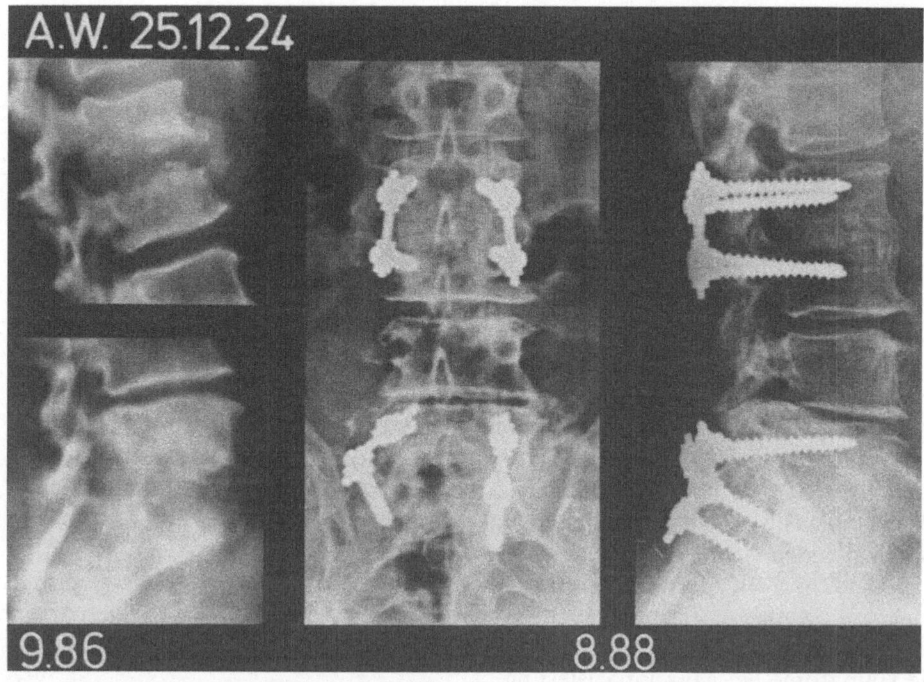

Abb. 2. 2etagig aufgetretene Spondylitis L2/3 und L5/S1. Ausheilung nach Spondylotomie, Spongiosaplastik und Schraubenspondylodese

sche Entzündung durch Staphylococcus aureus am häufigsten nachgewiesen (6), daneben stehen 5 Fälle unspezifischer Entzündung.

Die Indikation zur operativen Therapie gründet sich auf Ausmaß der Wirbelzerstörung und Instabilität, Vorliegen neurologischer Störungen oder Infektanämie. Das Verfahren der Wahl ist die Spondylotomie, Spongiosaplastik und armierte Stabilisierung (Abb. 2).

Kritisch zu sehen ist bei Spondylitis mit epiduraler Abszeßbildung die alleinige Entlastung durch Laminektomie, da in Kombination mit der Zerstörung des Wirbelkörpers die rasch zunehmende Gibbusbildung und progrediente Lähmung erfolgt. Die operative Versorgung wurde in 10 Fällen bei uns, in 3 Fällen außerhalb durchgeführt.

Die Rehabilitationsphase von durchschnittlicher Aufenthaltszeit von 212 Tagen war im Vergleich zu den anderen Gruppen gekennzeichnet durch längere postoperative Liegezeiten mit Versorgung durch Gipsliegeschale und Gipskorsett und anschließender Miederversorgung. Die erheblich längere stationäre Zeit ist darüber hinaus bedingt durch Begleitkrankheiten und komplikationsreiche Verläufe infolge systemischen Infektes.

In der Folge soll nun zur anfangs erhobenen Frage nach den Lähmungsursachen Stellung genommen werden:

1. durch Wirbelkörperzusammenbruch und zunehmende Gibbusbildung
2. durch intraspinale Abszeßbildung,

3. durch Zirkulationsstörungen im thorakalen Endstromgebiet,
4. durch Instabilität nach Laminektomie,
5. durch direkte intraoperative Rückenmarkschädigung.

Die *Polyradikulitis* wurde in 7 Fällen verfolgt, die im Durchschnitt 40 Jahre alt waren und eine mittlere Verweildauer von 54 Tagen aufwiesen.

Die Erstbehandlung mit Diagnostik, intensivmedizinischer Betreuung und ersten Mobilisierungsversuchen fanden bei allen in Neurologischen Kliniken statt mit einer durchschnittlichen Verlegungszeit von 3 Monaten.

Die Ursache der Erkrankung konnte nur in 2 Fällen gesichert werden, es handelte sich jeweils um das Cocksackie-B-Virus.

Der Beginn der Erkrankung wurde mit Durchfällen und Schwächegefühl beschrieben, es folgten aufsteigende Lähmungen mit teilweise foudroyantem Verlauf bis zur Atemlähmung, die eine Intubation nötig machte.

Im Verlauf war, ggf. unter Cortisonbehandlung, immer eine Remission zu beobachten, vom fast vollständigen Rückgang der Lähmungen innerhalb einer Woche bis zur langsamen und stetigen Verbesserung im Verlauf eines Jahres mit verbleibenden Restlähmungen.

Ursachen für *durchblutungsbedingte Querschnittlähmungen* waren Spinalis anterior-Syndrom, Zustand nach Bypass-Operation bei AVK in fortgeschrittenem Stadium, Zustand nach Aortenaneurysmaoperation und indirekt intraspinale Hämatome bei Marcumarisierung.

Degenerative Veränderungen mit Folgen von Querschnittlähmung oder Kauda-Syndrom zeigen das Lähmungsbild korrellierend mit der Wirbelsäulenveränderung:

Cauda-Conus-Syndrom bei LWS-Affektion	10 Patienten
komplette Paraplegie bei Bandscheibenvorfall der BWS	2 Patienten
inkomplette Tetraplegie bei zervikaler Myelopathie bzw. Bandscheibenvorfall	6 Patienten.

Degenerative Veränderungen sowie iatrogene Folgen sind Lähmungsursachen.

In 10 Fällen bestand die beschriebene Lähmung präoperativ, bei 8 Patienten trat nach vorbestehenden segmentbezogenen Paresen eine Querschnittlähmung oder Kauda-Syndrom infolge der Operation auf.

Ursachen hierfür waren direkte Verletzung des Rückenmarks, Nukleotomie von dorsal bei thorakalem NPP sowie lumbal postoperativ aufgetretene Spondylitis, Instabilität oder massive Nachblutung. In dieser Gruppe wurden 12 von 18 Patienten wieder gehfähig.

Die nichttraumatischen Querschnittlähmungen haben sehr vielfältige Ursachen mit entsprechendem Krankheitsverlauf und unterschiedlicher Rückbildungstendenz der Lähmungen. Für alle betroffenen Patienten ist die Möglichkeit einer gezielten Rehabilitation, wie sie aus den Erfahrungen mit traumatischen Querschnittgelähmten entwickelt wurde, entscheidend für den Behandlungserfolg.

Literatur

1. Kostuik JP et al. (1988) Spinal stabilization of vertebral column tumors. Spine 13 (3): 250–256
2. Meinecke F-W (1988) Geschichte der Behandlung Querschnittgelähmter in der BRD. Unfallchirurgie 14: 64–73
3. Turner PL, Prince HG, Webb JK, Sokal MP (1988) Surgery for malignant extradural tumors of the spine. BJ 70 B (3): 451–456
4. Walker N, Hess K (1982) Seltene Ursachen der spinalen Lähmungen. Z. f. Orthop. 120: 569

Diskussion

Es besteht Übereinstimmung darüber, daß echte anatomische Durchtrennungen des Rückenmarkes durch Unfälle selten sind. Zur ausreichenden *Diagnostik* in einem modernen Querschnittgelähmten-Zentrum gehört unverzichtbar die Computertomographie und die Sonographie. Die Kernspintomographie ist eine echte Bereicherung, aber noch nicht unverzichtbar. Im Hinblick auf die Polytraumatisierten sind eine gut funktionierende Anästhesie und Intensivmedizin unabdingbar.

Obwohl bisher eindeutige Nachweise einer verbesserten neurologischen Rückbildung durch sofortige geschlossene oder operative *Dekompression* fehlen, wird die frühestmögliche Reposition bei Luxationen überwiegend befürwortet. Es besteht Einvernehmen darüber, daß bei primär sicher kompletten Lähmungen die Rate der *Rückbildungen* identisch ist unabhängig davon, ob konservativ oder operativ an der Wirbelsäule vorgegangen wurde. Bei primär inkompletten Lähmungen liegen unterschiedliche Erfahrungen vor, hier findet sich aber auch übereinstimmend der Schwerpunkt neurologischer Rückbildungen. Oft wird bei der primären Untersuchung eine bestehende sakrale Aussparung als Ausdruck einer inkompletten Lähmung übersehen. Ebenso kommt es zu Fehlbeurteilungen, wenn die Sensibilität und Motorik am 1. Finger (C 6), 5. Finger (C 8) und äußeren Oberarmknorren (Th 1) nicht überprüft wird. Der Sensibilitätsausfall unterhalb Th 2–Th 4 führt dann zur Fehldiagnose „Paraplegie", obwohl in Wahrheit eine Tetraplegie vorliegt. Die Vernachlässigung gravierender Verletzungen der Halswirbelsäule kann dabei zu schweren Sekundärschädigungen oder aber auch zu ungerechtfertigten späteren gerichtlichen Auseinandersetzungen führen.

Einmütigkeit besteht darüber, daß *Operationen an der Wirbelsäule* die Wiederherstellung der früheren Form und Stabilität zum Ziel haben. Die Verbesserung neurologischer Rückbildungsmöglichkeiten kann dabei ein Gesichtspunkt sein, der jedoch bisher statistisch nicht gesichert ist. So scheint es nicht gerechtfertigt, die Operation bei einer rasch ablaufenden Rückbildung zeitlich zurückzustellen. Die Indikationsstellung zum operativen Eingriff wird nicht von besonders günstigen individuellen Voraussetzungen des Patienten beeinflußt. Es trifft nicht zu, daß die verlängerte Gesamtverweildauer konservativ behandelter Patienten gegenüber Operierten auf primär schlechtere Ausgangsbedingungen zurückzuführen wäre.

Die passive Rückverlagerung ausgesprengter Knochenanteile aus der Wirbelkörperhinterkante in den Wirbelkanal durch Reposition des Wirbels (Ligamentotaxis) gelingt nicht in allen Fällen. Eine Erweiterung des eingeengten Wirbelkanals ist häufiger, die vollständige Wiederherstellung selten. Statistische Angaben liegen nicht vor. Die Indikation zur Laminektomie und direkten Reposition von Hinterwandanteilen durch Druck muß intraoperativ gestellt werden. Teilweise wird die Auffassung vertreten, eine postoperative äußere Fixierung durch ein Korsett stelle keine funktionelle Behinderung während der körperlichen Aufschulung dar, verringere aber die Rate anatomischer Verschlechterungen oder der Implantatbrüche und scheine das Auftreten von Lungenembolien nicht zu begünstigen.

F.-W. Meinecke (Hrsg.)
Querschnittlähmungen

Urologischerseits wird folgender Groborientierung zum Vorgehen der Blasenentleerung zugestimmt: Suprapubische Ableitung zur Bilanzierung der Ausscheidung im Intensivbereich, intermittierendes Katheterisieren sobald als möglich, Selbstkatheterismus, sobald der Patient hierzu in der Lage ist. Transurethraler Dauerkatheter nur, wenn die anderen Verfahren nicht durchführbar sind. Suprapubische und transurethrale Dauerableitung haben in der Bequemlichkeit für Ärzte, Pflegekräfte oder Patienten keine Indikation.

Noch sind die *Hilfsmittel* zur Erleichterung der Kommunikation für einen Patienten ohne Sprech- und Schreibmöglichkeiten primitiv. Kehlkopfmikrophone haben sich nicht bewährt.

In der Akutbehandlung wird versucht, die *Voijta-Therapie* so früh wie möglich 2–3mal täglich zwischen 20 und 30 min einzusetzen.

Eine *endgültige Aussage* über das Ausmaß einer bestehenden und verbleibenden Lähmung zu gutachterlichen Zwecken kann nach 6 Monaten erfolgen. In der Akutphase scheint bei primär sicher kompletten Lähmungen mit der Vorhersage gegenüber Patienten, Angehörigen und Sozialleistungs- oder Versicherungsträgern mitunter größere Zurückhaltung geboten.

Es wird eindringlich darauf hingewiesen, daß ein Verletzter, bei dem eine Querschnittlähmung festgestellt wird, sofort nach Sicherung der Diagnose und der Transportfähigkeit zur umfassenden Behandlung einer Spezialabteilung für Querschnittgelähmte zugewiesen werden sollte.

Früh- und weiterführende Behandlung

Frühbehandlung: Verlauf der neurologischen Verletzungsfolgen

St. Spanudakis [1] und H. Hetzel † [2]

[1] Rehabilitationszentrum Häring der Allgemeinen Unfallversicherungsanstalt (AUVA), Abteilung für Rückenmarkverletzte, Schönau 147, A-6323 Bad Häring
[2] Schneeburggasse 163, A-6020 Innsbruck

Die Problematik der Operationen im Bereich der Wirbelsäule mit Rückenmarkbeteiligung ist größer, als dies in der akuten Phase, d.h. sofort nach dem Unfall, angenommen wird.

Die Stabilisierung in dieser Phase ist vom Erstbehandler sicher gut gemeint, sollte aber nicht unbedingt in jeder Unfallabteilung vorgenommen werden. Um eine Operation dieser Art erfolgreich durchführen zu können, müssen dem Operateur die nötigen diagnostischen Möglichkeiten wie Computertomographie, Kernspintomographie usw. zur Verfügung stehen. Nicht zuletzt braucht er auf diesem Gebiet auch Erfahrung.

In den meisten Fällen bekommt der Verletzte dann ein Stützmieder, welches noch über mehrere Monate getragen werden soll.

In diesem Zustand wird der Verletzte dann in einem unserer Rehabilitationszentren aufgenommen, wo die diversen Probleme sowohl für den Verletzten als auch für den Rehabilitationsarzt beginnen.

Die Behandlungsmethoden beim Querschnittgelähmten haben sich grundlegend geändert. Im Jahr 1973 z.B. wurden von 11 Rückenmarkverletzten 10 *konservativ* behandelt, das sind 91 %, heute werden von 23 Patienten 21 *operativ* versorgt, d.h. 91,5 %.

Die folgende Studie zeigt einen Vergleich zwischen operativen und konservativen Behandlungsmethoden und ihre neurologischen Erfolge über den Zeitraum von 1973–1986 und beinhaltet 223 Verletzte nach Autounfällen, welche in der Abteilung für Rückenmarkverletzte des Rehabilitationszentrum Häring aufgenommen wurden. Von den 223 Verletzten waren 169 Männer und 54 Frauen. Diese Unfälle ereigneten sich zu 80 % während der Freizeit und nur 20 % waren Arbeitsunfälle. Das Durchschnittsalter der Verunfallten betrug 30 Jahre.

Die Verletzungsarten dieser Patienten sind wie folgt eingeteilt:

Art des Traumas	Pat. Anzahl	Prozentsatz
Reine Frakturen	104	47
Reine Luxationen	27	18
Luxationsfrakturen	77	34
Kontusionen	6	3
Traum. Diskusprolaps	3	1
Hämatomyelie	4	2
Aortenruptur	2	1
Total	223	100

F.-W. Meinecke (Hrsg.)
Querschnittlähmungen

Dazu eigene Beobachtungen und Bemerkungen:
Von den aufgenommenen Patienten waren 113 (=50,5%) operiert und 110 nicht operiert. Der neurologische Vergleich dieser Patienten wurde nach der Klassifikation von Frankel et al. erstellt. In dieser Klassifikation wurden die einzelnen Wirbelsäulenabschnitte, d.h. Halswirbelsäule, Brustwirbelsäule, thorakolumbaler Übergang und Lendenwirbelsäulenabschnitt, genau unterteilt.

Die folgenden zwei Tabellen zeigen eine Aufteilung der operierten und nicht operierten Patienten (Tabelle 1, 2).

Tabelle 1. Einteilung operierter Patienten ($n = 223$)

WSA	Pat. Zahl	Prozentsatz
HWS	60	27
BWS	24	10,5
BWS/LWS	24	10,5
LWS	5	2,5
Total	113	50,5

Tabelle 2. Einteilung nicht operierter Patienten ($n = 223$)

WSA	Pat. Zahl	Prozentsatz
HWS	46	21
BWS	37	16,5
BWS/LWS	24	10,5
LWS	3	1,5
Total	110	49,5

WSA = Wirbelsäulenabschnitt.

Die anschließenden beiden Tabellen zeigen die unterschiedlichen Erfolge zwischen operierten und nicht operierten Patienten (Tabelle 3, 4).

Wie aus Tabelle 3 und 4 zu ersehen ist, beträgt der Erfolg 6% bei den operierten Patienten gegenüber den nicht operierten, wobei der Erfolg bei HWS, BWS und thorakolumbalem Übergang zu verzeichnen ist. Bei LWS bleibt der Prozentsatz gleich. Weiters wurden die Patienten, die eine Besserung hatten, genau in Erfolgsstadien nach Frankelscher Klassifizierung unterteilt (Tabelle 5, 6).

Beim Vergleich der Tabellen 5 und 6 zeigt das Stadium 1 einen 6,5%igen Erfolg der operierten Patienten und im Stadium 2 einen 1,5%igen der nicht operierten Patienten.

Eine genaue Analyse der neurologischen Befunde und ihrer Stadien ergibt Tabelle 7.

Noch eine letzte Bemerkung. Von den 223 querschnittgelähmten Patienten, die in die Abteilung aufgenommen wurden, hatten 51 Patienten Dekubitalgeschwüre, das entspricht einem Prozentsatz von 23. Das ist ein großer Anteil. Von diesen 51

Tabelle 3. Klassifikation nach Frankel. Operierte Patienten ($n = 113$)

WSA	kein Erfolg	Prozentsatz	Erfolg	Prozentsatz
HWS	47	41,5	13	11,5
BWS	21	18,5	3	3
BWS/LWS	19	16,5	5	4,5
LWS	2	1,5	3	3
Total	89	78,0	24	22,0

Tabelle 4. Klassifikation nach Frankel. Nicht operierte Patienten ($n = 110$)

WSA	kein Erfolg	Prozentsatz	Erfolg	Prozentsatz
HWS	36	32,5	10	9
BWS	36	32,5	1	1
BWS/LWS	21	19	3	3
LWS	–	–	3	3
Total	93	84,0	17	16

Tabelle 5. Besserung nach Frankel-Stadien. Operierte Patienten ($n = 113$)

WSA	Patienten	Stad. 1	Prozentsatz	Stad. 2	Prozentsatz
HWS	13	11	10	2	2
BWS	3	2	2	1	1
BWS/LWS	5	3	3	2	2
LWS	3	3	3	–	–
Total	24	19	18	5	5

Tabelle 6. Besserung nach Frankel-Stadien. Nicht operierte Patienten ($n = 110$)

WSA	Patienten	Stad. 1	Prozentsatz	Stad. 2	Prozentsatz
HWS	10	6	5,5	4	3,5
BWS	1	1	1	–	–
BWS/LWS	3	2	2	1	1
LWS	3	2	2	1	1
Total	17	11	10,5	6	5,5

Tabelle 7. Klassifikation nach Frankel. Gesamtzahl ($n = 223$)

Stadium	operierte Pat. Zahl	Prozent	nicht op. Pat. Zahl	Prozentsatz
Frankel A	55	25	76	34
Frankel A–B	3	1,5	4	2
Frankel A–C	3	1,5	–	–
Frankel B	7	3	4	2
Frankel B–D	2	1	2	1
Frankel C	10	4	8	4
Frankel C–D	15	6	9	4
Frankel D	17	7,5	5	2
Frankel D–E	1	0,5	2	1

Patienten waren 33 komplett, das sind 15%, und 18 Patienten inkomplett, das ergibt 8%.

Es gibt dafür folgende Erklärung:

Im Stadium des spinalen Schocks sind die Patienten besonders gefährdet, und einer sachgemäßen Betreuung kommt größte Bedeutung zu.

Bei einem querschnittgelähmten Patienten kann eine komplette oder insuffiziente Oberflächen- und Tiefensensibilität sowie eine Hypalgesie oder Analgesie einen Dekubitus erzeugen, nicht aber bei normaler Schmerzempfindung.

Zusammenfassend kann gesagt werden, daß die operativen Behandlungsmethoden gegenüber den konservativen einen 6%igen neurologischen Erfolg vorweisen können. Deshalb sollte der querschnittgelähmte Patient so schnell wie möglich nach der nötigen Diagnostik operiert werden. Der Eingriff an der Wirbelsäule sollte jedoch ausschließlich, wie schon zu Beginn erwähnt, an Institutionen durchgeführt werden, die eine reichliche Erfahrung auf diesem Gebiet besitzen, die Möglichkeit der entsprechenden Diagnostik haben und auch über das entsprechende notwendige Personal für die postoperative Behandlung verfügen. Nur so können Komplikationen ausgeschaltet und noch bessere Erfolge erzielt werden.

Literatur

Spanudakis St (1982) Wirbelsäulenoperation bei Rückenmarksverletzten und das Decubitalgeschwür. III. alpenländisch-adriatisches Symposium, 27.10.–30.10.1982, Schlußbericht

Spanudakis St, Hetzel H (1986) Zur Rehabilitation von Patienten mit Decubitalgeschwüren bei inkomplettem Querschnitt. Jahrestagung der Österr. Gesellschaft für Neuro-Rehabilitation in Wien, 1.12.–2.12.1986, Schlußbericht

Spanudakis St, Hetzel H (1987) Motorisierung und Querschnittlähmung. V. alpenländisch-adriatisches Symposium, 2.4.–4.4.1987, Schlußbericht

Urologische Frühbehandlung Querschnittgelähmter: Verlauf der urologischen Verletzungsfolgen – diagnostische und therapeutische Maßnahmen

M. Stöhrer

Berufsgenossenschaftliche Unfallklinik, Urologische Abteilung, Professor Küntscher-Straße 8, D-8110 Murnau

Da die urologischen Verletzungsfolgen die Lebenserwartung des querschnittgelähmten Patienten erheblich beeinflussen, ist die Rehabilitation in diesem Fachbereich zwangsläufig ein wesentlicher Aspekt der Gesamtrehabilitation. Hierzu ist eine echte Kooperation der verschiedenen Disziplinen und nicht nur fachorientiertes Nebeneinander der Beteiligten Voraussetzung (2). Rehabilitation im urologischen Fachbereich ist allerdings nur möglich, wenn entsprechende Fachleute, am besten in einer eigenen Fachabteilung, an einem solchen Zentrum überhaupt vorhanden sind, was in der Bundesrepublik bisher leider und in kaum noch zu verantwortender Weise nur für einzelne Kliniken und Reha-Zentren zutrifft. Dies ist um so bedauerlicher, als gerade die Frühbehandlung von essentieller Bedeutung für die weitere Entwicklung der urologischen Verletzungsfolgen ist (7, 9). Zahlreiche Verläufe mit ungünstiger Entwicklung bei Patienten, deren Erstrehabilitation nicht unter den genannten Aspekten stattfand mit teilweise erschütternden Ergebnissen im urologischen Bereich, dokumentieren diese Forderung. Es scheint daher erforderlich, einige Leitsätze für die Frühbehandlung auf dem jetzigen Stand der Kenntnisse zu formulieren.

Die urologische Frühbehandlung des Querschnittgelähmten setzt ein nach Beendigung der sog. spinalen Schockphase. Die bis zu diesem Zeitpunkt „provisorische" Harnableitung wird ersetzt durch eine an den grundsätzlichen Gegebenheiten des betreffenden Falles orientierte längerfristige Planung, die zum Ziel hat, den Patienten nach der Rehabilitation mit einer ausgeglichenen Blasenentleerung zu entlassen (Tabelle 1). Dies bedeutet, daß man urologischerseits versucht, im Laufe dieses Zeitraums so nah wie möglich an die physiologischen Druck-Flußrelationen heranzukommen.

Tabelle 1. Kriterien einer ausgeglichenen Blasenentleerung

Hyperreflexive Blase	
Kapazität	> 250
Compliance	> 20 ml/cm H_2O
Restharn	< 50 ml
Max. DD bei Miktion	< 80 cm H_2O
Keine oder nur geringe Sekundärschäden am Harntrakt	
Hypo-inaktive Blase	
Restharn	< 100 ml
Max. Abdom. D.	100 cm H_2O
Kapazität limitiert	(< 500 ml)
Keine oder nur geringe Sekundärschäden am Harntrakt	

F.-W. Meinecke (Hrsg.)
Querschnittlähmungen

An erster Stelle der Frühbehandlung steht eine adäquate Versorgung der Harnableitung. Nach wie vor ist der intermittierende Katheterismus, wenn durchführbar, das beste Verfahren.

Ist aufgrund der Verletzungshöhe eine ausreichende Detrusoraktivität zu erwarten, wird zusätzlich ein Blasentraining in 4stündlichen Abständen durchgeführt (2, 5). Bei Entwicklung einer eher hypo- oder inaktiven Blase, entsprechend einer Läsion des unteren motorischen Neurons, ist der Versuch, mit Hilfe der Bauchpresse zu entleeren, meist erfolglos. Es sollte dann keineswegs vom Pflegepersonal durch zusätzliche Drucke von außen eine gewaltsame Entleerung erzwungen werden. Die dabei zustandekommenden Drucke sind weit über dem, was einer Blase von ihrer morphologischen Situation her zuträglich ist. Es kommt daher neben einer meist unvollständigen oder nur geringen Entleerung zu einer erheblichen Überdehnung der Blase und zu einer Stauung des oberen Harntraktes bzw. zum Reflux in die oberen Harnwege. In diesen Fällen ist daher das Beibehalten des intermittierenden Katheterismus zu empfehlen (2, 9).

In der Phase der Frühbehandlung ist, entsprechend den Fähigkeiten des Patienten, zu überlegen, inwieweit man ihn an dieser Maßnahme bereits selbst beteiligen kann. Sollte das Blasentraining bei zu erwartender Reflexblase zu keiner ausreichenden Entleerung führen, was in den ersten Monaten der Fall sein kann, ist auch hier der intermittierende Katheterismus die Methode der Wahl. Falls technisch möglich, können selbstverständlich auch diese Patienten diese Art der Entleerung selbst durchführen (Abb. 2).

Die in dieser Phase durchzuführenden diagnostischen Maßnahmen beschränken sich bis zur Stabilisierung der Fraktur auf regelmäßige wöchentliche Kontrollen des Harnsediments und der Kultur sowie auf ggf. sonographische Restharnkontrollen, sofern nicht katheterisiert wird (7). Die oberen Harnwege sind zunächst durch eine sonographische Kontrolle auf Stauungszeichen oder Konkremente zu überprüfen. Harnwegsinfekte in diesem Zeitraum sind weniger

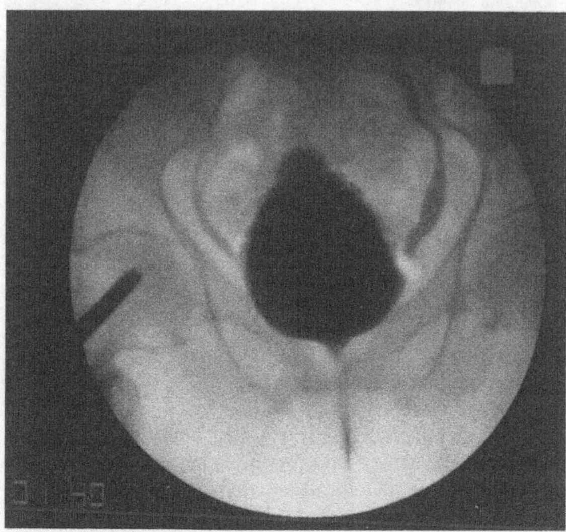

Abb. 1. Vesikorenaler Low-pressure-Reflux beidseits bei beginnender Pseudodivertikelbildung einer hyperreflexiven unbehandelten Blase 4 Mon. nach Eintritt der Querschnittlähmung. Bis zum Zeitpunkt der urodynamischen Untersuchung permanente suprapubische Ableitung; chron. rezidiv. Infekte

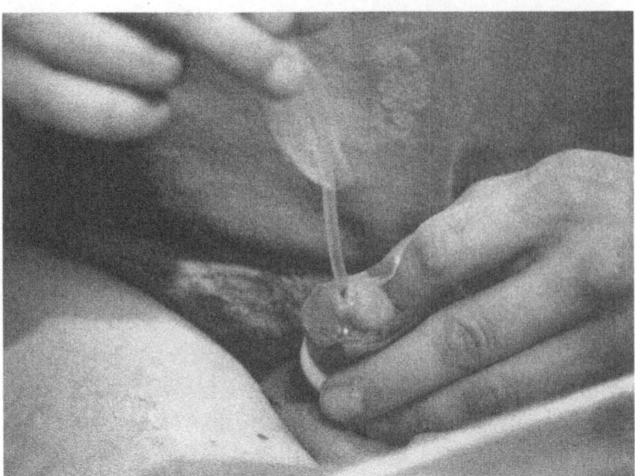

Abb. 2. Intermittierender Katheterismus durch den Patienten. Einführen des Katheters nach Abziehen der sterilen Umhüllung an der Perforationsstelle nahe der Katheterspitze ohne direkten Kontakt mit dem Katheter

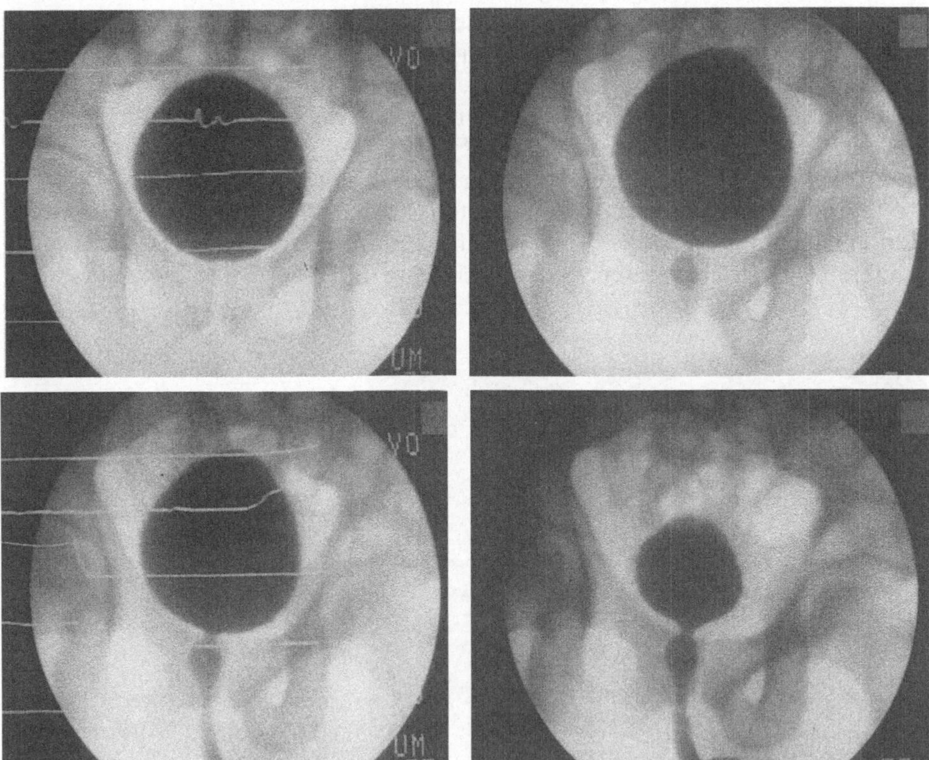

Abb. 3. Reflexblase im Frühstadium während der Entleerung am urodynamischen Meßplatz. Beginnend von oben und nach rechts zunehmende Ballonierung während der Miktion durch hohe intravesikale Drucke. Typische Einschnürung durch den kräftigen hypertonen Detrusor im Blasenhalsbereich

Zeichen einer chronischen Dekompensation des Harntraktes, sondern meist durch fehlerhaftes Verhalten bei der Harnableitung bedingt. Die kulturgerechte Therapie ist daher in diesem Stadium erforderlich. Überdies sind bereits von Anfang an durchgeführte Maßnahmen zur Erhöhung der Diurese sowie zum Ansäuern des Harns sinnvolle unterstützende Maßnahmen.

Ist der Patient lagerungsfähig, sollte ein Infusionsurogramm durchgeführt werden, das zusätzlich zur Sonographie eine genaue Darstellung der morphologischen Situation ermöglicht und damit einen Ausgangswert für den weiteren Verlauf gibt. Von zentraler Bedeutung in dieser Phase ist zweifellos die urodynamische Untersuchung, die beim Querschnittgelähmten am großen Meßplatz erfolgen sollte unter simultaner videographischer Aufzeichnung des gesamten Miktionsvorganges (Abb. 3) (1, 6, 8). Gemessen werden weiter neben dem Blasendruck der intraabdominale Druck in Form des Rektumdruckes sowie der Differenzdruck aus beiden. Zusätzlich können ein Beckenboden-EMG sowie eine Urethradruckmessung, die allerdings erhebliche technische Schwierigkeiten verursachen kann, durchgeführt werden.

Die Harnflußrate ist häufig nur von untergeordneter Bedeutung, vor allem wenn die Untersuchung des Patienten liegend stattfindet und über einen transurethralen Katheter erfolgt. Je höher die vorliegende Läsion ist, desto größere technische Anforderungen sind an die urodynamische Untersuchung zu stellen. Die Artefaktgefahr steigt bei zunehmender Höhe der Lähmung, so daß derartige Untersuchungen so physiologisch wie möglich durchgeführt werden sollten. D. h. z. B. daß das Flüssigkeitsmedium auf Körpertemperatur angewärmt werden muß, die Füllgeschwindigkeit nach ICS-Definition langsam sein sollte und der Patient keinen Infekt haben sollte (8). Der Trend der weiteren Entwicklung läßt sich durch Provokation mit dem Eiswassertest frühzeitig erkennen (Abb. 4). Entwickelt sich die hyperreflexive Blase in diesem Zeitraum in Richtung einer aggressiven Detrusorreaktion mit Drucken von mehr als 100 cm Wassersäule, kann dies als prognostisch ungünstige Situation eingestuft werden. Ohne adäquate Therapie entsteht schon bald ein Hochdrucksystem, das aufgrund der zunehmenden Spastik zu einem erhöhten Blasenauslaßwiderstand führt. Hieraus ergibt sich eine Detrusorhypertrophie mit Hyperaktivität und einer Verringerung der Speicherkapazität. Folge der muskulären Verdickung ist eine Einflußstauung des oberen Harntraktes vor der Blase mit allmählicher Rückstauung in die Nierenhohlraumsysteme sowie Ausbildung eines Refluxes in die oberen Harnwege (Abb. 1). Weitere Folge ist eine erhöhte Anfälligkeit für Harnwegsinfekte mit Beteiligung des oberen Harntraktes im Sinne einer zunehmenden Nierenfunktionsschädigung. In dieser Situation hilft nur eine frühzeitige Absenkung des infravesikalen Abflußwiderstandes entweder durch operative Verringerung im Sinne einer dosierten Spinkterotomie oder durch Ausschaltung des Blasenschließmuskels durch intermittierenden Katheterismus unter gleichzeitiger medikamentöser Detrusordämpfung mit Anticholinergika (6, 8, 9). Sollten mit diesen alternativen Methoden angemessene Druck-Flußrelationen erreichbar sein, ist der Patient zunächst aus der Gefahrenzone.

Bei extremer Spastik und minimaler Blasenkapazität mit kompletter hochsitzender Läsion ist, bei Fehlschlagen der genannten Methoden ggf. eine Ausschaltung der Blase oder die Implantation eines Blasenstimulators in Kombination

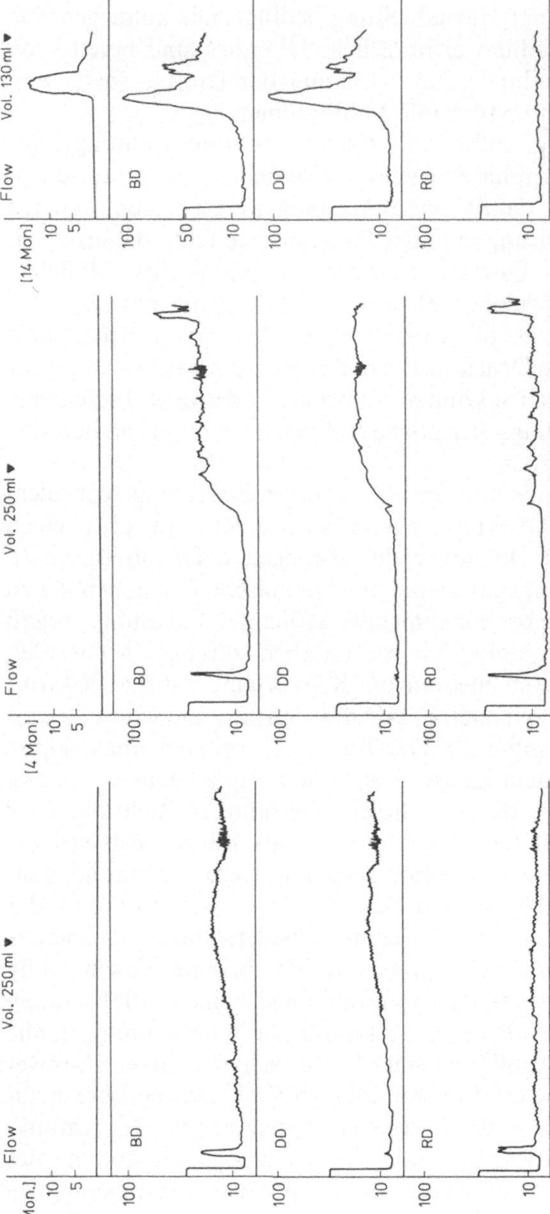

Abb. 4. Verlauf des Eiswassertests unter Kontrolle am Meßplatz. 23jähriger Patient mit kompletter Querschnittlähmung in Höhe BWK 6. 2 Mon. nach dem Unfall Anstieg des Blasendrucks auf ca. 20 cm H_2O ohne Miktion; nach 4 Mon. erfolgt ein deutlich intensiver Anstieg des Detrusordrucks auf Werte knapp über 30 cm H_2O. Eine Miktion tritt noch nicht auf. Nach 14 Mon. schon bei Füllung mit 130 ml Spontanmiktion mit Detrusordruck von ca. 100 cm Wassersäule im Sinne einer erheblichen hyperreflexiven Detrusorreaktion

mit der Durchtrennung der sakralen Hinterwurzeln zu diskutieren. Dies wird jedoch in der Frühbehandlung kaum und auch später nur sehr selten der Fall sein (9).

Sollte der Detrusor nicht in der Lage sein, ausreichende Drucke zur Miktion aufzubauen, ist der intermittierende Selbstkatheterismus heute auch auf lange Sicht die Therapie der Wahl. Der Patient ist nicht durch Ableitungssysteme beeinträchtigt, es sei denn, er katheterisiert sich so selten, daß er eine Überlaufinkontinenz behält. Die in diesen Fällen früher häufig propagierte langfristige suprapubische Ableitung hat die in sie gesetzten Erwartungen in keiner Weise erfüllt. Der Fremdkörper führt zu entzündlichen Blasenschleimhautveränderungen und zum Reflux und damit auf lange Sicht zu keiner günstigen Situation (Abb. 1). Abgesehen davon ist die Lebensqualität ohne derartige Ableitungssysteme ungleich höher (9).

Eingriffe im Blasenhalsbereich in Form einer Blasenhalskerbung oder Resektion führen, sofern sie effizient durchgeführt werden, zu einer starken Verringerung des Blasenauslaßwiderstandes, so daß der Patient dann seine Blase ausdrücken kann. Dies bedeutet aber auch, daß z.B. Hustenstöße mit intraabdominaler und intravesikaler Druckzunahme im Sinne einer Streßinkontinenz zum unwillkürlichen Harnabgang führen, und das Tragen eines Kondomurinals erforderlich wird, so daß wir auch den männlichen Patienten heute nahelegen, den intermittierenden Katheterismus zu erlernen (6, 9).

Für den genannten Zeitraum der Frühbehandlung sind der intermittierende Katheterismus und die dosierte Sphinkterotomie die am häufigsten durchgeführten therapeutischen Maßnahmen, sofern nicht das sog. Blasentraining zu einer effizienten Entleerung, d.h. ohne Restharn bei physiologischen Detrusordrucken, führt.

Die medikamentöse Beeinflussung der Blasenentleerung spielt in der letzten Zeit eine zunehmende Rolle. Insbesondere im Bereich der Dämpfung des hyperaktiven Detrusor sind eine Reihe Anticholinergika mit guter Wirkung auf den Markt gekommen bzw. kurz vor der Zulassung. Von besonderem Interesse sind das neueingeführte Oxybutynin sowie kurz vor der Zulassung stehende Substanzen wie Propiverin, Trospiumchlorid und Terodilin. Die Wirksamkeit dieser Substanzen ist objektiv feststellbar. Ihre Nebenwirkungen werden uneinheitlich bewertet. Nach unseren Erkenntnissen sind bei ausreichender Dosierung die Nebenwirkungen individuell unterschiedlich, so daß man ggf. mehrere Medikamente beim gleichen Patienten einsetzen muß, bis man zu befriedigenden Resultaten kommt. Im allgemeinen wird man diese Therapie eher zeitlich begrenzt im Sinne kurz- oder mittelfristiger Überbrückungsmaßnahmen einsetzen oder in Form der bereits angeführten Zusatztherapie beim intermittierenden Katheterismus der hyperreflexiven Blase (9).

Bei der medikamentösen Therapie von Harnwegsinfekten hat sich bei unserem Krankengut in der akuten Situation der Einsatz von Gyrasehemmern bei Vorliegen akuter Infekte mit Problemkeimen gut bewährt. Resistenzen sind in unserem Krankengut bisher noch nicht nachweisbar. In vielen Fällen genügt auch eine Therapie mit Nitrofurantoin. Cefalosporine oder Penicilline der letzten Generation mit entsprechenden Spektrum im gramnegativen Bereich sowie

Aminoglykoside bleiben septischen Prozessen mit vitaler Gefährdung des Patienten vorbehalten.

Die Harnwegsinfektprophylaxe erfolgt durch Ansäuern mit L-Methionin sowie durch erhöhte Flüssigkeitszufuhr. Diese Maßnahme hat sich aufgrund ihrer Wirksamkeit wie auch ihrer Verträglichkeit bewährt.

Die vorgestellten Maßnahmen im urologischen Fachbereich ermöglichen es uns heute, die Lebenserwartung eines Querschnittgelähmten im günstigen Falle der eines Nichtquerschnittgelähmten gleichzustellen. Ferner führen sie zu einer erheblichen Verbesserung der Lebensqualität für den Betroffenen. Von erheblicher Bedeutung für den weiteren Verlauf sind dann regelmäßige jährliche Kontrollen durch den Urologen am Zentrum. Neben einigen einfachen klinischen Parametern kommt hierbei der Urodynamik die wesentliche analytische Bedeutung zu.

Literatur

1. Burgdörfer H (1984) Urologische Diagnostik bei Patienten mit neurogener Blasenentleerungsstörung. In: Stöhrer M, Palmtag H, Madersbacher H (Hrsg) Blasenlähmung. Thieme, Stuttgart, S 72–86
2. Madersbacher H (1984) Blasenentleerung ohne Hilfsmittel. In: Stöhrer M, Palmtag H, Madersbacher H (Hrsg) Blasenlähmung. Thieme, Stuttgart, S 50–69
3. Meinecke F-W (1987) Erhöhte Lebenserwartung Querschnittgelähmter durch moderne Spezialbehandlung. Lebensversicherungsmedizin 5:144–149
4. Opitz J-L (1984) Richtlinien des Blasentrainings. In: Stöhrer M, Palmtag H, Madersbacher H (Hrsg) Blasenlähmung. Thieme, Stuttgart, S 42–47
5. Palmtag H (1984) Kritische Wertung neuer Erkenntnisse und Möglichkeiten der urologischen Behandlung von Blasenlähmung. In: Stöhrer M, Palmtag H, Madersbacher H (Hrsg) Blasenlähmung. Thieme, Stuttgart, S 202–207
6. Pauer W (1984) Allgemeine urologische Maßnahmen in der Frühphase. In: Stöhrer M, Palmtag H, Madersbacher H (Hrsg) Blasenlähmung. Thieme, Stuttgart, S 36–40
7. Stöhrer M, Löchner-Ernst D, Mandalka B (1984) The importance of urodynamic examinations to the indication for surgical treatment of neurogenic bladder dysfunction. Paraplegia 22:349–357
8. Stöhrer M, Löchner-Ernst D, Mandalka B, Huber G (1988) Ten years review of urological treatment of spinal cord injured. Abstracts digest. American Spinal Injury Association, San Diego/California, p 150

Lumbalanästhesie bei transurethralen Eingriffen Rückenmarkverletzter

D. Lang und L. Mühlbauer

Berufsgenossenschaftliche Unfallklinik, Abteilung für Anästhesie, Professor Küntscher-Straße 8, D-8110 Murnau

Es gilt in der Anästhesie die Regel: Keine Regionalanästhesie in neurologisch gestörten Bereichen. Warum also Lumbalanästhesie bei transurethralen Eingriffen Rückenmarkverletzter?

In den letzten 10 Jahren wurden in der urologischen Abteilung der Unfallklinik Murnau 2500 transurethrale Eingriffe an Rückenmarkverletzten vorgenommen. Die kurzzeitige OP-Dauer, das Fehlen der Schmerzsymptomatik beim komplett gelähmten Patienten ließen einen Eingriff ohne vermeintliches Risiko für den Verletzten erwarten. Die Praxis zeigte jedoch, daß vor allem Patienten mit Halswirbel- und hoher Brustwirbelsäulenverletzung bei diesen „einfachen Eingriffen" großen medizinischen Risiken und subjektiven Streß- und Angstgefühlen ausgesetzt waren. Bedingt durch die laufende Blasenfüllung während des transurethralen Eingriffes kommt es zu überschießenden vegetativen Reaktionen: Blutdruckanstieg, oft über 200 mm Hg, starker Kopfschmerz, Schweißausbrüche, Unwohlsein bis zum extremen Angstgefühl. Dieses Angstgefühl trat dann bei Wiederholungseingriffen bereits präoperativ auf. Als unangenehm, manchmal den Eingriff in Frage stellend, wurde die durch die Steinschnittlagerung ausgelöste Spastik vor und während der OP von Patient und Operateur beschrieben.

Als schwerwiegendes Ereignis erlebten wir vor einem Jahr den Tod eines 47jährigen Patienten, der seit 20 Jahren tetraplegisch war. Am Nachmittag der durchgeführten Sphinkterotomie verlor er das Bewußtsein. Die Blutdruckwerte lagen bei dem sonst hypotonen Patienten bei 180 mm Hg. Am 3. Tag postoperativ kam es zum Exitus. Die Obduktion ergab den Riß eines Hirnarterienaneurysmas. Wenngleich die Kausalkette nicht lückenlos beweisbar war, kam bei uns doch die Vermutung auf, daß die intraoperativ, erstmalig eingetretene Blutdruckkrise, mitverantwortlich für den Riß des Aneurysmas war.

Dies veranlaßte uns zunächst den Versuch zu unternehmen die Blutdruckspitzen medikamentös abzufangen. Die Ergebnisse waren jedoch unbefriedigend, da der Wirkungseintritt langsam und die Wirkungsdauer zu lang anhaltend waren, so daß nach Entleerung der Blase pathologisch hypotone Werte beobachtet wurden.

Unsere Bemühungen gingen nun dahin, die vegetativen Fehlreaktionen durch ein möglichst risikoarmes Anästhesieverfahren auszuschließen. Naheliegend war die Anwendung der Lumbalanästhesie, die den Patienten in wachem Zustand läßt, und sowohl die sympathischen Reaktionen als auch die Spastik blockiert.

Seit Januar 1988 führten wir dieses Verfahren bei 31 Patienten durch. In Seitenlagerung wird zwischen dem 2. und 3. oder 3. und 4. Lendenwirbelkörper der Spinalkanal punktiert. Bei zu erwartender kurzer OP-Dauer wird 80 mg Mepivacain hyperbar injiziert, bei längerdauernden Eingriffen verwenden wir

F.-W. Meinecke (Hrsg.)
Querschnittlähmungen

15 mg Bupivacain hyperbar. Der Patient wird nun sofort in Rückenlagerung gebracht, der Oberkörper durch Kissen leicht erhöht. Nach 2 min können die Beine ohne Einsetzen der Spastik in Steinschnittstellung gebracht werden. Postoperativ ist normale Essens- und Medikamenteneinnahme möglich. Lediglich 24 h Bettruhe müssen eingehalten werden.

Kein einziger Patient zögerte, seine Einwilligung zur Anästhesie zu geben, nachdem ihm sowohl Technik als auch Wirkungsweise eingehend erklärt wurden.

Unsere Ergebnisse sind derart positiv, daß wir dieses Verfahren bei transuretralen Eingriffen bei Tetraplegikern generell empfehlen können.

Bei den 31 Patienten war bei keinem ein intra- und postoperativer Blutdruckanstieg über 130 mg Hg feststellbar, auch nicht bei extrem hoher Füllmenge der Blase, bei keinem entwickelten sich Druckgefühl oder Schmerzen im Kopf. Bei keinem Patienten kam es zu Schweißausbrüchen oder Angstgefühlen. Alle 31 Patienten wünschten bei einem erneuten Eingriff wieder dieses Anästhesieverfahren.

Operative Eingriffe zur Senkung des Blasenauslaßwiderstandes

H. Burgdörfer, D. Schmidt-Bachaly und A. Bohatyrewicz

Berufsgenossenschaftliches Unfallkrankenhaus, Querschnittgelähmten-Zentrum, Bergedorfer Straße 10, D-2050 Hamburg 80

Das Ziel der urologischen Betreuung Querschnittgelähmter besteht im Erreichen und Aufrechterhalten einer ausgeglichenen Blasenentleerung trotz Lähmung. Dabei bedeutet ausgeglichen weit mehr als nur vollständig oder restharnfrei. Wichtig ist die möglichst vollständige Entleerung der Blase unter annähernd physiologischem Druck. Voraussetzung dazu sind regelrechte Widerstandsverhältnisse in den Harnwegen unterhalb der Blase; nur dann kann eine regelrechte Druck-Fluß-Relation erwartet werden; nur dann werden sich morphologische Veränderungen der Blase und der oberen Harnwege (wie Trabekulierung, Pseudodivertikelbildung oder vesikoureteraler Reflux) vermeiden oder eng begrenzt halten lassen; nur dann ist unter Verzicht auf regelmäßige Antibiotikagabe dauerhafte Infektfreiheit erreichbar.

Bleibt trotz gezielter medikamentöser Behandlung der Blasenauslaßwiderstand erhöht und damit die Entleerung unausgeglichen, muß rechtzeitig transurethral eingegriffen werden. Rechtzeitig bedeutet hier vor Eintritt von erkennbaren Veränderungen an den oberen Harnwegen.

Die Indikation zum Eingriff ergibt sich aus der urodynamischen Untersuchung in Zusammenschau mit der Klinik. Den Ort der operativen Auslaßwiderstandsenkung, also die Auswahl des operativen Verfahrens, soll weniger der endoskopisch gewonnene Eindruck, sondern eher das Ergebnis der funktionellen Untersuchungen bestimmen, wie z. B. die im EMG erkennbare Beckenbodenaktivität oder die videographisch kontrollierte Miktionszysturethrographie, also die Harnröhren- und Blasendarstellung beim Wasserlassen im Durchleuchtungsbild.

Im Juni 1988 werteten wir die in den vorangegangenen 70 Monaten am Querschnittgelähmten-Zentrum Hamburg durchgeführten 1527 Eingriffe an 426 Patienten aus. Gegenstand der näheren Betrachtung sollten dabei die operativen Maßnahmen am äußeren Schließmuskel sowie am Blasenhals (die Blasenhalsinzision, die Resektion einer Querbarre sowie die Prostataresektion) sein.

Häufigster Eingriff in diesem Kollektiv war die Sphincterotomia externa (Abb. 1). Wir führten sie wie von Madersbacher und Scott vorgeschlagen in der 12-Uhr-Position durch. Rangmäßig folgte die Blasenhalskerbung, die meist in der Technik von Turner-Warwick bei 5 und 7 Uhr (selten nach Perkash bei 11 und 1 Uhr) erfolgte.

Sprang ein enger Blasenhals nach Kerbung nicht weit genug auf, wurde der dazwischenliegende Blasenhalsanteil, die „Querbarre" reseziert.

Fand sich eine obstruktive Vergrößerung der Vorsteherdrüse, gleich ob adenomatösen oder chronisch-entzündlichen Ursprunges, wurde auch die Prostata reseziert.

F.-W. Meinecke (Hrsg.)
Querschnittlähmungen

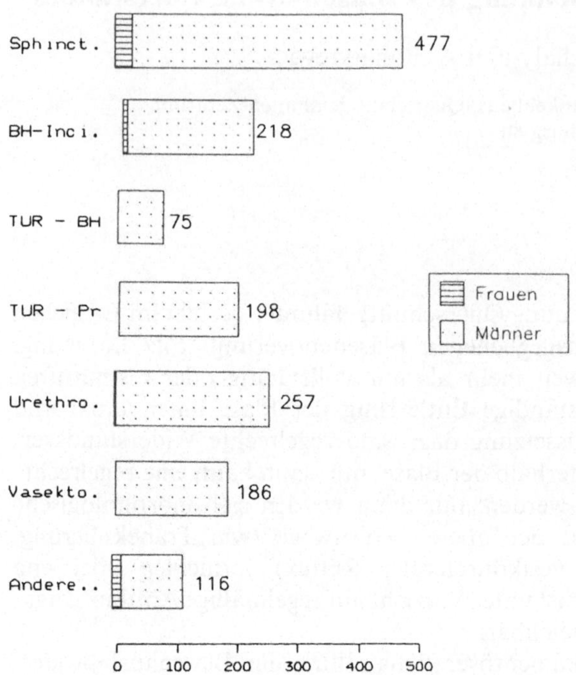

Abb. 1. Operative Eingriffe im QZ. Verteilung der Eingriffsarten ($n = 1.527/70$ Monate)

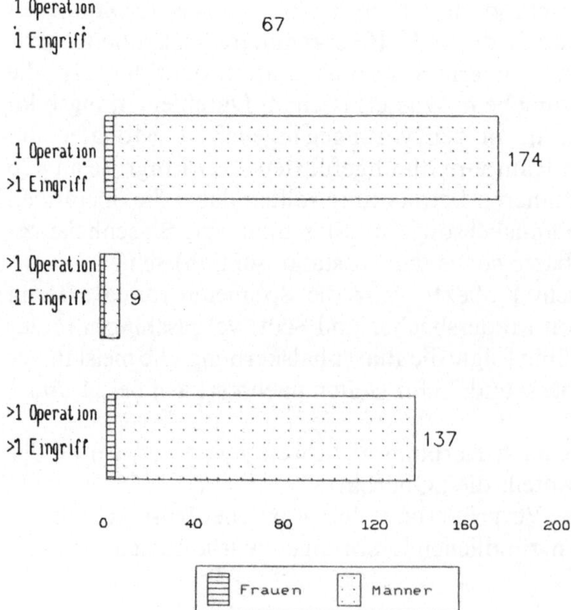

Abb. 2. Operative Eingriffe im QZ. Patientenverteilung nach Eingriff/OP-Zahl ($n = 387$, Stand Juni 1988)

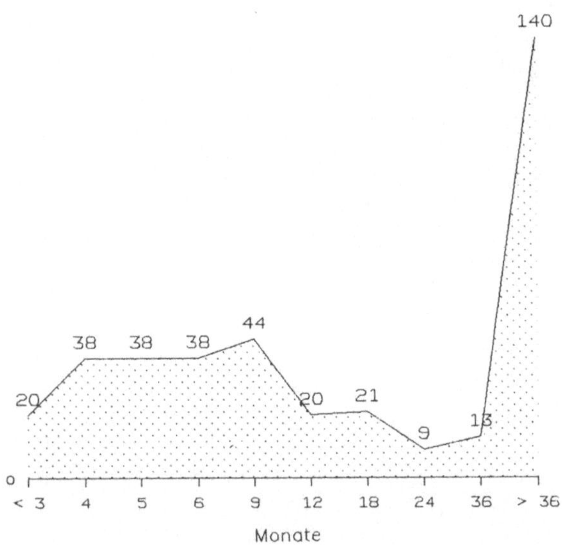

Abb. 3. Operative Eingriffe im QZ. Patientenverteilung nach Lähmungsdauer ($n = 381$)

Bei fortgeschrittenem Lebensalter (älter als 50 Jahre alt) und abgeschlossener Familienplanung, ferner bei Diabetes mellitus oder Nebenhodenentzündung in der Vorgeschichte, wurde dann auch unmittelbar vor der Prostataresektion vasektomiert.

Die Mehrzahl der operativ behandelten Patienten benötigte mehrere Eingriffe, um dem Ziel der ausgeglichenen Blasenentleerung möglichst nahezukommen (Abb. 2). Ob die Kombination der Eingriffe in mehreren Sitzungen („Salamitaktik") oder in einer einzigen Operation erfolgte, hing neben der Mentalität des Querschnittgelähmten von der Einstellung und Erfahrung des Operateurs ab.

Ein mehrzeitiges Vorgehen erforderte die gesicherte Teilnahme des Patienten an der urodynamischen Erfolgsprüfung ca. 3 Monate nach jedem Einzeleingriff. Sie ermöglichte dann beiden, dem Arzt wie dem Patienten, die zunehmende Einsicht in die Notwendigkeit eines weitergehenden Eingreifens. Der Vorteil der einzeitig kombinierten Operation lag in einer einmaligen postoperativen Immobilisation und Rekonvaleszenz. Den sensibel-inkomplett Gelähmten konnten auf diese Weise mehrfache Anästhesien erspart bleiben.

Die Hälfte der Patienten wurde im 1. Lähmungsjahr, ein Drittel sogar im ersten Lähmungshalbjahr operiert. Über ein Drittel der Patienten kam erst mehr als 3 Jahre nach Lähmungseintritt zum ersten Eingriff (Abb. 3).

Nach Lähmungshöhe und -ausmaß gegliedert, zeigen sich folgende Tendenzen (Abb. 4, 5): Komplette Lähmungsbilder oberhalb L 3 erforderten deutlich öfter operatives Eingreifen als inkomplette Lähmungen. Insgesamt war der operative Aufwand bei den Tetraplegikern und hoch Brustmarkgelähmten (unterhalb C 3–D 5) am größten. Diese Gruppe erforderte nahezu die Hälfte (48%) aller durchgeführten Eingriffe. Der Anteil der Sphinkterotomien beträgt hier für die komplette und inkomplette Gruppe 50%. Bei den tiefer Gelähmten nimmt nicht nur die Eingriffshäufigkeit, sondern auch der relative Anteil der Sphinkterotomien deutlich ab.

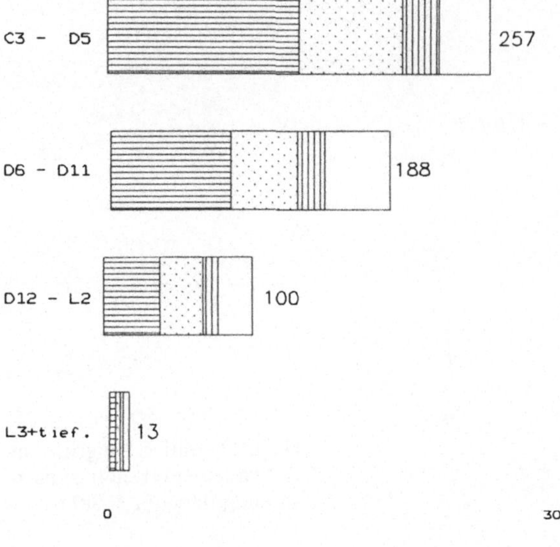

Abb. 4. Operative Eingriffe im QZ. Eingriffsverteilung nach Lähmungshöhe bei kompletter Querschnittlähmung ($n = 558$)

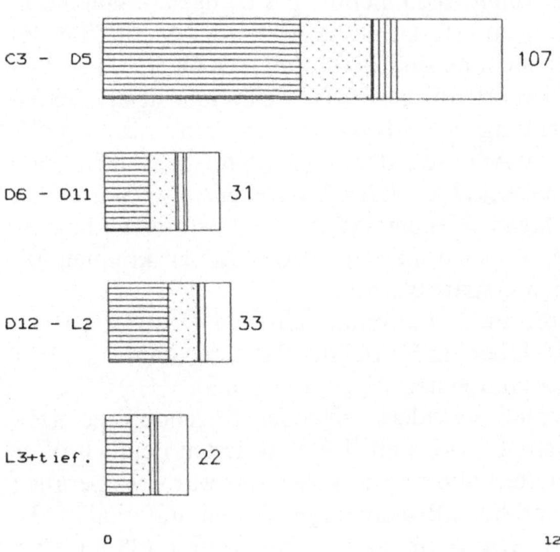

Abb. 5. Operative Eingriffe im QZ. Eingriffsverteilung nach Lähmungshöhe bei inkompletter Querschnittlähmung ($n = 193$)

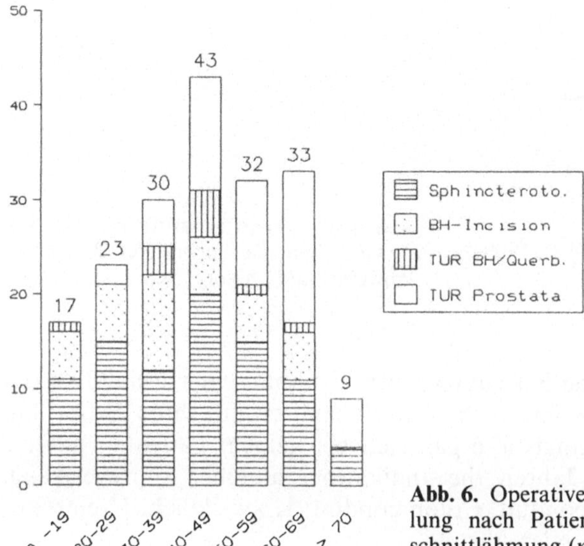

Abb. 6. Operative Eingriffe im QZ. Eingriffsverteilung nach Patientenalter bei inkompletter Querschnittlähmung ($n = 193$)

Unter dem Gesichtspunkt des Patientenalters beim Ersteingriff betrachtet, beträgt der relative Anteil der Sphinkterotomien bei den unter 30jährigen etwa 60%. Der Anteil an Prostataresektionen nimmt verständlicherweise mit zunehmendem Alter einen breiteren Raum ein. Hinzuweisen ist jedoch darauf, daß auch schon in der Gruppe der 30–39jährigen die Prostataresektionen einen Anteil von 17–18% erlangen. Jenseits von 40 Jahren sind an Blasenhals und Prostata dann die Resektionen deutlich häufiger als die Inzisionen und übertreffen schließlich in der Gruppe der über 60jährigen den Anteil der Sphinkterotomien (Abb. 6, 7).

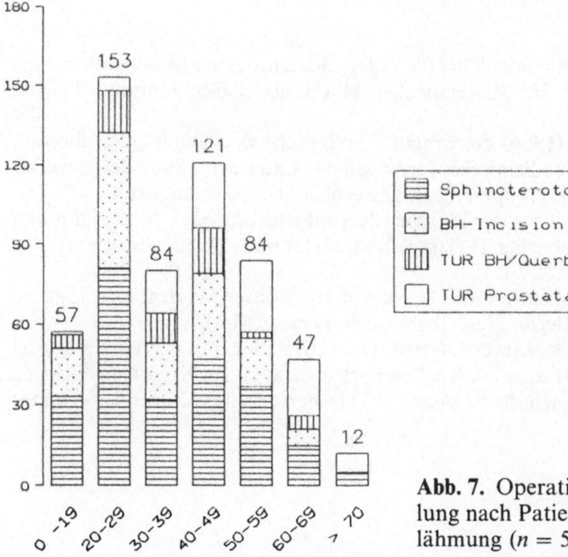

Abb. 7. Operative Eingriffe im QZ. Eingriffsverteilung nach Patientenalter bei kompletter Querschnittlähmung ($n = 558$)

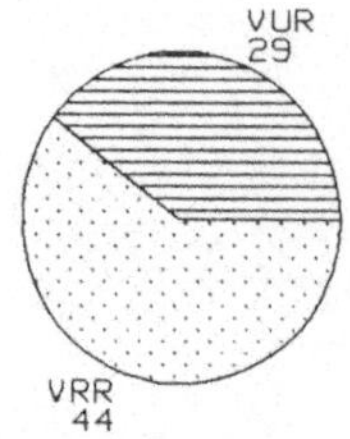

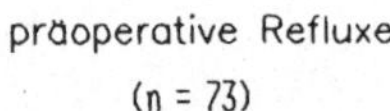

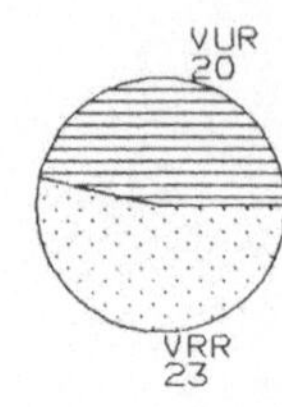

postoperative Refluxe

(n = 43)

Abb. 8. Operative Eingriffe im QZ. Refluxverhalten nach operativer Blasenauslaßwiderstandsenkung (Stand Juni 1988)

Durch intensive urologische Betreuung in der Frühphase der Rehabilitation und durch rechtzeitig durchgeführte, stets urodynamisch auf ihren Erfolg hin kontrollierte transurethrale Eingriffe ergab sich bei keinem Patienten unseres Zentrums in den letzten 7 Jahren die Indikation zu einer supravesikalen Harnableitung wie z. B. Ileal conduit, Colon conduit, Kock-Pouch, Ureterokutaneostomie oder permanente Nierenfistel.

Auch die vesikoureteralen bzw. vesikorenalen Refluxe, die 62 unserer Patienten präoperativ zeigten, ließen sich ohne weitere operative Maßnahmen an der vesikoureteralen Verbindung lediglich durch wirksame Senkung des Blasenauslaßwiderstandes positiv beeinflussen. Dabei hatten 11 Patienten beidseitige Refluxe. 44 der insgesamt 73 Refluxe erreichten die Nieren (vesikorenale Refluxe). 30 Refluxe (41 %) wurden vollständig beseitigt (19 vesikorenale, 11 vesikoureterale). In zwei Fällen besserte sich der vesikorenale zum vesikoureteralen Reflux. Insgesamt wurden 24 der 62 betroffenen Patienten schon im Untersuchungszeitraum völlig refluxfrei (Abb. 8).

Literatur

1. Burgdörfer H (1984) Urologische Diagnostik bei Patienten mit neurogener Blasenentleerungsstörung. In: Stöhrer M, Palmtag H, Madersbacher H (Hrsg) Blasenlähmung. Thieme, Stuttgart New York, S 72–86
2. Burgdörfer H, Busch R, Becker H (1986) Zeitgemäße urologische Betreuung Querschnittgelähmter. In: Schriftenreihe: Unfallmedizinische Tagungen der Landesverbände der gewerblichen Berufsgenossenschaften H. 54, Hauptverb. d. gewerbl. BG'en, St. Augustin
3. Stöhrer M (1984) Operative Behandlung der Blasenentleerungsstörung nach Blasenlähmung. In: Stöhrer M, Palmtag H, Madersbacher H (Hrsg) Blasenlähmung. Thieme, Stuttgart New York
4. Stöhrer M, Burgdörfer H (1979) Transurethrale Resektion. In: Stöhrer M (Hrsg) Urologie bei Rückenmarkverletzten. Springer, Berlin Heidelberg New York, S 81–89
5. Stöhrer M, Burgdörfer H, Arnold V, Jaram L (1980) Operative Eingriffe zur Wiederherstellung eines ausgeglichenen Harnabflusses bei Rückenmarkverletzten. In: Kongreßbericht der 15. Jahrestagung der Dt. Gesellschaft f. plast. Wiederherstellungs-Chirurgie. Thieme, Stuttgart

Internistische Aspekte in der Rehabilitation von Querschnittgelähmten

V. Paeslack

Stiftung Orthopädische Universitätsklinik, Rehabilitationszentrum für Querschnittgelähmte, Schlierbacher Landstraße 200a, D-6900 Heidelberg

In den zurückliegenden Jahrzehnten lag der Schwerpunkt der Diskussion des Themas „Querschnittlähmung“ bei der zahlenmäßig ebenso wie hinsichtlich der aktuellen therapeutischen Erfordernisse wichtigsten Gruppe der traumatischen Para- und Tetraplegien. Bei der Versorgung von Rückenmarkgeschädigten fanden demzufolge zunächst vor allem die traumatologischen Aspekte umfassende Berücksichtigung. Die Verantwortung für die Arbeit, zunächst in den Sonderstationen, später in den Spezialabteilungen und Zentren für Querschnittgelähmte, wurde daher überwiegend von chirurgisch oder orthopädisch orientierten Ärzten getragen.

Auch heute noch, und im letzten Halbjahrzehnt verstärkt, werden die unmittelbaren und mittelbaren unfallchirurgischen und allgemeinchirurgischen Aspekte der Paraplegie intensiv, z.T. kontrovers diskutiert. Die Intensität dieser Diskussion, die mittlerweile eine Erweiterung insbesondere in den urologischen Bereich einerseits, in den Bereich der Widerherstellungschirurgie andererseits erfahren hat, scheint nun mitunter dazu zu führen, daß andere in der Akutphase weniger deutlich zutage tretende, für den weiteren Verlauf, also auch für die Rehabilitation aber nicht minder entscheidende Fragestellungen geringeres, mitunter vielleicht unzureichendes Interesse finden. Ich denke dabei insbesondere an die manifesten oder möglichen Folgen der Rückenmarkschädigung auf neurologischem Fachgebiet ebenso wie an die sofort vorhandenen oder die im weiteren Verlauf drohenden Veränderungen und Schäden an den inneren Organen.

Gewiß ist heute allen im Prozeß der Behandlung und Rehabilitation Querschnittgelähmter beteiligten Fachkräfte bewußt, daß das komplexe Schädigungsbild einer Para- oder Tetraplegie dazu zwingt, die engeren Grenzen der jeweiligen ursprünglichen Fachdisziplin zu überschreiten, sich mit *allen* möglichen Folgen der Rückenmarkläsion vertraut zu machen und auseinanderzusetzen und die konsequente und umfassende Zusammenarbeit mit den beteiligten Fachdisziplinen sicherzustellen.

Die Bedeutung internmedizinischer Fragestellungen – sowohl in der unmittelbaren Folge einer akut einsetzenden Querschnittlähmung wie auch in deren gesamtem weiterem lebenslangem Verlauf mußte bei einer solchen, Fachgrenzen überschreitenden Betrachtungs- und Handlungsweise in zunehmendem Maße deutlich werden. Sie mußte es um so dringlicher, als ja die letztlich entscheidenden Folgen eines derartigen Schadensereignisses *nicht* am eigentlichen Ort der Verletzung oder der akuten Erkrankung resultieren. Die Verletzung der Wirbelsäule und deren Versorgung, über die auch heute wieder so intensiv diskutiert

F.-W. Meinecke (Hrsg.)
Querschnittlähmungen

wird, stellt, unter dem Gesichtspunkt sowohl des unmittelbaren Überlebens, als auch vor allem des Weiterlebens und der Rehabilitation des Querschnittgelähmten, ein Thema von nachgeordneter Bedeutung dar. Der zentralnervöse Schaden, also das Trauma oder der lokale Erkrankungsherd am Rückenmark auf der anderen Seite, ist dem reparativen Zugriff, wie wir wissen, weiterhin entzogen.

So sind es in erster Linie die internmedizinischen, die neurologischen und die psychosozialen Folgen der Rückenmarkläsion, die über Erfolg oder Mißerfolg der Akutbehandlung entscheiden, bei denen zugleich aber die Chancen und die Risiken des Rehabilitationsprozesses zu suchen sind.

Zur Erläuterung dieser Feststellung seien einige wenige Beispiele genannt: Mit der Unterbrechung der spinalen Steuerungen kommt es neben den offensichtlichen motorischen und sensiblen Lähmungen zu dem als „vegetative Lähmung" etwas unbefriedigend definierten Komplex eines weitgehenden oder vollständigen Derangements aller autonomen Steuerungen. Die Folge ist eine in Abhängigkeit von der Höhe der Läsion möglicherweise unmittelbar lebensbedrohende Ateminsuffizienz, primär bedingt durch den partiellen oder vollständigen Ausfall der motorischen Atemfunktionen mit den Folgen einer Sauerstoffmangelversorgung des Gesamtorganismus. Eine dramatische Zuspitzung erfährt diese Situation bei akuten Schäden im Bereich des oberen Halsmarks. Während derartige Verletzungen in der Vergangenheit in der Regel nach kürzester Zeit zum Tode des Betroffenen führten, wird die Problematik der Langzeit- und Dauerbeatmung in den letzten Jahren zunehmend aktuell.

Aber auch für Personen mit tiefer Tetraplegie oder hoher Paraplegie verbleibt aktuell und auf weite Sicht eine ständige Bedrohung einerseits durch akute Komplikationen etwa durch Bronchopneumonien oder Atelektasenbildungen – aber auch im Sinne der sich allmählich entwickelnden pulmonalen Stauung in Verbindung mit fortschreitendem Rechtsherzversagen und substantiellen Veränderungen des Lungenparenchyms. Mit derartigen, zur chronischen respiratorischen Insuffizienz führenden Sekundärschäden muß sowohl bei den Querschnittgelähmten gerechnet werden, die bei verbesserten Überlebenschancen heute ein höheres Lebensalter erreichen, die zum Zeitpunkt des Schadenseintritts bereits älter als etwa 50 Jahre sind oder bei denen eine atmungsrelevante Vorschädigung – etwa ein Lungenemphysem oder ein M. Bechterew – besteht.

Nicht weniger schwerwiegend sind die Beeinträchtigungen des Herz-Kreislauf-Systems. So finden sich in der Frühphase sowohl tachykarde Rhythmusstörungen, als auch exzessive Bradykardien bis hin zur Blockierung der Überleitung, insbesondere bei Schäden oberhalb des 5. Thorakalsegmentes. Zu ihrer Beherrschung ist eine Therapie mit Ganglienblockern, nicht selten aber auch Implantation eines Schrittmachers erforderlich. Hypotone Kreislaufregulationsstörungen und Ödembildungen werden, jenseits des spinalen Schocks in der Aktivierungsphase, darüber hinaus besonders bei Patienten mit schlaffen Lähmungen auch im gesamten weiteren Verlauf einer Para- oder Tetraplegie beobachtet.

Massive autonome Dysregulationen im Sinne der paroxysmalen Hyperreflexie sind Folge einer Entgleisung der zentralen Sympathikussteuerung. Sie werden ausgelöst durch unterschiedliche Reize in den Abdominalorganen, insbesondere durch akute Drucksteigerung und Überdehnung der Harnblase, des Enddarms und ggf. des Uterus. Sie sind begleitet von vermehrter pilomotorischer Reflexerregbarkeit, heftigen Kopfschmerzen und gelegentlich von Bewußtlosigkeit, Krämpfen und intrazerebralen oder retinalen Blutungen.

Eng verknüpft mit der Vasomotorenstörung sind die Dysregulationen des Wärmehaushalts des Körpers. Auch hier sind die hohen Läsionen am stärksten betroffen.

In der Frühphase einer Querschnittlähmung werden bedrohliche Hyperthermien beobachtet, die im Sinne eines peripheren Wärmestaus zu bewerten sind – häufig werden sie als zerebrale Dysregulation fehlgedeutet. Auf Dauer besteht beim Querschnittgelähmten eine mangelhafte Adaptationsfähigkeit an veränderte Außentemperaturen mit der Gefahr sowohl der Hyperthermie als auch der rasch einsetzenden Unterkühlung.

Die besonders in der Frühphase aktuelle Thromboemboliegefährdung bedarf, insbesondere bei Vorliegen einer kompletten Querschnittlähmung, auf Dauer der sorgfältigen Berücksichtigung: Insbesondere wenn der Paraplegiker – sei es durch eine intermittierende Erkrankung, sei es auch infolge alterungsbedingten Nachlassens der Leistungsfähigkeit – vermehrt oder vielleicht ständig bettlägrig und damit immobil wird, resultiert erneut eine Gefährdung durch Thrombophlebitiden im Oberschenkel-Becken-Bereich und damit die Gefahr der embolischen Komplikationen.

Die vitale Bedeutung, die dem Zustand der ableitenden Harnwege für die Prognose des Rückenmarkverletzten zukommt, ist im Laufe des letzten Jahrzehnts immer deutlicher geworden – hierüber wird von urologischer Seite umfassend berichtet. Es sei deshalb an dieser Stelle nur darauf hingewiesen, daß die Bemühungen um eine möglichst restharnfreie Entleerung der Harnblase, daß das vom Querschnittgelähmten geforderte konsequente Blasentraining ebenso wie die notwendigen konservativen wie auch operativen Behandlungsmaßnahmen in erster Linie der Aufrechterhaltung einer ausreichenden Nierenfunktion dienen. So erklärte sich die hohe Sterblichkeit, die beim Querschnittgelähmten noch vor 20 Jahren auch jenseits der Akutphase beobachtet wurde, fast ausschließlich aus den nicht beherrschbaren, schließlich deletären Nierenfunktionsstörungen. Diese Patienten starben in der Urosepsis und Urämie, sie wiesen schwere Hydro- und Pyonephrosen, einhergehend mit Nephrolithiasis und dann in der Folge weitgehenden Zerstörungen auch des Nierenparenchyms auf. Die seither erreichten Fortschritte bezüglich einer physiologischen Verhältnissen angenäherten Blasenentleerung erlauben aber nicht, die Augen vor den jetzt immer häufiger zu beobachtenden Spätschäden am Nierenbecken und am Nierenparenchym zu verschließen.

Verantwortlich hierfür sind die auch heute nicht gänzlich zu beherrschenden chronischen aufsteigenden Pyelonephritiden, die besonders im höheren Lebensalter zur allmählich fortschreitenden tubulosekretorischen Insuffizienz führen. So erklärt es sich, daß die Zahl der dialysepflichtig werdenden Paraplegiker im Laufe des letzten Halbjahrzehnts offenbar rasch im Zunehmen begriffen ist.

Die kursorische Diskussion einiger besonders bedeutsamer aus der Rückenmarkschädigung resultierender Folgeschäden an den inneren Organen sei hier abgebrochen – es mußte dies notwendigerweise eine unvollständige Aufzählung bleiben. So konnten die akuten und bleibenden Funktionsstörungen der Verdauungsorgane ebensowenig Erwähnung finden wie die Langzeitauswirkungen der

Rückenmarkläsion auf die innersekretorischen Organe, auf den Gewebsstoffwechsel und den Elektrolythaushalt. Gleichzeitig müssen wir gestehen, daß unsere Kenntnisse gerade in den letztgenannten Fragen, aber auch beispielsweise hinsichtlich der Bedeutung einer zentralnervösen Schädigung für die komplexen Immunsteuerungen des Organismus völlig mangelhaft sind. Gleichermaßen weitgehend unbeantwortet ist die Frage, ob Auswirkungen und Wechselwirkungen zwischen den durch die Querschnittlähmung gestörten Organfunktionen einerseits und im physiologischen oder auch pathophysiologischen Vorgang des Älter- und Altwerdens oder auch dem Zustand des Altseins bestehen.

Schließlich noch ein letzter Hinweis: Die Zahl der in den Spezialabteilungen behandelten Patienten mit *nichttraumatischen* Querschnittlähmungen ist im letzten Jahrzehnt rasch angestiegen und nimmt weiterhin zu. Ein erheblicher Teil dieser Paraplegien und Tetraplegien ist Folge von Erkrankungen der Kreislauforgane, des Stoffwechsels oder von malignen Erkrankungen. Alle diese Patienten bedürfen einer langdauernden internistischen Versorgung.

Der hier versuchte – lückenhafte – Überblick über die in der Folge einer Querschnittlähmung, welcher Genese diese auch immer sei, auftretenden Schäden an den inneren Organen soll einmal mehr auf die unabdingbare Notwendigkeit einer komplexen Betrachtungsweise des Schadensbildes Paraplegie und auf die Notwendigkeit einer die Grenzen des engeren medizinischen Fachbereichs konsequent sprengenden therapeutischen und rehabilitativen Verfahrensweise betonen.

Frühbehandlung: Krankengymnastik und Hilfsmittelversorgung

H. Belzl

Berufsgenossenschaftliche Unfallklinik, Krankengymnastische Abteilung
für Querschnittgelähmte, Schnarrenbergstraße 95, D-7400 Tübingen

Die Frühphase in der Rehabilitation querschnittgelähmter Patienten, die Zeit von der Verletzung bis zum ersten Sitz im Rollstuhl, war bisher durch die konservative Behandlung der Wirbelfraktur auf einen Zeitraum von 8–12 Wochen festgelegt. Hier wird durch eine gezielte krankengymnastische Therapie die Grundlage für eine effektive und erfolgversprechende Behandlung in der Spätphase geschaffen.

Die stete Kontrolle der *Lagerung* des Patienten durch Arzt, Pflegebereich, Krankengymnastik und Ergotherapie soll ihn vor Druckstellen schützen, die die Liegedauer unnötig verlängern würden. Darüber hinaus soll sie es dem Patienten erleichtern, das neu zu erlernende Körperschema korrekt wahrzunehmen und ihn vor Einschränkungen der Gelenkmobilität bewahren. So läßt sich bei muskulärer Dysbalance, beispielsweise fehlender Trizepsinnervation und vernachlässigter Lagerung in Ellbogenextension, später nur mühsam und für den Patienten schmerzhaft ein freies Gelenkspiel durch intensive Dehnbehandlungen der Flexoren wiederherstellen.

Die Therapie der Wirbelfraktur bestimmt die Lagerung des Rumpfes bezüglich Extension und Flexion, eine Lateralflexion und Rotationen werden stets vermieden. Die untere Extremität wird, bis auf eine leichte Abduktion in den Hüftgelenken, in der Nullstellung gelagert. Zu beachten sind bei hohen Läsionen die Stellungen der Schultergürtel- und Schultergelenke. Da der Patient meist versucht, das Gesicht zu erreichen und ihm oft fehlende Muskulatur den Rückweg nicht gewährleistet, ist hier als Ausgleich eine Lagerung in Abduktion und Außenrotation anzustreben. Die Schulterblätter befinden sich in Depressionsstellung. Bei fehlender Innervation der Fingermuskulatur wird bis zur Fertigstellung des Funktionshandschuhes durch die Ergotherapie die Funktionshandstellung mit Pflasterstreifen stundenweise fixiert. Nur bei einem sofortigen Beginn dieser Lagerungsbehandlung und der Kontrolle durch alle Bereiche werden sich Trickbewegungen und Ersatzfunktionen vorbereiten und befriedigende Ergebnisse erzielen lassen. Die *Atemtherapie*, als Prophylaxe und Training, steht zu Beginn an erster Stelle der Gesamtbehandlung. Wird bei einer Lumballäsion ohne Begleitverletzungen rasch wieder eine gute Vitalkapazität erreicht, so vermindert sich diese bei höheren Läsionen durch den Verlust von Bauch- und Interkostalmuskulatur zunehmend. Bleibt bei Zervikalläsionen bis C4 nur das Zwerchfell als Atemmuskel, so bedarf dieses eines gezielten Trainings, um seine Funktion ausreichend erfüllen zu können.

Eine zusätzliche Verletzung des knöchernen Thorax, der Lunge und des Pleuraraumes führt zu einer weiteren Minderbelüftung der Lunge, die durch die Immobilisation des Patienten noch verstärkt wird. Mit aktiven und passiven

F.-W. Meinecke (Hrsg.)
Querschnittlähmungen

Maßnahmen will die krankengymnastische Therapie die verbliebene Atemmuskulatur kräftigen, die Elastizität von Haut und Muskulatur und die Mobilität der Thoraxmechanik erhalten. Bronchialsekret wird durch Atemtechniken gelöst und durch Hilfen beim Abhusten herausbefördert. Solange keine ausreichende Atemfunktion erreicht ist, wird der Patient eine entspannte Lagerung nicht annehmen. Er wird vielmehr seine verbliebene Muskulatur zur aktiven Unterstützung von Inspiration und Exspiration und zum Sekrettransport einsetzen. Diese körperzentrierte Gesamtaktivität steht im Gegensatz zur gewünschten Position von Schulterblatt und Armstellung.

Das zweimal täglich durchgeführte *passive Bewegen* der unteren Extremitäten mindert über die Anregung der Durchblutung das Risiko einer Thrombosebildung und regt über die Verschiebung von Blutvolumina die Kreislaufaktivität an. Unterstützt wird die Förderung des venösen Rückstromes durch ein Ausstreichen der Beine.

Abhängig von der Höhe der konservativ versorgten Fraktur werden die Mobilität der Gelenke und die Dehnfähigkeit der Muskulatur erhalten. Nach Abklingen des spinalen Schocks ist das Einsetzen unwillkürlicher Reflexativitäten feststellbar. Über das passive Bewegen wird eine Normalisierung des Muskeltonus angestrebt.

Auch bei teilinnervierter Muskulatur muß durch passives Bewegen das Gelenkspiel frei und die Muskulatur elastisch gehalten werden. Es findet ein fließender Übergang zum *unterstützten Bewegen* statt. Der Patient soll seine teilinnervierten Muskeln in der Bewegung mit einsetzen. Die visuelle Kontrolle im Spiegel und eine exakte Ansage helfen ihm dabei. Die durch Bewegung stimulierten Afferenzen fördern den Aufbau eines Lage- und Bewegungsempfindens, das die Grundlage für das Erlernen von neuen Bewegungsmustern und Trickbewegungen bildet. Als Beispiel einer Ersatzfunktion sei das Greifen bei Läsionen unterhalb von C6 mittels der Funktionshand angeführt. Es wird durch eine Lagerungsbehandlung und das Training des Musculus extensor carpi radialis erzielt. Werden anfänglich die Muskeln isoliert geübt, folgen bald koordinierte Bewegungsmuster. Vielleicht können künftig Behandlungstechniken auf neurophysiologischer Basis, etwa die Vojta-Therapie, rascher Teilfunktionen „erwecken" und funktionell einsetzbar machen.

Bei voller Innervation der oberen Extremität erfolgt, unter Berücksichtigung der Ruhigstellung der Fraktur, ein *Auftrainieren* der Schultergürtel- und Armmuskulatur. Auch hier wird bereits auf später notwendige Bewegungsabläufe eingegangen. Die für den Transfer in den Rollstuhl erforderlichen Stützaktivitäten der Muskulatur, verbunden mit der Depressions- und Adduktionsbewegung des Schulterblattes, lassen sich gut mit der PNF-Technik anbahnen. Dies ermöglicht es dem Patienten, sich beim Sitz im Rollstuhl zu stabilisieren und zu entlasten.

Für Patienten mit hohen Läsionen ist die Haltefähigkeit der Rumpf-Schultergürtel-Kopf verbindenden Muskulatur zu verbessern. Es soll die Möglichkeit der aktiven Stabilisation bewußt gemacht werden. Diese Eigenstabilisierung erleichtert jedem Patienten Lageveränderungen, insbesondere den Transfer in den Rollstuhl mit zwei Hilfspersonen. Um diesen Transfer sicher und schonend ausführen zu können, benötigen Patienten mit höheren Läsionen oder Verletzungen des Armes und Schultergürtels einen *Leibgurt* nach Maß mit Hebegriffen, der zudem den Kreislauf unterstützt.

Über die aktive Arbeit des Patienten wird, abhängig von der Höhe und Dauer der Belastung, die Herz-Kreislauf-Organtätigkeit angeregt. Zusammen mit dem Aufrichten des Oberkörpers durch Hochstellen des Kopfteiles oder dem Aufrichten des gesamten Körpers auf dem Stehbrett bildet dies ein notwendiges Training der *Kreislaufstabilisierung* zur Vorbereitung des Überganges in die vertikale Position.

Wird die gestellte Diagnose bestätigt, kann der *Rollstuhl* nach 2–4 Wochen bestellt werden; erfordern doch Genehmigung und Bestellung beim Werk oft Monate. Und nur ein dem Patienten angepaßter Stuhl ermöglicht eine sichere und zugleich aufrechte Sitzposition. Zum Sitz im Rollstuhl werden bequeme, nicht einengende *Kleidung* und *Schuhe* mit einer rutschfesten Sohle benötigt. Schuhe, die das obere Sprunggelenk mit erfassen, geben zusätzliche Stabilität. Ein Klettverschluß erleichtert das selbständige An- und Ausziehen. Der Sitz im Rollstuhl wird, abhängig von der Lähmungshöhe, so sicher wie nötig und so aufrecht wie möglich gewählt. Der Patient wird über die anfänglich beschränkte Sitzdauer informiert und in Entlastungsmöglichkeiten eingewiesen. Die Vielzahl der notwendigen begleitenden Maßnahmen zeigen, daß eine postoperativ rasche Aufrichtung und Mobilisation des Patienten allein nicht genügen, die Frühphase nach 2 Wochen abzuschließen. Es erweist sich die bisherige Definition rein zeitlich hier als unzureichend. Die erforderliche Therapie der Atemfunktion und mangelnde Kreislaufstabilität belegen dies. Bei operativ versorgten Halswirbelfrakturen ist die Anlage der Halskrawatte zu beachten. Sie führt bei ungenauer Handhabung zu einer extremen Extension und Translation der Wirbelsäule und beeinflußt die Sitzstabilität entscheidend. Die Prophylaxe bezüglich Thrombosegefahr und Mobilitätseinschränkungen, reduzierte Dekubitalulzera und weiteres durch eine rasche Mobilisation sollen ebenfalls erwähnt werden. Ich sehe die Frühphase dann als beendet an, wenn bei operativ versorgten Patienten Atemfunktion, Kreislaufstabilität und muskuläre Haltefunktionen eine Ganztagesbelastung erlauben. Dies wird rein zeitlich zu keiner Verkürzung der gesamten Aufenthaltsdauer führen. Ob eine Verkürzung angesichts der psychischen Belastung und der notwendigen Verarbeitungszeit überhaupt im Sinne des Patienten ist, bezweifle ich.

Frühbehandlung: Sporttherapie

I. Lieske

Berufsgenossenschaftliches Unfallkrankenhaus, Bergedorfer Straße 10, D-2050 Hamburg 80

Unter Frühbehandlung in der Sporttherapie versteht man die Behandlung frischverletzter Querschnittgelähmter, bei denen die Ursachen in den verschiedensten Bereichen zu finden sind.

Komplette oder inkomplette Para- oder Tetraplegiker mit zusätzlichen Begleitverletzungen wie Plexusschäden oder Schädelhirntraumen sowie ältere Menschen, Ausländer oder stark psychisch überlagerte Patienten sind unterschiedlich in ihrer Behandlungsart und -zeit zu betrachten.

Wenn die Sporttherapie noch vor vielen Jahren als Spätphase in der Rehabilitation Querschnittgelähmter angesehen wurde, so hat sich dies heute grundlegend geändert.

Damals begann die Sporttherapie zwischen der 8. und 10. Woche vom Tage des Unfalles oder des Erkrankungsbeginnes an gerechnet. Heute fängt die Frühbehandlung schon in der 4.–6. Woche an, wobei sich der Beginn durchaus nach oben oder unten verschieben kann.

Wenn der Querschnittgelähmte etwa 1 Woche im Mattenprogramm der Krankengymnastik ist und der Arzt ihn für die Sporttherapie freigibt, beginnt für den Patienten eine weitere Aktivierung.

Therapieangebote

Zunächst wird mit dem *Rollstuhlstraining* begonnen. Rollstuhltraining bedeutet, daß der Patient sicher und geschickt im Umgang mit seinem Rollstuhl wird, um nicht auf die Hilfe anderer angewiesen zu sein. Es wird das ökonomische Fahren auf ebenem Boden erlernt; später folgen das Rückwärts- und Kurvenfahren, Drehen auf der Stelle, Abbremsen und Ankippen vor Hindernissen und Bürgersteigen sowie das Bergauf- und Bergabfahren mit der richtigen Körperlage.

Während ein Paraplegiker das Trainingsprogramm „Fertigkeiten im und mit dem Rollstuhl" sehr zügig absolviert – es richtet sich selbstverständlich nach der Höhe der Läsion –, bedeutet das für einen Tetraplegiker aufgrund seiner Verletzung viel mehr Mühe. Auch müssen verschiedene funktionelle Voraussetzungen gegeben sein, z.B. Läsionshöhe C4/5 und tiefer, brauchbare Sitzbalance und eine gute Gelenkbeweglichkeit in den oberen Extremitäten.

Zum Trainingsprogramm des Tetraplegikers gehören außer dem Vorwärts- und Rückwärtsfahren das Betätigen der Bremsen – zunächst mit Bremshebelverlängerung –, das Bedienen von Schaltknöpfen, Öffnen und Schließen von Türen, Fahrstuhlfahren, Entlasten im Rollstuhl und vieles andere mehr.

F.-W. Meinecke (Hrsg.)
Querschnittlähmungen

Parallel zum Rollstuhltraining wird mit dem *Kraft- und Konditionstraining* begonnen, wobei der Tetraplegiker mit einem gezielten Krafttraining aufgebaut werden muß. Hier hat es sich, wenn Hanteln zu schwer und Widerstände noch zu stark sind, gezeigt, daß mit dem Gummiband „Zauberschnur" zunächst sehr gut geübt werden kann. Erst wenn die Anzahl der Wiederholungen steigt und die Kraft zunimmt, steigert man die Belastung und geht über auf das Training am Rollenzuggerät, den Latissimustrainer, die Arbeit mit Wasserhanteln, Bällen usw.

Das Kraft- und Konditionstraining des Paraplegikers beginnt mit einem Leistungstest, um danach das genaue Trainingsprogramm zu erstellen. Übungen ohne Gerät zur Balanceschulung werden ebenso durchgeführt wie Medizinballtraining, Arbeiten mit dem Baligerät, Bullworker und Expander. Stationäre Geräte wie Wandzugapparat, RK-Trainer und Latissimustrainer kommen ebenso zur Anwendung wie das Circuittraining mit dem Ziel der Verbesserung der allgemeinen Ausdauer.

Zu den klassischen *Spielen* der Rollstuhlfahrer zählen das Tischtennis- und das Basketballspiel.

Während sich der Paraplegiker nach relativ kurzer Zeit auf seine neue Situation, im Sitzen Tischtennis zu spielen, eingestellt hat, muß der Tetraplegiker mit Hilfe des Therapeuten sehr viel Zeit und Geduld aufbringen, um diese Sportart neu oder wieder zu erlernen. Die Spielregeln und die Technik des Basketballspieles werden in ihren Grundelementen erlernt, und bei der Durchführung anderer Spiele wie Badminton, Ball über die Schnur, Rollball o. ä. sind der Phantasie des Therapeuten keine Grenzen gesetzt.

Das *Bogenschießen* erweist sich als eine gute Kräftigung des Oberkörpers und eine Stabilisierung des Gleichgewichtes. Diese Sportart kann von allen Paraplegikern und Tetraplegikern mit Läsionshöhe unterhalb C5 mit entsprechenden Hilfsmitteln ausgeführt werden.

Das *Schwimmen* empfinden Querschnittgelähmte meist als sehr angenehm, weil das Gewicht des Körpers durch die Auftriebskraft des Wassers wesentlich herabgesetzt wird. Die Vitalkapazität wird erhöht, in vielen Fällen die Spastik vermindert, das Herz-Kreislauf-System trainiert, und bei regelmäßigem Schwimmen kommt es bald zu einem Ausdauertraining. Wenn möglich, sollte das Schwimmen der Querschnittgelähmten ohne Schwimmhilfen wieder erlernt werden. Die Wassertemperatur sollte 30–34 °C betragen.

In der Endphase der sporttherapeutischen Frühbehandlung wird der Querschnittgelähmte mit den Grundlagen der *Leichtathletik* vertraut gemacht. Hier wird er seine ersten Erfahrungen mit Maßen und Gewichten der technischen Disziplinen machen. Auch wird er seine Fertigkeiten im Rollstuhl beim Durchfahren des Slalom- und Hinternisparcours unter Beweis stellen. Außerdem lernt er die Schadensklasseneinteilung kennen und erfährt etwas über die Internationalen Stoke Mandeville-Regeln (ISMG).

Einzel- und Gruppentherapie

Zur Behandlungsform ist zu sagen, daß jeder frischverletzte Querschnittgelähmte in die Einzeltherapie kommt. Der Therapeut führt ein Einführungsgespräch mit dem Patienten, außerdem verschafft er sich einen Überblick über den jeweiligen Leistungsstand und über die Grundfertigkeiten im Umgang mit dem Rollstuhl. Er erarbeitet mit ihm einen Trainingsplan für das Krafttraining, kontrolliert ihn und steigert bei Bedarf die Belastung.

Bogenschießen ist eine Sportart, bei der die Einzeltherapie am Anfang unumgänglich ist. Auch das Tischtennisspiel des Tetraplegikers läßt sich häufig nur über eine gezielte Einzeltherapie erlernen. Nichtschwimmer, Patienten mit sehr schlechter Wasserlage oder starken Spasmen lassen sich nicht in Gruppen zusammenfassen. Auch ältere Menschen, die nicht in der Lage sind, aufgrund ihrer veränderten Situation die von ihnen geforderte Leistung zu erbringen, benötigen ebenso Einzelbehandlungen wie inkomplett Querschnittgelähmte, die ein auf sie abgestimmtes Muskelaufbautraining absolvieren müssen.

Gruppenbehandlung kommt erst dann in Frage, wenn von mehreren Patienten ein bestimmter Leistungsstand erreicht ist. Dabei kann es sich um Gruppen von 3–10 Patienten handeln. Basketball, Tischtennis, Kegeln, Konditionstraining und Schwimmen eignen sich für den Gruppensport.

Zeitbedarf, Personalsituation und Räumlichkeiten

sind ganz eng miteinander verknüpft. Eine Krankengymnastin und ein Sporttherapeut sind für die Behandlung der Querschnittgelähmten verantwortlich. Eine weitere Hilfskraft unterstützt die beiden Therapeuten, z.B. beim Anwickeln von Hilfsmitteln, Aufbau von Gerätebahnen, Auflegen und Wechseln von Gewichten, Begleiten beim Rollstuhltraining, genaues Zuspiel beim Tischtennis usw.

Zur sporttherapeutischen Behandlung kommen täglich 30–45 Patienten, sie nehmen 35–60 Behandlungseinheiten wahr. 70% dieser Therapien sind Einzelbehandlungen, 30% Gruppenbehandlungen. Die Behandlungszeit beträgt für eine Einzelbehandlung 20–30 min, für eine Gruppenbehandlung 30–60 min.

Das Arbeitsgebiet der Therapeuten umfaßt eine Sporthalle, Bogenschießbahn, Kegelbahn, Schwimmhalle und im Sommer Außensportanlagen. Diese Räumlichkeiten werden nicht nur von den Querschnittgelähmten, sondern auch von den Patienten des Stammhauses genutzt. Neben den sportlichen Aktivitäten kommt es hier sehr schnell zur Kommunikation untereinander und miteinander. Auch die Zahl der Wiederaufnahmen von sogenannten Check-up-Patienten wirkt sich meist positiv auf die Frühbehandlung Querschnittgelähmter aus. Hier sehen die Patienten, was für sie im Moment als unvorstellbar erscheint, aber durch gezieltes Training erreicht werden kann.

Abschließend ist zu sagen, daß nicht nur der Leistungssport der Querschnittgelähmten einen großen Schritt nach vorn getan hat. Auch die Frühbehandlung in der Sporttherapie hat sich mit Veränderungen zu beschäftigen, die noch vor einigen Jahren nicht aktuell waren. Ich erinnere nur an die Rollstühle der verschiedenen Firmen, die heute viel sensibler sind als früher. Das bringt Vorteile, aber auch Probleme mit sich.

Die Sporttherapie hat einen festen Platz im Behandlungsplan des Patienten gefunden. Sie fügt sich nahezu nahtlos in die anderen Therapieformen ein. Da die

Querschnittgelähmten früher mit der Sporttherapie beginnen, muß auch die gezielte Einzelbehandlung viel intensiver sein. Das bedeutet, daß der Personal- und Zeitaufwand in Zukunft höher sein wird, denn Qualität muß Vorrang haben vor Quantität.

Das Personalproblem kann auf die verschiedensten Arten gelöst werden. Es gibt die Möglichkeit, Diplomsportlehrer mit Schwerpunkt Behindertensport einzusetzen oder Krankengymnasten mit zusätzlicher Übungsleiterausbildung im Rollstuhlsport, dazu Hilfskräfte. Eine Kombination aus diesen o.g. Möglichkeiten wäre m.E. eine optimale Lösung: Der Sportlehrer mit seinem spezifischen Fachwissen und der Krankengymnast mit seinen medizinischen Kenntnissen bilden ein gutes Team, um sich in der Frühbehandlung der Sporttherapie zu ergänzen.

Frühbehandlung: Ergotherapie und Hilfsmittelversorgung

M. Münz

Werner-Wicker-Klinik, Zentrum für Rückenmarkverletzte, Im Kreuzfeld 4,
D-3590 Bad Wildungen

Aufgrund der Komplexität der ergotherapeutischen Behandlung in der Frühphase beschränke ich mich bei meinen Ausführungen auf die spezielle Rollstuhlausstattung und die Anpassung unterschiedlicher Mundstäbe bei beatmeten Patienten mit hoher Querschnittlähmung.

Es hat sich bei uns herausgestellt, daß zur Vermeidung von allgemeinen Trainingsdefiziten bei hoch Querschnittgelähmten klinikeigene Rollstühle und Hilfsmittel bei Bedarf sofort zur Verfügung stehen müssen.

Weiter ist eine abteilungsinterne Anpassung, Wartung und Weiterentwicklung von erforderlichen Hilfsmitteln unabdingbar. Gerade in unserer Klinik ist die Ergotherapie mit ihren speziellen Möglichkeiten besonders stark in die Behandlung der atemgelähmten Patienten eingebunden.

Ich möchte meine weiteren Ausführungen mit Bilddokumenten aus unserer praktischen Arbeit erläutern.

F.-W. Meinecke (Hrsg.)
Querschnittlähmungen

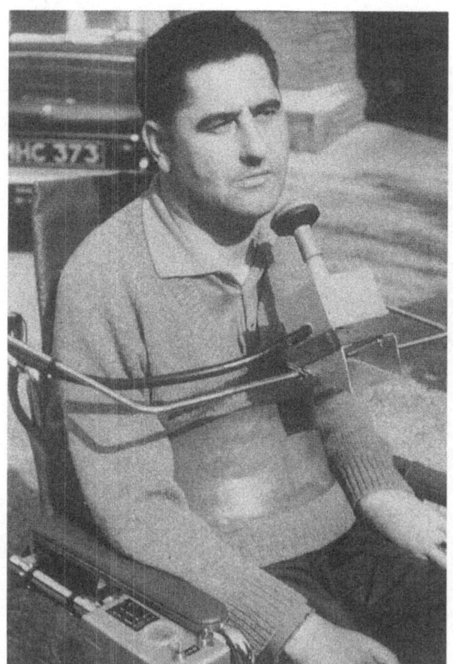

a

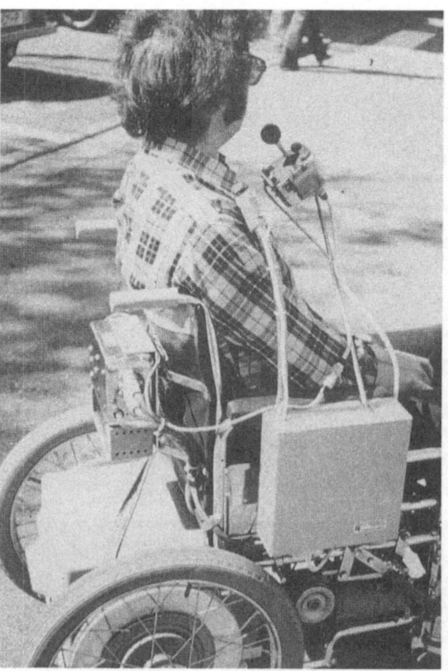

b

Abb. 1. a Über 20 Jahre alte eigene Aufnahme aus England, zeigt ein frühes Modell einer Kinnsteuerung „Marke Eigenbau“. Die Lagerung der Arme und Hände ist unberücksichtigt. **b** Eine der ersten elektrisch abschwenkbaren Kinnsteuerungen. – Stiftung Rehabilitation Heidelberg –

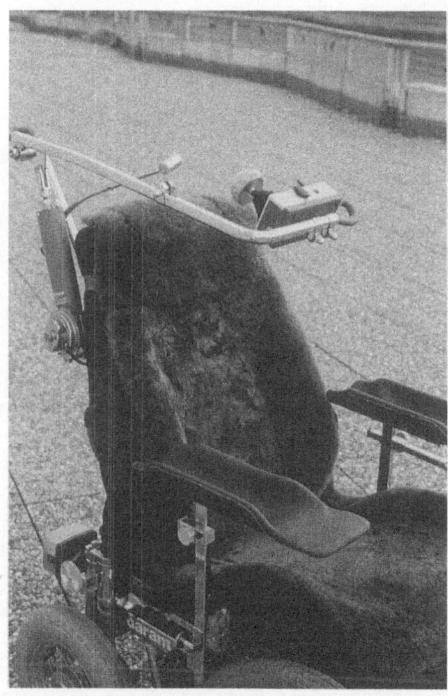

Abb. 2. Moderne, elektrisch nach oben und zur Seite abschwenkbare Kinnsteuerung, wie sie heute bei uns im Einsatz ist

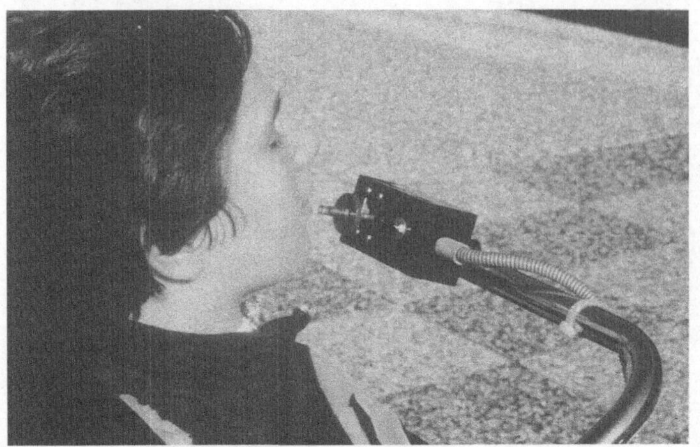

a

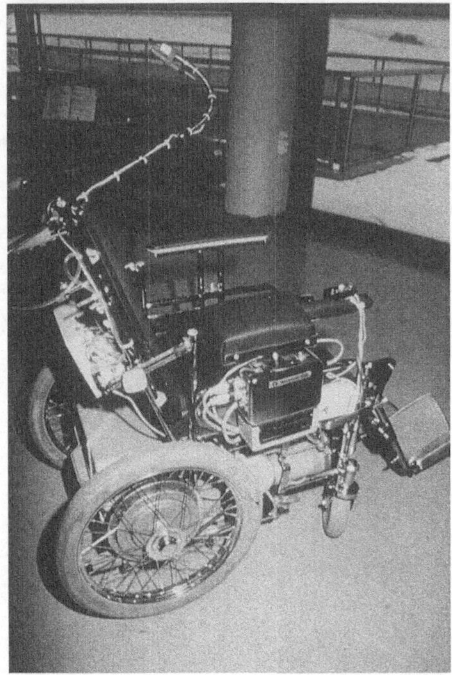

b

Abb. 3. a Vorläufer heute gültiger Blassteuerung. Entwickelt aus einer leichtgängigen Handsteuerung Garant. **b** Blas-Saug-Steuerung der Fa. Gewa aus Schweden, passend für Ortopedia Elektrorollstuhl. (Preis vor ca. 9 Jahren: DM 10.000,—)

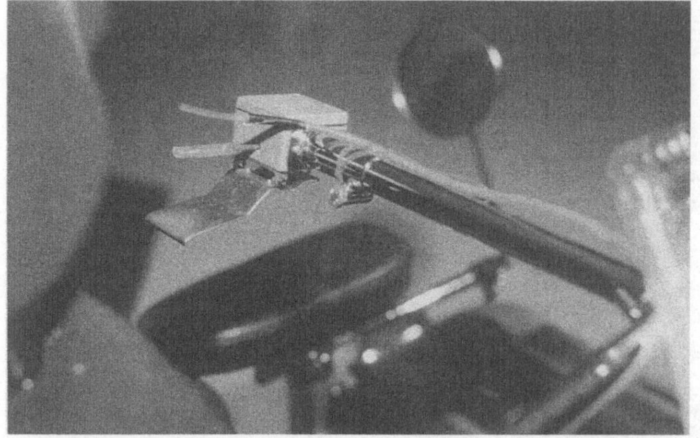

a

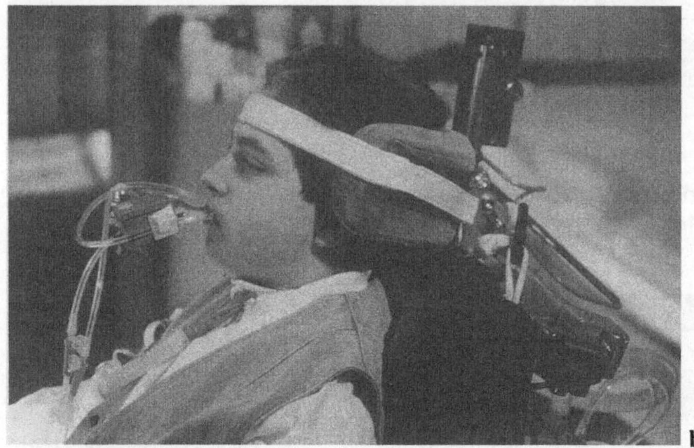

b

Abb. 4a, b. Blas-Saug-Steuerung mit mechanischer Abschwenkung. Zweiter Schlauch zur Bedienung der Aufzugsteuerung

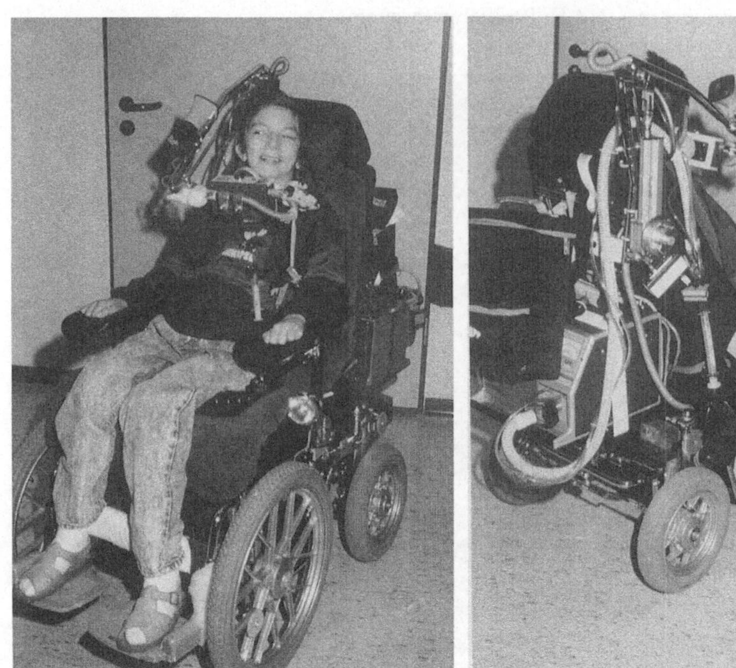

a b

Abb. 5a, b. Speziell zugerichteter Elektrorollstuhl, Garant 33, für Atemgelähmte. Mit Recarositz, Kinnsteuerung und transportablem Beatmungsgerät

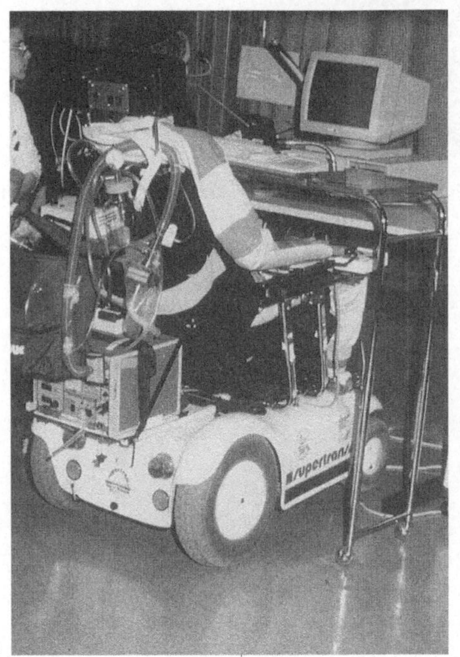

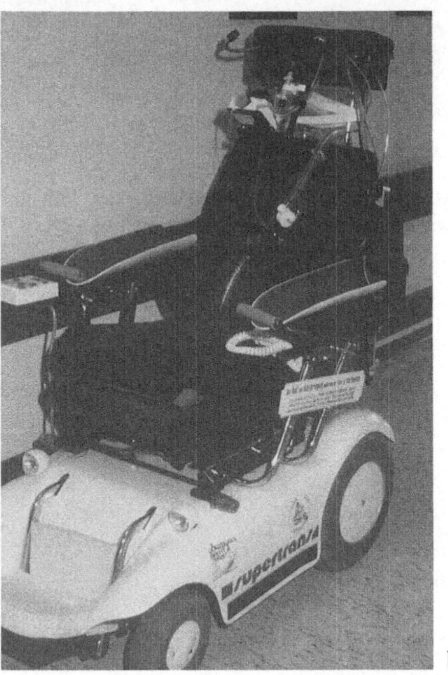

a b

Abb. 6a, b. Elektrorollstuhl „Supertrans“ mit Recarositz, transportablem Beatmungsgerät, Absaugung und abschwenkbarer Kinnsteuerung. Besonderheit: zentrales 5. Rad zum Wenden auf kleinem Raum a 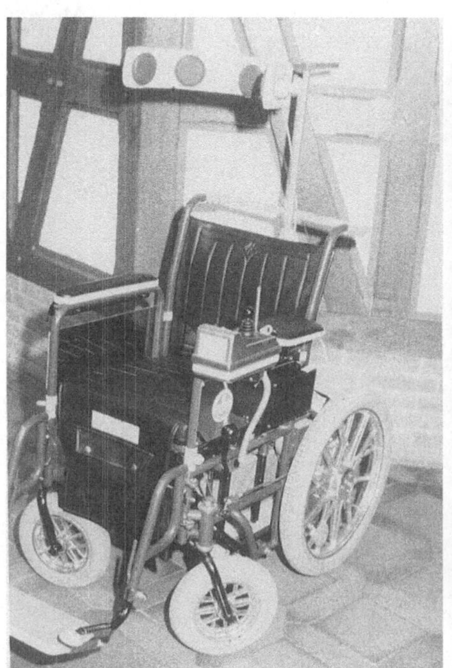

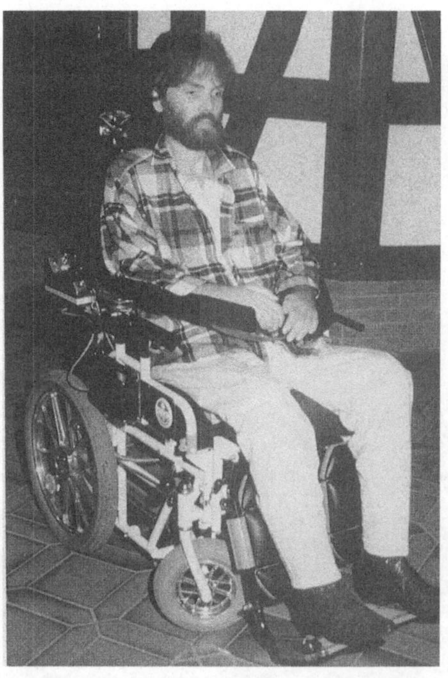 b

Abb. 7a, b. Elektrorollstuhl „Mic-ro". Kopfstütze mit integrierten Druckschaltern zur Fahrbedienung. Das Gesichtsfeld ist frei. Eine kontrollierte Kopfbewegung ist erforderlich

a 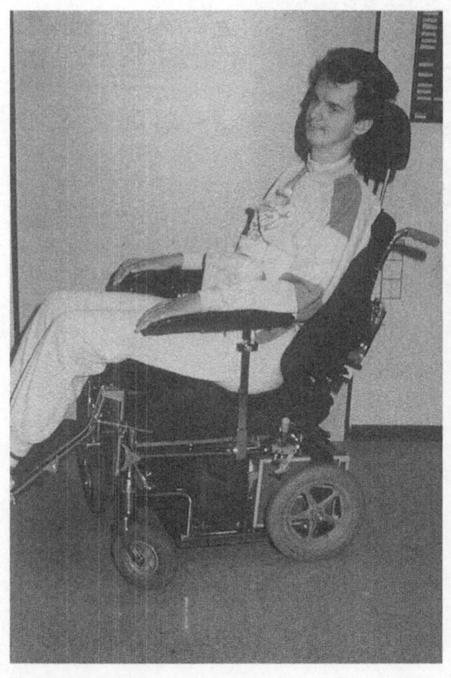

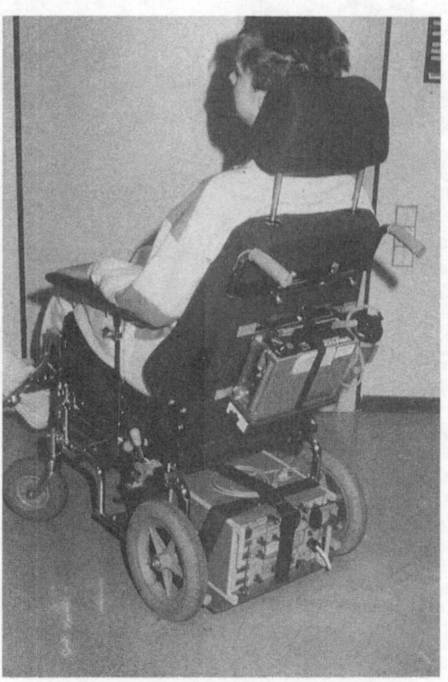 b

Abb. 8a, b. Zerlegbarer Schieberollstuhl mit Halterungen für Batterie, Atemhilfsgerät und Absaugung

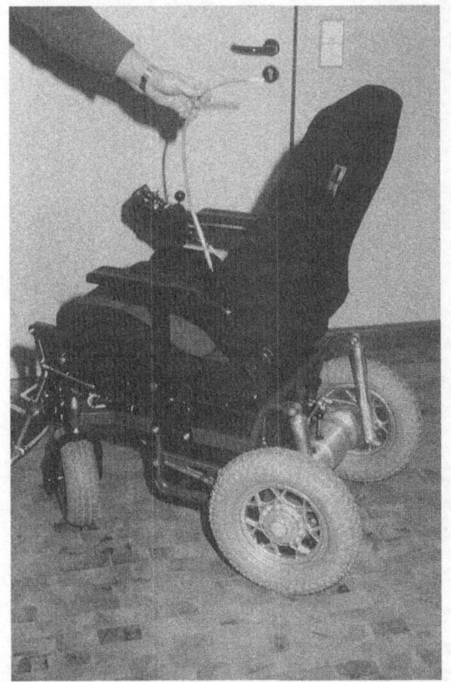

a

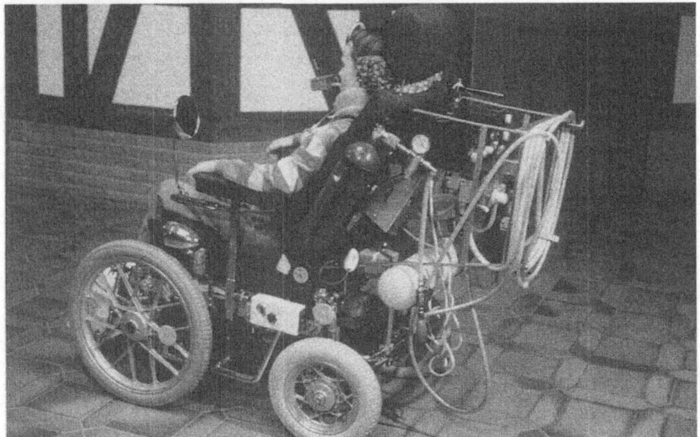

b

Abb. 9a, b. Blas-Saug-Steuerung bei fehlender Kopfkontrolle

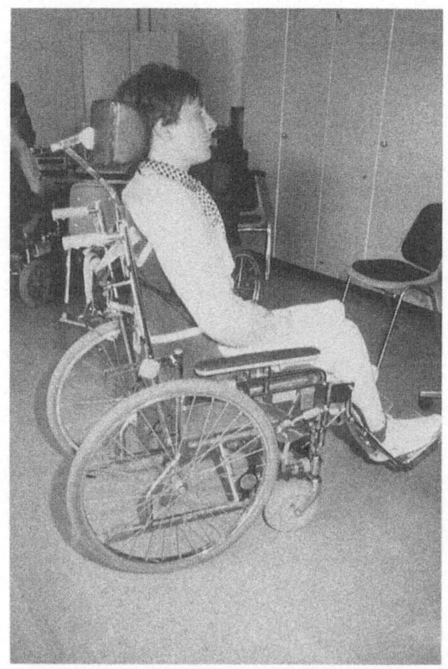
a

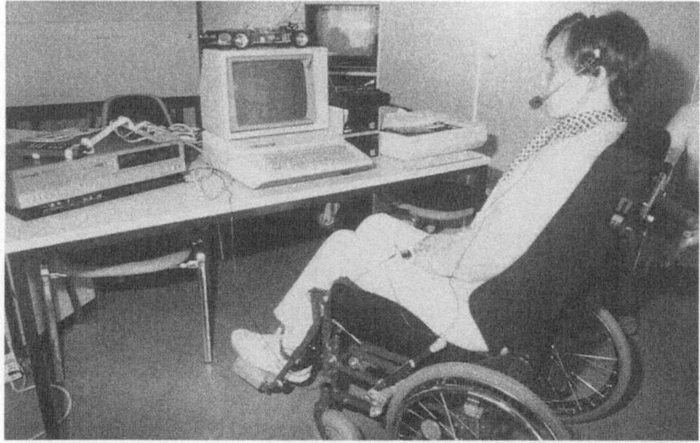
b

Abb. 10. Schieberollstuhl mit Postura Sitzsystem (**a**) und mit Recarositz (**b**). Beide faltbar nach Sitzabnahme

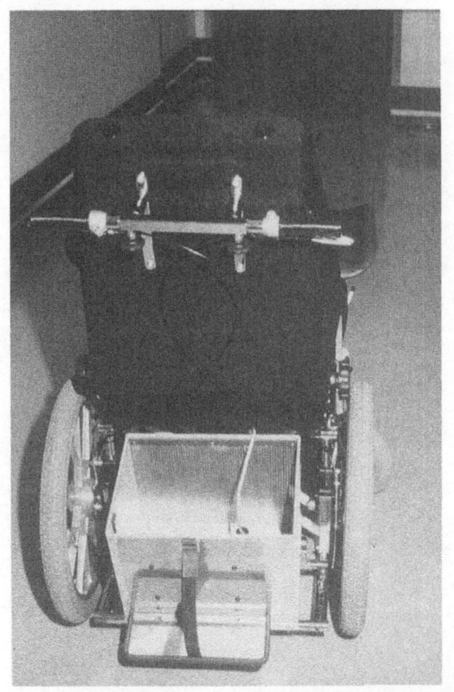

a

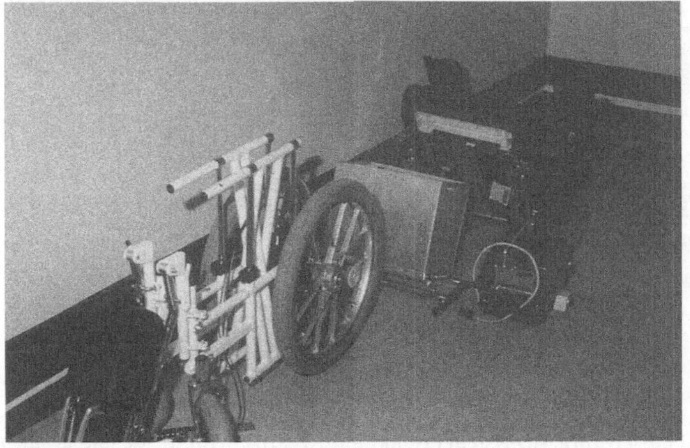

b

Abb. 11 a, b. Zerleg- und faltbarer Schieberollstuhl, ebenfalls mit Halterung für Batterie, Atemhilfsgerät und Absaugung

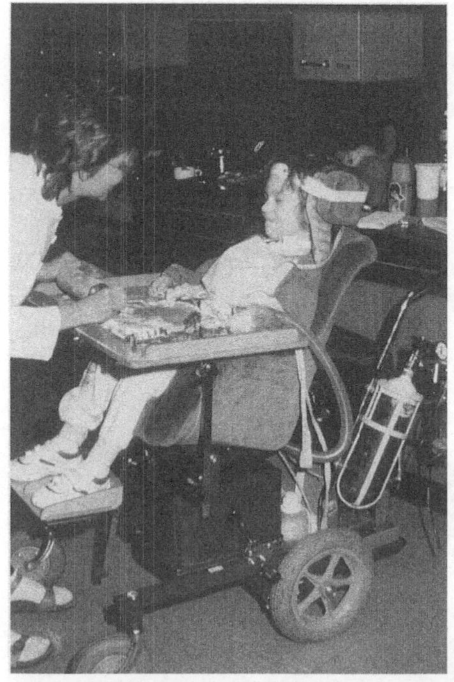

a

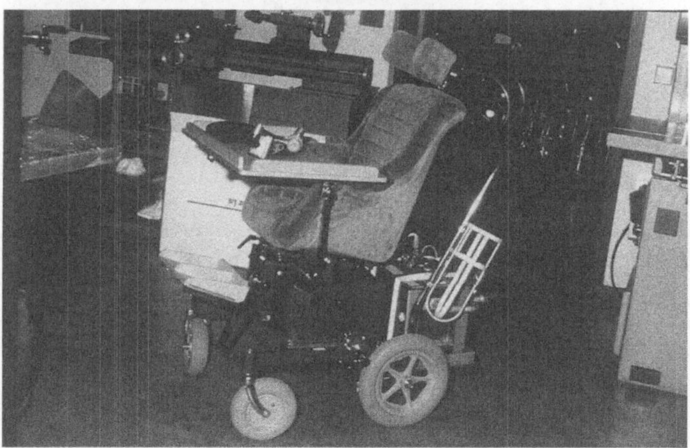

b

Abb. 12 a, b. Schiebewagen mit Schalensitz, Kopfstütze, Batterie, Atemhilfsgerät und Absaugung. Besonders bei atemgelähmten Kindern geeignet

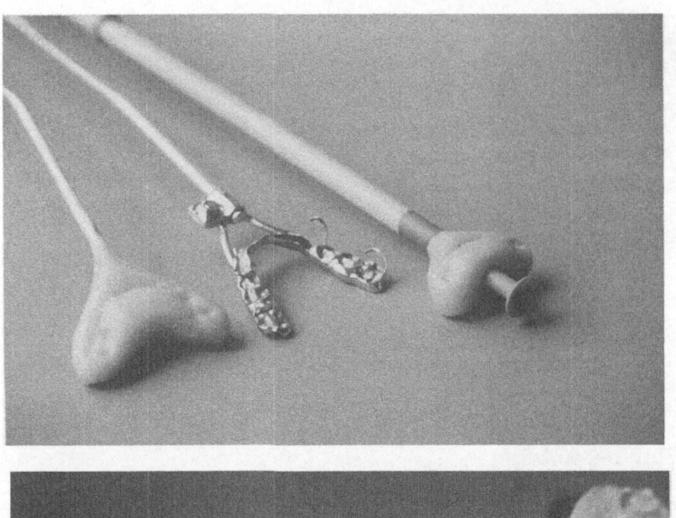

a

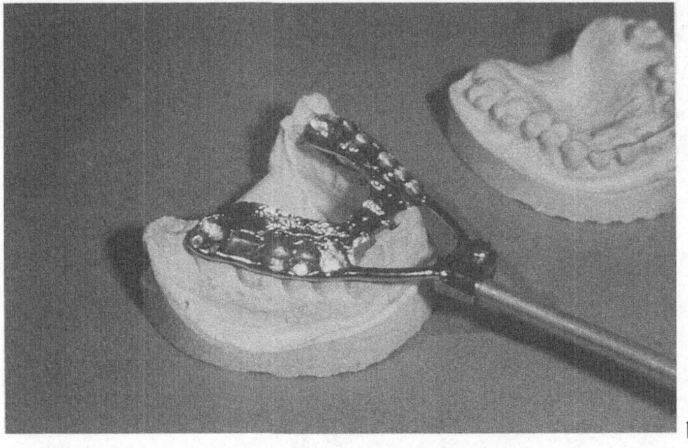

b

Abb. 13. a Verschiedene Mundstäbe mit verschiedenen Bißstücken. Kunststoffausführungen aus der Ergotherapie. **b** Gebißadaptierte Ausführung in Zusammenarbeit mit dem Zahnarzt

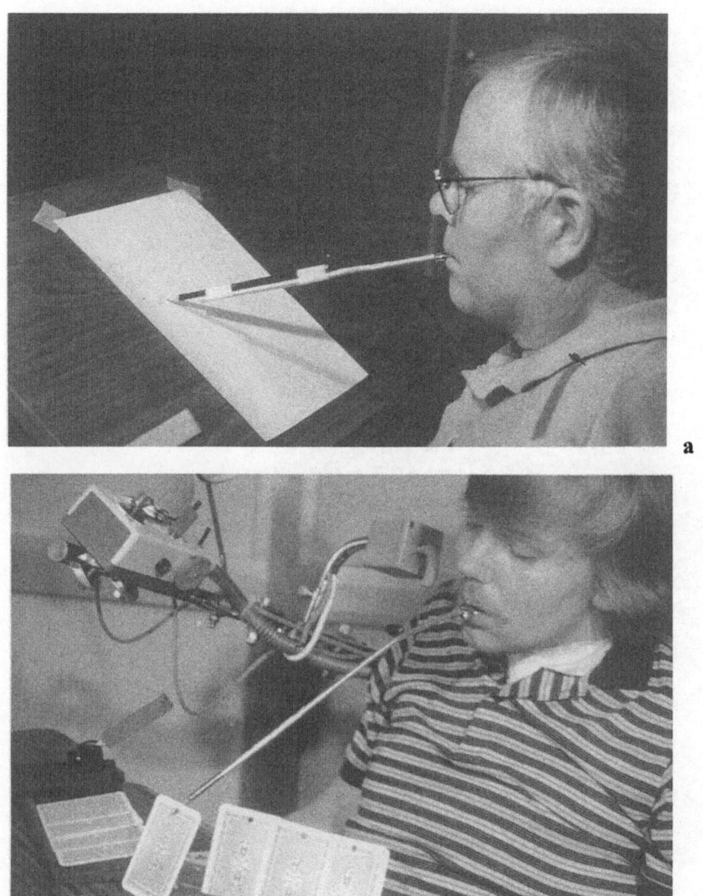

Abb. 14a, b. Gebißadaptierte Mundstäbe mit auswechselbaren Stäben im Einsatz

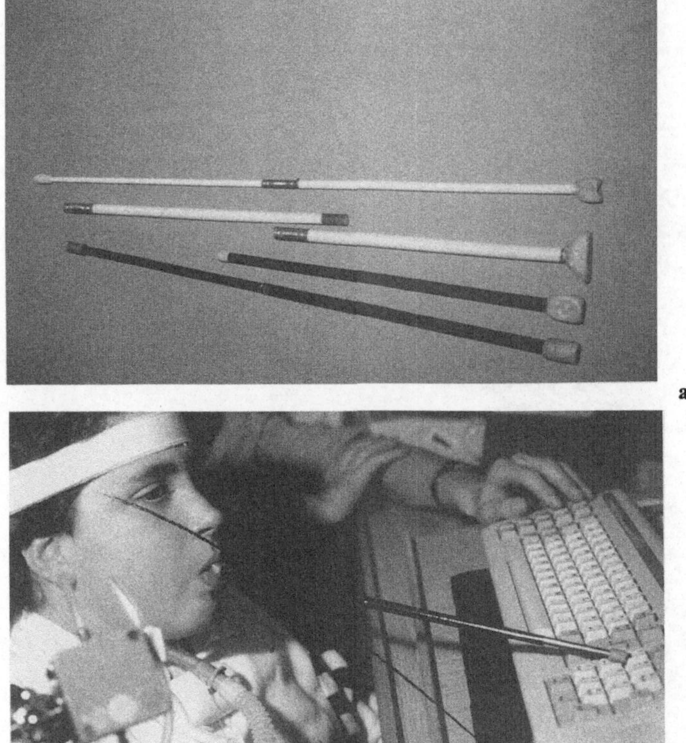

Abb. 15. a Längeneinstellbare Blas-Saug-Mundstäbe aus Teilen handelsüblicher Teleskopangelruten. **b** Praktischer Einsatz bei fehlender Kopfbewegung

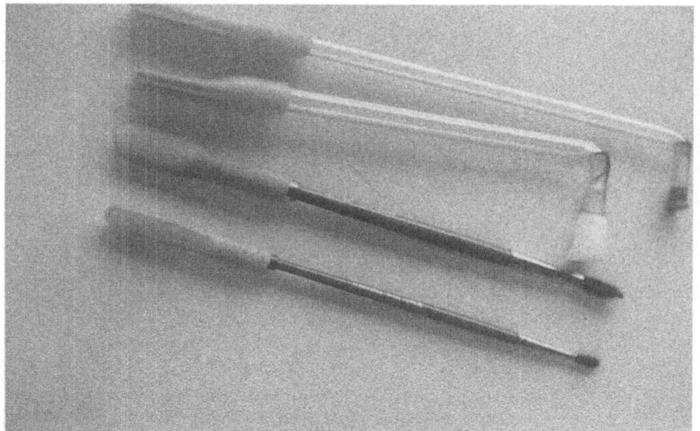
a

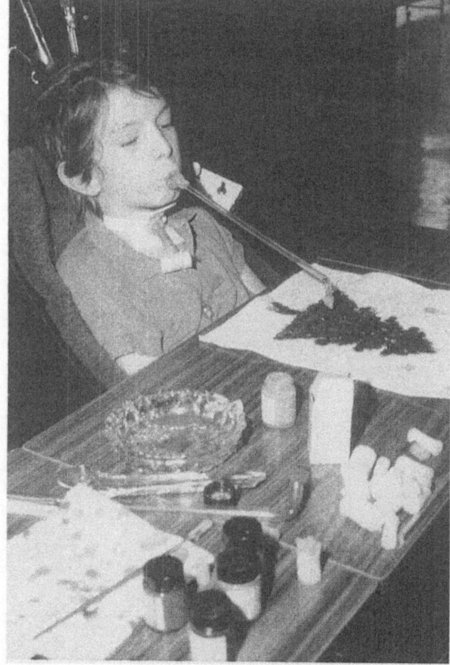
b

Abb. 16a, b. Verschiedene Mundstäbe zum Malen und Drucken, in unserer Ergotherapie hergestellt

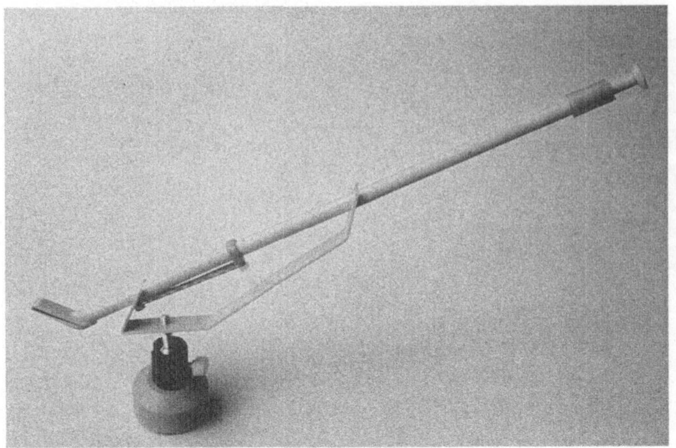

a

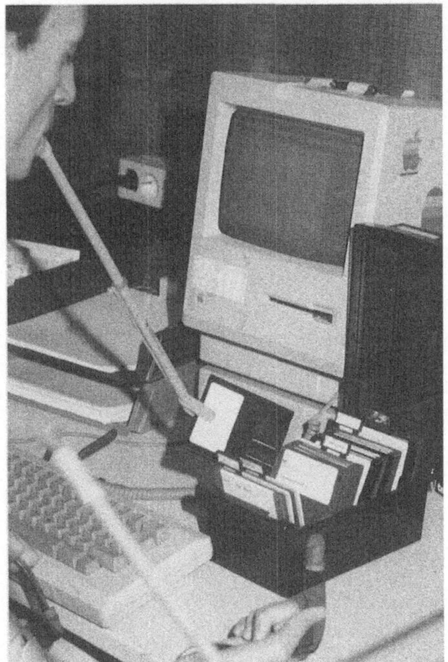

b

Abb. 17a, b. Mit Zungendruck bedienbarer Mundgreifstab. Er erweitert z. B. bei Tätigkeiten am Computer die Selbständigkeit des Patienten

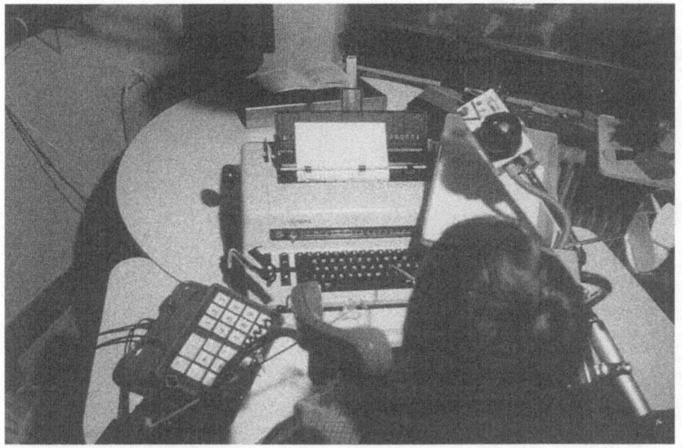

a

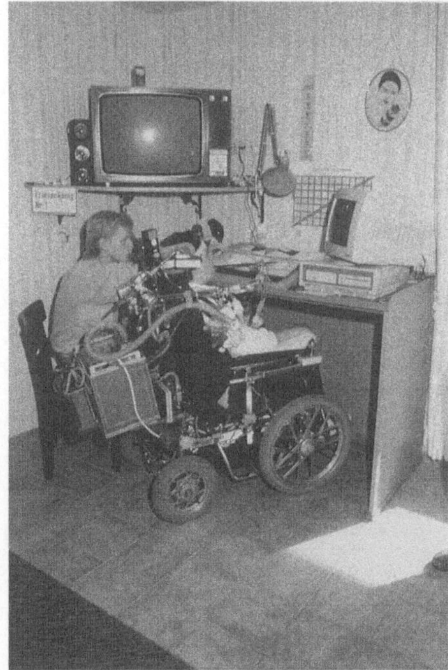

b

Abb. 18. a Mundarbeitsplatz elektrisch drehbar. **b** Computerarbeitsplatz als Verbesserung für hoch Querschnittgelähmte durch leichtere Bedienung und erweitertes Programmangebot für den privaten und beruflichen Bereich

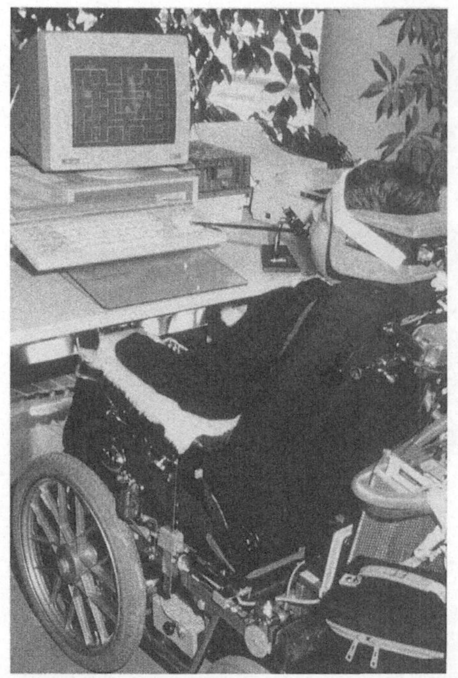

a

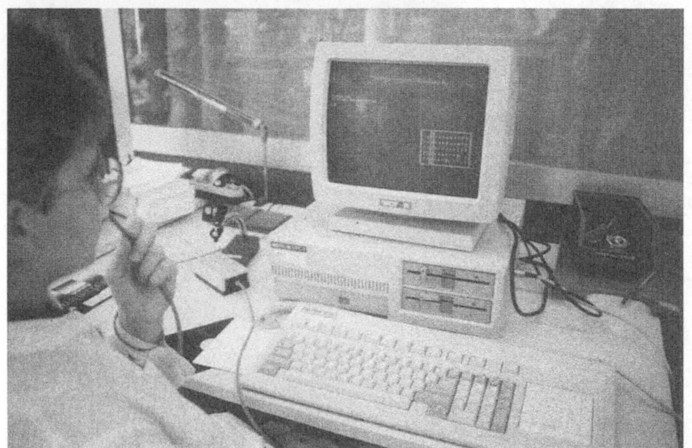

b

Abb. 19. Computerarbeitsplatz **a** mit Mundbedienung, **b** mit Blas-Saug-Bedienung

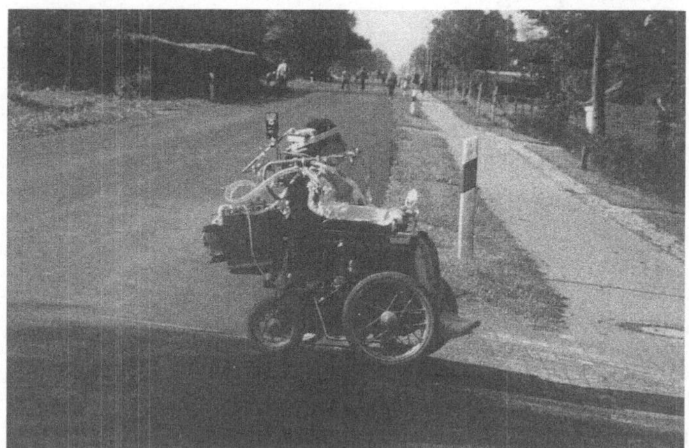

a

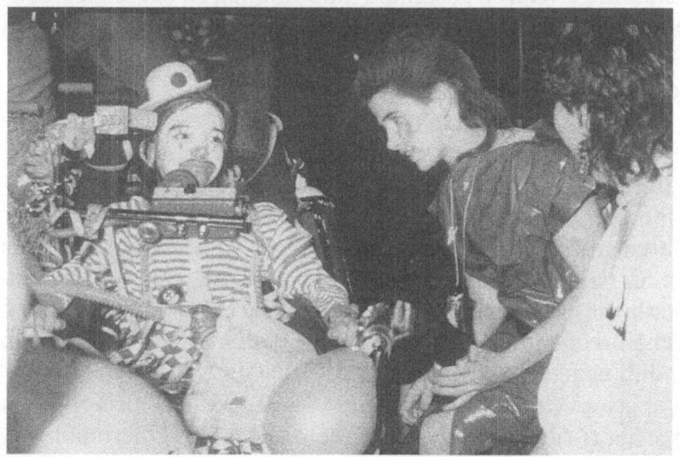

b

Abb. 20a, b. Es geht uns nicht nur um Technik und Organisation. Unser Anliegen ist, die individuellen Möglichkeiten, den persönlichen Freiraum und die Mobilität im häuslichen und außerhäuslichen Bereich, gerade für Hochgelähmte, zu schaffen. Neben der sicher eindrucksvollen und notwendigen Technik sollen persönliche Lebensvorstellungen und Wünsche nicht vergessen werden. Für ihn sind z. B. Ottifant, Butzibär und Klammeraffe ständige Begleiter, nicht nur am Fasching

Frühbehandlung: Krankenpflege

W. Berndorfer

Berufsgenossenschaftliche Unfallklinik, Abteilung für Orthopädie und Querschnittlähmungen, Schnarrenbergstraße 95, D-7400 Tübingen

Die Überschrift meines Vortrages müßte eigentlich lauten:

Pflege von Querschnittgelähmten am Anfang ihres total veränderten Lebens.

Während in der Akutphase nach dem Unfall zunächst alle ärztlichen und pflegerischen Mittel darauf gerichtet sind, alle lebenswichtigen Funktionen des Frischverletzten zu stabilisieren und zu verbessern, das Ausmaß der Lähmung genau zu diagnostizieren und ggf. durch geeignete Maßnahmen zu begrenzen bzw. abzuschwächen, erweitern sich in der Frühphase die pflegerischen Aufgaben beträchtlich.

Natürlich bedarf es auch weiterhin der Kontrolle der vitalen Zeichen, der genauen Bilanzierung von Ein- und Ausfuhr, der Kontrolle des Magen-Darm-Traktes und der Fortführung der in der Akutphase begonnenen Prophylaxen – insbesondere der Dekubitus-, Kontraktur-, Pneumonie- und Thromboseprophylaxe. Hinzu kommt eine sorgfältige Beobachtung der Stimmungslage und der Reaktionen der Patienten auf ihren veränderten Körper und ihr verändertes Leben. Jetzt gilt es, die Signale Hoffnung, Hilflosigkeit, Angst, Trauer, Depression, Wut, Schmerz, Euphorie, Verdrängungen usw. der Betroffenen aufzufangen und auf diese Zeichen entsprechend zu antworten, dem Patienten durch Zuhören und Verstehen zeigen, daß er jetzt nicht allein und verlassen ist.

Jeder Mensch hat vor etwas Unbekanntem Angst. In der Situation eines frisch Querschnittgelähmten steigert sich diese Angst manchmal bis ins Unermeßliche.

Die einzige Möglichkeit dieser Angst entgegenzuwirken besteht in der lückenlosen Information des Patienten über seine Lage und über sämtliche Tätigkeiten, die an und mit ihm durchgeführt werden. Der Tetraplegiker/Paraplegiker muß alle pflegerischen und therapeutischen Maßnahmen gedanklich nachvollziehen können, z.B. Blasen- und Darmtraining, Umlagerung, Ernährung und Trinkzeiten.

Spätestens hier wird ihm bewußt, in welcher Hilflosigkeit und Abhängigkeit er sich jetzt befindet, daß seine ganze Intimität verloren gegangen ist. Verstärkt wird dieser Eindruck durch das regelmäßige Entleeren der Blase mittels Einmalkatheterismus bzw. die Darmentleerung durch Einlauf oder Zäpfchen.

Allzu leicht übersehen Krankenpflegekräfte, Ärzte und Therapeuten diese überaus wichtigen Signale bei der täglichen Arbeit und sind dann oft überrascht und betroffen, wenn sich ein Frischverletzter hierüber äußert.

Durch diese Erfahrungen flüchten sich viele Querschnittgelähmte in eine Isolation, die sie oft nicht mehr zu durchbrechen vermögen. Um ein Vertrauensverhältnis aufbauen zu können, ist es am Anfang der Frühphase besonders wichtig, die Zahl der Krankenschwestern, -pfleger und Therapeuten möglichst

F.-W. Meinecke (Hrsg.)
Querschnittlähmungen

gering zu halten. Es ist für den Betroffenen schon eine enorme Leistung, zu 4–5 Pflegekräften und Therapeuten, die ihm eigentlich völlig fremd sind, einen engen Kontakt aufzubauen.

In dieser Phase sind wir Krankenschwestern und -pfleger oft das Sprachrohr und der Ansprechpartner der Patienten und ihrer Angehörigen. Sie vertrauen darauf, daß wir ihre Ängste, Sorgen und Nöte begreifen können, sie ernst nehmen und vertrauensvoll damit umgehen. Eine zeitweise sehr schwere Aufgabe.

Der nächste große Abschnitt beginnt für den Querschnittgelähmten mit der Mobilisation. Viele Patienten, vor allem bei konservativer Behandlung, verdrängen während ihrer Liegezeit die Tatsache der bestehenden Lähmung. Es ist daher wichtig, den Patienten schon mehrere Tage zuvor darauf vorzubereiten, beispielsweise durch das Aufrichten des Oberkörpers im Bett, zu den Mahlzeiten, zum Blasentraining, zum Kreislauftraining.

Je mehr und je länger der Querschnittgelähmte erfolgreich am Rehabilitationsprogramm teilnimmt, um so mehr ist er in der Lage, abhängig von seiner Lähmungshöhe, Aktivitäten des täglichen Lebens wieder selbst zu übernehmen.

Hier paßt plötzlich unser herkömmliches Bild der Krankenschwester, des Krankenpflegers nicht mehr. Jedem von uns fällt es zeitweise schwer, dem Querschnittgelähmten seine Selbständigkeit zurückzugeben, indem er „nur" beobachtet, wie der Betroffene die ihm gestellten Aufgaben zu meistern versucht und ihm gegebenenfalls Ratschläge erteilt.

Vor allem für diejenigen, die neu in einer Abteilung für Querschnittgelähmte zu arbeiten beginnen, bedeutet es eine ungemeine Umstellung ihres bisherigen Denkens und Handelns. Und auch Krankenpflegekräfte, die schon lange mit Tetraplegikern/Paraplegikern arbeiten, ertappen sich hin und wieder bei Tätigkeiten, die der Rollstuhlfahrer eigentlich selbst erledigen sollte. Es muß uns immer bewußt sein, daß jedes Erfolgserlebnis das Selbstvertrauen des Patienten stärkt und zugleich eine neue Motivation für die Erlernung weiterer Fertigkeiten ist.

Hierzu haben wir für unsere Station eine Checkliste erstellt, aus der jede Krankenpflegekraft, jeder Therapeut, jeder Arzt und auch jeder Gelähmte den aktuellen Rehabilitationsstand entnehmen kann (Abb. 1).

Rehabilitation bedeutet aber auch, die Eigenverantwortlichkeit des Behinderten für seinen Körper zu stärken. Ihm klarzumachen, daß auch der Teil seines Körpers, den er nicht spürt, genauso zu ihm gehört und den er ebenfalls pflegen und schützen muß, wie seinen gesunden Körper, z. B. durch regelmäßige Kontrolle besonders gefährdeter Körperregionen. Daß der Tetraplegiker/Paraplegiker erkennt und begreift, daß ihm nur ein „intakter" Körper die größtmöglichste Selbständigkeit und Freiheit ermöglicht.

Zusammenfassend möchte ich noch einmal sagen, daß das Ergebnis und die Dauer der Rehabilitation zum Großteil davon abhängig sind, wie gut der Patient in der Frühphase gepflegt und begleitet wird, daß er von unseren Informationen, Ratschlägen und Hinweisen abhängig ist und sich in vielem, was er in der Zukunft erleben und erfahren wird, an diese Zeit zurückerinnert.

BG-Unfallklinik Tübingen
Station W4

Name:
Zi.:

Rehabilitationsplan

	vom Pflegepersonal ausgeführt	kann Pat. mit Hilfe des Pflegepersonals	macht Pat. selbständig
1. Körperpflege: (waschen) – Gesicht			
– Oberkörper/Arme			
– Genitalbereich			
– Gesäß			
– Beine			
– Rücken			
– Zähne putzen			
– Prothese reinigen			
– Rasieren			
– Kämmen			
2. Anziehen: – Oberkörper			
– Unterkörper			
– Gummistrümpfe			
3. Ausziehen: – Oberkörper			
– Unterkörper			
– Gummistrümpfe			
4. Abführen: Bett – Anziehen			
Klostuhl – Ausziehen			
– Zäpfchen			
Toilette – Kontrolle			
– sauber machen			

	vom Pflegepersonal ausgeführt	kann Pat. mit Hilfe des Pflegepersonals	macht Pat. selbständig
5. Essen: – Frühstück			
– Mittagessen			
– Trinken			
– Löffel			
– Gabel			
– Messer			
6. Überwechseln: – Bett – Rollstuhl			
– Rollstuhl – Bett			
– Rollstuhl – Toilette			
– Rollstuhl – Duschsitz			
– Rollstuhl – Auto			
7. Blasentraining: – Trinkzeiten			
– Klopfen			
– Katheterisieren			
– Kondom kleben			
– Urinal anlegen			
– Urintabelle führen			
– Urinbeutel entsorgen			
8. Bewegungsübergänge – RL – Sitzen			
– Langsitz			
– Drehen RL – SL			
– Drehen BL			
9. Lagerung: – Seitenlage			
– Bauchlage			
– Rückenlage			

Abb. 1. Checkliste des Rehabilitationsstandes der Patienten

Diskussion

Die Gruppe der Menschen, die mit einer Spaltbildung der Wirbelsäule und des Rückenmarks (*Spina bifida*) geboren werden, wächst mit dem Verlassen des Kindesalters der Erwachsenen-Medizin zu und damit der weiteren ärztlichen Betreuung der Querschnittgelähmten-Zentren. Eine besondere Problematik stellen die hochgradigen Wirbelsäulenverbiegungen und urologischen Komplikationen dar. Noch sind die Zentren nur vereinzelt auf diesen großen Personenkreis platzmäßig und personell vorbereitet.

Der Personenkreis mit einer *nicht unfallbedingten* Querschnittlähmung nimmt ständig zu. Darunter befinden sich auch Patienten mit bösartigen Tumoren und unterschiedlicher Lebenserwartung. Die Zentren sind bemüht, ihnen ein individuell abgestimmtes, mitunter verkürztes Rehabilitationsverfahren angedeihen zu lassen mit dem Ziel, die Lebensqualität für die verbleibende Zeit anzuheben, erträglich und sinnvoll zu gestalten. Hierin kann auch die Sterbebegleitung zu einem menschenwürdigen Tode eingeschlossen sein. Die Betroffenen haben ein Anrecht auf diese Therapiekonzepte.

Die Häufung von Querschnittlähmungen bei entzündlichen Veränderungen im Brustwirbelsäulenbereich hängt mit den dort herrschenden engen Verhältnissen im Wirbelkanal zusammen. Es handelt sich dabei um eine relative Häufung, da die viel öfter eintretenden Erkrankungen der Lendenwirbelsäule seltener zu einer Rückenmarkbeteiligung führen.

Es besteht die Gefahr, daß bei den gegebenen Möglichkeiten der *instrumentellen Blasenentleerung* einschließlich des Selbstkatheterisierens und der antibiotischen Behandlung der Infektionen das „Blasentraining“ in Vergessenheit gerät. Die Rate der kompensierten Reflexblasen zum Zeitpunkt der Entlassung nimmt immer mehr ab. Antispastika können an der Blase zu einer mitunter unerwünschten Reflexdämpfung führen. Alle langfristig angewandten Antibiotika bewirken schließlich Restistenzen. Bei den Sphinkterotomien wird bewußt schrittweise reseziert, um möglichst ein Gleichgewicht zwischen Detrusor- und Sphinkterfunktion zu erreichen und eine völlige Inkontinenz zu vermeiden. Die „Durchlaufblasen“ führen zum Dauerinfekt. Sie stellen wegen des ständigen Harnaustrittes ein enormes psychosoziales Problem dar, das man nicht bewußt herbeiführen sollte.

In Einzelfällen wurden *Nierentransplantationen* bei dialysepflichtigen Querschnittgelähmten bereits mit Erfolg durchgeführt. Sobald Zeichen einer Einschränkung der Nierenfunktion bei der Kreatinin-Clearence auftreten, muß ein Nephrologe hinzugezogen werden, um die weitere Behandlung abzuklären. Breite Erfahrungen liegen bisher noch nicht vor.

Ganz allgemein wird mit der *Thromboseprophylaxe* im Akutstadium begonnen. Sie wird teilweise eine Woche nach Vollmobilisierung des Patienten im Rollstuhl beendet. Eine Thrombosehäufung wurde zum Zeitpunkt der Änderungen des Lagerungsmaterials und der Mobilisierung im Rollstuhl beobachtet. Anderenorts wurden bei einem Drittel der Patienten Thrombosen nach 6–8 Wochen, ja nach bis zu 160 Tagen nach der Vollmobilisierung festgestellt mit einem deutlichen Absinken der Häufigkeit 3–4 Monate nach der Verletzung. Deshalb wird eine Fortsetzung der Prophylaxe für mindestens 6–8 Wochen nach

F.-W. Meinecke (Hrsg.)
Querschnittlähmungen

Vollmobilisierung empfohlen. Eine einhellige Empfehlung ist aus der Diskussion nicht erkennbar.

Thrombektomien werden äußerst selten durchgeführt, seitens der Gefäßchirurgen wird vornehmlich auf die Lysetherapie verwiesen. Die Ergebnisse operativen Vorgehens waren nicht besser. Die Gefahr massiver Blutungen bei hochdosierter Lysetherapie wird erwähnt. Das vordringlichste Problem der Thrombosetherapie liegt in den auch heute noch bestehenden diagnostischen Schwierigkeiten im Oberschenkel-Becken-Bereich. Die Angaben über die Häufigkeit von Lungenembolien zeigen oft große Schwankungen.

Gehäufte Mykosen der Lunge nach Langzeitbeatmungen wurden nicht beobachtet.

Eine *Rollstuhlversorgung* ist eine individuelle angepaßte Maßnahme von erheblicher Bedeutung für den Benutzer und den Rehabilitationsleistungsträger. Deshalb ist eine Anpassung vor der Vollmobilisierung und dem Erreichen eines gewissen Trainingsstandes nicht sinnvoll. Ebenso erscheint aber auch die Übernahme nur eines Pauschalkostensatzes nicht gerechtfertigt. Bis zur Versorgungsfähigkeit des Patienten sollte der Krankenhausträger geeignete Leihstühle zum Training zur Verfügung stellen. Die Zweitversorgung sollte nach einer weiteren Trainingsphase, ggf. unter ganz bestimmten funktionellen Gesichtspunkten der späteren Verwendung, erfolgen. Immer ist der Patient, in bestimmten Fällen auch die Familie, in die Entscheidungen einzubeziehen. Das gilt aber nicht nur an dieser Stelle, sondern für alle Entscheidungen, die den Patienten, seine Umgebung und die künftige Lebensgestaltung betreffen. Bei allen Versorgungsfragen müssen Zeiten für die Kostengenehmigungen und die Herstellung der erforderlichen Gegenstände in die Überlegungen einbezogen werden. Darüber vergehen Wochen, mitunter auch Monate. Hieraus ergeben sich immer wieder zeitliche Engpässe, vor allem dann, wenn die Überlegungen zu spät einsetzen.

Wie im *Sport* der Nichtbehinderten hat sich auch im Behindertensport eine Zweiteilung Breitensport – Leistungssport entwickelt. Der Hochleistungssport in nur einer Sportart muß sich aus dem Breitensport aller entwickeln. Die Entscheidung liegt beim Sportler selbst. Er muß damit rechnen, einseitige Sportschäden zu erleiden. Das unterscheidet sich nicht von anderen Athleten. Der Breitensport gewinnt dadurch um so mehr an Bedeutung.

Sexualfunktion – Psychosoziale Gesichtspunkte

Erektile Dysfunktion bei Querschnittlähmung – Pathophysiologie und operative Behandlung

A. Ebner[1] und H. Madersbacher[1,2]

[1]Urologische Universitätsklinik, [2]Rehabilitationszentrum Häring der Allgemeinen Unfallversicherungsanstalt (AUVA), Anichstraße 35, A-6020 Innsbruck

Die Rehabilitationsmedizin hat die „sexuelle Wiederherstellung" als integrierenden Bestandteil der Behandlung erkannt. Dies gilt besonders für Rückenmarkverletzte: So gaben Querschnittgelähmte mehrerer Veterans Administration Hospitals in den USA bei einer Umfrage an, daß sie die Information über ihre geänderte Sexualfunktion und eine diesbezügliche Beratung als den wertvollsten menschlichen Dienst im Rahmen ihrer Rehabilitation empfunden haben. Man weiß heute, daß auch Behinderte normales sexuelles Verlangen zeigen, das sexuelle Befriedigung im weitesten Sinne erfordert.

Während bei Rückenmarkverletzten das psychosexuelle Interesse im allgemeinen ungestört bleibt, leiden viele dieser Patienten an einer Dysfunktion der Erektion und Ejakulation. Dies beeinflußt das Selbstwertgefühl und die Partnerschaftsbeziehung der betroffenen Männer in tiefem Maße.

Der in der Rehabilitation Tätige kann bereits durch Information und offenes Gespräch über die Art und das Ausmaß der sexuellen Störung sowie über verbliebene Sexualfunktionen und Möglichkeiten wertvolle Hilfe geben.

Es ist ein logischer nächster Schritt, die funktionelle Störung mit den Mitteln der modernen Medizin zu kompensieren. Im Folgenden wird die Erektionsstörung abgehandelt:

Eine normale psychogene Erektion über erotische Stimuli kommt dann zustande, wenn die Nervenbahnen vom Zerebrum über das sympathische thorakolumbale Erektionszentrum und die Nervi hypogastrici zu den Schwellkörpern intakt sind. Erst die gleichzeitige Erregung des parasympathischen sakralen Erektionszentrums, von dem über die Nervi erigentes zusätzliche Impulse an die Schwellkörper gelangen, ermöglicht eine für den Verkehr adäquate Erektion (4).

Die physiologischen Vorgänge im Schwellkörper selbst sind heute nach wie vor Gegenstand der Forschung: Als Neurotransmitter zur Kontrolle der Erektion wird das vasoaktive intestinale Polypeptid VIP angesehen, es ist alleine oder in Kombination mit alpha-adrenerger Blockade oder Azetylcholin regulatorisch wirksam.

Ultrastrukturell bestehen die Corpora cavernosa aus einem dreidimensionalen Netzwerk von irregulär angeordneten Trabekeln und Bündeln glatter Muskelzellen. Es umschließt sinusoidale Hohlräume, die komplett endothelial ausgekleidet sind. Im erschlafften Zustand sind die Sinusoide und die sie speisenden Arteriolen kontrahiert und bieten einen maximalen Widerstand gegen den arteriellen Inflow. Die in den Sinusoidalwänden gelegenen kleinen Venolen und die zwischen Sinusoidalwand und Tunica albuginea gelegenen größeren Venolen drainieren frei über die Vv. emissariae zu den extrapenilen Venen. Bei der Erektion kommt es zur

F.-W. Meinecke (Hrsg.)
Querschnittlähmungen

Relaxation der glatten Muskelzellen der Sinusoide und Arteriolen; dadurch sinkt der periphere Widerstand maximal, der arterielle Inflow steigt, und es kommt zur Füllung der Sinusoide mit Übertragung von ca. 80% des systolischen Drucks, etwa 90–100 mm Hg. Die Kompression der Venolen zwischen den Sinusoiden und gegen die Tunica albuginea führt zur Zunahme des venösen Widerstands und zur Verringerung der venösen Kapazität auf ein Minimum. Dies ermöglicht die Fortdauer der Erektion auch bei gedrosseltem arteriellem Einstrom. Den glatten Muskelzellen der Sinusoide kommt eine zentrale Rolle beim Zustandekommen der Erektion zu. Die Kontraktion des Musculus bulbocavernosus und ischiocavernosus verstärkt die Rigidität der Corpora cavernosa und führt zu einer weiteren Füllung der Glans penis (3).

Beim Querschnittgelähmten liegt eine teilweise oder vollständige Läsion von Nervenbahnen vor. Der supraläsionelle RM-Abschnitt wird normal versorgt, im lädierten Segment ist die Reflexaktivität reduziert oder fehlt, darunter liegt der infraläsionelle RM-Abschnitt mit propriospinaler Reflexaktivität. Bezogen auf die eingangs beschriebenen zwei Zentren – das thorakolumbale und sakrale Erektionszentrum – unterscheidet man theoretisch 4 verschiedene Erektionstypen:

Reflektorische Erektionen laufen unwillkürlich über einen spinalen Reflexbogen ab. Sie werden über taktile Reize im infraläsionellen Segment ausgelöst. Rein psychogene Erektionen treten auf, wenn das sakrale Erektionszentrum ausfällt, das thorakolumbale Zentrum aber erhalten bleibt. Sowohl psychogene als auch reflektorische Erektionen können bei RM-Verletzten vorliegen, wenn die Läsion zwischen den beiden Zentren gelegen ist. Eine Zerstörung beider Zentren führt zum kompletten Erektionsverlust.

Die klinische Beobachtung hat gezeigt, daß etwa 90% der Patienten mit kompletten suprasakralen Läsionen reflektorische Erektionen haben. Bei inkompletter suprasakraler Läsion steigt der Anteil auf 95%, zusätzlich treten bei diesen inkompletten Läsionen etwa 25% psychogene Erektionen auf. Tiefe RM-Läsionen mit direkter Sakralmarkläsion sind zu 85% mit einem Erektionsverlust verbunden, bei 15% treten schwache und kurzdauernde psychogene Erektionen auf. Die individuelle Funktionsstörung ist besonders bei thorakolumbaler und sakraler Läsion sehr unterschiedlich.

Reflektorische Erektionen können vielfach für einen Koitus genützt werden, die therapeutische Herausforderung ist die unvollständige oder fehlende Erektion.

Die intrakavernöse Injektion vasoaktiver Substanzen findet als pharmakologische Therapie zunehmende Verbreitung, sie wird im Rahmen eines eigenen Vortrages abgehandelt.

Erwähnen möchte ich mechanische Erektionshilfen, die den Patienten als therapeutische Alternative zu invasiven Maßnahmen angeboten werden können: Der Erektionsring besteht aus einem vollelastischen Ringschlauch mit einer zum Zentrum hin dünneren Membran sowie einem Ventil. Er wird an der Wurzel des erschlafften Penis plaziert und mit Luft aufgefüllt. Durch die erzielte venöse Abflußbehinderung kommt es auch bei primär ungenügender Erektion zu einer ausreichenden Tumeszenzzunahme. Eine andere Erektionshilfe erinnert oberflächlich betrachtet an ein Kondom und ist aus einem semirigiden Silikonpolymer gefertigt. Sie wird über den Penis gestülpt, mit einem langen Plastikschlauch wird durch Ansaugen ein Vakuum erzeugt und dadurch eine Tumeszenzzunahme erzielt.

Im letzten Jahrzehnt gewann die Penisprothese in der Therapie der erektilen Impotenz zunehmend an Bedeutung. Durch Verbesserung der Implantate kam man dem Ziel, eine möglichst natürliche Erektion wiederzugewinnen, näher. Eine beachtliche Zunahme der Zahl der Implantationen in den letzten 10 Jahren beweist dies ebenso, wie die Vielfalt der heute am Markt angebotenen Prothesen. Allen Prothesen gemeinsam ist die Implantation in vorher dilatierte Corpora cavernosa.

Nach der Funktionsweise unterscheidet man prinzipiell zwei Gruppen:

Semirigide Implantate sind biegsam, gewährleisten aber eine für den Verkehr ausreichende Rigidität. Die Small-Carrion^R Prothese fand als erste seit 1975 breitere Anwendung. Sie besteht aus einem Silikonmantel und ist mit einem Silikonschwamm gefüllt. Die Finney-Prothese (Flexirod^R) besitzt ein Gelenk und einen distal gelegenen festen Silikonstab. Die Jonasprothese (ESKA-Silikon-Silber^R) besteht aus einem Silikonzylinder, in den ein Silberdraht eingegossen wurde. Die AMS 600 Malleable^R besitzt im Inneren ein Stahldrahtgeflecht. Die Mentor-Malleable^R-Prothese erhält ihre Festigkeit durch eine Drahtspirale. Im Inneren der Duraphase^R-Prothese sind Kunststoffglieder über ein Kabel mit Federzug verbunden. Durch die Reibung der Glieder behält die Prothese die jeweils eingestellte Position bei.

Funktionell bessere Ergebnisse werden mit den flexiblen Prothesen erreicht. Die Mehrzahl dieser Prothesen funktioniert hydraulisch. Die erste „inflatable“ Prothese wurde von Bradley, Scott und Timm entwickelt und war Nebenprodukt der Arbeit an hydraulischen Sphinktern. Die Weiterentwicklung führt zur AMS 700-Inflatable^R-Prothese mit einem Reservoirballon, einer im Skrotum implantierten Pumpe und verstärkten Silikonzylindern in den Corpora cavernosa. Die Mentor-Inflatable^R-Prothese funktioniert ähnlich, hat einen anderen Pumpmechanismus und verwendet Bioflex-Polyurethan für die Zylinderwand. 1986 wurden 2 Prothesen mit integrierter Hydraulik vorgestellt, die AMS-Hydroflex^R und die Flexi-Flate^R. Durch Flüssigkeitsverschiebung im Prothesenzylinder kommt es zur Versteifung oder Erschlaffung. Die einzige mechanisch arbeitende flexible Prothese Omniphase^R besitzt zentral gelegene Polysulfone-Segmente, die mit einem Kabel verbunden sind. Dieses wird über einen sogenannten „aktivator switch“ gespannt oder gelockert.

Die Implantation aller beschriebenen Prothesen erfolgt nach standardisierten, je nach Modell etwas unterschiedlichen Operationsmethoden.

Die Komplikationsrate wird einerseits durch technische, implantatbedingte Fehler, andererseits durch medizinische Probleme bestimmt. Furlow berichtete jüngst über 11,7% technische und 6,6% medizinische Komplikationen bei 120 Patienten mit hydraulischen AMS 700-Inflatable^R-Prothesen (2), Brooks über 7,3% technische und 5,1% medizinische Komplikationen bei 137 Mentor-Inflatable^R-Prothesen (1). Bei semirigiden Prothesen liegt die Rate der technischen Komplikationen naturgemäß am niedrigsten. Unter den medizinischen Komplikationen interessiert besonders die periprothetische Infektion, die meist die Explantation erforderlich macht. Montague berichtet 1987 über 2,7% Infektionsrate bei 556 eigenen Patienten und über 3,65% Infektionsrate bei 2502 Patienten aus einer Literaturzusammenstellung (5). Heute wird allgemein eine prophylaktische perioperative Antibiotikagabe, meist Piperacillin und ein Aminoglycosid, empfohlen.

An unserer Klinik wurden in den letzten 6 Jahren 31 Prothesen bei 26 Patienten implantiert, vorwiegend bei Querschnittgelähmten, bei 25 Patienten ist das Implantat zurzeit in situ und funktioniert. Wir verwendeten 13 semirigide Prothesen und 18 flexible Prothesen. Die flexiblen Prothesen werden alle für den Verkehr genützt, die semirigiden Prothesen werden vorwiegend zur Befestigung eines Urinals bei retraktilem Penis benötigt. Bisher traten keine Wundinfektionen auf, einmal kam es zu einer Nahtdehiszenz der Tunica albuginea, eine Prothese mußte nach traumabedingter Perforation in die Fossa ischiorectalis entfernt werden. Ein anderes Prothesenpaar perforierte postoperativ im akuten Schub einer chronischen Myelose. Wir beobachteten eine Zylinderruptur bei AMS 700-Inflatable[R]. 4 Prothesen mußten wir nach 1–2 Jahren gegen längere Paare austauschen, da sie zu viel Spiel in den Corpora cavernosa hatten.

An der BG-Unfallklinik Murnau wurden bisher 58 Patienten mit Prothesen versorgt, bei 52 Patienten funktionieren sie zur Zeit. 48 dieser Patienten erhielten die hydraulische AMS 700[R], davon sind derzeit 43 Prothesen funktionstüchtig. Bei 14 Patienten waren insgesamt 24 Revisionen erforderlich, bei 5 dieser Patienten mußte nach z.T. mehrfachen Operationen die Prothese explantiert werden, darunter 1 × wegen Wundinfektion (Löchner-Ernst, persönliche Mitteilung).

Zusammenfassung

Die erektile Dysfunktion ist eine fast obligate Folge einer Querschnittläsion. Tiefe Läsionen sind meist mit komplettem Erektionsverlust verbunden, manchmal bestehen nur kurzdauernde schwache Erektionen. Die reflektorische Erektion ermöglicht in vielen Fällen einen Koitus. Therapeutisch soll an erster Stelle eine eingehende Information und Beratung der Betroffenen stehen. Dies ist eine Voraussetzung für die Wiedergewinnung von Selbstwertgefühl, eine soziale Reintegration und den Aufbau einer Partnerbeziehung. Es gibt heute mehrere Möglichkeiten, den Verlust der erektilen Potenz zu kompensieren. Eine davon ist die Penisprothese. Falsche Erwartungen müssen rechtzeitig ausgeräumt werden. Eingebunden in die psychische Betreuung stellt diese Therapieform für viele Patienten eine echte Hilfe dar. Dies rechtfertigt unseres Erachtens den operativen und materiellen Aufwand und läßt die zweifelsohne bestehenden Komplikationen vertretbar erscheinen.

Literatur

1. Brooks MB (1988) 42 months of experience with the Mentor inflatable penile prosthesis. J Urol 139:48–49
2. Furlow WL, Goldwasser B, Gundian JC (1988) Implantation of Model AMS 700 penile prosthesis: long-term results. J Urol 139:741–742
3. Lue TF, Tanagho EA (1987) Physiology of erection and pharmacological management of impotence. J Urol 137:829–836
4. Madersbacher H, Pauer W, Hetzel H, Dietl P (1981) Neurogene Erektionsstörungen. Verhandlungsbericht der DGU, 33. Tagung, S 218–220
5. Montague DK (1987) Periprosthetic infections. J Urol 138:68–69

„SKAT“ – Schwellkörperautoinjektionstherapie

D. Schmidt-Bachaly und H. Burgdörfer

Berufsgenossenschaftliches Unfallkrankenhaus, Querschnittgelähmten-Zentrum, Bergedorfer Straße 10, D-2050 Hamburg 80

Ich möchte Ihnen eine Therapieform der Erektionsstörung beim Querschnittgelähmten vorstellen, nämlich die intrakavernöse Injektion vasoaktiver Substanzen, bekannt auch unter dem Kürzel SKAT – Schwellkörperautoinjektionstherapie.

Da es bei der neurogenen Erektionsstörung keine kausale Therapie gibt, bietet die SKAT die Alternative zur Implantation einer Penisprothese.

Bereits in den 70er Jahren begann man mit der Behandlung der erektilen Dysfunktion durch intravenöse Gaben von Alpharezeptoren-Blockern sowie Beta_2-adrenergen-Stimulantien – mit wechselnden Erfolgen. Zufällig entdeckte man dann 1982 die erektionsinduzierende Wirkung des Papaverin bei lokaler Applikation.

Die intrakavernöse Gabe von Papaverin führt zu einem Anstieg des arteriellen Blutzustroms infolge seiner erschlaffenden Wirkung auf die glatte Muskulatur der zuführenden Arterien durch Hemmung der Phosphodiesterase. Gleichzeitig bewirkt diese Substanz eine Erhöhung des venösen Abflußwiderstandes. Die zunächst sehr hohen Dosen von bis zu 160 mg konnten durch die Zugabe des Alpha_2-Rezeptoren-Blockers Phentolamin (Regitin®), welches synergistisch zu Papaverin wirkt, deutlich gesenkt werden. Die in der Literatur angegebenen Höchstdosen zur Erreichung einer vollen Erektion betrugen bei diesem Gemisch 45 mg Papaverin sowie 1,5 mg Phentolamin. Durch diese Dosisreduzierung vor allem des Papaverins ließ sich die Häufigkeit sowie das Ausmaß der Nebenwirkungen, verlängerte Erektion, systemische Reaktionen oder die in letzter Zeit zunehmend ins Gespräch kommende drohende Fibrosierung der Corpora cavernosa deutlich senken.

Bei prolongierter Erektion, die zu einer hypoxischen Schädigung der Schwellkörpertrabekel mit nachfolgender Schwellkörperfibrose führen kann, wird die intrakavernöse Gabe von Metaraminol (2 mg Araminum®), einem Alphasymphathikomimetikum empfohlen. Die Gabe dieses Antidot kann zu erheblichen kardiovaskulären Reaktionen führen, was entsprechende Vorsichtsmaßnahmen erforderlich macht. Auf dem diesjährigen Kongreß der Deutschen Gesellschaft für Urologie wurde über gute Erfahrungen mit dem nebenwirkungsärmeren Etilefrin (Effortil®) berichtet.

Seit Ende 1986 haben wir im Unfallkrankenhaus Hamburg 35 Patienten mit der SKAT therapiert. Hierbei handelte es sich ausschließlich um querschnittgelähmte Patienten mit völlig fehlender oder unzureichender Erektion. Zunächst kam die empfohlene Mischung von Papaverin mit Phentolamin zur Anwendung. Es zeigte sich jedoch bald, daß Gaben von 20–30 mg Papaverin auch ohne Zusatz von Phentolamin bei diesen Patienten zu einer ausreichenden Tumeszenz und

F.-W. Meinecke (Hrsg.)
Querschnittlähmungen

Rigidität führten. Mit Ausnahme von zwei Patienten konnten auf diese Weise Erektionen dosisabhängig von 30–90 min Dauer erzielt werden. Bis auf die zwei genannten Fälle handelte es sich durchweg um jüngere Patienten unter 50 Jahren, die vor Lähmungsauftritt keine Sexualfunktionsstörungen beobachtet hatten. Das gute Ansprechen auf die sehr niedrige Dosierung führen wir auf diesen Sachverhalt zurück.

Nach anfänglicher Ermittlung der kleinsten wirksamen Dosis unterrichteten wir die Patienten in der Autoinjektion, wobei die ermittelte Dosis in einer Insulin-Spritze aufgezogen, dann mit einer 26 G-Kanüle 1 cm distal der Peniswurzel von kraniolateral ins Zentrum eines Schwellkörpers injiziert wurde. Nach durchschnittlich 8 min Dauer kam es bei 33 Patienten zu einer ausreichenden Erektion. In mehreren Fällen wurde die Autoinjektion durch auftretenden Spasmus erschwert, in einem Fall kam es beim GV wegen fehlender Sensibilität zu einer ausgeprägten Hämatombildung am Penisschaft, wahrscheinlich im Sinne einer inkompletten Penisschaftfraktur. Lediglich in einem Fall konnte bei zu hoher Erstdosierung des Papaverins ein Priapismus von über 3 h beobachtet werden, der die Gabe eines Antidot, in diesem Fall Metaraminol, erforderlich machte, was wiederum zu erheblichen kardiovaskulären Nebenerscheinungen führte.

Eine Schwellkörperpunktion wegen einer prolongierten Erektion nach Injektion von Papaverin wurde in unserem Hause bisher nicht notwendig.

Vor Beginn der Injektionstherapie wurde eine konsequente Patientenauswahl getroffen: Zur Selbstinjektion rieten wir nur ausreichend zuverlässigen und intelligenten Patienten mit genügender Handfunktion.

Es wird in Zukunft Aufgabe der medizinischen Forschung in Zusammenarbeit mit der Pharmazie sein, Substanzen mit geringerem Nebenwirkungspotential zu entwickeln. Berechtigte Hoffnung auf eine Verminderung der Risiken bei der Therapie der erektilen Störung bietet Prostaglandin E1 (Prostin VR®), welches von Natur aus schon in den Schwellkörpern vorkommt und dort auch metabolisiert wird.

Zur Fertilität querschnittgelähmter Männer

D. Löchner-Ernst

Berufsgenossenschaftliche Unfallklinik, Urologische Abteilung, Professor Küntscher-Straße 8, D-8110 Murnau

War bisher die Erhaltung des Harntraktes vorrangiges Ziel urologischer Bemühungen, so ist jetzt verstärkt die Suche nach Therapiemaßnahmen auf dem Gebiet der Sexualität hinzugetreten.

Die verbesserte Wiedereingliederung Körperbehinderter sowie eine offener werdende Gesellschaft hat zu einer Zunahme von Eheschließungen Querschnittgelähmter geführt und logischerweise den Wunsch nach leiblichen Nachkommen aufgeworfen. Die Adoption eines Kindes scheitert meist am behördlichen Unverständnis, die Zeugung mittels Fremdsamen kann psychisch wie forensisch problematisch werden.

Abhängig von Art und Höhe der Rückenmarkverletzung können nur ca. 5–10% querschnittgelähmter Männer durch Masturbation einen Samenerguß erzielen. In der Vergangenheit sind deshalb technische wie operative Verfahren zur Samengewinnung entwickelt worden.

Rektale Elektrostimulation

Älteste Methode ist die *rektale Elektrostimulation*. Zunächst für die Tiermedizin entwickelt, wurde sie 1948 erstmals am querschnittgelähmten Mann mit Erfolg eingesetzt [10]. Durch rektal eingeführte Elektroden kommt es über eine Erregung sympathischer Fasern des Plexus hypogastricus zu einer Samenemission. Mit technisch verfeinerten Geräten konnte 1975 die erste Schwangerschaft durch elektrostimulatorisch gewonnenen Samen induziert werden [12].

Eingesetzt werden kann die rektale Elektrostimulation bei allen supra- und infranukleären Läsionen, bei denen die Segmente TH 11-L 2 unversehrt geblieben sind.

Vorsicht ist allerdings geboten bei Verletzten mit Halsmarkschädigung, da hier schwerwiegende Hochdruckkrisen bis zum hämorrhargischen Insult ausgelöst werden können.

Vibratorstimulation

Die Methode mit unbestrittenem Vorrang ist heutzutage die Stimulation der Glans penis mit einem *Vibrator*. Die Vibrostimulation wurde erstmals 1970 von

F.-W. Meinecke (Hrsg.)
Querschnittlähmungen

Comarr [5] beim querschnittgelähmten Mann eingesetzt. 1980 und 1981 wurden die ersten Schwangerschaften von François et al. [8] bzw. Brindley [1] publiziert. Die Vibrostimulation ist ausschließlich bei supranukleären Läsionen oberhalb TH10 anwendbar. Sie ist relativ ungefährlich und kann auch beim vegetativ labilen Tetraplegiker wiederholt eingesetzt werden. Die Samenqualität ist deutlich besser als bei der rektalen Elektrostimulation.

Im Gegensatz zu Brindley verwenden wir wie François ein gewöhnliches Hautmassagegerät zum Kaufpreis von DM 200,–. Dies hat den praktikablen Vorteil, daß der Patient das Gerät erwerben und zu Hause selbst benutzen kann. Die rektale Elektrostimulation führen wir nur noch bei infranukleären Läsionen oder Vibroversagern alleine oder in Kombination durch.

Medikamentöse Samengewinnung

Die *medikamentöse Samengewinnung* durch eine intrathekale Injektion von *Neostigmin*, wie sie von Guttmann und Walsh publiziert worden war [9], ist wegen schwerwiegender Komplikationen bishin zum Exitus letalis verlassen worden.

Die subkutane Injektion des artverwandten *Physostigmins* ist nebenwirkungsärmer. Die erste Schwangerschaft wurde 1983 von Chapelle veröffentlicht [4].

Wenn durch Vibrostimulation oder rektale Elektrostimulation eine Samengewinnung nicht möglich war, sollte in jedem Fall noch die Kombination mit Physostigmin versucht werden.

Wir konnten auf diese Art bei 5 querschnittgelähmten Männern noch einen Samenerguß provozieren. Allerdings sind 2 Patienten kollabiert. Auch hier müssen wiederum die Segmente TH11 bis L2 intakt sind.

Retrograde Ejakulationen, wie sie bei der rektalen Elektrostimulation sowie nach operativen Eingriffen am Blasenhals teilweise vorkommen, verlangen aufwendige Maßnahmen der Gewinnung und Aufbereitung des Samens. Die Fertilitätschancen verschlechtern sich hierbei drastisch.

Ergebnisse

Vergleicht man die in der Vergangenheit publizierten Ergebnisse einzelner Arbeitsgruppen, so ist eine erstaunliche Übereinstimmung zu erkennen. Im Durchschnitt konnten in nicht selektionierten Kollektiven bei ca. 65% der querschnittgelähmten Patienten Samen gewonnen werden (Tabelle 1, Abb. 1). Übereinstimmend berichten sämtliche Arbeitsgruppen über eine signifikant reduzierte Samenqualität insbesondere der Motilität mikroskopisch untersuchter Spermatozoen. Bei stark variierender Gesamtzahl enthielten die Ejakulate im Durchschnitt nur ca. 20% normal bewegliche Spermatozoen (Normwert > 50%).

Brindley [3] and François [7] beobachteten eine Qualitätszunahme des Samens im Verlauf mehrerer Behandlungen. Sarkarati et al. [11] und auch wir können diese Beobachtung nicht bestätigen.

Tabelle 1. Samengewinnung

	n (total)	Samengewinnung möglich *n*		
Brindley (1984) (Vibro + E-Stim.)	195	100	51%	
François et al. (1983) (Vibro + E-Stim.)	140	96	68%	
Amelar (1982) (Vibro + E-Stim.)	134	80	60%	
Hargreave (1983) (E-Stim.)	92	56	61%	Schnitt 65%
Löchner et al. (1988) (Vibro + E-Stim.)	89	53	60%	
Ebner et al. (1988) (Vibro + E-Stim.)	53	40	75%	
Benett et al. (1988) (E-Stim.)	37	22	59%	
Sarkarati et al. (1987) (Vibro + E-Stim.)	34	29	85%	

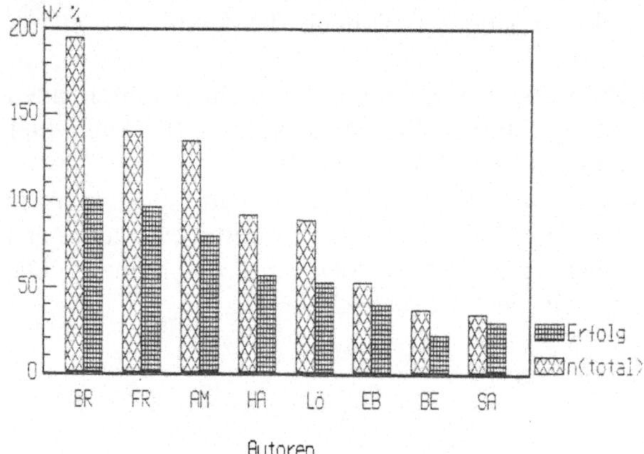

Abb. 1. Samengewinnung durch Vibrostimulation und/oder Elektrostimulation. Ergebnisse verschiedener Autoren

Die genannten Arbeitsgruppen verbindet eine ähnliche Erfolgs- bzw. Mißerfolgsrate. Trotz technischer Fortschritte konnte im Schnitt nur bei ca. 48% der Paare mit Kinderwunsch eine Schwangerschaft induziert werden (Tabelle 2, Abb. 2). Wege, die Samenqualität medikamentös zu verbessern, sind derzeit nicht zu erkennen. Bei 4 Patienten, die zur Zeit mit Kallikrein und Tamoxiphen behandelt werden, ist eine Verbesserung der Samenqualität bezüglich Motilität und Gesamtzahl nicht zu beobachten.

Weder durch Hormonuntersuchungen noch durch feingewebliche Untersuchungen des Hodens konnte die Ursache für die schlechte Samenqualität bei Querschnittgelähmten gefunden werden.

Tabelle 2. Erzielte Schwangerschaften

	Paare mit Kinderwunsch *n*	Grav.		
François et al. (1983) (Vibro + E-Stim.)	83	33	38%	
Löchner et al. (1989) (Vibro + E-Stim. + Op.)	53	30	56%	
Brindley (1984) (Vibro + E-Stim.)	24	11	45%	Schnitt 48%
Hargreave (1983) (Vibro + E-Stim.)	14	6	43%	
Amelar (1982) (Vibro + E-Stim.)	14	2	14%	
Benett et al. (1988) (E-Stim.)	10	4	40%	
Ebner et al. (1988) (Vibro + E-Stim.)	8	8	100%	

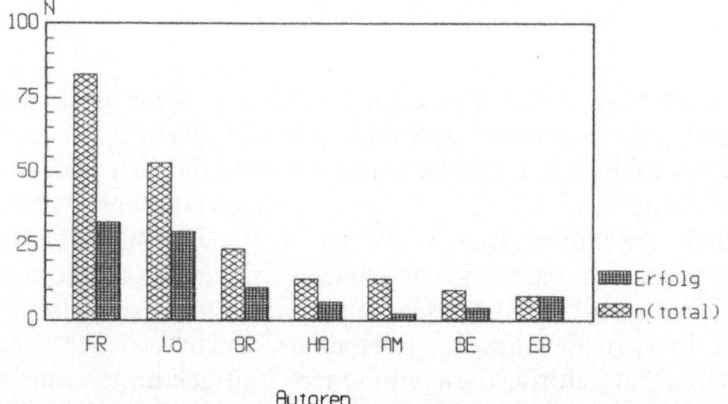

Abb. 2. Erzielte Schwangerschaften. Ergebnisse verschiedener Autoren

Wahrscheinlich wirken mehrere Faktoren zusammen: Einmal die langfristig fehlende Drainage des Samens sowie eine erhöhte Skrotaltemperatur und chronische Harnwegsinfekte. Neueste Untersuchungen [6] haben gezeigt, daß Entzündungen des Nebenhodens in ca. 80% der Fälle zu einem kompletten Verschluß des Nebenhodenkanälchens führen. Brindley fand bei Rollstuhlfahrern einen kausalen Zusammenhang zwischen skrotaler Temperaturerhöhung und erniedrigter Samenmotilität [2]. Eine Korrelation zwischen Lähmungsdauer und Samenqualität ist nicht vorhanden. Die Hälfte der querschnittgelähmten Väter in unserem Krankengut beispielsweise war zum Zeitpunkt der Schwangerschaft mehr als 10 Jahre gelähmt. Die längste Zeitdauer betrug 19 Jahre.

Operative Verfahren

Ist das Ejakulationszentrum zerstört oder mittels Vibrator bzw. rektaler Elektrostimulation kein Samen zu gewinnen, so verbleibt als ultima ratio die operative Implantation eines *alloplastischen Spermareservoirs* am besten *nach Brindley*, das ähnlich einer T-Drainage mit einem Ende in den Samenleiter eingebracht wird. Das Reservoir selbst wird subkutan verlagert und anschließend perkutan punktiert. Im Gegensatz zu der bislang verwendeten *Spermatozele nach Wagenknecht*, mit der wir lediglich eine Schwangerschaft erzielen konnten, bleibt beim Spermareservoir nach Brindley der Nebenhoden unversehrt.

4 dieser Reservoire haben wir bislang implantiert. Die Punktate waren qualitativ schlecht. Eine Schwangerschaft konnte noch nicht erzielt werden.

Plexus-hypogastricus-stimulator

Ebenfalls von Brindley entwickelt wurde ein Plexus-hypogastricus-Stimulator, dessen Elektroden direkt den Plexus hypogastricus über einen von außen angelegten Sender stimulieren, ähnlich dem Blasenstimulator.

Zusammenfassung

Aufgrund der bisherigen Daten muß damit gerechnet werden, daß wir uns in der nächsten Zukunft mit dem jetzt Erreichten zufrieden geben müssen.

Ein Weg, auf seiten des männlichen Querschnittgelähmten die sich abzeichnende Erfolgsrate von 50% zu steigern, ist trotz zahlreicher technischer Weiterentwicklungen derzeit nicht erkennbar. Eine Verbesserung der Fertilitätschance wird langfristig nur auf seiten der Partnerin zu erreichen sein, z.B. durch eine medikamentöse Terminierung der Ovulation oder eine Verbesserung der Inseminationstechnik. Für die In-vitro-Fertilisation oder den Gametentransfer wird gegenwärtig eine Samenqualität gefordert, die von Querschnittgelähmten nur in seltenen Fällen erreicht wird. Es gibt allerdings Hinweise, daß bezüglich der geforderten Samenqualität eine Umorientierung stattfindet.

Um eine weitere Verschlechterung der allgemein reduzierten Samenqualität zu verhindern, sollte unsere besondere Aufmerksamkeit deshalb der Prophylaxe entzündlicher Genitalerkrankungen gelten, die beim Querschnittgelähmten meist Folge einer unausgeglichenen Blasenentleerung sind.

Literatur

1. Brindley GS (1981) Reflex ejaculation under vibratory stimulation in paraplegic men. Paraplegia 19:299–302
2. Brindley GS (1982) Deep scrotal temperature and the effect on it of clothing, air temperature, activity, posture and paraplegia. Br J Urol 54:49–55
3. Brindley GS (1984) The fertility of men with spinal injuries. Paraplegia 22:337–348

4. Chapelle PA (1983) Grossesse obtenue grâce à un traitement ambulatoire de l'anéjaculation chez l'homme paraplégique. J Urol (Paris) 3:165–168
5. Comarr AE (1970) Sexual function among patients with spinal cord injury. Urol Int 12:134–138
6. Eppenbach K, Reis M, Pust RA, Göller T (1988) Die Epididymektomie: Eine sinnvolle Operationsmethode. Fertilität 4:65–70
7. François N (1981) La fonction génito-sexuelle du paraplégique. J Ergothérapie 3:77–84
8. François N, Lichtenberger JM, Jouannet P, Dessert J-F, Maury M (1980) L'éjaculation par le vibromassage chez le paraplégique à propos de 50 cas avec 7 grossesses. Ann Méd Physique 23:24–36
9. Guttmann L, Walsh JJ (1971) Prostigmin Assessment test of fertility in spinal man. Paraplegia 9:39–43
10. Horne MW, Paull DP, Munro D (1948) Fertility studies in the human male with traumatic injuries of the spinal cord and cauda equina. N Engl J Med 239:959–961
11. Sarkarati M, Rossier AB, Bushra FA (1987) Experience in vibratory and electro-ejaculation techniques in spinal cord injury patients: A preleminary report. J Urol 138:59–62
12. Thomas RJS, Mc Leish G, Mc Donald IA (1975) Electroejaculation of the paraplegic male followed by pregnancy. Med J Aust 2:798–799

Psychologische Betreuung und Therapie in der Rehabilitation Querschnittgelähmter

E. Kampmann-Lüdtke

Berufsgenossenschaftliches Unfallkrankenhaus, Querschnittgelähmten-Zentrum, Bergedorfer Straße 10, D-2050 Hamburg 80

Was wird von einer Psychologin erwartet, die im Querschnittgelähmten-Zentrum arbeitet? Sicher vorrangig die psychologische Betreuung der Patienten.

Das bedeutet zum einen psychologische Beratung, d.h. problemorientierte Gespräche zwischen 1 und 10 Sitzungen. Dabei erstelle ich mit dem Patienten nach einer ausführlichen Anamnese eine sog. Problemanalyse. Durch sie gewinnen wir gemeinsam einen Überblick über die Zusammenhänge zwischen seinen Grundproblemen und den aktuellen Symptomen einerseits und über die das Problem aufrechterhaltenden Faktoren andererseits. Wie ausführlich und mit welchem methodischen Vorgehen das Problem dann bearbeitet wird, richtet sich ganz nach den Bedürfnissen des Patienten. Besprochen werden Themen wie Ängste, sexuelle Probleme, Minderwertigkeitsgedanken etc.

Ein weiterer wichtiger Bereich psychologischer Betreuung sind Kriseninterventionen bei offen und massiv geäußerten Suizidgedanken oder Suizidversuchen, aber auch wenn Patienten sozusagen „durchdrehen", z.B. nach wochenlang anhaltenden quälenden Schmerzen.

Für einige Patienten bin ich auch sporadisch über lange Zeit eine Gesprächspartnerin, an die sie sich wenden wie an eine gute Freundin. Das ist für mich eine gute Möglichkeit, da zu sein, wenn es Probleme gibt.

Psychotherapien sind ein weiterer Bereich der Patientenbetreuung. Sie sind selten. Inhaltlich beschäftigen sie sich überwiegend mit Depressionen und Phobien. Diese Probleme haben meist nicht ursächlich mit der Querschnittlähmung zu tun, können aber dadurch ausgelöst oder verstärkt werden. Die Dauer einer, in meinem Fall kognitiven Verhaltenstherapie, liegt bei 20–30 Sitzungen und mündet oftmals in einen lockeren stützenden Kontakt für den Rest der Rehabilitation.

Ich biete eine Gruppe für Entspannungstraining an und führe dabei mehrere alternative Entspannungsmethoden durch, um möglichst viele Patienten zu erreichen. Im Anschluß rege ich Gespräche unter den Teilnehmern über sich und ihre Situation an.

In alle bisher beschriebenen Kontakte zwischen Patienten und mir können zu jedem Zeitpunkt die Angehörigen miteinbezogen werden.

Die vielleicht wichtigste Grundlage für die Patientenbetreuung ist, daß ich nicht die Rolle der „seelischen Feuerwehr" einnehme. Ich bemühe mich daher, zu allen neu aufgenommenen Patienten einen guten Kontakt herzustellen und damit potentielle Gesprächspartnerin für Krisenzeiten zu sein.

Nun wäre es zu einfach, den Patienten als identifizierten Problemträger anzusehen. Querschnittlähmungen bewirken Probleme auch mit der Umgebung

F.-W. Meinecke (Hrsg.)
Querschnittlähmungen

des Patienten, und das ist für die Dauer seines Aufenthaltes in der Klinik vorrangig das Personal. Aus diesem Grund liegt mein zweiter großer Schwerpunkt in der Arbeit mit den Mitarbeitern. Ich führe regelmäßig für Ergotherapeuten und Krankengymnasten Gesprächsgruppen durch. Themen dabei sind Probleme der Teilnehmer im Umgang mit Patienten, aber auch Konflikte in der Mitarbeitergruppe selbst. Durch deren Lösung verbessert sich das Klima und die Arbeitsmotivation, und das kommt wieder dem Patienten zugute. Ich führe weiterhin Einzelberatungen für Mitarbeiter durch, die persönliche oder Beziehungskonflikte mit Patienten haben.

Die Frage ist für mich immer wieder, wie kann ich meine Arbeit verbessern? Es existieren z. B. bisher keine Gesprächsgruppen für das Pflegepersonal zu Problemen im Umgang mit Patienten. Ich bin daher möglichst regelmäßig bei Stationsübergaben anwesend, um wenigstens so einen Kontakt zu diesen Mitarbeitern herzustellen.

Oder ich könnte versuchen, die Kommunikation der Patienten *untereinander* zu fördern. Durch Anregung von Selbsthilfegruppen oder durch Anbieten von problemzentrierten Gesprächsgruppen wäre es eventuell möglich, die Hemmungen der Patienten, miteinander offen über sich zu reden, abzubauen. Bisher scheitern diese Gruppen am zeitlichen und organisatorischen Aufwand, vielleicht aber auch an der geringen Privatsphäre im Krankenhausbetrieb.

Die Angehörigen von Patienten würde ich gerne intensiver betreuen.

Ein weiterer Teilbereich meiner Arbeit ist die psychologische Spastik- und Schmerzbehandlung in Einzeltherapien. Die Gruppenbehandlung ist in diesem Fall eine erfolgversprechende Arbeitsweise, die meine Kollegin im nächsten Vortrag eingehend behandeln wird.

Die Realisierung meiner Idealvorstellungen wird bisher am offenkundigsten durch das Zeitproblem verhindert. Es ist eine Tatsache, daß ich bei 100 Patienten und entsprechend viel Personal immer nur ausgewählt tätig werden kann. Sobald ich meine Arbeit in einem der vielen für mich wichtigen Tätigkeitsfelder vertiefe, muß ich andere Bereiche vernachlässigen. Bei 100 Patienten wären meines Erachtens auf jeden Fall 2 Psychologen ausgelastet.

Es ist einfacher, die Einsatzbereiche des Psychologen im Querschnittgelähmten-Zentrum zu beschreiben, als den Erfolg dieser Arbeit deutlich zu machen. Ich meine aber, ein gutes Arbeitsklima, bewältigte Ängste oder das wiedergewonnene Selbstbewußtsein sind genauso wichtig für die Genesung des Patienten wie z. B. seine stabilisierte Wirbelsäule.

Psychologische Intervention bei Schmerz

H. Leiner

Werner-Wicker-Klinik, Im Kreuzfeld 4, D-3590 Bad Wildungen

Das Phänomen Schmerz nimmt in der Rehabilitation Querschnittgelähmter einen immer bedeutenderen Platz ein. Patienten mit chronischen Schmerzzuständen kommen immer wieder in die Klinik oder konsultieren ständig neue Spezialisten in der Hoffnung, daß ihnen vor allem von ärztlicher Seite endlich geholfen werden kann. Wir alle erleben diese Patienten, die in jedem Gespräch ihre Schmerzen beklagen und in uns ein Gefühl der Hilflosigkeit auslösen. Der Schmerzpatient bewegt sich in einem Kreis von aufkeimender Hoffnung, wenn neue diagnostische Verfahren oder weitere Therapieversuche eingesetzt werden, und resignierender Enttäuschung, wenn diese Versuche scheitern. Er zieht sich immer mehr von seiner Umwelt zurück und bewirkt dadurch eine Zentrierung seiner Aufmerksamkeit auf den Schmerz. Damit trägt er selbst zu einer Intensivierung seiner Schmerzerfahrung bei und hält einen Teufelskreis in Gang.

Die Umwelt, die versucht, dem Betroffenen zu helfen, wird ebenfalls ständig frustriert. Wir wehren uns gegen dieses Gefühl der Hilflosigkeit, indem wir uns von dem Patienten zurückziehen oder ihm mit zunehmendem Mißtrauen begegnen: Sind seine Schmerzen wirklich so schlimm, oder will er dadurch nur unsere Zuwendung erreichen? Häufig wird bei unklarer Ursache der Schmerzen diesem Patienten dann die Diagnose „psychogener" Schmerz zugeordnet. Der Patient steht nun unter dem permanenten Druck, seine Umwelt von der Realität seiner Beschwerden überzeugen zu müssen.

Wir sehen durch diese Schilderung, wie komplex das Schmerzgeschehen ist. Es handelt sich nicht nur um eine unangenehme körperliche Empfindung, sondern beinhaltet immer psychische Komponenten. Während akute Schmerzen eine wichtige Warnfunktion einnehmen und auf emotionaler Ebene hauptsächlich mit Angst verbunden sind, haben Dauerschmerzen diese Signalwirkung verloren. Es gibt Reaktionsmuster bis hin zu tiefer Depression. Unabhängig von der Ursache lösen chronische Schmerzen also immer bestimmte Emotionen und auf kognitiver Ebene meist negative Erwartungen und Einschätzungen aus, die dann ihrerseits die Schmerzempfindung verstärken können.

Wenn man die Auswirkungen der Schmerzen auf die Psyche und die soziale Situation des Patienten berücksichtigt, müssen therapeutische Interventionen auf verschiedenen Ebenen angreifen. Durch eine frühzeitige interdisziplinäre Zusammenarbeit zwischen Ärzten und Psychologen kann der Patient zu einer Neubewertung seiner Schmerzen gelangen. Ziel muß es sein, die Selbstkontrollmöglichkeiten des Betroffenen zu fördern und seine Selbstverantwortlichkeit stärker in den Vordergrund zu rücken. Der Kreislauf zwischen Hoffnung und Enttäuschung

F.-W. Meinecke (Hrsg.)
Querschnittlähmungen

kann nur unterbrochen werden, wenn der Patient die Rolle des passiven Empfängers rein medizinischer Versorgung aufgibt.

Mit Hilfe von psychologischen Schmerzbewältigungsprogrammen soll der Patient die Zusammenhänge zwischen Schmerz und Psyche verstehen und erfahren, daß er Einfluß auf das Schmerzgeschehen ausüben kann. Ziel ist dabei nicht die sofortige Beseitigung des Schmerzes, sondern ein besserer Umgang mit dem Schmerz und eine Steigerung der Schmerzkontrolle.

Dabei gibt es nicht *die* Methode zur Beeinflussung des Schmerzes. Der Patient muß vielmehr Techniken und Strategien erlernen, um sowohl die körperliche als auch die emotionale und kognitive Ebene seines Schmerzerlebens erfassen zu können.

Wenn möglich führe ich die Schmerztherapie in Gruppen durch, da sich die Patienten durch den Erfahrungsaustausch ernst genommen und verstanden fühlen. Die Teilnehmer müssen sich nicht ständig beweisen, daß sie tatsächlich starke Schmerzen haben und erfahren dadurch die soziale Akzeptanz, die sie in ihrer Umwelt so oft vermissen.

Die Gruppen treffen sich 2mal wöchentlich über einen Zeitraum von 4 Wochen.

Ein zentrales Element in der Therapie ist die Anwendung einer Entspannungstechnik. Der Patient soll lernen, Verspannungen an seinem Körper zu spüren und zu lösen, um die Spannungskomponente des Schmerzes zu reduzieren.

Gleichzeitig hat diese Technik eine wichtige Ablenkungsfunktion: *durch Konzentration auf die Entspannung tritt die Schmerzwahrnehmung in den Hintergrund.* Ich wende in der Therapie die Technik der progressiven Muskelrelaxation nach Jacobsen an, da dieses Verfahren schneller zu erlernen ist als beispielsweise das autogene Training.

Die Zentrierung der Aufmerksamkeit auf den Schmerz kann also die Schmerzwahrnehmung verstärken. Daher kommt Ablenkungsstrategien eine wichtige Bedeutung in der Therapie zu. Man kann dabei innere und äußere Ablenkungsmöglichkeiten unterscheiden. Die Gruppenteilnehmer lernen, sich gezielt durch Aktivitäten vom Schmerz abzulenken, anstatt mit passivem Rückzug auf extreme Schmerzsituationen zu reagieren. Als innere Ablenkungsstrategie soll durch Konzentration auf angenehme Vorstellungen oder Phantasiereisen einerseits die Entspannung vertieft, andererseits von der Schmerzwahrnehmung weggeführt werden.

Aus der Kognitionspsychologie weiß man, wie stark Selbstverbalisationen unsere Stimmung und Wahrnehmung beeinflussen können. Bei chronischen Schmerzen überwiegen negative Äußerungen, wie z.B. „Ich kann die Schmerzen nicht mehr ertragen". Die Technik des kognitiven Umstrukturierens soll diese negativen Gedanken bewußt machen. Ziel der Therapie ist, daß der Patient seine Einflußmöglichkeiten auf den Schmerz in seinen inneren Selbstgesprächen betont und sich dadurch positiv beeinflußt.

Die genannten Therapieelemente werden in der Gruppe erklärt und eingeübt. Der wichtigste Schritt besteht dann im selbständigen Anwenden und Üben zwischen den Gruppensitzungen und nach Beendigung der Therapie.

Ich kann derzeit keine statistischen Zahlen präsentieren, um den Erfolg oder Mißerfolg der Schmerztherapie zu belegen. Aus Nachbefragungen weiß ich, daß

Patienten, die die erlernten Techniken selbständig fortführen, positive Auswirkungen auf ihr Schmerzerleben empfinden.

Das größte Problem ist, den Patienten zur Teilnahme an der Schmerztherapie zu motivieren. Ich erlebe es häufig, daß der Patient nur die völlige Beseitigung seines Schmerzes durch medizinische Behandlungsmethoden akzeptiert. Meiner Beobachtung nach muß daher der Arzt wichtige Motivationsarbeit leisten, um den Patienten an psychologische Interventionsmöglichkeiten heranzuführen. Dabei ist eine frühzeitige Eingliederung dieser Therapieform in das Behandlungskonzept von entscheidender Bedeutung für ihren Erfolg.

Die Teilnahme am Gruppentraining mache ich nicht abhängig von der Diagnose körperlich begründbarer oder psychogener Schmerz. Das Nicht-Akzeptieren der Rollstuhlsituation kann sich in Form von Schmerzen ausdrücken, aber gerade diese Patienten wehren sich meistens dagegen, diese Erklärung zuzulassen. Durch die Zuwendung, die diese Patienten durch die Gruppe erfahren, kann aber eine wichtige therapeutische Beziehung entstehen, die den Weg für eine individuelle Therapie bahnen kann.

Es gibt Grenzen in der Selbstkontrolle von Schmerzen, aber ich meine, daß ein solches Therapieangebot einen wichtigen Schritt bei der Einstellungsänderung zum Schmerz leistet.

Es ist notwendig, daß Mediziner und Psychologen gleichermaßen anstreben, das Schmerzproblem in seiner Komplexität anzugehen und bei sich selbst und den Patienten einen Umdenkungsprozeß in Gang zu setzen. Für den Patienten bedeutet das, Schmerzen nicht ausschließlich mit dem Griff zu irgendeinem Medikament beseitigen zu wollen, sondern den Schmerz als Teil des momentanen Lebens anzunehmen und mit eigenen Einflußmöglichkeiten darauf einzuwirken.

Die Funktion des Sozialarbeiters und des Berufshelfers bei der Erstellung des Reha-Gesamtplanes für Querschnittgelähmte

H.-P. Bergel und J. Giesecke

Berufsgenossenschaftliche Krankenanstalten „Bergmannsheil", Gilsingstraße 14, D-4630 Bochum

Betrachtet man die Anfänge der Rehabilitation Querschnittgelähmter, so fällt der Blick zunächst auf die rasanten Fortschritte der medizinischen Behandlung. Eine vergleichbare Entwicklung in der beruflichen und sozialen Rehabilitation hat sich nicht vollzogen.

Zahlreiche Initiativen, sowohl des Gesetzgebers als auch der Spitzenverbände der Reha-Träger, waren Versuche, die Nachteile des gegliederten Reha-Systems auszugleichen.

Die 1969 gegründete Bundesarbeitsgemeinschaft für Rehabilitation versuchte, ihre Mitglieder durch Verträge zu weitestgehend einheitlichen Verfahrensregelungen zu verpflichten.

Die Regelungen über die Vorleistung und den Gesamtplan der Frankfurter Vereinbarung von 1971 fanden später als allgemeine Grundsätze zum Verfahren Niederschlag im Reha-Angleichungsgesetz.

Trotzdem muß festgestellt werden, daß diese Initiativen nur bedingt zum Erfolg geführt haben. Sowohl die Angleichung der Leistungen als auch die Vermittlung schneller und unbürokratischer Hilfen im Sinne eines nahtlosen und zügigen Rehabilitationsverfahrens konnten nur in Ansätzen verwirklicht werden. Zusätzlich wird an vielen Stellen der objektive Rechtscharakter des Reha-Angleichungsgesetzes (RehaAnglG) deutlich, denn der Inhalt einer Leistung wird nur selten ausreichend konkretisiert. Außerdem sollte nicht unerwähnt bleiben, daß bestimmte Tendenzen in der Sparpolitik auf eine Wandlung der mit dem RehaAnglG eingeleiteten rehabilitationspolitischen Entwicklung hindeuten, wie etwa das 20. Rentenanpassungsgesetz, der Erlaß von Rechtsverordnungen, wie die Kraftfahrzeughilfeverordnung.

Um die geschilderten Schwierigkeiten zu überwinden, bietet sich besonders bei der Rehabilitation Querschnittgelähmter die interdisziplinäre Zusammenarbeit aller an Reha-Verfahren Beteiligten an.

Bereits im Jahre 1964 wies der damalige Leiter der Abteilung für Rückenmarkverletzte der Berufsgenossenschaftlichen Krankenanstalten Bergmannsheil Bochum, Dr. Meinecke, in seinem Artikel „Rehabilitation und ihre Schwierigkeiten" insbesondere auf die Defizite der beruflichen und sozialen Rehabilitation hin. Seine Kritik richtete sich speziell an die Arbeitsverwaltung, denn immer wieder kam es vor, daß trotz hartnäckigen Drängens Vertreter der Arbeitsverwaltung kaum dazu zu bewegen waren, Patienten am Krankenbett zu beraten [3]. Obwohl durch den Artikel gezielt Öffentlichkeit hergestellt wurde, blieb die Hoffnung auf Beseitigung der beklagenswerten Zustände zunächst unerfüllt. Erst die direkte Ansprache entscheidungskompetenter Stellen wie der Bundesanstalt für Arbeit in

F.-W. Meinecke (Hrsg.)
Querschnittlähmungen

Nürnberg und des Landesarbeitsamtes Düsseldorf führte zu einem ersten Treffen mit Mitarbeitern des Landesarbeitsamtes. Ergebnis dieser Sitzung war die Anberaumung einer ersten Beratungssitzung für Querschnittgelähmte im Bergmannsheil am 28.11.1967.

Unter der Leitung des Arztes nahmen neben dem Patienten Ergo- und Physiotherapeuten und Pflegepersonal, Vertreter der Arbeitsverwaltung Düsseldorf und Bochum, des örtlichen und überörtlichen Sozialhilfeträgers, der LVA Rheinprovinz und der LVA Westfalen teil. Erst nach Inkrafttreten des RehaAnglG konnten auch die Krankenkassen zur regelmäßigen Mitarbeit gewonnen werden. Die BfA erschien erstmals 1975.

Bis heute ist die Wiedereingliederungskommission integrativer Bestandteil des Rehabilitationskonzeptes im Bergmannsheil. Die regelmäßige Anwesenheit fast aller am Reha-Verfahren Beteiligten spricht für die Effizienz der Kommissionsarbeit. Es darf aber auch nicht verschwiegen werden, daß die Idee der gemeinschaftlichen Beratung und ihre pratische Umsetzung nur mühsam durchzusetzen war, obwohl für alle Beteiligten die Mängel offenkundig waren und die Reha-Träger selbst die Zusammenarbeit als geeignetes Mittel hätten erkennen müssen. Denn gerade gegen Ende der 60er Jahre erreichte die sozialpolitische Diskussion über notwendige Veränderungen ihren Höhepunkt [5].

Trotz der offensichtlichen Vorzüge einer gemeinsamen Beratung und Zusammenarbeit bei der Rehabilitation Schwer- und Schwerstbehinderter hat es unseres Wissens keine Nachahmung der Kommission in dieser Form in anderen Einrichtungen gegeben. Schon deshalb erscheint uns eine genauere Beschreibung der Arbeit lohnend.

Während einer Kommissionssitzung werden durchschnittlich vier Patienten einzeln vorgestellt. Die Auswahl wird in Zusammenarbeit mit dem Sozialarbeiter, Berufshelfer, Therapeuten und Arzt vorgenommen. Der Patient sollte physisch und psychisch so weit stabilisiert sein, daß er die Bereitschaft erkennen läßt, sich mit den Fragen seiner weiteren Existenzsicherung auseinanderzusetzen. Selbstverständlich bleibt es dem Patienten überlassen, das Angebot der gemeinsamen Beratung anzunehmen.

Nach unseren Erfahrungen hat es sich für die Patienten als äußerst hilfreich erwiesen, mit ihm unter professioneller Anleitung noch während des Krankenhausaufenthaltes über seine zukünftige Lebensplanung nachzudenken. So werden in vielen Fällen eine Verzögerung der Entlassung vermieden, aber auch überzogene, unter Umständen nicht realisierbare Zukunftsperspektiven hinsichtlich seiner Ansprüche gegen den Reha-Träger.

Angesichts der Komplexität der zu berücksichtigenden Sachverhalte braucht der Patient einen neutralen qualifizierten Ansprechpartner, der in der Lage ist, objektive und subjektive Gegebenheiten zu erkennen, zu verbalisieren und mit ihm Problemlösungsmöglichkeiten zu erarbeiten.

Beispielhaft ist von jeher das Vorgehen der Berufsgenossenschaften, die durch den Einsatz der Berufshelfer für eine persönliche Betreuung schon am Krankenbett und ein zügiges Reha-Verfahren ihrer Verletzten sorgten.

Die Forderung nach einer Schaltstelle für *alle anderen* könnte am „... ehesten dann erreicht werden, wenn ein sachkundiger Betreuer sie unabhängig von Zuständigkeiten aller Art an die Hand nimmt und die Aufgabe der Koordination wahrnimmt. Dieser Betreuer muß die Zuständigkeiten, die Arbeitsbereiche und die Möglichkeiten der einzelnen Reha-Träger und ihrer Dienststellen kennen, und er muß mit den dort tätigen Personen zusammenarbeiten können" [1].

Seit der Einrichtung von Sozialdiensten in Krankenhäusern wird diese Aufgabe überwiegend von Sozialarbeitern wahrgenommen. Bezogen auf die Tätigkeit im Bergmannsheil handelt es sich zunächst um die gezielte Vorbereitung des Patienten auf die Kommission. Da die Arbeitsverwaltung bereits bei der ersten Beratung zu beteiligen ist, finden Vorgespräche mit den Arbeits- und Berufsberatern des Arbeitsamtes Bochum in den Räumen des Sozialdienstes statt. Die erarbeiteten Fakten werden vom Arbeitsamt protokolliert und dienen als Grundlage für die Kommissionssitzung.

Während der Kommission steht die präzise Erörterung der Behinderung und deren Auswirkung zunächt im Vordergrund. Sie ist Voraussetzung für alle weiteren Maßnahmen und Entscheidungen. Die Teilnehmer können sich ausführlich über die derzeitige und zu erwartende Leistungsfähigkeit informieren. Gerade in den Anfängen der Kommissionsarbeit ließen sich hierdurch viele Vorurteile hinsichtlich der Erwerbsfähigkeit Querschnittgelähmter beseitigen. Darum werden auch Arbeitgeber zur Prüfung weiterer Beschäftigungsmöglichkeiten zu der Sitzung eingeladen. Sie erhalten zusätzliche Informationen über den frühestmöglichen Wiedereintritt ins Erwerbsleben, über technische Hilfen am Arbeitsplatz, Einarbeitungszuschüsse und sonstige Hilfen.

Auf die Mitwirkung des Arztes an Reha-Verfahren hat der Patient zwar nach § 5 Abs. 3 RehaAnglG einen Rechtsanspruch, doch wird dieses Recht nur in seltenen Fällen auch tatsächlich durchgesetzt. Leider fehlt auch hier die inhaltliche Konkretisierung. Bereits eine schriftliche ärztliche Stellungnahme würde genügen, um den Anspruch zu befriedigen.

Einen weiteren Vorteil der Kommission sehen wir in der Beseitigung der Anonymität des Verwaltungshandelns. Persönlich haben die Leistungsträger dem Patienten ihre Entscheidung zu rechtfertigen. Die Sachkenntnis der anderen Teilnehmer verhindert jedoch regelmäßig, daß abwegige Entscheidungen gefällt werden, die sonst nur über den mühsamen Weg des Widerspruchs- und Klageverfahrens revidiert werden können. Auch im Bereich der Ermessensentscheidungen wirkt sich die Sachkenntnis des Entscheidungsbefugten, aber auch die Kontrollinstanz der übrigen Beteiligten in den meisten Fällen zugunsten des Patienten aus.

Falls im Einzelfall möglich, werden in der Kommissionssitzung Entscheidungen über weitere Maßnahmen angestrebt. Die Einhaltung dieser Zusicherungen, die zu ihrer Wirksamkeit nach § 34 SGB X der Schriftform bedürfen, lassen sich auf verschiedenen Wegen durchsetzen.

Dank des vom Arzt erstellten Protokolls, das jedem am Reha-Verfahren Beteiligten zugesandt wird, läßt sich unter Umständen über die Konstruktion der privatrechtlichen Duldungsvollmacht die Wirksamkeit der Zusicherung erzwingen. Diese Form der schriftlichen Zusicherung wird seit Jahren von den Kostenträgern geduldet. Auch der Patient muß regelmäßig davon ausgehen, daß der Arzt quasi „im Auftrag" handelt, zumal der Kostenträger nach Erhalt des Protokolls die Möglichkeit zum unverzüglichen Widerspruch hat [4]. Es ist allgemein anerkannt, daß privatrechtliche Vorschriften im öffentlichen Recht zur Anwendung kommen können.

Die im Protokoll fixierten medizinischen, beruflichen und sozialen Aspekte lassen sich auch als Teil des Reha-Gesamtplans auffassen, auf dessen Erstellung der Behinderte einen Rechtsanspruch hat – durchsetzbar über die *allgemeine Leistungsklage*. Änderungen des Gesamtplans sind nur dann möglich, wenn der Behinderte zustimmt, sein Gesundheitszustand andere Maßnahmen erforderlich macht oder er durch eine Änderung in seinen subjektiven Rechten nicht beeinträchtigt wird. Insoweit hat der Behinderte zumindest mittelbar einen Anspruch auf Erfüllung, denn er muß darauf vertrauen können, daß Absprachen und Zusagen der Leistungsträger eingehalten werden.

An dieser Stelle muß jedoch betont werden, daß bisher in den Kommissionssitzungen getroffene Absprachen und Zusicherungen eingehalten wurden. Wir führen diesen Umstand auf die Vorzüge der Zusammenarbeit zurück, denn Rehabilitation ist ein einheitlicher, in sich geschlossener und nicht aufteilbarer Prozeß, der von den daran Beteiligten ständig ein Höchstmaß an Kooperation erfordert. Nur so können im Interesse des Behinderten die Schwierigkeiten des gegliederten Systems überwunden werden. Die Formen und Modalitäten der Zusammenarbeit sind vom Gesetzgeber bewußt offengelassen und somit der Initiative und Gestaltungskraft der nach § 5 Abs. 1 RehaAnglG verpflichteten Institutionen überlassen.

Die gemeinsame Besprechung der Reha-Träger während der Kommission ist die Erfüllung ihrer Beratungspflicht gegenüber dem Behinderten gemäß §§ 3 Abs. 2 RehaAnglG und 14 SGB-AT. Die Bedeutung der Beratung für den Berechtigten kann gar nicht hoch genug eingeschätzt werden. Auf sie besteht ein unmittelbarer Rechtsanspruch, der eingeklagt werden kann. Beratung ist „... das individuelle Gespräch mit dem einzelnen zur gezielten und umfassenden Unterrichtung über seine Rechte und Pflichten nach dem SGB“ [2].

Beratung muß unmißverständlich und vollständig im Hinblick auf die besondere Situation des Ratsuchenden sein. Über das Maß des § 3 Abs. 2 RehaAnglG hinaus geht die Vorschrift des § 8 Abs. 2 BSHG, welche untrennbar mit der persönlichen Hilfe gekoppelt ist. Danach kann die Beratung als Teil einer persönlichen Betreuung und als Aufbau einer helfenden Beziehung verstanden werden [6].

Für alle Sozialleistungsträger gelten Amtshaftungsgrundsätze bei der Verletzung der Beratungspflicht gleichermaßen. Diese kann begründet sein in einer unzureichenden, unvollständigen, mißverständlichen oder falschen Beratung. Bei einer schuldhaften, also vorsätzlich oder fahrlässig falschen Beratung, gelten Haftungsgrundsätze, die über die zuständigen Landgerichte zu verfolgen sind. Erschwerend für den Kläger ist die bei ihm liegende Beweislast, weil Beratung regelmäßig nur mündlich erfolgt und ein Anspruch auf schriftliche Bestätigung nicht besteht.

Gleichrangig neben der Amtshaftung steht der Folgenbeseitigungsanspruch. Der Vorteil für den Rechtsuchenden liegt darin, daß die Prüfung des schuldhaften Verhaltens des Beraters wegfällt und die Beweislast für den Berechtigten vereinfacht wird, weil im sozial- und verwaltungsrechtlichen Verfahren *von Amts wegen* ermittelt wird.

Die dargestellten Rechtsgrundlagen mögen ein Indiz dafür sein, wie qualifiziert die Kommissionsmitglieder sein müssen, um den geschilderten Anforderungen gerecht zu werden.

Zusammenfassend sehen wir in der Kommission ein wirksames Instrument zur Planung und Koordinierung des Reha-Verfahrens, dessen Effektivität sich nunmehr seit über 20 Jahren bewiesen hat.

Literatur

1. Balzer D (1970) Koordination der Reha-Maßnahmen. Zeitschrift für Sozialreform 6:382ff
2. Burdenski W, Maydell von FB, Schellhorn W (1976) Kommentar zum SGB-AT Neuwied 119-132
3. Meinecke F-W (1964) Rehabilitation und ihre Schwierigkeiten. Die medizinische Welt 15:1–16
4. Münchener Kommentar zum BGB, München (1978) Bd. 1. 1096–1104
5. Musa W (1968) Die Koordinierung der Reha. Soziale Sicherheit 10:289ff
6. Schellhorn W, Jirasek H, Seipp P (1988) Kommentar zum BSHG, 13. Aufl. Neuwied, 79ff

Diskussion

Die Frage nach dem *Erektionsvermögen* ist mit der Frage nach dessen Stellenwert eng verknüpft. Gibt es auch sinnvolle Partnerschaften bei fehlendem Erektionsvermögen? Besteht Behandlungsbedürftigkeit bei dem Partner mit Erektionsverlust oder demjenigen, der sich von seiner Erektion abhängig macht? Es besteht Übereinstimmung, daß alle Erörterungen über die verlorene Sexualfunktion grundsätzlich mit beiden Partnern besprochen werden müssen, und zwar dergestalt, daß sie die Möglichkeiten von Erektionshilfen wirklich verstehen, deren Vor- und Nachteile erkennen und richtig einschätzen lernen. Das ist erst in der letzten Phase der Rehabilitation möglich. Hierbei hat sich die Demonstration verfügbarer Prothesen ebenso bewährt wie die Vorführung entsprechender Videofilme über die operativen Abläufe. Die Aufgabe fällt überwiegend der Urologie zu, die mitunter von der Psychologie unterstützt werden kann. Teilweise wird sogar die Auffassung vertreten, es bestehe ärztlicherseits eine Verpflichtung, diese Problematik mit den Partnern im Rahmen der Gesamtrehabilitation zu besprechen. Volle Offenheit ist zwingende Voraussetzung in der Gesprächsführung. Die Akzeptanz der Hilfen reicht von der bereitwilligen Annahme bis zur schroffen Ablehnung. In der Reihenfolge sollte die SKAT-Therapie an erster Stelle stehen, zumal ihr eine hohe Bedeutung zur Diagnostik der erektilen Störung zukommt. Sie ist als Autoinjektionstherapie mehr als kurz- oder mittelfristiges Verfahren anzusehen. Es wurde aus den USA über massive Thrombosierungen nach der Injektion und tödlich verlaufende Lungenembolien berichtet. Die Fibrosierung des Gewebes wird als dosisabhängig angesehen, die bei Gaben von 50 mg Papaverin als wahrscheinlich vertretbar betrachtet wird. Sie scheint bedingt rückbildungsfähig zu sein. Mechanische hydraulische Prothesen sind für den Langzeitgebrauch gedacht. Eine wichtige Indikation ist die fehlende Möglichkeit, ein Urinal zu verwenden, weil der zu kleine Penis hier nicht genügend Halt bietet. Die Ergebnisse sind relativ gut, sowohl bei der Autoinjektionstherapie wie bei der mechanischen Prothese, die der natürlichen Funktion täuschend ähnlich und dennoch von außen nicht sichtbar ist. Eine Ejakulatgewinnung durch Elektrovibration – oder besser Vibroejakulation – sollte nicht vor Ablauf von 6 Monaten nach Eintritt der Schädigung versucht werden. Das Problem liegt darin, daß mindestens 4 Tage vorher notwendige Antispastika abgesetzt werden müssen. Verstärkte Spastik und die Unfähigkeit, die Blase zu entleeren, können dem folgen und z. B. zu erneutem intermittierendem Katheterisieren zwingen. Bei geäußertem Kinderwunsch kam es nach Vibroejakulation in 40% zu einer Schwangerschaft.

Die Rolle des *Psychologen* wird dann besonders schwierig, wenn er – sowohl bei Patienten wie bei Mitarbeitern – erst im Konfliktfall als „seelische Feuerwehr" hinzugezogen wird. Ihm muß Gelegenheit gegeben werden, erste Kontakte grundsätzlich mit allen Patienten zu knüpfen, sich dann zurückzuziehen und erst wieder tätig zu werden, wenn er wirklich gebraucht wird. Hat er einen „guten Report", wird er auch in der Krisensituation als Gesprächspartner akzeptiert. Gleiche Voraussetzungen gelten für Konfliktsituationen zwischen Patienten und Mitarbeitern. Keinesfalls darf der Psychologe in die Funktion einer generellen „Mülldeponie" gedrängt werden, dem „zuständigkeitshalber" Probleme zur Entlastung aller übrigen Mitarbeiter überlassen werden. Bei den Mitarbeitern

F.-W. Meinecke (Hrsg.)
Querschnittlähmungen

geht es um die Frage des Umgangs mit Patienten und um Hilfen zur Lösung von Konflikten. Sie müssen diese Lösung selbst herbeiführen. Der Psychologe braucht das kontinuierliche Gespräch mit den Mitarbeitern, besonders im Pflegebereich. Die Mitarbeiter benötigen die Möglichkeit, über sich und ihre Probleme zu reden. Das läßt sich in Gruppen erreichen. Solche Probleme tauchen zwangsläufig durch Überforderung oder seelische Beanspruchung auf. Diese betriebsinternen Probleme sollten nicht von einem hausinternen Psychologen aufgegriffen, sondern auswärtigen Kräften zur Bearbeitung überlassen werden.

Bei der *Schmerzproblematik* müssen Ärzte die Motivationsarbeit leisten, damit der Patient bereit ist, sich innerhalb einer Gruppentherapie mit seinem Schmerzproblem auseinanderzusetzen. Der Psychologe kann nicht der letzte von vielen Versuchen sein, chronische Schmerzen aufzulösen. Es handelt sich um einen Gesamtkomplex mit somatosensorischen, kognitiven und emotionalen Komponenten, die von Anfang an als solche auch gemeinsam behandelt werden müssen.

Insgesamt müssen Psychologen lernen, mit Patienten und Behandlerteam, das Behandlerteam muß lernen mit Psychologen umzugehen, insbesondere ihre Möglichkeiten und Grenzen einzuschätzen. Es wird davon ausgegangen, daß für 50 Behandlungsplätze mindestens 1 Psychologe erforderlich ist.

Die Vorteile der „*Kommissionsgespräche*“ sind:

1. Patient und Angehörige lernen alle Mitwirkenden, die an ihrer Rehabilitation beteiligt sind, persönlich kennen.
2. Patient und Angehörige fühlen sich nicht mehr als passives Objekt der Bemühungen anderer, sondern als aktives Mitglied dieser Gruppe, mit der Möglichkeit in den Entscheidungsprozeß selbst einzugreifen und das Ergebnis mitzutragen.
3. Das auf unterster Ebene immer noch schwer entwirrbare Dickicht des „gegliederten Systems“ wird auf diese Weise durchschaubarer.
4. Die am Rehabilitationsvorgang Beteiligten gewinnen einen persönlichen Eindruck von den Menschen, denen ihre Bemühungen gelten.
5. Alle Beteiligte lernen sich untereinander kennen, drängende Fragen können vor Ort gelöst oder deren Lösung zumindest beschleunigt werden. Das schafft Gemeinsamkeit. Das angefertigte und allen Beteiligten übersandte Protokoll bringt Besprochenes und Beschlossenes für alle wieder in Erinnerung ohne erneuten Schriftwechsel.

Solche Gesprächskreise gibt es in verschiedener Form in vielen Zentren. Es wird erneut betont, daß umfassende Rehabilitation nicht nur berufliche Wiedereingliederung bedeutet. Es wird erneut festgestellt, daß der vom Gesetzgeber im Rehabilitationsangleichungsgesetz niedergelegte Gesamtplan der Rehabilitation bisher nicht Realität geworden ist. Es ist Erfahrungsgut, daß hohe Geldleistungen das Ziel der beruflichen Wiedereingliederung sehr nachteilig beeinflussen oder sogar unerreichbar machen können.

Besondere Behandlungsmaßnahmen

Besondere Maßnahmen bei der Behandlung von Spastik

J.-J. Glaesener

Werner-Wicker-Klinik, Zentrum für Rückenmarkverletzte, Im Kreuzfeld 4,
D-3590 Bad Wildungen

Während die Suche nach einer allgemeingültigen und befriedigenden pathophysiologischen Definition des Phänomens Spastik noch nicht abgeschlossen ist (Tabelle 1) [2], sind die Charakteristika der Spastik keineswegs so umstritten. Der abnorm erhöhte Muskeltonus bei passiven Bewegungen, die Hyperreflexie und der spontane oder induzierte Klonus stellen im Rahmen der Behandlung und Rehabilitation Querschnittgelähmter eine tägliche Herausforderung dar (Tabelle 2). Für unsere Patienten ist diese Spastik äußerst lästig und stört sie, wenn im Übermaße vorhanden, bei grundsätzlich allen Aktivitäten des täglichen Lebens [6], angefangen beim Schlafen über das Anziehen, den Transfer in den Rollstuhl, das Fortbewegen, das zielgerichtete Greifen, die tägliche Hygiene und die Blasen- und Mastdarmentleerung. Dabei kann nicht nur die Selbständigkeit, sondern auch die körperliche Integrität bedroht werden, so z.B. durch Druckstellen und Hautverletzungen bis zu offenen Hüftgelenksluxationen, Wirbelsäulenverkrümmungen, Nierenschäden oder sogar einen Atemstillstand. Nicht selten gesellen sich zur Spastik noch Schmerzen hinzu, so daß wir aufgerufen sind, diese Hyperreflexie zu unterdrücken oder sie zumindest auf das Maß des Erträglichen zu dämpfen.

Tabelle 1. Aktuelle Erklärungsmodelle der Spastik

1. Ausfall der hemmenden supraspinalen Einflüsse
2. Ausfall der segmentalen hemmenden Interneurone
   d. h. der präsynaptischen Hemmung
   der reziproken antagonistischen Hemmung
   der Hemmung über Renshaw-Zellen
3. Sprouting von Kollateralen der somatosensorischen afferenten Bahnen zu den Alpha-Motoneuronen
4. Veränderte Eigenschaften der Muskelfasern

Tabelle 2. Charakteristika der Spastik

1. Abnorm erhöhter Muskeltonus bei passiven Bewegungen
2. Hyperreflexie
3. Spontaner oder induzierter Klonus

F.-W. Meinecke (Hrsg.)
Querschnittlähmungen

Tabelle 3. Die gebräuchlichsten oralen Spasmolytika

Baclofen	– Lioresal	– Agonist an den spinalen GABA-B-Rezeptoren
Clonidin	– Catapresan	– Zentraler und peripherer Alpha-2-Agonismus
Dantrolen	– Dantamacrin	– Beeinflußt die elektromech. Kopplung am Skelettmuskel
Diazepam	– Valium	– Modulator an den supraspinalen GABA-A-Rezeptoren
Memantine	– Akatinol	– Verstärkung der Dopamin-Wirkung
Tetrazepam	– Musaril	– Verstärkung der präsynaptischen Hemmung
Tizanidin	– Sirdalud	– Drosselung polysynaptischer Reflexe

Tabelle 3 zeigt die derzeit gebräuchlichsten oralen Spasmolytika mit ihrem jeweiligen Wirkort [11]. Bei allen Dosierungsvarianten und Kombinationsmöglichkeiten sollte immer begleitend eine gezielte krankengymnastische Behandlung zur Therapie des Spasmus erfolgen. Diese Techniken stehen an erster Stelle der hier darzustellenden besonderen Maßnahmen bei der Behandlung von Spastik.

Muskeldehnung

Durch Dehnung der verkürzten Muskulatur sollen die hyperaktiven tonischen Dehnungsreflexe progressiv ausgeschaltet werden. Die Intensität der afferenten Signale aus den Muskelspindeln wird damit gemindert. Wir verwenden zur Dämpfung der Rumpfspastik Dehnungslagerungen über die Rolle oder den Rumpfüberhang. Diese Techniken sind jeweils in Kombination mit Drehdehnlagerungen und Anhakzügen an der spastischen Muskulatur äußerst wirksam. Anstrebenswert ist jedoch grundsätzlich eine vom Patienten selbst durchgeführte aktive Dehnung der für den Spasmus verantwortlichen Muskulatur. Dabei sei insbesondere das Aufdehnen der Bauchmuskulatur, der Hüftbeuger und des Musculus triceps surae im Barren und im Stehgerät erwähnt [12], eine Möglichkeit, die das Stehen im sog. Levo-Stuhl nicht bietet. Entsprechend berichten Querschnittgelähmte häufig über eine Linderung ihres Spasmus nach konsequentem eigenständigem Durchbewegen ihrer gelähmten Extremitäten.

Vojta-Therapie

Bei dieser krankengymnastischen Technik wird ein globales physiologisches Muskelzusammenspiel gebahnt, welches zu erstaunlichen Erfolgen beim Dämpfen der Spastik geführt hat. Die quergestreifte Muskulatur wird aktiviert, und es folgen synergistische Muskelkontraktionen. Es wird ein koordiniertes Zusammenspiel mehrerer Muskelgruppen zum Erzielen eines Bewegungsablaufes angestrebt [14, 13]. Dieses steht im Gegensatz zur unkoordinierten unkontrollierten Kontraktion einer einzigen Flexoren- oder Extensorengruppe und zeigt somit einen modulierenden Effekt auf den Muskeltonus, der über mehrere Stunden im Anschluß an eine Vojta-Einheit anhält.

Physikalische Therapie

Die Niederfrequenz-Strombehandlung in Form von Zwei- oder Vierzellenbädern bzw. von Stangerbädern mit absteigender detonisierender Stromrichtung hat als Maßnahme zum Dämpfen der Spastik eher enttäuscht. Einige Patienten klagten sogar über eine Spasmusverstärkung, weswegen diese Therapieform nur noch bei Mischbildern aus Schmerz und erhöhtem Muskeltonus empfehlenswert ist.

Kälteanwendungen hingegen sollten vor allem als kalte Bäder oder Eis-Teilbäder bzw. bei besonders ausgeprägter Rumpfspastik auch Eis-Ganzbäder nicht in Vergessenheit geraten.

Wärmeanwendungen haben sich ebenfalls in zahlreichen Fällen bewährt. Vermutet wird hier eine Beeinflussung des Muskeltonus über den Hypothalamus, der von den Wärmerezeptoren über intakte Sympathikusbahnen seine Signale empfängt. Ebenfalls über sympathische Leitungsbahnen und schließlich das Vorderhorn wird so die Grunderregbarkeit der Muskelspindeln gesenkt [8, 3]. Ein regelmäßiger Saunagang kann sowohl Paraplegikern als auch Tetraplegikern eine bis zu 6 h währende erhebliche Dämpfung des Spasmus bescheren. Im Rahmen einer konsequent durchgeführten Hydrotherapie sollte jedoch vor allem auch das regelmäßige aktive Schwimmen nicht unerwähnt bleiben als wirksame Maßnahme gegen die Spastik.

Elektrostimulation

Bei einer zunehmenden Zahl von Patienten haben wir erst in der Elektrostimulation den Schlüssel zur drastischen und erfolgreichen Reduktion des Spasmus gefunden [4]. Dem Sherrington-Leitsatz zufolge geht jeder Muskelkontraktionsreiz mit einer Erschlaffung des Antagonisten einher. Nach dem Prinzip der reziproken Hemmung streben wir mittels Elektrostimulation eine Dämpfung des erhöhten Muskeltonus durch gezielte Stimulation der entsprechenden Antagonisten an. So werden bei jedem Patienten zunächst individuell die Muskelgruppen festgelegt, welche für seinen Spasmus verantwortlich sind. Die Elektrodenanlage erfolgt dann an sämtlichen Antagonisten der identifizierten spastischen Muskeln [1]. In der Regel werden spasmusfreie Intervalle von 6–12 h im Anschluß an eine Elektrostimulation erzielt. Stimuliert wird entweder im Liegen oder beim Stehen im Barren unter dem Schutz von Schienen-Schellen-Apparaten bzw. im Stehgerät. Die dazu benutzten Geräte lassen sich auf die vorher ermittelten, jeweils individuell optimalen Stimulationsparameter des Patienten programmieren, die Elektroden können problemlos von den Patienten selbst angelegt werden. So erfolgversprechend die weiteren Entwicklungen und Forschungen auf dem Gebiet der Elektrostimulation auch sein mögen, es muß ausdrücklich vor Anbietern gewarnt werden, die ein fertiges allgemeingültiges „Kochrezept" für die von ihnen angebotenen Apparate anbieten. Wenn der individuelle Charakter der Spastik bei jedem einzelnen Patienten nicht berücksichtigt wird, können unter der Elektrostimulation gravierende Kontrakturen und Sehnenverkürzungen entstehen.

Phenolisierung

Das gezielte Aufsuchen und Zerstören motorischer Endplatten und Nerven mittels Alkohol-Injektionen sollte nicht unerwähnt bleiben, obwohl in unserem Zentrum damit bislang keine ausreichenden Erfahrungen gesammelt werden konnten. Die Wirkung hält nach Angaben der in dieser Technik erfahrenen Therapeuten selten länger als 4 Wochen an [9]. Auch bezüglich der Alkoholblockade des Nervus obturatorius und der Phenolisierung des Nervus tibialis gilt die Regel, daß nur der in dieser Technik Geübte auf eine ausreichende Erfolgsquote verweisen kann.

Tenotomien, Neurotomien und Sehnenverlängerungen

Ist eine verkürzte Achillessehne nicht mit den Mitteln der Elektrostimulation, Eisbehandlung und manuellen Therapie aufzudehnen, so ist das Mittel der Wahl die operative Verlängerung der Sehne, damit der Querschnittgelähmte ohne einschießende Spasmen wieder stehen und gehen kann. An den unteren Extremitäten bieten sich gleichermaßen zur Therapie der Spastik eine Durchtrennung der Kniebeuger, der Adduktoren und der Hüftbeuger an nach Ausreizen aller konservativen Behandlungsmethoden. Im Zusammenhang mit der Iliopsoasmyotomie kann bei kompletter Lähmung auch die Durchtrennung des Nervus femoralis erwogen werden; bei der Adduktorenmyotomie sollte unbedingt der Nervus obturatorius aufgesucht und durchtrennt werden [7].

Intrathekale Applikation von Baclofen

Bei Tetraplegikern haben wir nach erfolglosen medikamentösen und krankengymnastischen Maßnahmen in einigen Fällen auf die Implantation der sog. „Spasmus-Pumpe" zurückgegriffen. Das Spasmolytikum Baclofen wird über einen zuvor intrathekal gelegten Katheter direkt an seinen eigentlichen Wirkort appliziert, was eine Dosisreduktion des Medikamentes um das ca. 250- bis 500fache der oralen Dosis erlaubt [10]. Nach einer probatorischen intrathekalen Gabe von 100 µg Baclofen wird das Ausmaß und die Dauer der Wirkung beobachtet und mit dem Patienten besprochen. Wichtig ist in diesem Zusammenhang die Unterscheidung von Schmerz und Spastik, da eine klare Abgrenzung des Ausmaßes beider Mißempfindungen für die Erfolgsaussicht bei der intrathekalen Baclofen-Applikation von entscheidender Bedeutung ist [5]. Erfüllt die intraspinale Injektion des Spasmolytikums die Erwartung von Therapeut und Patient, folgt die Implantation eines intrathekalen Katheters in Verbindung mit einem sog. Port, d.h. einem subkutan plazierten Reservoir für Bolus-Injektionen. Über dieses Reservoir werden bis zu 3mal täglich kleinere Dosen Lioresal zum Ausloten der vom Patienten schließlich benötigten täglichen Dosierung appliziert. Gleichzeitig kann in dieser Phase die genaue Wirkung des Medikamentes beobachtet werden, so daß bei Bestehenbleiben der Schmerzsymptomatik der Versuch abgebrochen werden kann. Die dritte Stufe folgt nach einer oder zwei Wochen und besteht in der definitiven Implantation der Pumpe, welche kontinuierlich durch das progressive Ausdehnen eines Gasgemisches über eine normierte Düse am Tag zwischen 1 und 2 ml ihres 50 ml Inhaltes über den Katheter in den intrathekalen Raum abgibt. Auch bei kritischer Prüfung der Gefahren, Nebenwirkungen und Kosten dieses Verfahrens ist die Mehrzahl der bei uns bislang durchgeführten 18 Pumpen-Implantationen bei Querschnittgelähmten als Erfolg zu werten [5].

Das in den vergangenen Jahren gewachsene Instrumentarium, das uns heute zur Bekämpfung der Spastik zur Verfügung steht, sollte uns Therapeuten nicht von der Pflicht entbinden, den Ursachen des Spasmus nachzugehen (Tabelle 4). Unser Augenmerk sollte dabei vor allem auch möglichen enterozeptiven Reizen gelten, da keine der oben erwähnten Maßnahmen dauerhaft Aussichten auf Erfolg haben wird, solange ein nicht behandelter Harnwegsinfekt vorliegt, eine Detrusor-Sphinkter-Dyssynergie besteht oder ein gestörter Abführrhythmus. Das Absenken der Reizschwelle durch psychische Belastungen, vor allem Angst, Aggressionen und depressive Verstimmungen kann ebenfalls eine Spasmus-Verstärkung provozieren, welche sich allen unseren medikamentösen und invasiven Therapieversuchen entziehen wird.

Es sind häufig gerade engagierte junge therapeutische Teams, welche dem Phänomen Spastik mit Ungeduld und einem übertriebenen Aktivismus begegnen. Die Erfahrung zeigt jedoch, daß zahlreiche Querschnittgelähmte gelernt haben, mit ihrem Spasmus zu leben, diesen sogar für einige Aktivitäten wirkungsvoll ausnutzen. Der Leidensdruck des Patienten, nicht unsere eigene Ungeduld sollte somit der Maßstab sein bei der Entscheidung über die Wahl der Mittel beim Bekämpfen der Spastik.

Tabelle 4. Mögliche Auslöser des Spasmus

Propriozeptive Reize:
- Dehnung der Muskeln und Sehnen

Enterozeptive Reize:
- Erkrankungen der inneren Organe
- Blasenfüllung (Harnwegsstriktur, -entzündung)
- Blasenstein
- Darmfüllung
- Durchblutungsstörung (Thrombose, Embolie, Hämatom)

Enterozeptive Reize:
- Wärme, Kälte, Feuchtigkeit
- Berührung (Hautverletzung, Narbe, Paronychie)

Psychische Belastungen:
- Angst, Depression, Aggression

Literatur

1. Benton LA, Baker LL, Bowman BR, Waters RL (1983) Funktionelle Elektrostimulation. Steinkopff, Darmstadt
2. Boisson D, Eyssette M (1981) Physiopathologie des troubles toniques dans les lésions médullaires. In: Maury M (éd) La Paraplégie. Flamarion Médecine Sciences, Paris, pp 471–474
3. Gerner HJ (1989) Beeinflussung der Spastizität durch Sauna. In: Grüninger W (Hrsg) Spinale Spastik. Ueberreuther, Wien Berlin, S. 169–173
4. Glaesener JJ, Benker CH (1989) Aspekte der Behandlung von Spastik und Kontrakturen mittels Elektrostimulation. In: Grüninger W (Hrsg) Spinale Spastik. Ueberreuther, Wien Berlin, S. 162–166
5. Glaesener JJ, Gerner HJ (1989) Die intrathecale Applikation von Baclofen. In: Grüninger W (Hrsg) Spinale Spastik. Ueberreuther, Wien Berlin, S. 64–68
6. Grosse W (1989) Spastik – eine Herausforderung für die Pflege. In: Grüninger W (Hrsg) Spinale Spastik. Ueberreuther, Wien Berlin, S. 187–191
7. Haftek J (1987) Clinical and electromyographic evaluation of obturator neurectomy in severe spasticity. Paraplegia 25:394–396
8. Knöller H, Henning K (1977) Verträglichkeit und Auswirkungen des Saunabades bei Tetraplegikern. Z Krankengymnastik 29:599–603
9. Maury M (1981) Etude clinique et traitement de la spasticité. In: Maury M (éd) La Paraplégie. Flamarion Médecines Sciences, Paris, pp 475–483
10. Müller H, Zierski J, Dralle D, Hoffmann O, Michaelis G (1988) Intrathecal Baclofen in spasticity. In: Müller H, Zierski J, Penn RD (eds) Local-spinal therapy of spasticity. Springer, Berlin Heidelberg New York, pp 156–214
11. Noth J (1988) Pharmacotherapy of spasticity. In: Müller H, Zierski J, Penn RD (eds) Local-spinal therapy of spasticity. Springer, Berlin Heidelberg New York, pp 93–96
12. Paeslack V, Schlüter H (1980) Physiotherapie in der Rehabilitation Querschnittgelähmter. Springer, Berlin Heidelberg New York
13. Pape A, Stierle J (1985) Die Vojta-Therapie in der krankengymnastischen Behandlung bei Querschnittlähmung. Z Krankengymnastik 37:308–312
14. Vojta V (1983) Die wesentlichen Grundzüge der Behandlung nach Vojta. Z Krankengymnastik 35:392–398

Besondere Maßnahmen der Schmerzbehandlung bei Paraplegie

R. Rana [1] und B. N. Rana [2]

[1] Danziger Straße 23, D-7149 Freiberg
[2] Klinik Markgröningen, Kurt-Lindemann-Weg 10, D-7145 Markgröningen

Unsere Untersuchung, aus der ich einige Aspekte referieren möchte, befaßte sich mit einer Sonderform des chronischen Schmerzes, dem Deafferenzierungsschmerz nach Eintritt einer Querschnittlähmung. Empirische Befunde zu diesem Phänomen sind bisher nur in geringer Zahl vorhanden und im wesentlichen auf medizinisch-physiologische Aspekte beschränkt. Die daraus abgeleiteten chirurgischen oder pharmakologischen Schmerzkontrollversuche bleiben weitgehend erfolglos. Interdisziplinäre Forschungsansätze stehen noch vollständig aus.

Wir sind nun in einer deskriptiven Studie auf der Grundlage des multifaktoriellen Schmerzmodells der Fragestellung nachgegangen, in welchen Parametern Paraplegiker mit Deafferenzierungsschmerzen sich von Paraplegikern unterscheiden, die solche Schmerzen zu keinem Zeitpunkt gehabt haben. Die Studie mit Tetraplegikern ist noch nicht abgeschlossen, und die bisherigen Fallzahlen reichen für eine Vorstellung nicht aus.

Die Befunde wurden auf psychophysischer, psychosozialer und psychopathologischer Ebene erhoben. Weiterhin standen Fragen der Behinderungsbewältigung und der Copingstrategien im Vordergrund.

Untersucht wurden 20 zufällig ausgewählte Probanden mit motorisch und sensorisch kompletter Paraplegie seit mindestens 3 Jahren, die je nach Vorhandensein oder Fehlen des Kriteriumsschmerzes einer Schmerz- bzw. Kontrollgruppe zugeteilt wurden. Jede Gruppe umfaßte 10 Probanden.

Die Untersuchung erfolgte mit teils standardisierten, teils neu entwickelten Instrumenten und wurde in den Kliniken Markgröningen und Bayreuth durchgeführt.

Aus der Vielzahl der Befunde möchte ich Ihnen einige besonders auffällige Gruppenunterschiede vorstellen. Einschränkend möchte ich jedoch vermerken, daß die Datenbasis von 10 Probanden je Gruppe recht schmal ist und Zufallseffekte eine gewisse Rolle spielen können.

Kurz nach Eintritt des Traumas, in der Akutphase, entwickelten 90% der Schmerzgruppe eine klinisch relevante Depression, gegenüber nur 20% in subklinischer Ausprägung bei der Kontrollgruppe. 60% der Schmerzgruppe litten in dieser Zeit unter Schuldgefühlen und Bestrafungsgedanken, die in der Kontrollgruppe wiederum nur bei 20% vorhanden waren. Im Verlauf der weiteren Entwicklung traten ausschließlich in der Schmerzgruppe bei 60% weitere depressive Phasen auf. Die hohe Anfälligkeit für Depressivität scheint ein spezifisches Kriterium der Schmerzgruppe zu sein, das auch über die Zeit beinahe konstant bleibt (Abb. 1).

F.-W. Meinecke (Hrsg.)
Querschnittlähmungen

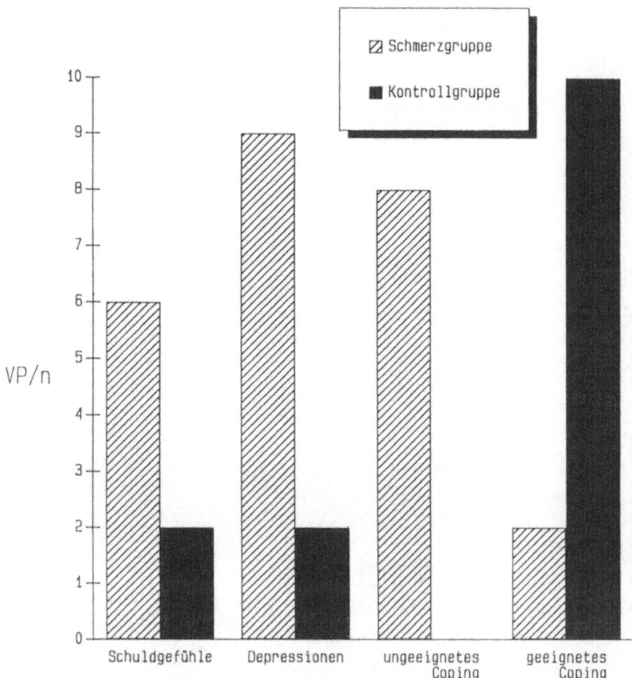

Abb. 1. Gesamtbild von Schuldgefühlen, Depressivität und Coping in den ersten drei Monaten

Ein besonders auffälliges Ergebnis des Gruppenvergleichs zeigte sich in der Unterschiedlichkeit der Copingstrategien. Die Copingstrategien in der Akutphase, unmittelbar nach Aufklärung über die Diagnose, mußten in der Schmerzgruppe zu 80% als ungeeignet und zu 20% als eingeschränkt geeignet klassifiziert werden. Als gruppenspezifische Grundtendenz der Strategien zeigte sich in der Schmerzgruppe eine passive Haltung, Resignation und Grübeln.

In der Kontrollgruppe dominierten ausschließlich stoische, handlungsbezogene Bewältigungsstrategien, die als uneingeschränkt geeignet zu betrachten sind (Abb. 1).

Im weiteren Verlauf der Entwicklung veränderten sich die Copingstrategien der Schmerzgruppe zwar in Richtung „Handlungsorientierung", die aber weitgehend in Abhängigkeit von anderen Personen aufgebaut ist.

In der Kontrollgruppe sind die handlungsorientierten Strategien über die Zeit gleich geblieben. Kennzeichnend ist hier die eindeutige Dominanz eigener Ressourcen (Abb. 1).

Die vorherigen Befunde werden ergänzt durch die Frage nach der Akzeptanz der Behinderung.

Von den Probanden der Schmerzgruppe konnten 70% ihre Behinderung nicht akzeptieren, und 80% gaben trotz ärztlicher Aufklärung die Hoffnung auf spätere Heilung von der Querschnittlähmung nicht auf.

In der Kontrollgruppe akzeptierten nur jeweils 10% die Behinderung nicht und hofften auf spätere Heilung (Abb. 2).

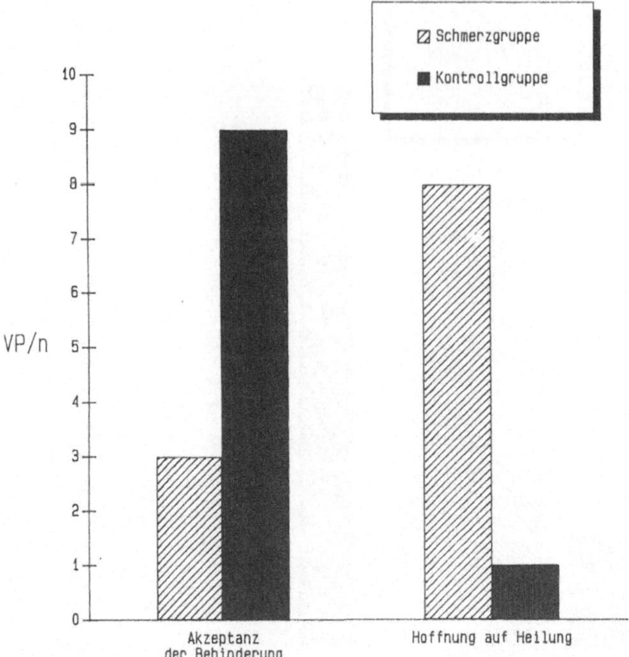

Abb. 2. Akzeptanz der Behinderung und Hoffnung auf Heilung

Auffällige Unterschiede zwischen den Gruppen ergeben sich im Bereich der infraläsionellen Körperwahrnehmung (Abb. 3). Diffuse Körperempfindungen, wie Schwere, Druck und Parästhesien waren bei 80% der Schmerzgruppe vorhanden gegenüber 30% in der Kontrollgruppe.

Phantomlageempfindungen hatten 70% der Schmerzgruppe und 30% der Kontrollgruppe. Die Häufigkeit und Intensität der Phantomlagen war in der Schmerzgruppe stärker ausgeprägt als in der Kontrollgruppe.

Ein Gefühl für die Lage des gelähmten Körperteils ohne Sichtkontrolle hatten 80% der Schmerzgruppe und 30% der Kontrollgruppe.

Der hohe Anteil körperbezogener Wahrnehmung innerhalb der Schmerzgruppe steht vermutlich im Zusammenhang mit selektiven Aufmerksamkeitsprozessen, bei denen der gelähmte Körper kortikal ständig präsent gehalten wird.

Daß gerade innerhalb der Schmerzgruppe auffallend mehr Wahrnehmungsgestalten des gelähmten Körperteils präsent sind, ist auch ein Indiz für die Wertigkeit des gelähmten Körpers, auf den in der Schmerzgruppe offenbar weniger verzichtet werden kann als in der Kontrollgruppe. Auch Schmerz ist Wahrnehmung und eine Möglichkeit, den gelähmten Körperteil zu fühlen, d.h. ihn nicht als „tot" erleben zu müssen.

Auf der Grundlage der vorgestellten Befunde bietet sich eine Reihe therapeutischer Interventionsmöglichkeiten an. Da Depressivität und fehlende Bewältigungsmöglichkeiten schon kurz nach Eintritt des Traumas manifest sind, erscheint es uns sinnvoll, frühzeitig therapeutische Hilfe anzubieten, für die jedoch

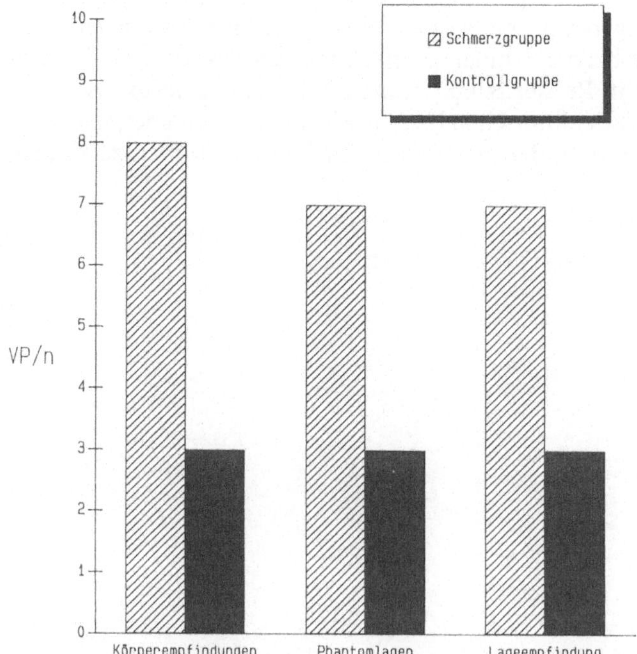

Abb. 3. Infraläsionelle Wahrnehmungsphänomene der Schmerz- und Kontrollgruppe

ein ausgebildeter Psychotherapeut zur Verfügung stehen sollte, der dann auch im Einzelfall entscheidet, welche Therapieform angebracht ist.

Das häufige Auftreten depressiver Reaktionen innerhalb der Schmerzgruppe auch lange nach Abschluß der Rehabilitation ist unserer Meinung nach ein Zeichen für eine tiefergreifende Störung, die eine chronische Schmerzentwicklung zumindest begünstigt. Auf die einzelnen psychotherapeutischen Strategien kann nicht näher eingegangen werden, aber es stehen eine Reihe von Methoden zur Verfügung, die geeignet sind, günstigere Verläufe bei der Bewältigung des Traumas „Querschnittlähmung" zu erzielen.

Da die Wahrnehmungsfokussierung auf den gelähmten Körperteil bei paraplegischen Schmerzpatienten sehr ausgeprägt ist, bietet sich eine symptomorientierte Schmerzbehandlung mit klinischer Hypnose an. Die Dämpfung oder Ausschaltung von Schmerzen mittels Hypnose beruht ja gerade auf einer Veränderung der Wahrnehmungsfokussierung.

Dr. Milton Erickson, der bekannte Hypnotherapeut, war selbst Rollstuhlfahrer und von starken Schmerzen geplagt. Er konnte sich mittels Selbsthypnose stundenlang schmerzfrei halten und bis zu seinem Tod therapeutisch tätig sein.

Unsere eigenen Erfahrungen mit dieser Therapieform sind vorläufig noch sehr begrenzt, aber positiv. In der Klinik Langensteinbach wird sie aber mit Erfolg eingesetzt. Es gibt in Deutschland bereits eine Reihe ausgebildeter Hypnosetherapeuten, und wir halten es für sinnvoll, querschnittgelähmte Schmerzpatienten auf diese Möglichkeit hinzuweisen.

Zusammenfassend sind wir der Meinung, daß der hohe Anteil von Depressivität, fehlender Behinderungsbewältigung und verstärkter infraläsioneller Aufmerksamkeitsfokussierung bei der Schmerzgruppe für einen Einsatz psychotherapeutischer Verfahren spricht. Bei der Bekämpfung des Deafferenzierungsschmerzes erscheint uns der Einsatz der klinischen Hypnose besonders geeignet, nachdem die bisherigen chirurgischen und pharmakologischen Therapieformen zu keinem Erfolg geführt haben.

Behandlung der Knochenneubildungen (POA)

E. Gläser

Berufsgenossenschaftliche Krankenanstalten „Bergmannsheil", Abteilung für Rückenmarkverletzte, Gilsingstraße 14, D-4630 Bochum

Die Paraosteoarthropathie (POA) stellt eine lähmungstypische Komplikation dar, die in einem unterschiedlich hohen Prozentsatz nach spinalem Trauma, insbesondere auch mit begleitendem Schädel-Hirntrauma auftritt. Im Mittel sind hiervon 20–25% aller querschnittgelähmten Patienten betroffen.

Ungeklärt ist die Ursache der Umwandlung des Muskel-Bindegewebes in Knochengewebe, wobei neurovegetative Störungen wie auch lokale Schädigungen in der Weichteilumgebung großer Gelenke diskutiert werden.

Klinisch weist zunächst meist eine Schwellung und Temperaturerhöhung in den gelenknahen Weichteilen auf den Beginn der Ossifikation hin, wobei Thrombose oder Thrombophlebitiden differentialdiagnostisch auszuschließen sind. Nuklearmedizinisch wird zu diesem Zeitpunkt bereits eine Aktivitätsanreicherung nachweisbar sein.

Mit dem Eintritt einer tastbaren Weichteilverhärtung ist in der Regel bereits eine passive Bewegungseinschränkung des betroffenen Gelenkes verbunden wie auch der enzymchemisch nachweisbare Anstieg der alkalischen Phosphatase und der Kreatin-Phospho-Kinase.

Röntgenologisch zeigen sich zuerst Verdichtungen der gelenknahen Weichteile, nachfolgend kalkdichte Verknöcherungen, deren endgültiger Umfang häufig die primären Veränderungen in erheblichem Ausmaß übertrifft.

Die Mitwirkung passiver Übungsbehandlung an der Auslösung der Weichteilverknöcherung im Sinne einer Mikrotraumatisierung der Muskulatur wird – wenn auch letztlich unbewiesen – diskutiert. Daher darf die Physiotherapie bei Nachweis beginnender POA nur unter Vermeidung von Dehnungsübungen der betroffenen Muskulatur Fortsetzung finden mit dem Ziel, die Gelenkbeweglichkeit dennoch bestmöglich zu erhalten.

Das Fortschreiten der POA mit zunehmenden und letztlich vollständigen Gelenkeinsteifungen muß als schwere Störung des Rehabilitationsablaufes angesehen werden. Die Sitzfähigkeit im Rollstuhl kann eingeschränkt oder schlimmstenfalls aufgehoben sein bei Beteiligung der Hüftgelenke, der Selbsthilfestatus des Tetraplegikers erleidet durch POA der Schulter- oder Ellenbogengelenke weitreichende Einschränkungen, wenn der Gebrauch von Hilfsgeräten hierdurch unmöglich gemacht wird.

Die Entscheidung zur operativen Behandlung wird daher auf diejenigen POA beschränkt bleiben, durch welche die Bewegungen des Gelenkes aufgehoben oder so stark eingeschränkt werden, daß nicht mehr kompensierbare Einschränkungen des erreichten oder erreichbaren Rehabilitationsstandes eintreten.

F.-W. Meinecke (Hrsg.)
Querschnittlähmungen

Der Operationszeitpunkt wird erst nach Abschluß der Knochenneubildungsprozesse festgelegt werden können, wobei alleine röntgenologische Verlaufskontrollen kein absolutes Kriterium darstellen, sondern auch enzymchemisch und szintigraphisch der Inaktivitätsnachweis geführt werden muß. Auch unter Beachtung dieser Kautelen ist das Auftreten von Rezidiven postoperativ nicht auszuschließen, wenn auch auf das Mindestmaß zu beschränken.

Wegen der nur kleinen Fallzahlen von POA außerhalb des Hüftbereiches sollen nachfolgend ausschließlich unsere Behandlungsmethoden POA-bedingter Ankylosen der Hüftgelenke dargestellt werden aus einem Beobachtungszeitraum von 7 Jahren.

Mehrere Operationsverfahren wurden in diesem Rahmen angewandt:

Die alleinige Resektion des neu gebildeten Knochengewebes führte relativ häufig, insgesamt bei 3 von 6 operierten Hüftgelenken, zu einer erneuten, vollständigen Einsteifung des Gelenkes.

Die Resektionsarthroplastik nach Girdlestone erwies sich als problematisch, da aufgrund der fehlenden aktiven Muskelfunktion eine starke kraniale Wanderung des Trochanter eintrat, insbesondere mit der Gefahr von Druckgeschwüren.

Daher wurde in der Folgezeit nach radikaler Entfernung der POA eine zementierte T.E.P. implantiert, zunächst mit lateralem Zugang und unter Verwendung einer normalen Polyäthylenpfanne. Alleine vom Zugang her war eine ausreichende Entfernung der medialen Verknöcherungen nicht möglich, so daß eine Restbeugehemmung postoperativ resultierte. Bei fehlender muskulärer Führung des Femurkopfes traten Luxationen in 50% der insgesamt 6 implantierten Endoprothesen auf.

Dies führte zum Ersatz der einfachen Pfanne durch eine Polyäthylen-Schnapp-Pfanne, zugleich prinzipiell zu einem vorderen Zugang mit der Möglichkeit einer vollständigen Ausräumung der für die Beugung relevanten, ventralen POA. Die Schnapp-Pfanne ermöglicht eine mechanisch gesicherte Verbindung zwischen Becken und Femur.

Bei allen Patienten werden postoperativ passive Bewegungsübungen durchgeführt, wobei in der Frühphase die Elektrobewegungsschiene Anwendung findet, nach 5–7 Tagen in der Regel die Sitzbelastung im Rollstuhl wieder zugelassen wird. Die Wiederaufnahme des Selbsthilfetrainings erfolgt nach Abschluß der Wundbehandlung.

Unter diesen Behandlungskriterien kam es nur einmal zum Auftreten einer Luxation der T.E.P. Zwei Patienten entwickelten postoperativ erneut ankylosierende Rezidive der POA, zusätzlich einen tiefen Wundinfekt, der in einem Fall zur Resektionsarthroplastik führte. Bei erneutem POA-Rezidiv machte eine nachfolgende subtrochantäre Femurfraktur eine osteosynthetische Versorgung erforderlich. – In den übrigen Fällen erreichten POA-Rezidive nie ein funktionell erhebliches Ausmaß an Bewegungseinschränkung. Da die Wirksamkeit einer medikamentösen Behandlung mit Diphosphonaten zur Prävention der POA oder deren Rezidive nicht gesichert ist, haben wir seit mehreren Jahren von der Gabe derartiger Präparate Abstand genommen.

Insgesamt führten wir primär

6mal die Resektion der Knochenneubildung durch,
4mal die Resektionsarthroplastik nach Girdlestone,
30mal die Hüft-T.E.P., bei 23 Patienten mit
6 flachen Pfannen,
24 Schnapp-Pfannen.

Die beobachteten Komplikationen sind nachstehender Übersicht zu entnehmen:

	Resektion	Girdlestone	flache Pfanne	Schnapp-Pfanne
Tiefe Infekte	2	1	2	2
Frakturen	3	1	–	–
Luxationen	–	–	3	1

Häufigste Komplikation waren jedoch punktions- oder revisionsbedürftige postoperative Hämatome, bedingt durch die großen, blutenden Spongiosa-Resektionsflächen.

Zusammenfassend können wir feststellen, daß vollständige Ankylosen großer Gelenke der oberen wie unteren Extremitäten, hervorgerufen durch lähmungstypische POA, bei erheblicher Beeinträchtigung des erreichten oder erreichbaren Rehabilitationsstandes eine klare Operationsindikation darstellten. Beispielhaft wird die operative Behandlung der am häufigsten betroffenen Hüftgelenke dargestellt. Trotz relativ kurzer Beobachtungszeiträume stellt das angesprochene Behandlungsverfahren eine sinnvolle Alternative zu drohender Immobilisation und den hieraus bedingten Komplikationsmöglichkeiten dar.

Behandlung der Druckgeschwüre

S. Rösler

Berufsgenossenschaftliche Unfallklinik, Abteilung für Rückenmarkverletzte, Professor Küntscher-Straße 8, D-8110 Murnau

Minderperfusion und Druckbelastung des Hautmantels führen, insbesondere bei kataboler Stoffwechsellage, infolge der dabei entstehenden Hypoxie schon innerhalb weniger Stunden zu irreversiblen Gewebeschädigungen. Die Lähmung der vasomotorischen Kontrolle vermindert zusätzlich den Gewebewiderstand gegenüber Druckwirkungen. Infolge Aufhebung der Sensibilität fehlen die Warnsymptome der Ischämie, wie Kribbeln, Taubheitsgefühl und Schmerz. Verminderte Dicke des Weichteilmantels, sowie Spastizität der gelähmten Gliedmaßen, Anämie und chronische Infektionen begünstigen zusätzlich die Entstehung von Druckgeschwüren.

Die beste Behandlung von Dekubitalulzera ist daher die Prophylaxe.

Wie sehr diese oft vernachlässigt wird, ersieht man daraus, daß neben urologischen Komplikationen in 32,5% die stationäre Wiederaufnahme wegen Druckgeschwüren erfolgt. Knochenvorsprünge sind, wie bekannt, am gefährdetsten. 64% aller Druckgeschwüre, die bei uns stationär behandelt wurden, befanden sich über dem Kreuz-Steißbein und den Sitzbeinen.

Die Einteilung in drei Stadien erfolgt nach Campbell. Das Stadium I bedarf keiner besonderen Behandlungsmaßnahmen, außer der Druckentlastung und evtl. durchblutungsfördernder Lokalmaßnahmen. Im Stadium II genügen manchmal konservative Behandlungsmaßnahmen, wie Desinfektion, mechanische Wundreinigung oder Anwendung von enzymatisch reinigenden Substanzen. Nach Wundreinigung schließt sich granulations- und epithelisierungsfördernde Behandlung an bis zum Abschluß der spontanen Epithelisierung. Polypragmasie sollte bei der lokalen Behandlung wegen möglicher Interaktionen der Pharmaka untereinander vermieden werden. Bei größeren Defekten des Stadiums II kann die Abheilung beschleunigt werden durch 1. Spalthaut- oder Vollhautplastiken und 2. keilförmige Wundexzisionen und primäre durchgreifende Adaptationsnähte von Haut- und Subkutangewebe.

Problematisch ist die Deckung großer Weichteildefekte des Stadium III. In diesen Fällen besteht fast grundsätzlich eine Osteitis des darunterliegenden Knochenanteiles.

Wir empfehlen folgendes Vorgehen:

Ausreichende Nekrektomie sowie evtl. Spaltung von Gewebetaschen oder Fistelbildungen. Ebenso wichtig ist die daran anschließende entlastende Lagerung in einem Spezialbett. Es folgen medikamentöse reinigende Lokalbehandlungen. Evtl. sind Röntgenuntersuchungen von Fistelbildungen präoperativ erforderlich. Neben diesen Lokalmaßnahmen sind ebenso wichtig die allgemeinen roborierenden Maßnahmen mit evtl. Regulierung der Stoffwechsellage, insbesondere bei

F.-W. Meinecke (Hrsg.)
Querschnittlähmungen

Diabetikern. Orientierungsparameter sind laborchemisch Blutbild, Eisen, Gesamteiweiß, Elektrolyte, Harnfixa, BSG, Blutzucker, Faktor XIII. Therapeutisch ist entsprechende Substitution notwendig bzw. entsprechende Behandlung von Entgleisungen. Antibiotika sollten nur mit Zurückhaltung eingesetzt werden, da erfahrungsgemäß nach ausreichender Nekrektomie Temperaturerhöhungen und BSG-Beschleunigungen meistens rückläufig sind.

Nach ausreichender Wundreinigung, die in der Regel nach 1–2 Wochen erreicht ist, schließen sich die defektdeckenden operativen Maßnahmen an.

Die Druckgeschwüre werden im gesunden Gewebe exzidiert unter Mitnahme einer Knochenlamelle (im Bereich von Knochenvorsprüngen). Für die endgültige Defektdeckung stehen einige Verfahren zur Auswahl:

Freie Hautlappenplastiken sind ungeeignet, da Kraterbildungen entstehen und durch Verbackung der transplantierten Haut mit der Unterlage erneute Einrisse und Taschenbildungen an der Grenze zum gesunden Gewebe entstehen.

Echte Defektdeckungen sind möglich durch z. B. Mobilisation eines angrenzenden Muskels (wie des M. gluteus maximus für die Sitzbeindeckung), Einschwenken in die Defekthöhle und primäre Hautnaht oder besser fasziokutane Hautplastik im Bereich gut verschieblicher Haut.

Auch reine fasziokutane Transpositionslappen reichen oft zur Defektdeckung insbesondere über den Sitzbeinen und dem Steißbein aus. Wir verwenden bevorzugt den Verschiebeschwenklappen nach Schrudde und Petrovici.

Alternativen sind die VY-Plastik und Z-Plastik. Rotationslappen sind obsolet, da sie zu große Wundflächen schaffen und zu ineffektiv sind.

Um Kalibersprünge zu beseitigen und eine länger bestehende Osteitis eher zur Abheilung zu bringen, sollten vorzugsweise Muskel- oder myokutane Nahplastiken Verwendung finden.

Voraussetzung für das Gelingen einer Muskelnahplastik ist die Kenntnis der Gefäßversorgung. Die Muskeln werden eingeteilt in 5 verschiedene Typen.

Typ I hat nur einen Gefäßstiel, ein Beispiel ist der M. tensor fasciae latae. Der Typ II besitzt einen dominanten Gefäßstiel und mehrere kleine Gefäße. Hierzu gehören z. B. der M. soleus und gracilis. Typ III hat zwei dominante Gefäßstiele, z. B. der M. gluteus maximus. Typ IV hat segmentale Gefäße, z. B. der M. tibialis anterior, M. sartorius und M. biceps femoris. Beim Typ V sind zwei Gefäßversorgungssysteme vorhanden, ein dominanter Gefäßstiel und sekundäre segmentale Gefäßstiele. Beispiel ist der M. latissimus dorsi.

Ein dominanter Gefäßstiel sollte erst nach eingehender, auch präparatorischer Überprüfung der zusätzlichen segmentalen Versorgung, durchtrennt werden.

Im Bereich des Gesäßes, d. h. vor allem über dem Kreuz-Steißbein und über den Sitzbeinen bietet sich ein myocutaner VY-Insellappen des M. gluteus maximus an. Über dem Kreuz-Steißbein kommen meist doppelseitige Insellappen zur Anwendung. Isolierte Defekte über der Leiste oder im Perinealbereich können mit dem M. gracilis gedeckt werden, der ebenfalls als reiner Muskellappen oder als myokutaner Lappen Verwendung findet.

Bei trochanteren Ulzera bieten sich einige Möglichkeiten der muskulären oder muskulokutanen Deckung an:

Von ventral 1. der M. tensor fasciae latae (er ist bei Querschnittgelähmten meist sehr stark atrophiert). Des weiteren bietet sich der M. vastus lateralis des M.

quadriceps und als 3. Möglichkeit der M. rectus femoris an. Die Gefäßversorgung dieser drei Muskeln erfolgt durch die Arteria circumflexa femoris.

Als dorsale Oberschenkelmuskellappen bieten sich der M. semitendinosus, der M. semimembranosus und der M. biceps femoris an.

Letzterer wird bevorzugt zur Deckung mehr ventral gelegener trochanterer Defekte verwendet. Die arterielle Versorgung erfolgt proximal durch die A. profunda femoris, distal durch die Kniekehlengefäße der A. femoralis sup.

Die maximale Länge eines Muskellappens beträgt 20 cm. Zur Vergrößerung der Oberfläche des Muskellappens kann die Faszie inzidiert werden. Eine Gefährdung der Durchblutung des Muskellappens tritt ein

1. durch Torsion oder Abknicken der Gefäße beim Umklappen des Muskellappens bis 180 Grad, insbesondere wenn der Muskel unter Spannung fixiert wird,
2. bei bestehender Minderperfusion des Muskels z. B. aufgrund einer schlaffen Querschnittlähmung und durch Narbenzüge aufgrund vorausgegangener Eingriffe,
3. kann eine Hautbrücke, unter die ein Muskel durchgezogen wurde, eine Druckwirkung verursachen, und
4. kann die postoperative Druckentlastung des OP-Bereiches insuffizient sein.

Bei länger bestehender Osteitis unter chronischen Druckgeschwüren empfehlen wir das Einlegen eines sog. Sulmycin Implant (eines refobacinhaltigen Vlies) zwischen Knochen und Muskellappen.

Der Vorteil gegenüber den PMMA-Ketten ist der, daß sich das Vlies vollständig auflöst. Besonderer Wert sollte auf ausreichende Wunddrainage gelegt werden, und darauf, daß die Drainage im Hebedefekt nicht mit den anderen im infizierten Bereich des ehemaligen Druckgeschwürs liegenden Drainagen in Verbindung steht.

Für den Fall, daß Nahlappenplastiken unzureichend oder nicht möglich sind, bleibt als „ultima ratio" eine Fernlappenplastik fasziokutan oder muskulokutan mit mikrovaskulärem Anschluß.

Einige Beispiele:

Skapularlappen, Paraskapularlappen, Deltoideuslappen, kutaner oder osteokutaner Leistenlappen und kutaner Radialis- oder Dorsalis pedis-Lappen. Zu bedenken ist dabei jedoch, daß bei Paraplegikern nur im äußersten Notfall Muskellappen am innervierten Körperteil oder gar den oberen Extremitäten entnommen werden sollen, es sei denn, sie werden zur sensiblen Reinnervation entnommen.

Die Durchführung des mikrovaskulären Anschlusses sollte selbstverständlich einem sehr erfahrenen OP-Team überlassen werden. Darüber hinaus sind Kenntnisse über die postoperativen prophylaktischen und therapeutischen Maßnahmen notwendig zur Vermeidung von Durchblutungsstörungen und damit eines Lappenunterganges. Ein Beispiel ist die Druckperfusion zur Vermeidung einer Gefäßspastik (Biemer/München).

Weichteildefekte am Oberschenkel sind selten, Deckungen sind problemlos mit entweder fasziokutanen oder muskulokutanen Nahlappen möglich, evtl. auch unter Spalthautdeckung des Hebedefektes oder des Muskels, bei reinem Muskellappen.

Geeignet sind folgende Muskelnahlappen:

M. tensor fasciae latea, M. vastus medialis und M. vastus lateralis, M. rectus femoris, M. biceps femoris, M. semimembranosus, M. semitendinosus, M. sartorius.

Defekte im Kniebereich können 1. mit lokalen fasziokutanen Lappen oder 2. mit Muskelnahplastiken und 3. nur in sehr seltenen Fällen mit freien Lappen gedeckt werden.

Bei lokalen fasziokutanen Lappen muß meist der Hebedefekt mit freier Hautplastik (Mesh-graft) gedeckt werden, da in diesem Bereich die Haut wenig verschieblich ist. Als Muskelnahplastik eignet sich in erster Linie der M. gastrocnemius. Dieser kann im Bedarfsfall soweit mobilisiert werden, daß selbst Defekte im distalen Oberschenkelbereich hiermit gedeckt werden können. Andere Möglichkeiten der Muskeldeckung von Kniedefekten sind der M. gracilis, M. vastus lateralis, M. vastus medialis, der M. sartorius und der distal gestielte M. biceps femoris.

Die Defektdeckung im Bereich des Unterschenkels ist eine allgemeine Domäne für Muskellappenplastiken. Man unterscheidet drei Abschnitte. Das proximale, mittlere und distale Unterschenkeldrittel.

Im proximalen Drittel wird bevorzugt der mediale Anteil des M. gastrocnemius als Muskel- und Muskelhautlappen angewandt. Der Rotationsradius ist hierfür mehr als ausreichend.

Im mittleren Drittel verwendet man den M. gastocnemius nur, wenn der muskuläre Anteil weit nach kaudal reicht, stattdessen ist auch der fasziokutane Gastroknemiuslappen geeignet. Im übrigen bevorzugt man hier den M. soleus, den M. flexor digitorum longus, den M. peronaeus longus, den M. tibialis anterior und den M. extensor digitorum longus.

Bei starker Muskelatrophie sind die Extensoren jedoch oft nicht verwertbar. Die beste und meist einzige Möglichkeit der Defektdeckung besteht mit dem M. soleus.

Die Deckung tiefer Unterschenkeldefekte bzw. Knöcheldefekte stellt bei Querschnittgelähmten ein noch größeres Problem dar als bei nicht gelähmten Patienten. Mathes und Nahai (1982) geben folgende Möglichkeiten der Muskeldeckungen an:

1. M. soleus (distal gestielt), 2. fasziokutaner Gastroknemiuslappen, 3. M. extensor digitorum longus, 4. M. tibialis anterior, 5. M. extensor hallucis longus, 6. M. peronaeus brevis und 7. Deckung mit einem cross-leg fasziokutanen Gastroknemiuslappen.

Da der M. soleus zu Typ II der Muskellappen gehört, ist eine distale Gefäßstielung, d.h. eine Ligatur des dominanten proximalen Gefäßstieles, sehr problematisch. Manche plastische Chirurgen raten davon ab. Auch die weiteren aufgeführten Muskeln sind zur Defektdeckung bei Querschnittgelähmten problematisch, da meistens nicht sehr ergiebig und dehnungsfähig sowie schlecht vaskularisiert.

Sofern in diesen Fällen nicht eine Unterschenkelamputation oder eine Osteotomie der Knöchel zur Platzgewinnung erwogen wird, bieten sich hier auch die freien mikrovaskulär angeschlossenen Haut- oder Muskelplastiken an, wie z. B. der Leistenlappen oder der osteokutane Leistenlappen, ein Latissimus dorsi-

Gracilis- und Tensor faszie latae (TFL)-Lappen an. Der Hautlappen der A. dorsalis pedis ist relativ ungeeignet, da das darunterliegende Gewebe schlecht vaskularisiert ist.

Ein weiteres Problem stellt die Deckung von Fersendefekten dar. Neben den meist erfolglosen freien Hautplastiken sind fasziokutane, muskulokutane oder reine Muskel-Nahplastiken möglich. Es bieten sich folgende Muskeln an:

1. Der M. flexor digitorum brevis, 2. der M. abductor hallucis, der sich vor allem für Defekte unterhalb des Innenknöchels eignet und der M. adductor digiti minimi, letzterer für Defekte unterhalb des Außenknöchels. Als fasziokutaner Lappen kommt hier der Dorsalis pedis-Lappen in Frage oder der myokutane oder fasziokutane mediale plantare Fußsohlenlappen, der versorgt wird vom medialen plantaren Nervengefäßbündel. Wahlweise kann bei diesem Lappen der M. abductor hallucis oder der M. flexor digitorum brevis mit zum Schwenken abpräpariert werden.

Bei allen plastischen Eingriffen ist schonende Präparation notwendig, die Verwendung nicht quetschender Instrumente, möglichst bipolare Koagulation und Vermeidung einer Torsion der Gefäße oder einer zu starken Distraktion. Postoperativ ist Druckentlastung unentbehrlich, sowie ausreichende Funktion und ausreichend langes Liegen von Drainagen.

Spätestens nach 72 h kann beurteilt werden, ob ein Muskellappen angeht. Die Heilungsergebnisse sind beim Muskellappen sehr viel günstiger als bei fasziokutanen Lappen. In der Literatur beträgt die Sekundärheilungsquote beim Muskellappen nur etwa 1/3 derer bei reinen kutanen Plastiken. Knochen- und Gelenkresektionen sind bei Verwendung von Muskellappen längst nicht mehr so umfangreich und frühzeitig erforderlich.

Nun steht diesen verbesserten Ergebnissen die Theorie gegenüber, daß Muskulatur gegen Druckbelastungen viel empfindlicher reagiert als Haut. Nola und Vistnes (1980) haben dies experimentell untersucht und bewiesen. In Belastungszonen befindet sich normalerweise keine Muskulatur. Die transponierte Muskulatur atrophiert jedoch innerhalb kürzester Zeit und wandelt sich bindegewebig um. Als Ursache hierfür werden die Durchtrennung der Muskulatur an ihrem Ansatz, die teilweise Devaskularisierung und wiederholte Druckschädigung angeführt neben dem ohnehin unterbrochenen normalen Reflexbogen.

Demgegenüber steht die primär bessere Vaskularisierung des Muskellappens.

Bisher wurden nur Lösungsmöglichkeiten für rein plastische Defektdeckungen angeboten. Das Problem des Sensibilitätsverlustes blieb dabei außer Acht.

Eine Reinnervation eines Muskelhautlappens durch nervalen Anschluß ist jedoch, insbesondere bei tiefen Paraplegikern bzw. bei Konus-Kauda-Verletzten möglich. Mathes und Nahai (1982) beschreiben einen neurosensorischen Bauchwandlappen an dem Segment Th 10, der zur Deckung eines großen sakralen Defektes verwandt wurde. Auch kann z.B. ein Tensor fasziae latae-Lappen nervalen Anschluß erlangen durch Verbindung eines innervierten Zwischenrippennervs mit dem N. cutaneus femoris lateralis.

Trotz aller operativer Fortschritte und persönlicher Erfahrung verbleibt eine negative Heilungsrate von 10–20%. Des weiteren gibt es genügend Patienten, die trotz bester Technik und bester Heilungstendenz regelmäßig mit Rezidivulzera zurückkehren.

Für manche scheinen Druckgeschwüre ein Hilfeschrei nach wenigstens klinischer Geborgenheit zu sein. Manche dagegen wehren sich jahrelang gegen eine Sanierung. Irgendwann sind die operativen Maßnahmen erschöpft.

Wir verlieren daher heute immer noch Patienten an Septikämie oder an den Folgen eines Hautkarzinoms bei chronischen Druckulzera, die länger als 5 Jahre bestanden haben.

Literatur

Guttman L (1955) The Problem of treatment of pressure sores in spinal paraplegics. Br J Plast Surg 8:196

Hudlicka O, Renkin FM (1968) Blood flow and blood tissue diffusion of 86 RS in denervated and teno-tomized muscles undergoing atrophy. Microvasc Res 1:147

Kaminski M, Gorhischk, Vaudal E (1981) Operative Behandlung des Dekubitalgeschwüres. Diagn Intensivtherapie 6:130–136

Krause D, Schrudde J (1964) Die Verschiebe-Schwenk-Plastik und Möglichkeiten ihrer Anwendung. Zentralblatt Chir 89:497–504

Krupp S (1972) The operative treatment of pressure sores in paraplegics. Reconstr Surg Traumatol 13:159–182

Krupp S, Zäch GA (1976) Operative treatment of pressure sores in paraplegics by rotation flap. Paraplegia 14:29–35

Maruyama Y et al. (1980) A gluteus maximus myocutaneus island flap for the repair of sacral decubitus ulcer. Br J Plast Surg 33:150

Mathes SJ, Nahai F (1982) Clinical applications for muscle and musculocutaneous flaps. C. V. Mosby, St. Louis

Meinecke FW (1980) Verletzungen der WS und des Rückenmarks. In: Baumgartl F, Kremer K, Schreiber HW (Hrsg) Spezielle Chirurgie für die Praxis, Bd III/2

Nola GT, Vistnes LM (1980) Differential response of skin and muscle in the experimental production of pressure sores. Plastic Reconstr Surg 66:728

Okada T, Tsukada S (1986) Coverage of heel defects by musculocutaneous and fasciocutaneous flap based on med. plantar neurovascular bundle. Eur J Plast Surg 9:117–121

Parry SW, Mathes SJ (1982) Bilateral gluteus max. myocutaneous advancement flaps: Sacral coverage for ambulatory patients. Am Plast Surg 8:443

Elektrostimulation der Harnblase und Schließmuskelprothese: Wirkungsweise, Indikation und Ergebnisse

H. Madersbacher

Urologische Universitätsklinik Innsbruck und Rehabilitationszentrum Häring der Allgemeinen Unfallversicherungsanstalt (AUVA), Anichstraße 35, A-6020 Innsbruck

Neue Entwicklungen und Methoden haben die Therapie neurogener Blasenentleerungsstörungen in den letzten 10 Jahren wesentlich bereichert. Zunehmende Erfahrung damit rechtfertigen einen Überblick über ihre Wirkungsweise sowie über Indikation und Ergebnisse.

Die Schließmuskelprothese nach Scott

Die Schließmuskellähmung und die damit verbundene Harninkontinenz galt bis in die Mitte 70er Jahre als nicht behandelbar, da sie medikamentös nicht zu beeinflussen ist und die herkömmlichen operativen Methoden versagten oder mit erheblichen Nachteilen behaftet waren. Erst die von Scott et al. entwickelte und 1973 erstmals implantierte hydraulische Sphinkterprothese hat diese Situation verändert [10]. Es handelt sich dabei um ein *hydraulisches System*, das nach mehreren Verbesserungen heute aus drei Komponenten besteht, die mit röntgendichter Flüssigkeit gefüllt, während der Operation in situ zusammengesetzt werden. Eine Druckmanschette wird um den Blasenhals, beim Mann auch um die bulböse Harnröhre gelegt, sie ist über ein Schlauchsystem mit der Pumpe und diese wiederum mit dem Druckballon verbunden (Abb. 1a). Normalerweise drückt der Ballon die Flüssigkeit über das Schlauchsystem in die Manschette, die unter definiertem Druck den Blasenhals bzw. die Harnröhre komprimiert. Zur Miktion wird durch Betätigung der Pumpe die Flüssigkeit aus der Manschette in den Ballon zurückgepumpt, die Manschette leert sich und gibt Blasenhals bzw. Harnröhre zur Blasenentleerung frei. Die aus Silikon verfertigten Komponenten werden so implantiert, daß der Ballon i. allg. neben der Blase oder intraperitoneal zu liegen kommt, die Pumpe wird entweder ins Skrotum bzw. in das große Labium, ggf. auch subkutan in die Bauchdecke implantiert (Abb. 1b). Voraussetzung für die Implantation sind neben Intelligenz und manueller Geschicklichkeit (zur Betätigung der Pumpe) eine ausreichende Blasenkapazität, eine Detrusorareflexie oder, wenn dies nicht der Fall ist, eine beherrschbare Detrusorhyperreflexie sowie die Fähigkeit zur vollständigen Blasenentleerung, sei es spontan oder durch Katheterismus, ein vorhandener vesikoureterorenaler Reflux muß korrigierbar sein.

Zur Schaffung dieser Voraussetzungen sind eine Reihe von flankierenden Maßnahmen notwendig wie Sphinkterotomie, Blasenhalskerbung, Prostataresektion, Antirefluxplastik und Blasenaugmentation, weiteres Spasmolytika und ggf.

F.-W. Meinecke (Hrsg.)
Querschnittlähmungen

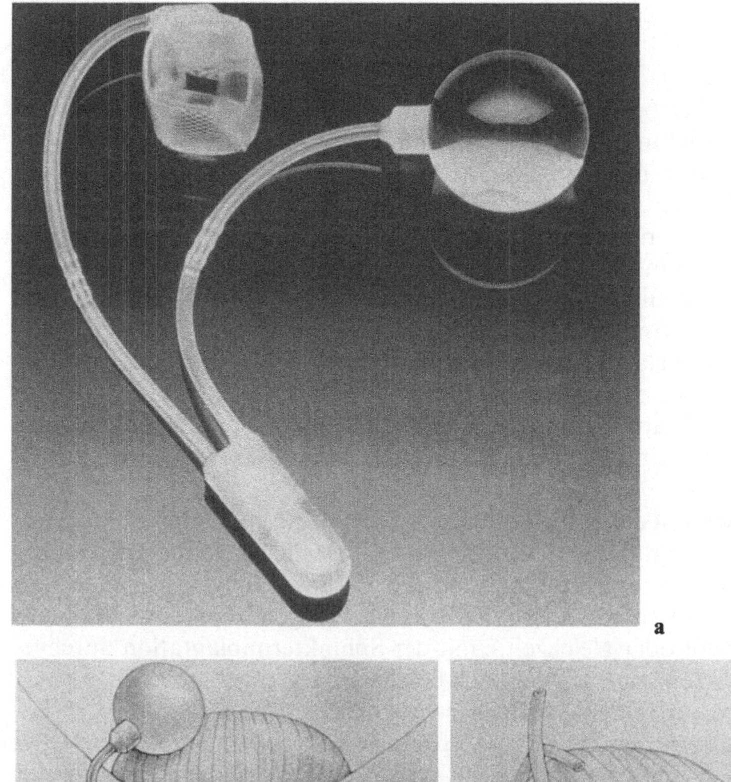

a

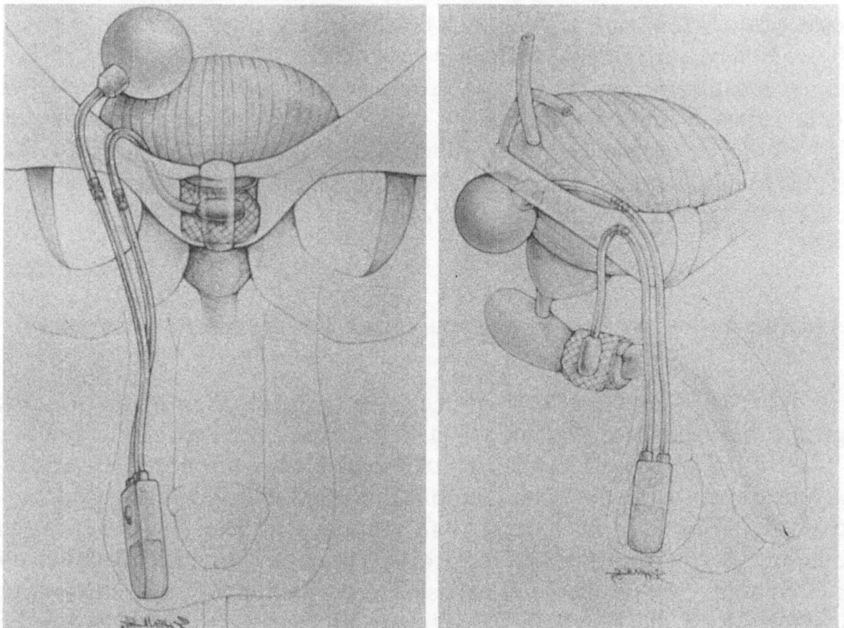

b

Abb. 1. a Modell 800 des hydraulischen Sphinktersystems nach Scott, hergestellt und vertrieben durch AMS (American Medical Systems). **b** Schema der Implantation. *Links* ist die Manschette („Cuff") um den Blasenhals, *rechts* um die bulböse Harnröhre gelegt; weitere Erklärungen s. Text

intermittierender Katheterismus zur Blasenentleerung. In unserem Krankengut waren bei 19 von 25 Patienten mit neurogener Harninkontinenz derartige Maßnahmen notwendig.

Die *Ergebnisse* sind bei Patienten mit neurogen bedingter Sphinkerinkontinenz wohl wegen der Komplexität der Detrusor- und Sphinkterdysfunktion nicht ganz so gut wie beim nichtneurogenen Krankengut. Wir haben die ersten Implantationen 1975, den Großteil ab 1981 durchgeführt. Alle Implantate heilten primär ein. Bei 23 Patienten ist z.Z. das System intakt, bei 1 Patienten ist die Pumpe defekt, der Austausch ist geplant, bei einer Patientin mußte die Manschette wegen Perforation am Blasenhals entfernt werden. 21 Patienten sind Tag und Nacht trocken, 2 sind streßinkontinent, bei 1 ist die Manschette zu weit, beim anderen der Ballondruck zu niedrig, die Korrekturoperationen sind geplant. Immerhin waren, um dieses Ergebnis zu erzielen, bei 9 von 25, somit in 36%, eine oder mehrere Korrekturoperationen („Repairs") notwendig, wobei je nach Situation entweder nur ein Teil, mitunter auch das gesamte System, ausgetauscht werden mußte.

Zusammenfassend ist das Scott-Sphinktersystem zur Zeit die einzige Möglichkeit, um bei Sphinkterlähmung Kontinenz zu erreichen, ohne gleichzeitig Obstruktion zu erzeugen. Die dazu notwendigen Voraussetzungen von Seiten des Patienten erfordern bei etwa 2/3 flankierende, überwiegend operative Maßnahmen, die entweder vor oder gleichzeitig mit der Sphinkterimplantation durchgeführt werden. Die Erfolgsrate liegt letztlich bei diesem Krankengut bei etwa 80%, wobei dieses Ergebnis bei einem Drittel der Patienten durch ein oder mehrere Re-Operationen erkauft werden muß. Das Ergebnis – Harnkontinenz – rechtfertigt jedoch den Aufwand und ist wohl mit ein Grund dafür, daß die Akzeptanz für dieses System von Seiten der Patienten außerordentlich hoch ist. Im übrigen läßt die laufende Verbesserung und Vereinfachung des Systems erwarten, daß technisches Versagen noch seltener werden wird.

Die Elektrostimulation zur Behandlung neurogener Blasenentleerungsstörungen

Bereits im Jahre 1878 erwähnt der dänische Chirurg Saxtorph in seiner „Clinisk Chirurgi" die routinemäßige Anwendung einer endovesikalen Elektrotherapie der atonen Blase [9]. Zur Zeit erlebt die Elektrotherapie bei neurogener Blasendysfunktion eine Renaissance, die einen Überblick über aktuelle Behandlungsmethoden rechtfertigt. Ein Rückblick zeigt, daß Anfang der 60er Jahre zahlreiche Methoden sowohl zur Therapie der Detrusor- als auch der Sphinkterdysfunktion entwickelt wurden. Obwohl heute die meisten von ihnen nicht mehr angewandt werden, haben doch die gemachten positiven und negativen Erfahrungen die heute aktuellen Entwicklungen wesentlich beeinflußt. Die angewandten Methoden lassen sich von der Art ihrer Anwendung in 3 Gruppen einteilen: 1. die heute nur mehr selten angewandte *externe Stimulation*, 2. die *intravesikale Stimulation*, und 3. Methoden, bei denen der *Stimulator implantiert* wird, wobei die z.Z. verwandten Methoden auf einer Reizung der sakralen Vorderwurzeln [1, 11] beruhen.

Die intravesikale Elektrostimulation

Wir haben besondere Erfahrung mit der *intravesikalen Elektrotherapie*, wie sie von Katona [3, 4] beschrieben wurde. Dieser Methode liegt die Überlegung zugrunde, daß bei inkompletten Läsionen zumindest einige Verbindungen zwischen der Blase und dem ZNS erhalten bleiben, Verbindungen, die bei adäquater Stimulation und Verstärkung der Regelkreise entsprechende Funktionen übernehmen können. Dieses Prinzip impliziert, daß nur Patienten mit inkompletten Läsionen für diese Behandlung geeignet sind.

Technik und Wirkungsweise. Zur Stimulation wird ein spezieller Katheter verwendet, in dessen Spitze die aktive Elektrode integriert und über eine im Katheter laufende Leitung mit dem externen Stimulator verbunden ist. Die Blase wird mit physiologischer Kochsalzlösung gefüllt, die als leitendes Medium dient. Zur Stimulationen werden Impulsbündel verwendet, die, in vielfältiger Weise variierbar, dem jeweiligen Funktionszustand der Blase angepaßt werden können. Es handelt sich dabei um eine Rezeptorstimulation, durch die eine fehlende Depolarisation der Rezeptoren induziert bzw. eine schwache verstärkt wird. Durch die Aktivierung dieser Rezeptoren gelangen in einer ersten Phase letztlich so starke Impulse zum Kortex, daß die Blasenfüllung bewußt wird, und in einer zweiten, sensomotorischen Phase eine zentral induzierte bzw. kontrollierte Miktion in Gang kommt. Die urodynamische Überwachung während der Stimulationsdauer (ca. 90 min/Tag) durch simultane kontinuierliche Aufzeichnung des intravesikalen und intrarektalen Druckes informiert über die aktuelle Reaktion des Detrusors. Falls erforderlich, wird zusätzlich Biofeedback eingesetzt: Durch Beobachtung eines zugeschalteten Steigrohrmanometers kann der Patient auftretende Detrusorkontraktionen beobachten und den Erfolg seiner Mitarbeit, etwa beim Erlernen der Willkürsteuerung, kontrollieren. Dieser Biofeedback ist vor allem bei Kindern mit kongenitaler neurogener Blasenentleerungsstörung, die nie das Gefühl für Harndrang erfahren haben, bei der Blasen(re)habilitation von großem Wert (Abb. 2).

Ergebnisse. Wir haben die transurethrale Elektrostimulation vor allem bei Patienten mit kongenitalen und erworbenen neurogenen Blasenentleerungsstörungen (n. Blst.) mit gutem Erfolg angewandt und mehrfach darüber berichtet [5–7]. So konnten wir bei Kindern mit überwiegend kongenitaler n. Blst. durch ein individuelles, der zugrundeliegenden Detrusorpathophysiologie angepaßtes Stimulationsprogramm, in Kombination mit einem intensiven Training des Erlernten auch außerhalb der Stimulationsperioden, bei 80% Blasengefühl induzieren, bei 68% eine positive Beeinflussung der Detrusorkontraktilität und bei 40% eine klinisch relevante aktive Kontrolle der Blase erreichen.

Die Computeranalyse von 80 Erwachsenen mit traumatischen, inkompletten Querschnittlähmungen zeigt, daß bei rund einem Drittel eine auffallende Besserung bzw. Normalisierung der Detrusorfunktion zu beobachten war, ohne daß gleichzeitig eine entsprechende Erholung anderer, vor allem somatischer Funktionen, vorhanden war. Die Erholung der Blase muß daher mit hoher Wahrscheinlichkeit der transurethraten Elektrostimulation (TES) zugeschrieben werden.

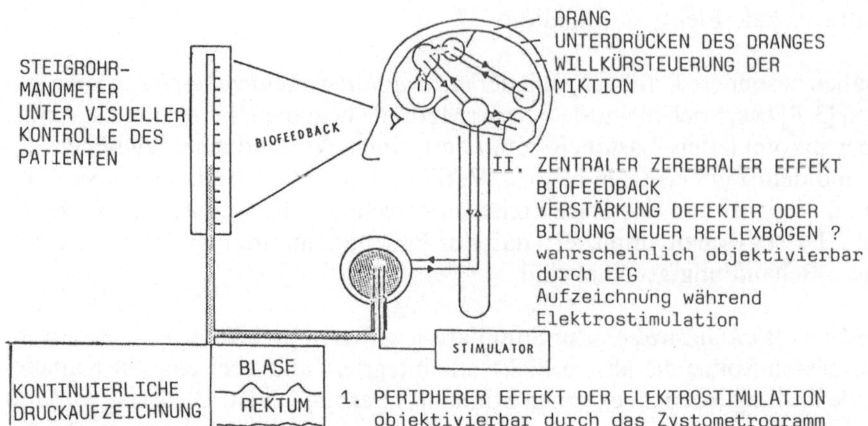

Abb. 2. Schematische Darstellung der Therapieanordnung und der Therapiekontrolle bei intravesikaler Elektrostimulation der Blase

Aufgrund unserer Erfahrungen sehen wir die TES als eine wertvolle Hilfe bei der Rehabilitation der neurogenen Blasendysfunktion bei Patienten mit inkompletten Querschnittlähmungen an, wobei – aufgrund der Anatomie des Rückenmarkes verständlich – die Erhaltung von Schmerzempfindung in den sakralen Hautsegmenten vor allem in S 3 ein prognostisch günstiges Zeichen für einen Behandlungserfolg darstellt.

Der sakrale Vorderwurzelstimulator (Brindley)

1982 berichtete Brindley über sehr gute Ergebnisse mit der von ihm entwickelten Methode zur Stimulation der Vorderwurzeln der Sakralnerven („anterior sacral root stimulator") [1].

Wirkungsprinzip. Bei dem von Brindley entwickelten System werden die Vorderwurzeln der Sakralnerven elektrisch gereizt. Zur Ermittlung der für die Miktion verantwortlichen Nerven sowie zur Identifizierung der Vorder- und Hinterwurzeln ist die intraoperative urodynamische Untersuchung unerläßlich. Die Vorderwurzeln werden in spezielle Elektroden eingebettet und die Hinterwurzeln durchtrennt, ein im Hinblick auf die angestrebte Harnkontinenz wichtiger Teil der Operation. Die Elektrodenkabel werden mit dem subkutan implantierten Empfänger verbunden, die Elektromiktion erfolgt durch den externen Stimulator über ein Sender-Empfänger-System. Das Handicap der simultanen Stimulation von Detrusor und quergestreiftem Sphinkter wird durch eine Intervallstimulation umgangen: Die Intervalle sind so gewählt, daß der rasch reagierende quergestreifte Schließmuskel erschlafft, der Detrusor aber als glattmuskuläres, träge reagierendes Organ noch in Kontraktion bleibt, bis der nächste Impuls einsetzt. Dadurch baut sich eine Detrusorkontraktion auf, und das „post stimulus voiding" führt zur Blasenentleerung mit intermittierendem Harnfluß (Abb. 3).

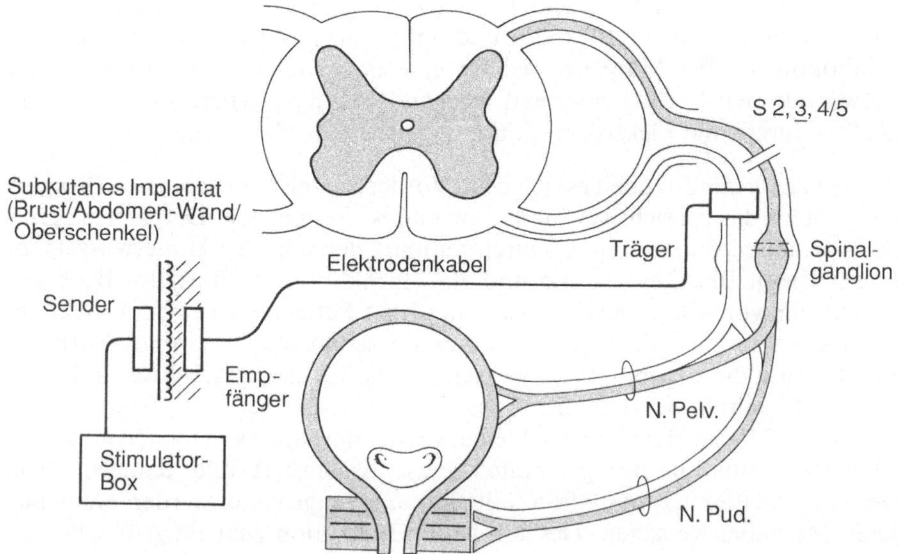

Abb. 3. Schematische Darstellung des Wirkungsprinzipes des „anterior sacral root stimulators (Brindley)" in Kombination mit Durchtrennung der sakralen Hinterwurzeln (Erklärung s. Text)

Die Implantation des Brindley-Stimulators in Kombination mit der Durchtrennung der Hinterwurzeln, auf deren Bedeutung vor allem wir im deutschsprachigen Raum hingewiesen haben, soll zu einer restharnarmen Blasenentleerung unter physiologischem Detrusordruck zur Harnkontinenz, des weiteren auch zu einer verbesserten Stuhlentleerung und, wie wir heute wissen, in etwa 30–40% auch zu einer elektrisch induzierten Erektion führen.

Patientenauswahl. Voraussetzung für die Implantation ist eine komplette oder nahezu komplette Rückenmarkläsion, zumindest ohne Schmerzempfindung, da die Stimulation als solche Schmerzen verursachen würde, ferner ein intakter sakraler Reflexbogen sowie Detrusorhyperreflexie, also die Fähigkeit der Blase zur Kontraktion.

Eigene Ergebnisse. Wir haben in der Zeit von 1985–1988 bei 11 Patienten, 9 Frauen und 2 Männern, 9mal intradural und 2mal extradural den Vorderwurzelstimulator implantiert und gleichzeitig die sakralen Hinterwurzeln durchtrennt. Alle 11 Patienten entleeren ihre Blase durch Elektromiktion, alle mit minimalem oder ohne Restharn, davon 10 mit physiologischem Detrusordruck. Alle Patienten sind Tag und Nacht kontinent.

Weltweit wurden bisher 260 Brindley-Systeme implantiert, es handelt sich dabei also keinesfalls um eine „exotische" Operation, über die nicht zuletzt aus diesem Grund nur in der Fachpresse diskutiert werden sollte.

Indikation zur Operation. Wir sehen die Indikation zur Implantation des Vorderwurzelstimulators nach Brindley in Kombination mit einer Durchtrennung der sakralen Hinterwurzeln in erster Linie bei Frauen mit einer sich ungenügend entleerenden Reflexblase und einer anderweitig nicht beherrschbaren Harninkontinenz. Bei Männern bedingt eine notwendige Durchtrennung der Hinterwurzeln den Verlust einer evtl. vorhandenen Reflexerektion, die nur bei etwa 30% durch eine Elektroerektion kompensiert werden kann.

Zusammenfassend handelt es sich beim Vorderwurzelstimulator nach Brindley um ein System, das bei richtiger Indikation und bei bestehender Detrusorhyperreflexie in Kombination mit einer Durchtrennung der sakralen Hinterwurzeln zu einer effizienten Blasenentleerung und zur Harnkontinenz führt. Im Beobachtungszeitraum von 4 Jahren ist es bisher nur bei 1 Patienten zu einem Defekt am Empfänger gekommen, der durch Austausch beseitigt werden konnte. Mittelfristig sind bisher die Ergebnisse ausgezeichnet, die Langzeitergebnisse sind wohl erst in 10–15 Jahren beurteilbar.

Im Jahre 1976 hat Herr Kollege Meinecke ein internationales Symposium über die Elektrostimulation der gelähmten Blase organisiert und damals, 1976, festgestellt „die Elektrostimulation sollte nur dann angewandt werden, wenn alle anderen Methoden versagen. Deshalb ist die Indikation zum Eingriff selten zu stellen. Die Indikation erfordert eine komplexe Untersuchung durch ein Team erfahrener Spezialisten“ [8]. Abschließend stellte Herr Meinecke die Frage, warum bisher noch kein dem Herzschrittmacher vergleichbares System für die neurogene Blase entwickelt wurde, das die medizinischen, psychologischen und sozialen Probleme dieser Patienten lösen könnte. Vieles des damals Gesagten trifft auch auf die heutige Situation zu, allerdings sind wir heute, anders als 1976, in der Lage, mit neuen Techniken und basierend auf einer gut erarbeiteten Indikation effizienter als damals zu helfen, wobei die intravesikale Elektrotherapie zur Rehabilitation der Blase führt, der sakrale Vorderwurzelstimulator nach Brindley im Sinne einer Neuralprothese die Dysfunktion ersetzt.

Literatur

1. Brindley GS, Polkey CE, Rushton DN (1982) Sacral anterior root stimulators for bladder control in paraplegia. Paraplegia 20:365–381
2. Brindley GS, Polkey CE, Rushton DN, Cardozo L (1984) Sacral anterior root stimulators for bladder control in paraplegia: the first 40 cases. Proceedings – International Continence Society, 14th Annual Meeting. Plattner-Druck, Innsbruck, pp 350–450
3. Katona F (1958) Electric stimulation in diagnosis and therapy of bladder paralysis. Orv Hetil 99:277–286
4. Katona F (1975) Stages of vegetative afferentation in reorganisation of bladder control during electrotherapy. Urol Int 30:19–27
5. Madersbacher H (1984) Blasen(re)habilitation bei Kindern mit neurogener Harnentleerungsstörung mittels Biofeedback unter Verwendung der transurethralen Elektrostimulation. Acta Urol Belg 15:248–253
6. Madersbacher H, Fischer J (1987) Der Blasenstimulator nach Brindley – eigene Erfahrungen und Bemerkungen zur Indikation. In: Frohmüller H (Hrsg) Verhandlungsbericht der Dt. Ges. f. Urologie, 38. Tagung, Würzburg, 1986. Springer, Berlin Heidelberg New York Tokyo, S 442–443
7. Madersbacher H, Hetzel H, Gottinger F, Ebner A (1987) Rehabilitation of micturition in adults with incomplete spinal cord lesions by intravesical electrotherapy. J. Neurourology and Urodynamics, 6, Abstract No. 69, Proceedings ICS, Bristol

8. Meinecke F-W (1976) Elektrostimulation der gelähmten Blase. Bericht über ein Internat. Symposium 1976, Frankfurt a. Main. Schriftenreihe des Berufsgenossenschaftl. Forschungsinstitutes für Traumatologie in Frankfurt a. Main
9. Saxtorph MH (1878) Clinisk Chirurgi, 25. Strictura spastica. Gyldendalske, Copenhagen 2:276–280
10. Scott FB, Light JK, Fishman I, West J (1981) Implantation of an artificial sphincter for urinary incontinence. Contemp Surg 18:11
11. Tanagho E (1987) Neurostimulation for control of urinary function, Abstracts 20. Fort- und Weiterbildungsseminar Urologische Funktionsdiagnostik und Urologie der Frau. Kassel, 18.–19.9.1987, p 1–2

Erfahrungen mit der Beherrschung der Reflexinkontinenz Querschnittgelähmter durch sakrale Deafferentation und sakrale Vorderwurzelstimulation

D. Sauerwein und U. Bersch

Werner-Wicker-Klinik, Schwerpunktklinikum Department III – Urologie, Im Kreuzfeld 4, D-3590 Bad Wildungen

Einleitung

Bei Reflexentleerung der Harnblase infolge Ausfalls des zerebralen Blasenzentrums sind sowohl die Reflexhemmung als auch die Bahnung des spinalen Blasenzentrums unterbrochen. Die Folge sind unwillkürliche, reflektorische Detrusorkontraktionen die durch Detrusor-Sphinkter-Dyssynergie verstärkt werden. Die Sammelfunktion erfolgt nicht mehr im Niederdruckbereich. Durch spastische, frustrane Blasenkontraktionen entsteht die Prädisposition zum rezidivierenden Harnwegsinfekt und durch kompensatorische Drucksteigerung in den oberen ableitenden Harnwegen die Prädisposition zur Einschränkung der Nierenfunktionen. Fibrosierung der Nierenbeckenkelchsysteme und nachfolgende Niereninsuffizienz sind ca. 8 Jahre nach Eintritt der Querschnittlähmung nicht selten die Folge und bewirken in vielen Verläufen eine Einschränkung der Lebenserwartung.

Ziel der Behandlung dieser Blasenlähmung ist die Wiederherstellung von Sammel- und Entleerungsfunktion der Harnblase ohne Detrusor-Sphinkter-Dyssynergie.

Die Normalisierung der Speicherfunktion soll durch die Durchtrennung der Hinterwurzeln S2–S5, die gesteuerte Entleerungsfunktion durch die von Brindley angegebene Stimulation der Vorderwurzeln S2–S5 erreicht werden.

Patienten und Methoden

Vom September 1986 bis September 1988 wurden 26 Patienten mit aggressiver Reflexblase ausgewählt. Die Nierenfunktion, gemessen an der Glomäre Filtrationsrate (GFR), war bei allen eingeschränkt. 24 Frauen und 2 Männer waren unsteuerbar reflexinkontinent. Bei 6 Patientinnen hatten Sakralnervenblockaden mit Alkohol in Höhe S2 und S3 vorübergehend eine Verbesserung ergeben. Einer der männlichen Patienten litt trotz durchgeführter Inkontinenzresektion am Blasenhals an massiver, vegetativer Dysreflexie.

Der Zugang zu den Sakralnerven erfolgte 22mal intrathekal nach Laminektomie unterhalb LWK 3 wie von Brindley beschrieben und 4mal extradural nach Entfernung der dorsalen Kreuzbeinschuppe wie von Tanagho angegeben. Bei allen Patienten wurden nach Separierung von Vorder- und Hinterwurzel unter Stimulationskontrolle die Hinterwurzeln von S2–S5 durchtrennt und Elektroden an die Vorderwurzeln angelagert, die nach Brindley mit einem Empfängerblock

F.-W. Meinecke (Hrsg.)
Querschnittlähmungen

verbunden wurden. Die Implantation des Empfängers erfolgte subkutan an einem durch die Patienten gewählten Ort.

Die Stimulation der Vorderwurzeln erfolgt über Sender mit verschiedenen Trägerfrequenzen durch ein batteriebetriebenes Kontrollgerät.

Ergebnisse

Reflexhemmung

Nach zusätzlicher Deafferentation S2–S4 am Conus medullaris bei einer Tetraplegikerin ist bei 23 der 26 Patienten eine vollständige Reflexhemmung erreicht worden. Bei 3 Patientinnen kommt es bei Füllungsvolumina über 400 bzw. 500 ml zur Reflexinkontinenz. Eine vollständige Deafferentation am Conus medullaris wird diskutiert.

Kontinenz

Sieht man von den aus anatomischen Gründen inkontinenten 3 Patienten ab und berücksichtigt man die beiden Patientinnen, die bei hohen Volumina reflexinkontinent werden können, so sind alle anderen Patienten kontinent.

Patientinnen, die vor Deafferentation jahrelang eine Dauerableitung trugen, benötigen Monate bis zur Beurteilung der erreichbaren Speicherfunktion bzw. der Beurteilung des erworbenen Fibrosierungsgrades der Harnblasenmuskulatur. Regelmäßige Compliance-Prüfungen sind hilfreich.

Vegetative Dysreflexie

Sofern eine autonome vesiko-parasympathische oder vesiko-sympathische Dysreflexie bestand (Schweißausbruch, Hochdruckkrisen), ist diese in allen Fällen verschwunden.

Sendergesteuerte Miktion

23 der 26 Patienten entleeren die Harnblase restharnfrei oder restharnarm (bis 40 ml). Durch gezielte Einstellung der Stimulations- und Pauseneinheiten wird die Detrusor-Sphinkter-Dyssynergie umgangen. Bei 2 Patienten mit intraspinalen Tumoren ist die Stimulationsantwort zu niedrig. Die Entleerung erfolgt durch Selbstkatheterismus 2- bis 3mal pro Tag.

Rezidivierende Harnwegsinfektionen

Bei allen Patienten ist die Infekthäufigkeit rückläufig gegenüber dem Zustand vor der Operation. Eine statistische Auswertung ist nach zwei Jahren noch nicht sinnvoll.

Nierenfunktion

Gemessen an der glomerulären Filtrationsrate ist die Nierenfunktion bei vorsichtiger Einschätzung der kurzen follow-up-Zeit zumindest nicht fortschreitend.

Komplikationen

Bei einer Patientin kam es zur Ausbildung einer Liquorfistel, die in einem kurzen Eingriff verschlossen werden konnte. Bei einer zweiten Patientin wurde durch drohende trophische Störung der Haut, 2 Jahre nach Operation, eine Lageveränderung des Empfängers notwendig. Infektionen an den Implantaten traten bisher nicht auf. Alle Implantate waren antibiotikabeschichtet.

Diskussion

Die Versorgung aggressiver Reflexblasen bei Querschnittlähmung mit sakraler Deafferentation und sendergesteuerter Vorderwurzelstimulation scheint ein Weg, die Pathophysiologie der spastischen Blasenlähmung positiv zu beeinflussen. Die sichere Aufhebung der parasympathischen Spastik der Harnblase durch Reflexunterbrechung der afferenten Fasern des Sakralmarks kann nach unseren Erkenntnissen die Speicherfunktion der Harnblase dem Zustand ohne Lähmung ähnlich machen, möglicherweise sogar gleichstellen. Die Speicherfunktion unter Niederdruckbedingungen gewährleistet nicht nur höhere Blasenkapazitäten und Kontinenz, sondern soll Druckschädigungen der Harnblase und konsekutiv in den oberen ableitenden Harnwegen verhindern.

Die konsequente Deafferentation ab S 2–S 5 scheint die parasympathische Spastik unterbrechen zu können, möglicherweise deshalb, weil oberhalb S 2 parasympathische Nervenzellen im Rückenmark nicht nachgewiesen werden können. Die konsequente Deafferentation ist erst seit wenigen Jahren im deutschsprachigen Raum durchgeführt worden.

Nach unseren Ergebnissen, die noch keine statistische Relevanz haben können, scheint auch eine Erholung der Nierenfunktion, gemessen an der GFR, möglich, das Fortschreiten von Nierenschädigungen unterbrechbar zu sein.

Die niedrigen Residualvolumina unserer Patienten gegenüber denen von Tanagho erklären sich möglicherweise aus der paarweisen Stimulation der Vorderwurzeln, da bei einseitiger Stimulation nachgewiesen werden konnte, daß eine Hälfte des Detrusors gegen einen „Windkessel" der anderen Seite arbeiten kann. Die Reflexaufhebung im Sakralmark bewirkt als Begleitwirkung Reflexlosigkeit des Defäkations-, Erektions- und Ejakulationszentrums. Während es in über 2/3 der Fälle gelingt, durch Änderung der Stimulationsparameter die Darmentleerung schneller und einfacher zu erreichen, sehen wir in der Aufhebung der Reflexlosigkeit für Erektion und Ejakulation eine wesentliche Einschränkung bei der Versorgung männlicher Querschnittgelähmter.

Bei der Versorgung gelähmter Blasen müssen Urologen zukünftig die physiologische Sammelfunktion der Harnblase erreichen. Hierbei kann die Erforschung der Rolle des Sympathikus mit neuen Erkenntnissen therapeutische Wege aufzeigen.

Das zweite Augenmerk gilt einer der Willkür unterworfenen widerstandsarmen Entleerung der Harnblase.

In der Querschnittlähmung gestern, heute und morgen hat sich bezüglich der funktionellen Elektrostimulation der Harnblase ein Wandel ergeben. Vor ca. 10 Jahren wurde die durch Stimulation steuerbare Harnblase für nicht möglich gehalten. Mit der sakralen Vorderwurzelstimulation ist dies heute unter bestimmten Bedingungen möglich.

Morgen müssen wir mehr bedenken, daß durch Eintritt einer erworbenen Querschnittlähmung die Harnorgane an sich unbeteiligt sind, die Steuerung sich jedoch gravierend verändert.

Mehr Kenntnis bei ungelösten Fragen durch Zusammenarbeit von Neurophysiologie-Neurochirurgie und Urologie als Neuro-Urologie ist heute und morgen notwendig, um die Lebensqualität mit gesunden Harnwegen zu erhalten. Bis März 1990 wurden insgesamt 70 Patienten mit diesem operativen Verfahren behandelt. Die Ergebnisse entsprechen dem Berichtszeitraum bis September 1988.

Literatur bei den Verfassern

Elektrostimulation des Zwerchfelles

H. J. Gerner

Werner-Wicker-Klinik, Zentrum für Rückenmarkverletzte, Im Kreuzfeld 4, D-3590 Bad Wildungen

Der Einsatz moderner Rettungssysteme läßt in zunehmendem Maße hohe Querschnittlähmungen mit funktionell kompletter Zwerchfellähmung überleben.

Das angestrebte Behandlungsziel ist eine Respiratorentwöhnung, um ein jahrelanges Verbleiben auf einer Intensivstation oder eine ständige Abhängigkeit von maschineller Beatmung zu vermeiden. Wir sehen aufgrund der Erfahrungen in unserer seit 1982 bestehenden Beatmungseinheit für die Langzeitbeatmung nach hoher Querschnittlähmung hierfür im wesentlichen 3 Möglichkeiten:

1. Erreichen einer Spontanatmung mit der Atemhilfsmuskulatur für dauernd.
2. Trainieren einer bewußten Atmung mit Atemhilfsmuskulatur über mehrere Stunden und zusätzliche Versorgung mit transportablen Atemgeräten, die eine Entlassung aus der Klinik ermöglichen.
3. Bei Fehlen ausreichender Spontanatmung mit der Atemhilfsmuskulatur Implantation eines Zwerchfellschrittmachers.

Die Tatsache einer elektrischen Reizung der Zwerchfellnerven ist in der Geschichte der Medizin seit gut 200 Jahren bekannt.

Nach den Forschungen von Cavallo um 1780 auf dem Gebiet der Elektrophysiologie, war es vor allem Hufeland, der 1783 als erster auf den Gedanken kam, besonders Herz und Zwerchfell zur Wiederbelebung Scheintoter elektrisch zu reizen.

Von Ziemsen berichtet 1857 über die Möglichkeiten einer direkten Reizung der Nn. phrenici am Hals bei asphyktischen Kindern.

Fritz Israel (1927) hat die Technik verfeinert und in einer ausführlichen Schrift aus der Universitäts-Frauenklinik/Bonn dargelegt.

Glenn entwickelte 1964 erstmals ein implantierbares System zur Phrenikusstimulation, welches bei hochgradigen Atemrhythmusstörungen wie Undine- und Pickwick-Syndrom in den USA erfolgreich eingesetzt wurde.

Thoma/Wien begann 1973 mit der Entwicklung einer Karussellstimulation der Nn. phrenici. Einer der ersten Patienten den wir hier behandelten wurde noch mit am Halsbereich des Nerven implantierten Elektroden versorgt.

Inzwischen hat sich bei querschnittgelähmten Patienten die Stimulation über intrathorakal angelegte Elektroden durchgesetzt.

Beim System von Thoma werden beide Nn. phrenici intrathorakal über jeweils 4 Elektroden von einem gemeinsam unter der Bauchhaut implantierten elektronischen Implantat gesteuert. Eine Neuentwicklung aus Finnland ist inzwischen im Hamburger Zentrum bei einem Patienten im Einsatz.

F.-W. Meinecke (Hrsg.)
Querschnittlähmungen

Nach eigenen und skandinavischen Schätzungen ist von einem Bedarf an Atemschrittmachern von 1 auf 2,5 Mio. Einwohnern auszugehen.

Wir verstehen unter dem Begriff *Atemschrittmacher* einen funktionellen Einsatz der Steuerung der Atemfunktion, unter *Zwerchfellschrittmacher* ein System zur Stimulation des Zwerchfells. Zur Zeit verwenden wir Zwerchfellschrittmacher mit festgelegter Atemfrequenz und Atemtiefe. Ein Atemschrittmacher als nächstes Entwicklungsziel muß gerade diese Funktionen individuell bei Bedarf steuern können.

Die zur Nervenstimulation entwickelten Geräte müssen, ähnlich wie beim Herzschrittmacher, implantiert werden, wobei wegen des relativ hohen Energiebedarfs die benötigte Energie induktiv mittels Hochfrequenzübertragungsspule durch die Haut zugeführt werden muß.

Das von uns eingesetzte System nach Thoma umfaßt das Steuergerät, das elektronische Implantat mit den Elektrodenleitungen sowie die Überträgerspule.

Es werden vier kleinste Platinringelektroden so um den Nerven plaziert, daß prozessorgesteuert im ständigen Wechsel der Elektrodenerregung über eine sog. Karussellschaltung jeweils unterschiedliche Nervenquerschnitte gereizt werden. Damit werden die Erholungsphasen der Einzelfaszikel verlängert, so daß beide Nn. phrenici gleichzeitig ermüdungsfrei kontinuierlich stimuliert werden können, und das über Jahre.

Die Indikationen und Kontraindikationen für die Implantation eines Zwerchfellschrittmachers sind in Tabelle 1 dargestellt. Zur Zeit ist eine direkte Elektrostimulation des Zwerchfellmuskels nicht bzw. noch nicht möglich. Dies setzt die Stimulierbarkeit des Phrenikusnerven voraus. Das bedeutet, daß der Nerv von seinem Ursprung in den Halsmarksegmenten C 3 – C 5 bis zum Eintritt in das Zwerchfell nicht geschädigt sein darf.

Tabelle 1. Indikationen und Kontraindikationen für den Zwerchfellschrittmacher

Elektrophrenische Beatmung
- Voraussetzung ist ein funktionierendes System Phrenikus – Zwerchfell

Indikationen
- Querschnittlähmung C 3 und höher
- Atemrhythmusstörungen (z. B. Undine-Syndrom, Pickwick-Syndrom)

Relative Indikation
- vorübergehender kompletter Ausfall der Zwerchfellfunktion, z. B. bei inkompletter hoher Halsmarklähmung
- Vermeidung monatelanger maschineller Beatmung auf Intensivstation
- rehabilitative Maßnahmen früher möglich

Kontraindikationen
- Erkrankung des Nervensystems mit Schädigung des 2. motorischen Neurons
- Muskelerkrankungen
- Lungenerkrankungen

Relative Kontraindikation
- wenn nichtinvasive intermittierende Beatmungsformen, z. B. über Maske, in für die Lebensqualität tolerablen Zeitabständen möglich sind

Vor Indikationsstellung zur Implantation ist deshalb eine Probestimulation perkutan oder offen erforderlich.

Nach Implantation und störungsfreiem postoperativem Heilverlauf beginnen wir zwischen der 3. und 4. Woche mit dem Training des Zwerchfells bei noch liegender Trachealkanüle.

Es gibt grundsätzlich zwei Möglichkeiten, das Diaphragma zu trainieren, wobei wir die Stimulation über Schrittmacher mit kurzzeitigen maximalen Belastungen mehrmals am Tag steigernd bevorzugen. Die synchrone Steuerung des Schrittmachers über den Respirator zeigt einen geringeren Trainingseffekt.

Den Einfluß der Stimulationsfrequenz und Stimulationsimpulsdauer auf die Zwerchfellfunktion zeigt bei einem 20jährigen Patienten mit einer kompletten Tetraplegie unterhalb C 2/3 gemessen, daß hier die optimale Stimulationsfrequenz bei etwa 26 Hz und die optimale Impulsdauer bei 0,6 mm/s liegt.

Auch nach Implantation eines Zwerchfellschrittmachers ist es wichtig, die Atemhilfsmuskulatur gezielt aufzutrainieren, um eine zumindest kurzzeitige Spontanatmung von 1–2 h zur Sicherheit bei möglichen Störungen der Schrittmacherfunktion zu erreichen.

Nach Einsatz der Sprechkanüle wird die auxiliäre Atemmuskulatur auch während der Stimulation ständig mittrainiert, was den Patienten in die Lage versetzt, seine Atemzugvolumina bedarfsweise zu steigern und ein flüssigeres Sprechen zu erlernen.

Je nach Trainingseffekt gelingt es etwa 2–3 Monate nach Implantation, das Zwerchfell über 24 h kontinuierlich zu stimulieren. Nach entsprechender Rollstuhlanpassung können die Patienten sich erstmals unter Aufsicht außerhalb des Krankenzimmers auf der Intensivstation und später auch im Hause bewegen. Zunächst wird ein Schieberollstuhl mit transportablem Beatmungsgerät eingesetzt, später mit kinn- oder blasgesteuertem Rollstuhl versorgt.

Damit kann die Behandlung in den Räumen der Krankengymnastik und Ergotherapie fortgesetzt werden, mit dem Ziel, noch vorhandene Funktionen zur Kommunikation zu fördern und Aktivitäten anzubieten, die (trotz der hohen Lähmung) der Verbesserung der Lebensqualität dienen.

Moderne Computer können über Mundstab gesteuert werden und bieten neben abwechslungsreicher Ablenkung durch Computerspiele grundsätzlich die Möglichkeit gleichsam professioneller Computernutzung.

Unsere Behandlungsziele sind:
- Entwöhnung bzw. Unabhängigkeit vom Beatmungsplatz,
- Verschluß des Tracheostomas,
- Entlassung nach Hause,
- Erweiterung des persönlichen Freiraumes.

Entschließt man sich zum Décanulement, muß eine nichtinvasive maschinelle Beatmungsmöglichkeit für den Fall des Implantatversagens zur Verfügung stehen. Bisher ist dabei die Versorgung mit einer „Eisernen Lunge" die Methode der Wahl. Zusätzlich müssen Patient und Pflegepersonen ausreichend in sämtliche Methoden der Bronchialtoilette bei mangelhafter Abhustefähigkeit eingewiesen sein. Bei gut kooperierenden Patienten kann man unserer Erfahrung nach dem Décanulement durchaus den Vorzug geben.

Wir haben bis heute 7 Patienten mit einem Zwerchfellschrittmacher versorgt. Vier Patienten leben inzwischen zu Hause. Bei einem war schädigungsbedingt nur eine Zwerchfellhälfte stimulierbar. Auch er lebt inzwischen zu Hause und setzt die Zwerchfellstimulation stundenweise zur Verbesserung seiner Freizügigkeit ein.

Zwei unserer 7 Patienten sind leider im letzten halben Jahr verstorben. Einer dieser Patienten lebte 5 Jahre weitgehend unter häuslichen Bedingungen mit dem Schrittmacher. Sein rascher Tod ist unabhängig vom voll funktionierenden Stimulationssystem eingetreten. Die genaue Ursache ist uns nicht bekannt, da die Angehörigen eine Sektion ablehnten.

Die zweite Patientin starb an einer Sepsis, wobei diskutiert werden muß, inwieweit hier eine Keimbesiedelung des Kunststoffimplantats als Ursache in Frage kam.

Schrittmacherbedingte Probleme führten bei einem Patienten zum zweimaligen Austausch des Empfängersystems mit nachfolgend guter Funktion, bei einem weiteren Patienten zum Ausfall einer Seite durch Bruch der Elektroden.

Nicht schrittmacherbedingte Probleme sahen wir bei einem Patienten, dessen Phrenikus einer Seite nicht stimulierbar war, bei einem weiteren Patienten aufgrund mangelnder Kooperation.

Gibt es eine Alternative zum Zwerchfellschrittmacher?

Die Alternative ist heute die Versorgung mit nicht weniger teuren Atemgeräten in zweifacher Ausführung, einmal transportabel am Rollstuhl, zum anderen als Feststation am Bett, wobei außer Frage steht, daß ein funktionierendes Zwerchfellschrittmachersystem den persönlichen Freiraum und die Freizügigkeit wesentlich erhöht und den pflegerischen Aufwand entscheidend vermindert.

Unter den Bedingungen einer optimalen Zwerchfellstimulation lassen sich u. E. die Kosten gegen eine Verkürzung der Liegezeit auf der Intensivstation wie auch gegen eine Verkürzung der stationären Behandlung aufrechnen.

Während wir heute bei der Tetraplegie von einer maximal nur um etwa 15% reduzierten Lebenserwartung ausgehen können, fehlen uns entsprechende Erfahrungen hinsichtlich der Patienten mit einer hohen Transversalläsion und kompletter, zumindest funktionell kompletter, Zwerchfellähmung.

Ganz unabhängig davon, daß die bisherigen Phrenikusstimulationssysteme hinsichtlich der Variabilität der Atemgrößen verbessert werden müssen und das Problem des Abhustens weiterhin kritisch bleibt, glauben wir, nicht nur in Bezug auf die Verbesserung der Überlebens- und Lebensqualitäten, sondern auch der Verbesserung der Lebenserwartung dieser Patienten mindestens im Vergleich zu verbleibenden Alternativen, auf jeden Fall gewonnen bzw. einen Vorsprung zu haben.

Literatur beim Verfasser

Die Elektrostimulation der Extremitätenmuskulatur

A. Nanassy [1] und G. Vossius [2]

[1] Rehabilitationskrankenhaus Karlsbad-Langensteinbach, Guttmannstraße 3, D-7516 Karlsbad
[2] Institut für Biokybernetik und Biomedizinische Technik der Universität, Kaiserstraße 12, D-7500 Karlsruhe 1

Die funktionelle Elektrostimulation (FES) ermöglicht es, beim Tetraplegiker einfache Greifbewegungen, beim Paraplegiker in gewissem Umfang Steh- und Gehfunktionen zu erzielen. Die Methode kann aber bei weitem nicht die natürliche Vielfalt der Bewegungen wiederherstellen. Der Weg in diese Richtung ist noch weit. Trotzdem können für den Querschnittgelähmten solche einfachen Bewegungsfunktionen von großem persönlichem Wert sein und seinen Tätigkeitsbereich u.U. deutlich erweitern.

Die Verfahrensweise der FES und Ihre Vorbedingungen kann man kurz in folgender Weise gliedern:

1. Reizphysiologische und technische Aspekte

1.1 Reizmethodik

Sie ist heute auf einem Stand, der es erlaubt, sie routinemäßig und ohne Schädigungen einzusetzen. Es werden i. allg. Rechteckimpulse von 50–500 µs Dauer verwendet mit vorzugsweise bipolarem Stromverlauf, um die elektrochemischen Reaktionen zu vermindern. Die Reizung sollte stromkonstant erfolgen, um unabhängig von dem veränderlichen Elektroden-Gewebswiderstand die gleiche Reizstärke zu gewährleisten.

Die Reizgeräte sollten bedienfreundlich, tragbar und deshalb batteriebetrieben sein, eine Überwachung des Elektrodenwiderstandes beinhalten und bevorzugt mit Mikrorechner zur Steuerung des Reizablaufs und der Koordination der Reizkanäle ausgerüstet sein.

1.2 Ausführung der Stimulation

Die zentrale Lähmung ist das eigentliche Einsatzgebiet der FES. Die Stimulation selbst kann mittels Oberflächenelektroden perkutan in den Muskel eingestochenen Dauerelektroden oder implantierten Stimulatoren mit drahtloser Energieübertragung erfolgen. Jedes Verfahren besitzt seine Vor- und Nachteile sowie seinen bevorzugten Anwendungsbereich. Unabhängig davon, ob die Elektroden nerven- oder muskelnah liegen, werden immer die Nervenfasern gereizt, weil die Muskelfasern eine wesentlich höhere Reizschwelle aufweisen. Durch jeden

F.-W. Meinecke (Hrsg.)
Querschnittlähmungen

Reizpuls wird ein elektrisches Feld aufgebaut, das sich im Prinzip über den gesamten Körper ausbreitet (wie dies z. B. auch beim EKG der Fall ist). Damit nur der gewünschte Muskel gereizt wird, muß die Anordnung der Reizelektroden so vorgenommen werden, daß nur in diesem begrenzten Bereich die Reizschwelle der dazugehörigen Nerven überschritten wird. Das Auffinden der richtigen Reizorte erfordert Erfahrung und ist, besonders bei der Verwendung von Oberflächenelektroden, oft schwierig.

1.3 Koordination der Stimulation

Die Erzeugung einer Bewegung erfordert die koordinierte Stimulation mehrerer Muskeln. Der zeitlich richtige Kontraktionsablauf der stimulierten Muskelgruppen – die Bewegungskoordination – muß technisch vorgenommen werden, z. B. mittels eines Mikroprozessors, als Programmsteuerung oder unter Einbeziehung künstlicher Sensoren als Regelung.

1.4 Kontrolle durch den Behinderten

Die Kontrolle der Reizung und damit der Bewegungszielsetzung durch den Behinderten erfolgt über die ihm verbliebene Willkürmotorik. Der Behinderte kann diese Kontrolle nur global ausüben, weil er willkürlich nur einen bis höchstens zwei Freiheitsgrade gleichzeitig bedienen kann. Je höher die Verletzung des Rückenmarkes liegt, desto kleiner ist die Auswahl der verbliebenen Willkürmotorik. Deshalb muß die technische Koordination der künstlich stimulierten Bewegungsabläufe in hohem Maße zuverlässig sein.

2. Allgemeine klinische Aspekte

2.1 Klinische Voraussetzungen für die Stimulation

Vor Beginn der Stimulation muß der Patient die primären Folgen des Unfalls überwunden haben. Die Wirbelsäule muß stabil sowie die Gelenke frei sein. Im Funktionsbereich muß das Gewebe intakt und ohne Ossifikation sein.

Voraussetzungen für den großen Einsatz, den der Behinderte für die Anwendung der FES zu erbringen hat, sind pulmonale und kardiale Belastbarkeit, ausreichende Intelligenz und hohe Motivation.

2.2 Training der Muskulatur und Einüben der Bewegungen

Die zentral gelähmte Muskulatur hat ihre Kontraktionskraft mehr oder minder eingebüßt bei reduzierter Ausdauer. Selbst wenn momentan mittels Reizung noch eine gute Kontraktion erzielt werden kann, fehlt doch die Ausdauer. Parallel hierzu hat sich auch der Zustand der anderen Gewebe des Bewegungsapparates wie Sehnen, Bänder, Gelenke, Knochen, begleitendes Bindegewebe sowie die Gefäßversorgung mehr oder weniger stark verändert, ohne daß es hierfür auch nur eine qualitative Abschätzungsmöglichkeit gibt. Deshalb empfiehlt es sich, die Muskulatur nur langsam aufzutrainieren, damit sich der Gesamtzustand der Extremität an die Zunahme der Muskelkraft, den erhöhten Stoffumsatz usw. gewöhnen kann. Ein zu forciertes Training der Muskulatur kann statt zu einer Zunahme der Kraft zu deren Abnahme führen und somit den gewünschten Effekt in das Gegenteil umkehren. Der Trainingsaufwand beträgt täglich 1–2 h.

Sobald die Muskulatur ausreichend auftrainiert ist, um die gewünschten Bewegungen auszuführen, beginnt das Bewegungstraining. Der Behinderte lernt auf diese Weise frühzeitig, die stimulierten Funktionen in die verbliebene Willkürmotorik einzubeziehen und die veränderten Bewegungsmuster zu erproben. Es erfolgt so ein kontinuierlicher Übergang vom Training zur Nutzung der neuen Funktion.

2.3 Besserung und Erhaltung der Situation der Gliedmaßen

Durch die Reizung wird der Stoffumsatz in der Muskulatur gesteigert, vergrößert sich die Muskelmasse, nehmen Durchblutung und Kapillarisation zu, verbessert sich die Haut- und Gelenksituation und die Polsterung mit geringerer Anfälligkeit für Druckgeschwüre, d.h. es bessert sich der Gesamtzustand der gereizten Bereiche. Die FES besitzt also nicht nur einen speziell funktionellen, sondern auch einen allgemeinen therapeutischen Effekt, der wesentlich zu ihrer besseren Akzeptanz beiträgt.

2.4 Reduzierung von Fehlfunktionen

Neben der Verbesserung der Allgemeinsituation der Gliedmaßen als eine Indikation für die FES, sind ggf. auch Fehlfunktionen im Bereich der Extremitäten *und* des Rumpfes zu bessern oder zu beseitigen, damit die Gliedmaßen ihre Bewegungen mit dem Rumpf als Widerlager geordnet ausführen können. Kontrakturen sind im Zusammenwirken von Physiotherapie und Stimulation zu beheben. Ferner scheint es in jüngerer Zeit zu gelingen, störende Spastik mit größerer Regelmäßigkeit günstig beeinflussen zu können, wenn auch hier eine Systematik noch fehlt. Haltungsdefizite, wie die sich besonders beim Jugendlichen ausbildende Skoliose, können aufgehalten oder reduziert werden.

3. Spezielle Aspekte der FES

3.1 Obere Extremität

Bei der oberen Extremität steht die Erzeugung einer Greifbewegung mit Stabilisierung des Handgelenkes im Vordergrund. Beugung und Streckung im

Ellenbogengelenk können ebenfalls erzielt werden. Die Bewegungen im Schultergelenk müssen noch willkürlich möglich sein, weil sich hier die Muskulatur bei den kurzen Übersetzungswegen nicht mit ausreichender Kraft aktivieren läßt.

Die Verletzungsstelle im Rückenmark liegt mitten im Bereich der Nervenversorgung der Arme. Es besteht deshalb ein mehr oder weniger ausgeprägtes Mischbild von zentraler und peripherer Lähmung. Aus diesem Grund ist es u. U. schwierig, die für die Funktion erforderlichen Muskeln ausreichend reizen zu können.

Die Elektrodenpositionen müssen generell sehr genau bestimmt werden, um die verschiedenen Muskeln, z. B. den M. extensor carpi radialis, getrennt aktivieren zu können und dadurch eine brauchbare Griffbildung zu erzielen. Es lassen sich nur stereotype Funktionen wie Spitz- und Schlüsselgriff oder Faustschluß erreichen. Durch die Flexibilität der Finger, die sich den zu ergreifenden Gegenständen sehr beweglich anpassen, können Gegenstände unterschiedlicher Form erstaunlich gut ergriffen werden. Die für die Greiffunktion bis zu einem mittleren Niveau benötigte Kraft kann gewöhnlich durch Training ausreichend erzielt werden. Mit dem Training kann schon früh begonnen werden, damit die Muskulatur nicht zu sehr schwindet.

Bei Oberflächenelektroden werden im allgemeinen bis zu 5, bei perkutanen Elektroden bis zu 10 Reizkanäle benötigt. Der koordinierte Bewegungsablauf muß elektronisch gesteuert werden, weil der Behinderte nur geringe Möglichkeiten zur Auslösung der Bewegung, z. B. durch Kopfnicken oder mittels Sprache, zur Verfügung hat.

Die FES gibt dem Behinderten dadurch größere Unabhängigkeit, indem sie ihm ermöglicht, nacheinander unterschiedliche Funktionen ohne Wechsel des Hilfsmittels auszuführen.

3.2 Untere Extremität

Beim Paraplegiker liegt die Verletzungsebene meist über dem Abgang der Nervenversorgung für Beine und Gesäß, so daß die Muskulatur insgesamt zentralgelähmt und gut stimulierbar ist.

Für das Stehen und Gehen mit Stockhilfe müssen vorwiegend große Muskelgruppen gereizt werden, so daß sich derzeit Oberflächenelektroden für die praktische Anwendung empfehlen, weil man dadurch mit einer wesentlich geringeren Anzahl von Reizkanälen auskommt. Für die längerzeitige Unterstützung des Körpergewichtes werden große Kräfte und Ausdauer benötigt, weshalb ein intensives, längerfristiges Training erforderlich ist. Die derzeit erreichbare Ausdauerleistung ist aber noch unbefriedigend. Mit dem FES-Training sollte erst nach der primären Rehabilitationsphase nach Erlernen des neuen Stehbalancegefühles begonnen werden, um den Behinderten nicht zu überlasten.

Für das Stehen und Gehen sind 3–4 Gelenkebenen zu stabilisieren: Fuß-, Knie- und Hüftgelenke sowie der Lendenwirbelsäulenbereich. Die Fußgelenke können durch geeignete Schuhe passiv gut fixiert werden. Die Stabilisierung der Hüft- und Kniegelenke wird bei uns, im Gegensatz zu anderen Arbeitsgruppen, aktiv durch Reizung der Glutaeus-, der Quadriceps femoris- und der Ischiokruralgruppen mittels 3 Reizkanälen auf jeder Seite vorgenommen. Die Hebung des Beines beim Schritt erfolgt, entsprechend dem von Krail angegebenen Vorgehen, durch Reizung des Beinbeugereflexes. Die Verbindung vom Schultergürtel zum Becken wird i. allg. durch den M. latissimus dorsi willkürlich hergestellt. Ist diese zu schwach oder ebenfalls ausgefallen, gehen wir dazu über, auch die Bauch- und Lendenmuskulatur zu reizen. Der Bewegungsablauf ist in die Phasen Aufstehen-Stehen-Gehen-Setzen unterteilt, er ist im Stimulator durch Programm festgelegt. Der Behinderte ruft die Bewegungsphasen mittels Fingerschaltung auf.

Mit unserer Vorgehensweise ist ein kontrolliertes Aufstehen, Stehen, Gehen und Hinsetzen möglich. Mit der klinischen Erprobung der Methode haben wir Anfang 1987 begonnen. Der derzeit am besten Trainierte kann bis zu 30 m mit Stockhilfe gehen.

Unser derzeitiges Behandlungsschema wird am Beispiel Stehen – Gehen des Paraplegikers kurz dargestellt.

- Zunächst wird der Behinderte bei einem ambulanten Termin ärztlich und physiotherapeutisch untersucht und die Erregbarkeit der Muskulatur elektrophysiologisch getestet. Aufgrund der Ergebnisse erfolgt die gemeinsame Festlegung der Therapieziele für alle 3 Bereiche. Sind die Voraussetzungen für eine Stimulation gegeben, schließt sich die
- stationäre Aufnahme mit Durchführung der ärztlichen und physiotherapeutischen Grundtherapie sowie die Einweisung in das Stimulationstraining, im Normalfall 1–2 Wochen, an.
- Danach führt der Behinderte das Training ambulant mit regelmäßigen Kontrollen in etwa 4wöchigem Abstand durch, am Anfang ggf. häufiger. Ist die Muskulatur ausreichend für den Beginn des Stehtrainings auftrainiert, erfolgt wiederum eine
- 1- bis 2wöchige stationäre Aufnahme mit Einübung des Stehens, Haltungskorrektur usw.
- Anschließend wird das Stehtraining analog wie oben ambulant durchgeführt, bis die Sicherheit und die Ausdauer groß genug sind, um mit dem Gehen zu beginnen.
- Während der nächsten stationären Aufnahme wird das Gehen im Barren geübt, bis der Behinderte es
- ambulant weiterführen kann. Während der weiteren ambulanten Kontrollen wird allmählich zum Gehen mit Stöcken übergegangen, evtl. auch in einer stationären Phase.

  Während der einzelnen Trainingsphasen werden abgestufte Messungen vorgenommen für die objektive Darstellung der stimulierten Kraft und Ausdauer.

Schlußbemerkungen

Unsere Betrachtungsweise der FES hat sich in den letzten Jahren von der isolierten Anwendung zur Erzeugung spezifischer Bewegungsfunktion zu einer Methode mit breiter Indikation in der Rehabilitation gewandelt. Wir unterteilen sie heute in drei Phasen:

- Verbesserung der Allgemeinsituation,
- Verminderung bis Beseitigung von Fehlfunktionen,
- spezifische funktionelle Stimulation,

die je nach der Situation des Behinderten aufeinander aufbauen, wobei jede Phase ihren Eigenwert besitzt. Dies wird auch von den Behinderten so empfinden. Zur Zeit betreuen wir

- 20 Paraplegiker für Stehen und Gehen
- 8 Tetraplegiker für die Greiffunktion
- 4 Behinderte zur Minderung der Spastik
- 4 Behinderte zur Besserung und Erhaltung des Allgemeinzustandes,
- z. B. zur Dekubitusprophylaxe als primärem Ziel der Behandlung.

In der ersten 10jährigen Entwicklungs- und Erprobungsphase wurde mit 70 Behinderten zusammengearbeitet.

Psychisch bedeutet die Verbesserung der Allgeminsituation für den Behinderten eine größere Sicherheit in seiner täglichen Lebensführung und eine Erleichterung seines Lebens. Der Wiedergewinn verlorengegangener Funktion hebt bei einigen Behinderten das Selbstwertgefühl beträchtlich.

Die Entwicklung der Elektrostimulation ist heute immer noch in ihrer Anfangsphase. Der Dauereinsatz der FES ist z. Z. bei Paraplegikern für das Gehen auf einen kleinen Kreis hochmotivierter beschränkt, bei Tetraplegikern kann sie je nach Verletzungssituation eine bedeutende Erweiterung des Handlungsbereiches sein. Die Verbesserung der Allgemeinsituation und die Vermeidung von Fehlfunktionen kann heute schon für einen großen Kreis von Behinderten von Wert sein.

Dies gilt insbesondere für die Langzeitbetreuung, weil die Behinderten die Stimulation selbst zu Hause durchführen und dadurch Dauerschäden vorbeugen können.

Literatur

Vossius G (1987) Grundlagen der funktionellen Stimulation. Z Orthop 125:605–609

Vossius G, Frech R (1988) Möglichkeiten und Grenzen der funktionellen Elektrostimulation. Praxis Ergotherapie 1:69–72

Vossius G, Müschen U, Holländer H-J (1987) Multichannel stimulation of the lower extremities with surface electrodes. Advances in external control of human extremities IX, Belgrade, pp 193–203

Das Problem der Skoliose beim Jugendlichen – besondere Gesichtspunkte

W. Dick[1], M. Mäder[2] und D. Hegemann[2]

[1] Orthopädische Universitätsklinik, Felix-Platter-Spital, Burgfelderstraße 101, CH-4055 Basel
[2] Schweizerisches Paraplegikerzentrum Basel, Im Burgfelderhof 40, CH-4055 Basel

Einleitung

„Ein richtiger Paraplegiker hat seine Skoliose" – diesem gängigen Spruch unter bestens rehabilitierten Rollstuhlsportlern auf der einen Seite stehen nicht beherrschbare Dekubitalulzera durch skoliosebedingten Beckenschiefstand, stehen funktionelle Behinderungen bis zur Sitzunfähigkeit durch eine Skoliose auf der anderen Seite gegenüber. Die Skoliose gehört generell zum Problem „Querschnittlähmung". Tritt die Lähmung aber im Kindesalter ein, so wird das Problem der Skoliose noch um ein Vielfaches größer, weil beim wachsenden Skelett die Wirbelsäule über die Lähmungsskoliose in eine schwerste knöchern-strukturelle Deformität hineinwachsen kann.

Welche Patienten sind nun besonders bedroht? Sind es solche mit asymmetrischen Ausfällen? Aber: Gibt es streng symmetrische Ausfälle überhaupt? Führen komplette Querschnittläsionen zu einem größeren Skolioserisiko als inkomplette und hochgelegene zu einem größeren, als solche in kaudalen Abschnitten? Welchen Einfluß hat – wenn überhaupt – die Art der Erstbehandlung: Führt die konservative Wirbelbruchbehandlung häufiger zu einer schweren Skoliose oder die operative mit ihrer zwangsläufigen Muskelablösung von den Wirbelelementen? Und wenn ja: Ist dies für alle Verfahren gleich, oder haben etwa langstreckige Verfahren eine günstige Schutzwirkung?

Es ergeben sich Fragen über Fragen, und sie lassen sich aus heutigem Wissen nicht schlüssig beantworten: Nirgendwo gibt es genügend große, zum Vergleich geeignete Gruppen, denn Kinder unter 13 Jahren machen ja nach Ruge (1988) nur 3 % aller Wirbelsäulenverletzten aus, und unter ihnen weist wieder nur ein Fünftel eine vollständige Querschnittläsion auf.

Bei den folgenden Ausführungen, die als Arbeitskonzept gedacht sind, ist immer im Auge zu behalten, daß sie sich nur auf Einzelbeobachtungen, eine schmale Literatur und auf Analogieschlüsse stützen können.

Möglichkeiten zur Prophylaxe

1. *Die implantatgestützte knöcherne Fusion der ganzen Wirbelsäule von Th 1 bis zum Sakrum* in gerader Form und mit guter Lumballordose, wie sie Luque für die Querschnittsgelähmten generell vorschlägt. Dieses Vorgehen mag für die Situation in Mexiko durchaus überwertige Vorteile haben – für uns ist es mit dem

F.-W. Meinecke (Hrsg.)
Querschnittlähmungen

Rehabilitationsgedanken unvereinbar, und im Kindesalter käme noch die Aufhebung des Rumpflängenwachstums hinzu.

2. *Die segmentale Instrumentation mit längsverschieblichem Implantat ohne Knochenfusion.* Die Idee, die Wirbelsäule beim Sichtbarwerden einer Skolioseentwicklung über die kritischen Wachstumsjahre durch ein Implantat geradezuhalten und sie nach Wachstumsabschluß wieder freizugeben, funktioniert in der Praxis leider nicht: Eberle (1988) hatte in 15 von 16 Fällen von Poliolähmungen einen Mißerfolg zu verzeichnen: Die Wirbelsäule läßt sich nicht halten, weil jedes Implantat nach kürzerer oder längerer Zeit – aber auf jeden Fall zu früh – durch Materialermüdung bricht, und die erhoffte Beweglichkeit nach der Metallentfernung blieb auch nicht erhalten, weil Spontanversteifungen die Regel sind.

3. *Die Elektrostimulation.* Erfahrungen bei traumatischen Lähmungsskoliosen liegen bisher nicht vor. Es wäre ja denkbar, die Elektrostimulation mit Oberflächen- oder implantierten Elektroden als Dauerbetrieb zu versuchen. Wenn aber eine Studiengruppe heute damit anfängt, wissen wir allenfalls in 10 Jahren ein klein wenig mehr. Bis dahin müssen wir uns mit Analogieschlüssen von der idiopathischen Skoliose begnügen, und dort mußten die anfänglichen Hoffnungen hinsichtlich der Wirksamkeit doch deutlich zurückgenommen werden, weil es sich zeigte, daß gerade bei den ausgeprägten und stark progredienten Krümmungen der Effekt nicht ausreicht. Immerhin wäre für den Paraplegiker die Einschränkung durch die Behandlung so gering, daß diese Möglichkeit im Rahmen einer gut kontrollierten Studie erprobt werden sollte.

4. *Das Skoliosekorsett.* Für eine Korsettbehandlung sind verständlicherweise nur passive Korsette sinnvoll und nicht die sog. „halbaktiven" wie das Milwauke-Korsett. Wir müssen uns eine Meinung bilden, ob der erreichbare Effekt und die korsettbedingte Funktionsbehinderung in einem annehmbaren Verhältnis zueinander stehen. Mit der gezeigten Video-Sequenz* läßt sich augenfällig demonstrieren, daß es durchaus eine Menge alltäglicher Verrichtungen gibt, die mit einem Skoliosekorsett nicht möglich sind, wie etwa das Auffangen des kippenden Rollstuhles, das Wiederaufrichten und Wiedererklettern des Rollstuhles, Bücken zum Boden etc.

Andererseits handelt es sich ja um ein Korsett zur Wuchslenkung und nicht zur Frakturstabilisation. Dies bedeutet, daß es ohne weiteres für kurze Zeiten weggelassen werden darf. Natürlich ist das An- und Ausziehen des Korsettes viel zu umständlich, als daß es jedesmal abgelegt werden könnte, wenn gerade eine bestimmte Bewegung gebraucht wird, aber der Patient kann eben doch in der Physiotherapie ein volles Rehabilitationsprogramm absolvieren und in den zu vereinbarenden korsettfreien Stunden das Erlernte auch anwenden.

So hat unser Demonstrationspatient hier gleich anfangs während seiner Korsettzeit vom 13–17. Lebensjahr all das gelernt, was er im Film vorführt. Es sei gerne zugegeben, daß er sehr froh war, als er das Korsett vor einem halben Jahr ganz weglassen konnte, aber er bezeichnet die 4 Jahre mit Korsett als aushaltbar. Wir hatten mit ihm eine tägliche Freizeit vom Korsett von anfangs 2, später 4 h vereinbart.

---

* Zur Demonstration wurde eine Videobandaufnahme vorgeführt. (Anm. d. Hrsg.).

Hautprobleme ergaben sich bei dem knappen Dutzend jugendlicher Patienten, das wir im Laufe der Zeit verfolgten, bei guter Paßform der Doppelschalenkorsette kaum; auch lassen sich diese Korsette ja mit einem Antidekubitusfell in den kritischen Bereichen füttern.

Das Teilzeitweglassen des Korsettes ist in der allgemeinen Skoliosetherapie in der Literatur als praktisch gleichwertig überprüft worden. Es ist seelisch viel leichter zu ertragen als ein befohlener Dauergebrauch, der doch nicht eingehalten werden kann, aber ein schlechtes Gewissen induziert und dann nicht selten zum völligen Ausstieg aus der Behandlung führt.

Daß die Korsettbehandlung genausowenig wie bei der idiopathischen Skoliose in allen Fällen eine Progredienz zu verhindern vermag, versteht sich wohl von selbst und muß den Patientenfamilien von vornherein gesagt werden.

Eigenes Behandlungskonzept

Für unser Behandlungskonzept gehen wir von der krankengymnastischen Beobachtung aus, daß eine langstreckige Versteifung in der Lendenwirbelsäule sich funktionell wesentlich ungünstiger auswirkt, wenn sie schon bei Beginn der Erstrehabilitation vorhanden ist, als wenn sie erst später bei einem zuvor voll rehabilitierten Patienten eintritt. Deshalb suchen wir für die Erstbehandlung und die Prophylaxe Maßnahmen, die eine Versteifung der Lendenwirbelsäule mit sich bringen, so gut es geht zu vermeiden. So gilt bei uns auch beim Kind und Jugendlichen mit wachsendem Skelett: Die Wahl der konservativen oder operativen Erstbehandlung wird nach den gleichen Indikationskriterien wie beim Erwachsenen getroffen. Bei Frakturen des thorakolumbalen Überganges und der Lendenwirbelsäule verwenden wir, sofern überhaupt eine Operationsindikation besteht, ein Kurzstreckenstabilisationsverfahren und nicht den Harrington-Stab, auch wenn dieser theoretisch skolioserisikomindernd sein könnte. An der oberen Brustwirbelsäule hingegen wählen wir beim Kind bei operationsbedürftigen Verletzungsformen eine 5- bis 6segmentige Harrington-Doppelmontage, deren unteres Ende nicht tiefer als bei Th 10 oder Th 11 zu liegen kommt, fusionieren den Frakturbezirk, beobachten oft ein langsames Herauswachsen der Stäbe aus den Haken und entfernen das Implantat erst bei Wachstumsabschluß.

Alle kindlichen Tetra- und Paraplegiker – ob konservativ oder operativ behandelt – versehen wir gleich im Anschluß an die Primärbehandlung noch während der Erstrehabilitation mit einem Doppelschalenkorsett zur Skolioseprophylaxe, das zu den Therapiezeiten und in individuellem Ausmaß stundenweise während der Freizeit weggelassen werden darf. Es ist natürlich hinsichtlich Paßform und Größe regelmäßig zu kontrollieren und bis zur Skelettreife zu tragen.

Entwickelt sich trotzdem eine so schwere Skoliose, daß die Sitzfähigkeit beeinträchtigt wird oder via Beckenschiefstand Drucknekrosen auf der tiefer stehenden Oberschenkel- oder Gesäßseite auftreten, so beraten wir mit dem Patienten über eine Skolioseaufrichtespondylodese, die am besten ventral mit der VDS-Instrumentation ausgeführt wird: Der Patient ist nun bestmöglich rehabilitiert, ist informierter Experte für seine eigene Behinderung, kann seine Berufszukunft absehen und ist in der Lage, Mitverantwortung für den Entscheid zu tragen.

Literatur

1. Aufdermaur M (1974) Spinal injuries in juveniles. J Bone Joint Surg 56B:513–519
2. Campbell J, Bonnett C (1975) Spinal cord injury in children. Clin Orthop 112:114–123
3. Eberle Ch F (1988) Failure of Fixation after Segmental Spinal Instrumentation without Arthrodesis in the Management of Paralytic Scoliosis. J Bone Joint Surg 70A:696–703
4. Hachen HJ (1977) Spinal cord injury in children and adolescents: diagnositic pitfalls and therapeutic considerations in the acute stage. Paraplegia 15:55–64
5. Hubbard DD (1974) Injuries of the spine in children and adolescents. Clin Orthop 100:56–65
6. Luque ER (1982) Paralytic scoliosis in growing children. Clin Orthop 163:202
7. Luque ER, Cassis N, Ramirez-Wiella G (1982) Segmental spine instrumentation in the treatment of fractures of the thoracolumbar spine. Spine 7:312
8. Ruge JR, Sinson GP, McLone D, Cerullo LJ (1988) Pediatric spinal injury: the very young. J Neurosurg 68:25–30

Diskussion

Die *Elektrostimulation* zur Beeinflussung starker *Spastik* befindet sich noch im Erprobungsstadium. Wenn mit einer ausgedehnten medikamentösen Therapie keine Erleichterung zu erzielen ist, wird innerhalb des gesamten Teams die Indikation zur Elektrostimulation gestellt. Das Prinzip ist die Agonisten-Antagonisten-Stimulation, d.h. bei Streck-Beuge-Spasmen. Dabei kann es zu einer Spasmusfreiheit von 4–6 h kommen. Mitunter läßt sich eine Medikamenteneinsparung durch den Abbau psychischer Komponenten mit einer Gesprächstherapie erreichen.

Der Einsatz der *Sauna* erfolgt um den 3./4. Monat, wenn der Patient eine vorübergehende Besserung der Spastik nach warmem Duschen angibt. Dabei ist zunächst immer ein Therapeut anwesend. Der Schwerpunkt liegt aber vor dem Einsatz der Saunabehandlung in dem Vorantreiben des Auftrainierens.

Zur Zeit sind noch keine Aussagen darüber möglich, ob das Konzept der Schmerzbewältigung bei *Deafferenzierungsschmerzen*, radikulären oder arthrogenen Schmerzen unterschiedlich deutlich wirksam ist. In der Studie handelte es sich um ausgewählte Patienten mit kompletter motorischer und sensibler Lähmung. Bei einigen war allerdings das Lageempfinden erhalten. Demnach waren sie also definitionsgemäß sensibel inkomplett gelähmt. Das wurde in der Schmerzgruppe häufiger beobachtet als in der Kontrollgruppe. Die vegetativen Dysfunktionen wurden in der Schmerzgruppe genauso häufig beobachtet wie in der Kontrollgruppe. Damit ergab sich kein Hinweis auf eine Schmerzübertragung über das vegetative Nervensystem.

Bei den *paraartikulären Ossifikationen* (POA) wurde mit der Endoprothesenimplantation auch die Art der nachfolgenden Übungsbehandlung geändert. Ebenso wurden die vorliegenden POA wesentlich radikaler entfernt. Zwar ist das Gelenk in die Veränderungen nicht einbezogen, doch ist das umgebende Gewebe so minderwertig, daß es bei der Übungsbehandlung zu Knochenbrüchen kommen kann. Mit der beschriebenen Technik lassen sich Rezidive der POA nicht ganz vermeiden, ihr Ausmaß führt aber nicht zu erneuten funktionellen Behinderungen. Der breiten Anwendung des Verfahrens wird in der Diskussion nicht zugestimmt. Der Einsatz von Röntgenvor- und Röntgennachbestrahlungen, wie er sonst zur Rezidivprophylaxe mit guten Ergebnissen erfolgt, hat bei Querschnittgelähmten noch nicht auf breiter Ebene stattgefunden. Einzelbeobachtungen sind bisher nur in einem Fall abgeschlossen worden. Das Ergebnis war ermutigend.

Rösler stellt richtig, daß ihre Beurteilung der *Rotationslappen* mißverständlich sei, gemeint sei vielmehr, daß Visierlappen als ungeeignet anzusehen seien. Präoperative Knochenszintigramme seien nicht üblich, die Knochenresektionen erfolgten sparsam als Knochenlamellen. Vor der Anwendung freier Lappenübertragungen wird wegen der ungenügenden Durchblutung im Empfängerbezirk gewarnt. Es handele sich dabei höchstens um einen letzten Versuch, zu dem es sonst keine Alternative mehr gebe. Meistens handele es sich aber in solchen Fällen um Patienten, die ständig mit neuen Rezidiven zur Wiederaufnahme kämen. Grundsätzlich werden mit einer Ausnahme perioperative Antibiotikagaben allgemein befürwortet.

Grundsätzlich würde der *Selbstkatheterismus* für eine ausgeglichene Entleerung der Blase ausreichen, wenn sie vollständig deafferenziert ist. Insofern ergibt sich auch eine Möglichkeit, die ausgefallene Funktion eines *Blasenstimulators* zu kompensieren, wozu es bisher jedoch noch nicht gekommen ist. Dennoch sollte man deshalb auf die Vorteile des Blasenstimulators, insbesondere bei Frauen, nicht verzichten. Der Gedanke der Deafferenzierung kommt aus der Gruppe deutschsprachiger Urologen. Es gelingt heute, die Vorder- und Hinterwurzel intraoperativ besser zu differenzieren und den Eingriff extra- oder intradural durchzuführen. Präoperativ sollte versucht werden, das Vorliegen einer Fibrose der Blasenwand durch hochdosierte anticholinergische Medikamente auszuschließen. Der Begriff ist umstritten, es liegen Beobachtungen über eine postoperative Zunahme der Blasenkapazität bis zu 700 ml vor. Die allgemeine Spastik wird durch die Deafferenzierung der Blase nicht beeinflußt. Die Blase selbst behält eine Hypo- oder Areflexie. Unter dem Eindruck der moderenen Behandlungsmethoden wird die Indikation zur Sphinkterotomie bei Männern bis zu 2/3 weniger, bei Frauen überhaupt nicht mehr gestellt.

Kontraindikationen für die *Elektrostimulation des Zwerchfells* werden wie folgt gesehen: Unterbrechung der Leitfähigkeit des N. phrenicus. Fehlende Kooperationsfähigkeit des Patienten (z. B. nach Schädelhirntrauma). Das Ziel der Stimulation ist die Aufgabe der Beatmung über eine Trachealkanüle und die Unabhängigkeit von Beatmungsgeräten. Vier Patienten leben zu Hause, davon sind 3 ohne Kanüle.

Die Stimulatorsysteme werden bereits kommerziell angeboten. Bei Stimulationen im Halsbereich ist der operative Eingriff wesentlich weniger aufwendig als im Brusthöhlenbereich. Es wurden aber schmerzhafte Ausstrahlungen am Hals beobachtet, die die Fortsetzung der Stimulation verhinderten. Postoperativ ergibt sich eine umfangreiche physische, psychische und soziale Problematik, die des Einsatzes eines besonders engagierten Teams im Rahmen einer Intensivpflegeeinheit innerhalb eines Querschnittgelähmten-Zentrums bedarf. Hierbei darf die psychische Belastung auch der Angehörigen und der Behandlergruppe nicht übersehen werden. Im häuslichen Bereich kommt die Problematik der Akuthilfe bei Störfällen hinzu, insbesondere dann, wenn solche bei mehreren derartigen Patienten gleichzeitig auftreten und notfallmäßig sofortige stationäre Behandlung erforderlich wird.

Bei der funktionellen Elektrostimulation (*FES*) muß schon aus rein zeitlichen Gründen mit dem Beginn gewartet werden, bis andere umfangreichere Therapiemaßnahmen abgeschlossen sowie Sitzen und Stehen möglich sind. Die Kraftzunahme durch die Therapie läßt sich fortlaufend messen, die Volumenzunahme computertomographisch nachweisen. Die Verbesserung der Durchblutung wurde im Tierversuch festgestellt. Der beschriebene Fall einer verringerten Skoliose wurde nach Lösung einer schweren Spastik durch 30minütige Reizung der gelösten Muskulatur im Abstand von jeweils 2 h im Rahmen einer Dauerbehandlung erzielt.

Zur Prophylaxe einer *Skoliose* bei Kindern ist es erforderlich, die Entwicklung struktureller Veränderungen am Knochen zu verhüten. Das muß mit Eintritt der Behinderung beginnen und bis zum Abschluß der Wachstumsphase durchgehalten werden. Der Beginn des Skoliosescheitels liegt überwiegend wenig unterhalb der Verletzungsstelle. Frühoperative Maßnahmen erscheinen nicht angezeigt, so könnte beispielsweise die Fusionsstrecke sich später als zu kurz erweisen. Orthesen haben die Entwicklung kaum verhindern können, sind aber zum Erreichen der Sitzfähigkeit eine brauchbare Hilfe. Sie dienen zur Überbrückung der Zeit bis zur dann indizierten Stabilisierung und damit zur Verhinderung eines noch stärkeren Fortschreitens der Skoliose.

Der Einfluß *krankengymnastischer* Maßnahmen auf die muskulären Elemente sollte in der Zukunft Gegenstand intensiver Forschung sein. Der genaue Erstbefund muß den Grad der motorischen und sensiblen Lähmung und der Spastik darstellen. Von dort aus kann die Regulation von Motorik Atmung und Muskeltonus Ziel der Behandlung sein, die mit dem Einsatz von Orthesen kombiniert werden kann. Könnte man damit die Skolioseentwicklung bis zur operativen Stabilisierung der Wirbelsäule mildern, wäre das schon ein großer Fortschritt.

Künftige Entwicklung technischer Hilfen

Funktionelle Elektrostimulation (FES)

G. Vossius

Institut für Biokybernetik und Biomedizinische Technik der Universität, Kaiserstraße 12, D-7500 Karlsruhe 1

Aufgabenstellung

Der Einsatz von Funktionshilfen in der Rehabilitation Querschnittgelähmter ist in drei Bereiche zu gliedern:

1. Temporäre Anwendung: Rückgewinnung eingeschränkter, zeitweise ausgefallener Funktionen;
2. Langzeitanwendung: Ersatz oder Erzeugung vollständig oder teilweise verlorengegangener Grundfunktionen;
3. Langzeitanwendung: Gewinnung differenzierter, spezieller Funktionen.

Die Zielsetzung besteht darin, unter Einbeziehung der psychischen Situation des Behinderten, den motorisch und sensorisch wieder erreichbaren Funktionsstatus mittels einer entsprechend angepaßten Stimulationsmethodik in Wechselwirkung mit der übrigen Rehabilitation herzustellen. Es ist deshalb sinnvoll, die Elektrostimulation vor allem zusammen mit den anderen Rehabilitationsmaßnahmen einzusetzen. Aus der Klinik mit ihren verschiedenen therapeutischen Bereichen muß darum die Aufgabenstellung – in diesem Falle für den Einsatzbereich der Elektrostimulation – kommen. Die Erarbeitung der Lösungen hat interaktiv zu erfolgen. Hierfür fehlen im Augenblick alle Voraussetzungen, weil die Klinik mit den derzeitigen Möglichkeiten des Einsatzes der Methodik und ihren Grenzen nicht ausreichend vertraut ist.

Stand der Elektrostimulation

Mittels Elektrostimulation kann die gelähmte Muskulatur über längere Zeit für Daueraufgaben, die mittlere Kontraktionskraft erfordern, gereizt werden. Es wird ein Muskel oder eine ganze Muskelgruppe von jeweils nur einem Kanal versorgt. Zur Koordinierung der Bewegung wird die rechnergestützte, programmierte Vielkanalreizung praktisch eingesetzt. Zur Zeit kann der Behinderte die Kontrolle der stimulierten Bewegungsabläufe gerade ausreichend durchführen. An dieser Schnittstelle sind Verbesserungen notwendig.

Methode und Stimulationsgeräte sind bei mittlerem Niveau auf einem solchen Stand – und industriell verfügbar –, daß sie zur Besserung der Allgemeinsituation des Behinderten sowie zur Minderung und Prophylaxe von Fehlfunktionen routinemäßig eingesetzt werden können. Der Anwenderkreis der Funktionellen

F.-W. Meinecke (Hrsg.)
Querschnittlähmungen

Elektrostimulation (FES) zur Ausführung von Bewegungen wird nur langsam wachsen, denn die Stimulationsapparaturen sind in Größe, Gewicht und Flexibilität der Anpassung noch zu unhandlich, um zu einem breiteren Einsatz zu kommen. Hierfür fehlen auch die ausreichend geschulten Therapeuten und die größere klinische Erfahrung z. B. mit Trainingsprogrammen, um eine Abschätzung der erreichbaren Ausdauer und Kraft vornehmen zu können. Die fortschreitende technische Entwicklung wird in der überschaubaren Zukunft den Bau ausreichend kleiner, leichter und flexibel programmierbarer Stimulatoren gestatten. Die Entwicklung gut haftender und schnell applizierbarer externer Dauerelektroden wird die Akzeptanz fördern.

Bereiche künftiger Entwicklungen

Die Gebiete, auf denen in Zukunft deutliche Fortschritte für den Einsatz der Elektrostimulation zu erwarten oder zu erhoffen sind, befinden sich im wesentlichen noch am Anfang ihrer Entwicklung. Es besteht ein deutlicher Einschnitt zwischen der heute für die Anwendung zur Verfügung stehenden Technik und der nächsten Generation. Denn die Elektrostimulation hat sich bis jetzt im wesentlichen auf die Gewinnung einfacher Grundfunktionen beschränkt. Dies geschah zum einen um festzustellen, inwieweit dem Behinderten, bei zumutbarer Belastung, durch die Methode geholfen werden kann. Zum andern war der Entwicklungsumfang auch durch die verfügbare Technik begrenzt. Aus den derzeitigen Defiziten der Methode resultierte die Einsicht, daß nur durch ihre prinzipielle qualitative Verbesserung die wünschenswerten Fortschritte zu erzielen sind. Dies bedingt auf einer Reihe von Gebieten grundlegend neue Ansätze.

Die wesentlichen Ziele sind:

- Eine differenzierte Stimulierbarkeit der Muskulatur, damit eine bessere Abstufung der Muskelkraft, eine präzisere *Steuerbarkeit*, und eine Verringerung der Ermüdung erreicht werden einschließlich der Entwicklung hierfür geeigneter Reizelektroden.
  Die Lokalisation der Reizelektroden kann zum einen in größeren Nerven mit selektiver Reizung einzelner Faserbündel oder an den Nervenästen vorgenommen werden, die die motorischen Punkte versorgen, oder direkt in deren Innervationsbereichen.
- Entwicklung implantierbarer vielkanaliger Stimulationssysteme mit geringem Energiebedarf. Erste implantierbare Stimulatoren sind im klinischen Versuch. Es ist jedoch zu erwarten, daß sich ihre Konzeption noch wesentlich ändern wird.
- Entwicklung von künstlichen Sensoren, die in Funktions- und Bauweise dem jeweiligen Einsatzort angepaßt sind. Ein anderer Weg besteht in der Nutzung von körpereigenen Rezeptoren durch Ableitung ihrer Signale von den afferenten Nerven.
  Die sensorische Rückmeldung wird benötigt zur: (a) Regelung der FES mittels Mikroprozessoren (Erfüllung des Kriteriums *Beobachtbarkeit*); (b) Unterstüt-

zung der globalen Kontrolle der FES durch die restliche Willkürmotorik, z.B. bei der Führung einer Gliedmaße; (c) verbesserten Eigenkontrolle der Willkürbewegung durch den Behinderten während der Rehabilitationsphase und auch im späteren Dauereinsatz, z.B. bei inkompletten Lähmungen. In diesen Bereich fällt auch das sog. Biofeedback.

- Entwicklung der Regelalgorithmen und Kontrollstrategien bis hin zu Expertensystemen zur Durchführung der Gliedmaßen- und Rumpfbewegungen einschließlich der Einbindung der FES in die Willkürmotorik.
- Der Versuch einer direkten Überbrückung der verletzten Rückenmarksbahnen durch selektives Einwachsen von Fasern dieser Bahnen in ein Kontraktmedium, Ableitung der Aktionspotentiale und ihre Einkopplung jenseits der Verletzungsstelle.
- Der Versuch, die Verarbeitungskapazität des Neuronennetzwerkes im Rükkenmark zur Erzeugung von Bewegungsabläufen durch geeignete Reizmuster direkt zu nutzen.
- Der Versuch der Unterdrückung spastischer Erregungsmuster durch „Umprogrammierung" des Interneuronennetzwerkes mittels (a) peripherer direkter Reizung der Afferenzen; (b) direkter Stimulation des RM.

Auf diesen Gebieten wird heute bereits in der Grundlagen- und teilweise in der angewandten Forschung gearbeitet. Die Arbeiten befinden sich aber in einem solch frühen Stadium, daß sich praktische Verfahrensweisen bis jetzt noch nicht abzeichnen. Auch die hierfür benötigten modernsten Herstellungstechnologien und die elektronische Schaltungs- und Datenverarbeitungstechnik sind selbst noch in einer raschen Entwicklung. Angaben über sich abzeichnende reale Lösungsmöglichkeiten erscheinen deshalb verfrüht.

Kommunikationsmittel

C. Pons und I. M. Soede

Revalidatiecentrum Hoensbroek, Zandbergsweg 111, NL-6432 CC Hoensbroek

Kommunikation ist ein sehr fundamentales Lebensbedürfnis, ohne die es keinen Gedankenaustausch gibt. Können wir keine Emotionen äußern, leben wir in einer totalen Isolation. In diesem Zusammenhang denken wir oft nur an die Möglichkeiten der Sprache als Vehiculum derselben – aber Kommunikation ist mehr.

Neben der verbalen Kommunikation spielt auch die nonverbale im zwischenmenschlichen Kontakt eine sehr essentielle Rolle:

- die Körpersprache sagt oft mehr aus als wir äußern wollen oder können.
- Mimik, Handbewegungen und Körperhaltung drücken ebenfalls oft viel mehr aus, als Sprechen oder Schweigen suggerieren.

Kommunikation bedeutet auch mehr als der persönliche, zwischenmenschliche Kontakt.

In seiner Umwelt nimmt der Mensch eine zentrale Stellung ein. Er ist kein passives Objekt, sondern derjenige, der die Umwelt beeinflußt – manipuliert. Er kontrolliert seine Umgebung in einem aktiven Steuerkreis von „Input" und „Output".

Unter diesen Gesamtvoraussetzungen muß die Kommunikation gesehen werden. Sehr oft ist bei den uns anvertrauten Patienten die Rede von einer normalen Sprache als einzigem Mittel zur Kommunikation.

Jegliche Form der Beatmung beeinflußt dieses Kommunikationsmittel äußerst negativ oder macht es unmöglich. Dieses Wissen muß den Einsatz aller Maßnahmen zur Vermeidung sekundärer pulmonaler Komplikationen bestimmen.

Das Gesicht eines beatmeten Patienten, der etwas deutlich machen will, was man nicht versteht oder später nicht mehr verstehen kann, weil er eine Stunde später verstirbt, wird man nie mehr vergessen. Die dabei deutlich werdenden eigenen Ohnmachtsgefühle hinterlassen einen unauslöschlichen Eindruck.

Die nonverbale Kommunikation – die Körpersprache – wird sehr stark reduziert mit allen Konsequenzen im zwischenmenschlichen, auch im intimen Bereich.

Kommunikation ist ein interaktiver Prozeß zwischen Person und Umgebung, die letztere in des Wortes wahrster Bedeutung.

Dieser Prozeß ist schematisch darzustellen:

- Normale Kommunikation steht zentral, der obere Teil des Diagramms wird am meisten bestimmt durch Störungen im Hören, Sehen und in taktilen Reizen (Schema 1).

F.-W. Meinecke (Hrsg.)
Querschnittlähmungen

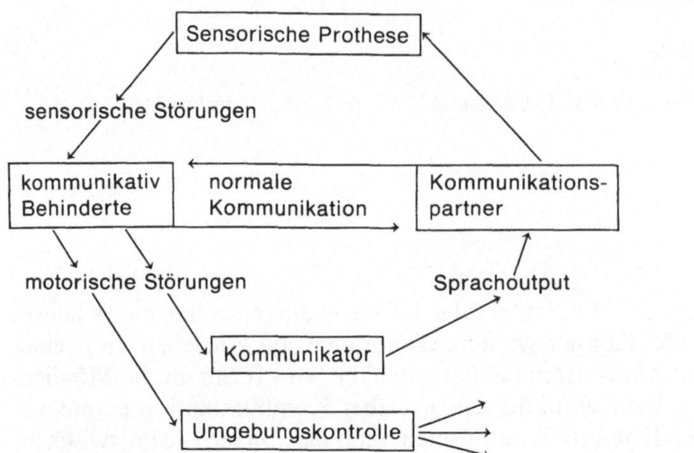

Schema 1

- Der untere Teil des Diagramms wird bestimmt von sprachgestörten Patienten (Schema 2).
- Dieses Referat zielt auf den untersten Teil des Kommunikationskreises: *die Umgebungskontrolle.*

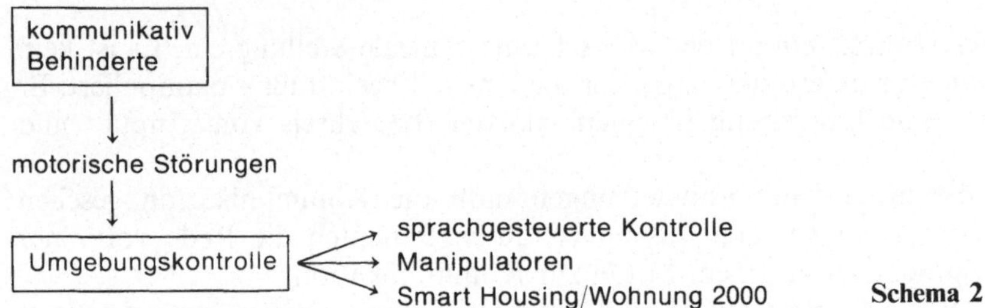

Schema 2

In dieser Hinsicht ist immer die Rede von einem System: *Der Benutzer/Interface/Verarbeitung/Output.*

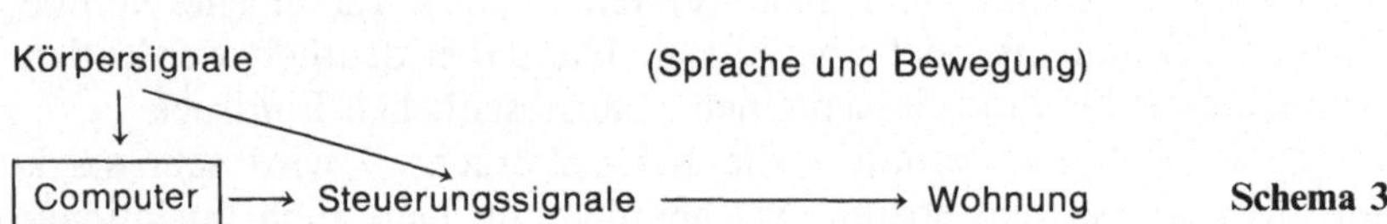

Schema 3

Der Benutzer. Sie oder er soll in all den Restfunktionen sehr präzise analysiert werden:

- Sprache,
- Kopf- und Rumpfbalance,
- Arm- und Handfunktion,
- Mobilität,
- Augenbewegungen.

Interface (*Schnitt- bzw. Verbindungsstelle*). Die Wahl in diesem Bereich wird am meisten von den verbliebenen Funktionen des Patienten bestimmt sowie den existierenden technischen Möglichkeiten und den gewünschten Aufgaben.

Bei Betrachtung der Interface-Möglichkeiten ist es oft logisch, als erstes an mechanische Körperkontakte zu denken. Diese können von einem einfachen Minikontaktpunkt bis zu einem futuristisch anmutenden Keyboard variieren.

Eine zweite Möglichkeit bildet das „Non-contact-Interface". Hier bieten sich folgende Möglichkeiten an:

- Lichtgesteuerte Bedienung eines Keyboards, wie im „Light-Operated Typewriter" (L.O.T.) realisiert,
- elektromagnetische „long range pointers",
- „low-power" Infrarotlichtquelle, gesteuert durch Augenbewegungen.

Von großer Bedeutung sind der Sprachinput und dessen Identifikation, die große Fortschritte in diesem Bereich gemacht haben.

Beispiele:
- Die Betriebssicherheit des sprachgesteuerten Rollstuhls läßt noch zu wünschen übrig. Dieses Problem wird sich lösen lassen.
- Sprachgesteuerte Umweltkontrolle in der Form des Stemco-Systems.

Die Verarbeitung. Es gibt viele Möglichkeiten, ein Signal für mehrere Funktionen zu nutzen, z. B. Keyboards, mit denen Funktionen kombiniert werden sowie mit Scanner.

Sehr wichtig ist dabei die Tatsache, daß der Benutzer lernt, dieses System zu beherrschen, was nur im Rahmen einer intensiven, funktionell gezielten, patientenfreundlichen Therapie realisiert werden kann (Schema 3). Dies erfordert Intelligenz, Interesse und Lernfähigkeit.

Gleichfalls ist es sehr wichtig zu wissen, daß eine derartige Bearbeitung eine ziemlich große Verzögerung bedeutet: Maschineschreiben mit einem Scanner kostet sehr viel Zeit, zumal Kommunikation ihre kritische Geschwindigkeitsgrenze zeigt.

Der Output. Auch hier gibt es vieles zu beachten:

- Sprachoutput, direkt oder auf Entfernung, zur Kommunikation oder Warnung,
- sprachgesteuertes Maschineschreiben.

Einfacher Input führt zu komplexen Bewegungen, die vom Programm des eingebauten Computers ausgeführt und gesteuert werden. Leider ist hier die Rede von einem „Open-loop-System", bei dem die Bewegungen noch nicht ausreichend angepaßt und korrigiert sind.

Bei der Entwicklung neuer Sensoren, womit Feedback im Sinne eines „Closed-loop-Systems" gemeint ist, wird die Einsatzfähigkeit und Kontrollmöglichkeit vergrößert.

Eine faszinierende neue Entwicklung zeichnet sich ab. Die Rede ist dabei weniger von einer neuen Technologie, sie muß vielmehr als neues Gedankenkonzept bewertet werden.

Sprachgesteuerte Umgebungskontrolle
Sprachidentifikation

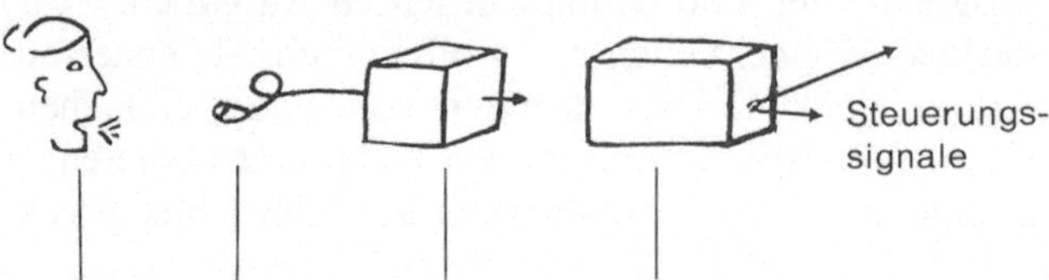

Sprecher Mikrophon Identifikation Computer

- Trainingsphase
- Identifikationsfehler ⟷
- Identifikationschance ⟷ Personenabhängigkeit

Schema 4

Im häuslichen Bereich besitzen und benutzen wir bereits viele und verschiedene Apparate mit unterschiedlichen Steckern mit allen möglichen Bedienungsarten und Energiequellen. Da nichts auswechselbar ist, muß man oft die Bedienungsvorschriften über die Arbeitsweise des Gerätes nachlesen. Das gilt auch für die heutigen Hilfsmittel.

Es bestehen viele Möglichkeiten, wie einige Geräte mit unterschiedlichem Input zeigen: Mundstäbchen, Zungenkontakt und ein Gewirr von Drähten.

Wir sind noch nicht „smart".

Smart Housing bedeutet den Grundgedanken, eine uniforme Verkabelung von vornherein einzubauen zusammen mit uniformen Kontaktstellen.

Die Stichwörter sind:
- Uniformität,
- Flexibilität,
- Kompatibilität.

Erforderlich hierfür sind:
- Rückmeldung, ob das Gerät arbeitet, wie es arbeitet, ob es bereits abgeschaltet ist oder ob es möglicherweise von anderen Geräten beeinflußt wird (Schema 5).

Manipulatoren

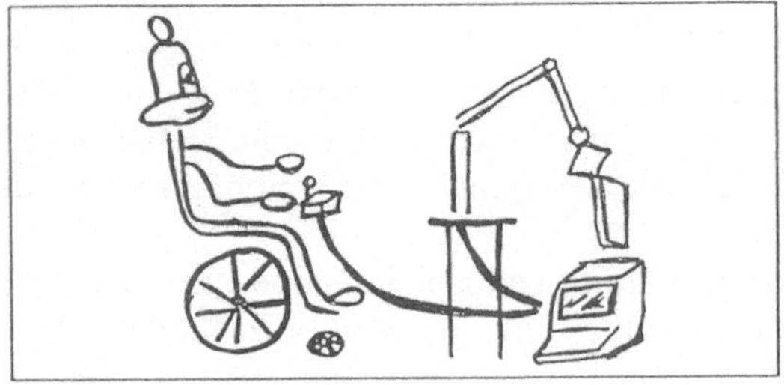

- Übersetzung der Körpersignale → Robotbewegungen
- automatische Erledigung von Aufgaben
- Problem: Sensoren für Rückkoppelung

Schema 5

In diesem System ist es erforderlich, das Interface zu suchen, was auch für die spezifische Behinderung genutzt werden sollte, wie z.B. die Sprache.

Dieses System kann mit weiteren Sensoren für Körpertemperatur, Blutdruck und Atemfrequenz ausgestattet werden. Durch Rückkoppelung können innerhalb des Systems oder nach außen Impulse vermittelt werden, die automatisch Signale auslösen, die Hilfe herbeirufen.

Dieses System erscheint als Zukunftsvision. Tatsächlich ist aber der Begriff „Smart Housing" seit 1988 bereits offiziell in den USA registriert.

Zusammenfassung

Unter kommerziellen Gesichtspunkten erscheint es wichtig, daß viele Hilfen außerhalb des Behindertenbereiches entwickelt werden und im Alltagsleben einen breiten Anwendungsbereich finden. Das führt zur Kostensenkung.

Andererseits liegt darin eine große Gefahr. Diese Entwicklungen spielen sich außerhalb des Blickfeldes der Querschnittgelähmten-Behandlung ab. Sie bleiben deshalb dort unbekannt oder lösen sogar Ängste vor der Apparatemedizin aus. Das haben wir in diesen beiden Tagen oft erlebt.

Aus meiner Sicht liegt der Schwerpunkt künftiger Entwicklungen im Bereich der Technologie. Das erfordert eine sehr enge Zusammenarbeit zwischen Anwendern, Klinik und Technik. Die Zielsetzungen der Entwicklungen können nur durch die funktionellen Probleme der Behinderten bestimmt werden. Erst auf diesem Wege ist es möglich – wie auch von Herrn Professor Probst dargestellt –, die technologischen Fortschritte zur Verbesserung der Lebensqualität, das bedeutet zugleich „Humanität", für die Behinderten zu nutzen.

Alltagshilfen

H. Bilow

Berufsgenossenschaftliche Unfallklinik, Abteilung für Orthopädie und Querschnittlähmungen, Schnarrenbergstraße 95, D-7400 Tübingen

Ganz vordergründig dienen Alltagshilfen dem Ausgleich von Funktionsstörungen und bringen dem Tetraplegiker zumindest einen Teil Selbständigkeit. Die Aussage von Williams [6]: „Die Unabhängigkeit nehmen heißt, den Grund zu leben nehmen", bedeutet unter positiven Vorzeichen „Die Unabhängigkeit geben, heißt Leben schenken". Und dennoch hemmen ganz hindergründig objektive und subjektive sowie physische und psychische Kriterien den Einsatz von Alltagshilfen. Dies aufzuklären haben wir 105 Tetraplegiker angeschrieben, die in den Jahren 1972–1981 in der Abteilung für Querschnittgelähmte der Berufsgenossenschaftlichen Unfallklinik Tübingen stationär behandelt wurden. Nur 51 der angeschriebenen Patienten sandten die informativen Fragebogen zurück. Schließlich blieben 29 Tetraplegiker zur Verfügung und wurden im Rahmen einer Dissertation [3] im häuslichen Milieu auf die Benutzung von Hilfsmitteln überprüft.

Eine zentrale Stellung bei der Beurteilung der funktionellen Fähigkeiten kommt dem M. extensor carpi radialis zu. So ergaben sich für unsere Untersuchungen unter funktionellen Bedingungen 3 Gruppen:

1. Patienten ohne Extensor- und ohne Fingerfunktion,
2. Patienten mit Extensor-, jedoch ohne Fingerfunktion,
3. Patienten mit Extensor- und abgeschwächter Fingerfunktion.

Es erscheint logisch, daß die Gruppe 1 wegen der meisten funktionalen Ausfälle auch den größten Hilfsmittelgebrauch beansprucht. Zu unserer Überraschung stand jedoch die Gruppe 1 mit schlechtester Funktionslage bezüglich des Hilfsmittelgebrauchs nur an 2. Stelle und reduzierte diesen nach der Entlassung im Laufe der Zeit am meisten. Bei der Erstversorgung in der Klinik wird die Benutzung der in Frage kommenden Hilfsmittel intensiv geübt. Unter häuslichen Verhältnissen verlieren die Patienten jedoch die Motivation weiterzuüben und verlassen sich lieber auf Hilfspersonen, werden durch Kontrakturen zusätzlich behindert und lehnen das Hilfsmittel aus psychischen Gründen ab.

Die Gruppe 2 mit Extensorfunktion, aber ohne jegliche Fingerfunktion benötigt in den meisten Lebensbereichen die größte Hilfsmittelanzahl. Diese Funktionslage scheint im Hinblick auf die Hilfsmittelversorgung am besten geeignet zu sein: Sie ist einerseits auf Hilfsmittel angewiesen, andererseits funktionell zur Ausnutzung der zur Verfügung stehenden Hilfsmittel besser als Gruppe 1 befähigt und kann so optimaler individuell versorgt werden. Die erreichte Selbständigkeit offenbart sich deutlicher und motiviert demnach, den Hilfsmittelgebrauch auch außerhalb des klinischen Bereiches zu üben und sich selbst neue Möglichkeiten der Versorgung mit Hilfsmitteln zu eröffnen. Die

F.-W. Meinecke (Hrsg.)
Querschnittlähmungen

Reduzierung der Hilfsmittel nach der stationären Behandlung ist geringer als in Gruppe 1.

In Gruppe 3 mit Extensor- und abgeschwächter Fingerfunktion ist die Zahl der benötigten Hilfsmittel von vornherein gering. Sie reduziert sich ab der stationären Behandlung nur geringfügig weiter.

Nach Rogers [4] werden Hilfsmittel, die schwer anlegbar sind und häßlich aussehen, nicht mehr benutzt. Auch Bérard [1] bestätigt den Vorzug von einfachen gegenüber komplizierten Hilfsmitteln, wenn auch die einfachen Hilfsmittel mehr persönliche Anstrengung und Übung der Patienten erfordern, um eine gesteigerte Wirksamkeit zu erreichen.

Die Kriterien „nicht behindernd" und „kosmetisch nicht störend" hält auch Kleeblatt [2] für die wichtigsten für die Herstellung sog. kleiner Hilfsmittel. Die Ergebnisse unserer Untersuchungen bestätigen dies, wenn 24% die Alltagshilfe als zu aufwendig, unpraktisch und lästig empfinden. Die Tetraplegiker stellen an ein Hilfsmittel die Anforderung, daß es einfach anzulegen, vielfach einzusetzen, gut zu reinigen, unauffällig anzusehen, individuell anzupassen, eine echte Hilfe zur Selbsthilfe und förderlich der Restfunktion sein muß. Es gilt demnach, künftig insbesondere darauf zu achten, daß Alltagshilfen möglichst unauffällig zum Einsatz kommen, was materialbedingt nicht immer gelingen wird. Auch erscheint ein Hilfsmittel überflüssig, wenn zu dessen Anlegen erst eine Hilfsperson geholt werden muß. Das erfordert eine ständige Überprüfung des Kunststoffmarktes nach neuen Materialien und Fertigungstechniken.

Schwierigkeiten bei der Benutzung von Hilfsmitteln entstehen nicht ausschließlich wegen ihrer Mängel selbst, sondern auch in großem Ausmaß infolge von Problemen der Querschnittgelähmten, die Behinderung zu akzeptieren und Hilfsmittel als echte Hilfe anzunehmen. Ganz allgemein lehnen die Tetraplegiker in unseren Untersuchungen den Hilfsmitteleinsatz aus psychischen Gründen, z. B. wegen mangelnder Motivation oder auch aus Angst vor neuer Abhängigkeit und neuer Hilfsbedürftigkeit, in 21% ab. Es erscheint demnach ebenso wichtig und auch hilfreich, dem Behinderten die Kenntnis zu vermitteln, daß er nicht schon durch die Verwendung eines Hilfsmittels stigmatisiert wird. Auch der Nichtbehinderte benützt in hohem Maße Hilfsmittel.

Stern [5] bestätigt, daß die Querschnittgelähmten bei ihrer Rehabilitation ständig damit konfrontiert sind, ihre Abhängigkeit von Hilfspersonen und/oder Familie akzeptieren zu müssen. Zudem zeigt sich oft die Familie unfähig, richtige Hilfe dabei zu leisten. Andere Tetraplegiker kritisieren das Fehlverhalten von Hilfspersonen, die dem Behinderten das Gefühl vermitteln, alles besser, schneller und einfacher machen zu können. Auch in unseren Untersuchungen taucht die Aussage bei 17% als Begründung für den mangelhaften Hilfsmitteleinsatz auf.

An Hilfsmittel und insbesondere an Alltagshilfen werden hohe Ansprüche gestellt, die nicht verallgemeinert werden können, sondern immer dem individuellen Bedarf angepaßt werden müssen. Dies schließt ihre Anschaffung als Massenartikel aus. Sowohl die Anfertigung von Alltagshilfen nach persönlichen Bedürfnissen als auch die Gebrauchsschulung mit den Hilfsmitteln läßt sich nur verwirklichen, wenn räumliche und personelle Voraussetzungen dazu gegeben sind (Abb. 1 a, b). So benötigt die Abteilung für Ergotherapie einen eigenen Raum für die Hilfsmittelherstellung (Abb. 2). Der Ergotherapeut selbst muß bei der

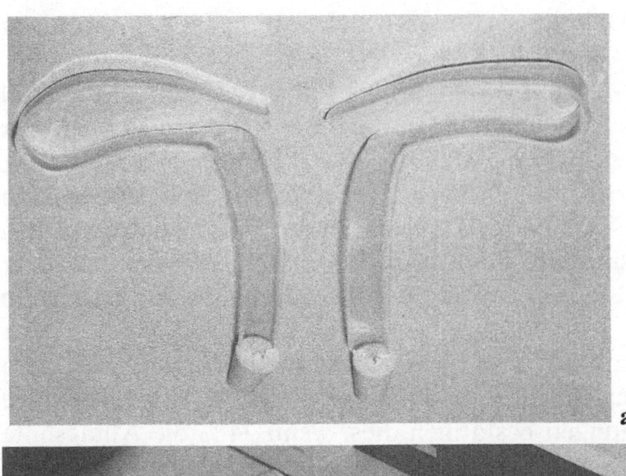

a

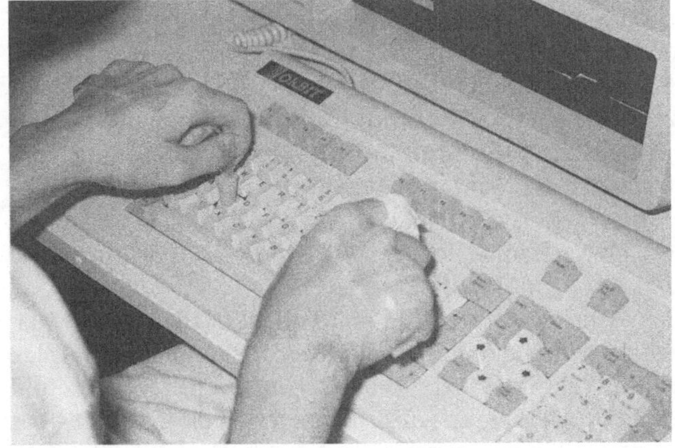

b

Abb. 1. **a** Schreibhilfe aus durchsichtigem Kunststoff. **b** Im Einsatz am Computer

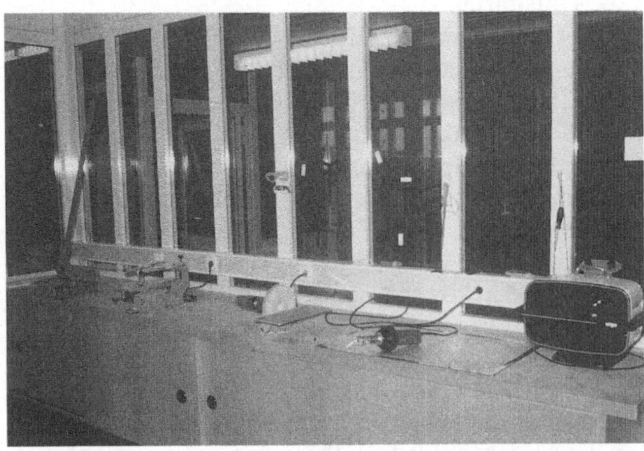

Abb. 2. Raum in der Abteilung für Ergotherapie zur Herstellung von Alltagshilfen

Herstellung neben der Materialkunde und der Kenntnis der Verarbeitungstechniken auch über eingehende Kenntnisse der funktionellen Anatomie verfügen.

Unter diesen Aspekten bleibt die Bedeutung des Hilfsmittels lebendig und erstarrt nicht im Selbstzweck, sondern bleibt Mittel zum Zweck, wobei neben der zweckgerichteten funktionellen Bedeutung künftig auch mehr die zu erreichende psychische Selbständigkeit betont werden soll, d.h. durch gewonnene aktive Selbständigkeit wird sich der Behinderte zunehmend mit dem Hilfsmittel arrangieren, es u.U. gar akzeptieren und an der weiteren, auf seine persönlichen Bedürfnisse ausgerichteten Entwicklung auch mitarbeiten.

Literatur

1. Bérard E et al. (1979) The technical aids of tetraplegic patients. Paraplegia 17:157–160
2. Kleeblatt E (1976) Die Hand des Tetraplegikers, Beschäftigungstherapie – Rehabilitation 2:95–98
3. Müller A (1987) Die Hilfsmittelversorgung des Tetraplegikers. Inaugural-Dissertation, Tübingen
4. Rogers JC, Figone JJ (1980) Traumatic quadriplegia: follow-up study of selfcare skills. Arch Phys Med Rehabil 61:316–321
5. Stern PH, Slattery K (1975) Spinal-cord injury rehabilitation. New York State Journal of Medicine 75:1029–1034
6. Williams GO et al. (1980) Rehabilitation of a young quadriplegic: A team approach. The Journal of Family Practice 10/3:517–523

Entwicklung technischer Hilfen im Transportwesen für rollstuhlabhängige Personen unter besonderer Berücksichtigung des Individualverkehrs

J. K. Schmekel

Leimbachring 16, D-6902 Sandhausen

Stand des Ausbaus im behindertengerechten öffentlichen Verkehr

Obwohl seit Jahren sowohl von politischer Seite wie auch von Interessenverbänden und Selbsthilfegruppen Behinderter die Forderung besteht, *alle* öffentlichen Verkehrssysteme behindertengerecht auszubauen, muß diese für die Selbstverwirklichung des behinderten Menschen so wichtige Forderung als nicht erfüllt angesehen werden. Es gibt Ansätze des behindertengerechten Ausbaues von Nahverkehrssystemen in Großstädten wie München, Nürnberg, Wuppertal, Düsseldorf, Bremen und Heidelberg; diese sind jedoch nur als Insellösungen anzusehen, die darüber hinaus nur teilweise dem umfassenden Anspruch der Beförderung *aller* Behinderter gerecht werden.

Eine Studie weist nach, daß 0,2% aller behinderter Menschen so sehr bewegungseingeschränkt sind, daß sie ausschließlich auf Sonderfahrdienste angewiesen sind und sein werden. Dies zeigt deutlich das momentane Dilemma öffentlicher Haushalte auf, die z. B. nicht mehr in der Lage sind, Sonderfahrdienste aufrechtzuerhalten. So hat Bremen 15 Niederflur-Busse bestellt, die mit Einstiegshilfen versehen sind, da die Hansestadt sich außerstande sieht, jährliche Kosten von ca. 3 Mio. DM für diese Sonderdienste aufzubringen. Wie z. T. völlig unzulänglich einzelne, auch neue Nahverkehrssysteme ausgebaut sind, mögen Sie am Beispiel einer süddeutschen Großstadt erkennen, in der ein Rollstuhlfahrer zwar mittels Aufzug sowohl das U-Bahn- wie auch das S-Bahn-Netz betreten, es aber nur über einige wenige, ihm nicht bekannte Haltestellen verlassen kann.

Heftige Kritik wird von seiten der öffentlichen Hand immer wieder an der mangelnden Nutzung behindertengerecht ausgebauter Verkehrsmittel durch Behinderte laut. So stieg z. B. bei der Deutschen Bundesbahn die Ausnutzung des behindertengerecht ausgestatteten Sitzplatzangebotes in den Intercity-Zügen von 1986 2,04% auf 3,36% im Jahre 1987. Zu dieser Problematik der mangelnden Nutzung wird von Verbänden argumentiert, daß die Erreichbarkeit dieser speziell geeigneten Verkehrsmittel nicht gegeben sei. So sei z. B. der Weg zum Bahnhof oder aber zur nächsten IC-Station eine nicht zu überwindende Distanz insbesondere für in der Mobilität eingeschränkte Menschen.

Selbst bei der so großzügigen behindertengerechten Ausstattung der Intercity-Großraumwaggons der 2. Klasse konnte man sich trotz massiver Interventionen der Behinderten-Intressenverbände nicht dazu entschließen, Einstiegshilfen in Form von Liften oder Rampen für diese Waggons vorzusehen! Dies muß als äußerst unbefriedigend angesehen werden, und es verwundert nicht, daß Betroffe-

F.-W. Meinecke (Hrsg.)
Querschnittlähmungen

ne so relativ wenig Gebrauch von dieser an sich begrüßenswerten Neuerung im Fuhrpark der DB machen.

Zunehmend werden in den Großstädten Taxen mit Schwenksitzen ausgestattet, die einen leichteren Transfer Mobilitätseingeschränkter in das Fahrzeug ermöglichen.

Die Deutsche Lufthansa verfügt im nationalen Bereich wie aber auch international über ein äußerst gut organisiertes Netz von adäquaten Hilfen für ihren behinderten Fluggast. So leistet z. B. die Lufthansa am Flughafen Frankfurt pro Monat ca. 2000 Spezialeinsätze für den Behinderten mit 80 Mitarbeitern (früher als „Rotkäppchen" bekannt)!

Der Individualverkehr Behinderter

Hier sind in den vergangenen Jahren erhebliche Fortschritte gemacht worden, so daß auch sehr schwer in ihrer Mobilität eingeschränkte Menschen mit zusätzlichen Problemen sicher und zuverlässig am allgemeinen Individualverkehr mit ihrem speziell auf sie adaptierten Fahrzeug teilnehmen. Ich denke hier an hohe Tetraplegien, aber auch an Menschen mit Gliedmaßenfehlbildungen. Das Netz von Spezialfahrschulen und -werkstätten ist als befriedigend anzusehen und konzentriert sich verständlicherweise um die jeweiligen Rehabilitationszentren. Das System „Franz" für Ohnarmer oder aber die „Linearhebel-Lenkung" aus England – mittlerweile auch vom deutschen TÜV zwar mit Auflagen, jedoch abgenommen – helfen Menschen mit den verschiedensten, auch sehr schweren Behinderungen, ihre so eminent wichtigen Außenkontakte mit Hilfe des PKWs wahrzunehmen und sich beruflich und sozial zu betätigen.

Leider stehen Lösungen, als „Huckepack" bezeichnet, zum Transport des Rollstuhls als Fahrersitz in einem Fahrzeug noch im Entwicklungsstadium. Der Autor betreibt bekanntermaßen seit 8 Jahren ein solchermaßen in den USA umgerüstetes Fahrzeug (Chevy-Van) und ist so als Tetraplegiker imstande, ohne jegliche fremde Hilfe in das Fahrzeug zu gelangen und vom Rollstuhl aus sicher zu steuern. In Deutschland sind weitere Huckepack-Lösungen in Entwicklung, die insbesondere für den unmittelbaren Nahverkehr bestimmt sind und elektrisch oder aber mit einem sehr kleinen Verbrennungsmotor arbeiten. Es wäre zu begrüßen, wenn diese geschilderten Lösungen weitere Unterstützung und Förderung erfahren würden, da sie Unabhängigkeit, Selbstbestimmung und -verwirklichung für den schwerstbehinderten Menschen bedeuten.

Die fortschreitende, stürmische Entwicklung in der Elektronik hat insbesondere auf dem Rollstuhlsektor dazu geführt, daß diese Hilfsmittel wesentlich sicherer und leichter zu steuern sind und für die vielfältigsten Behinderungen adaptiert werden können.

Mechanische Rollstühle sind wendiger, kleiner und vor allem wesentlich leichter geworden und werden unterschiedlichsten Anforderungen und Bedürfnissen gerecht. So sind z. B. Rollstühle mit Stehvorrichtung, mit variabler Breite durch Verwendung sog. Transitrollen und vieles andere mehr auf dem Markt erhältlich. In diesem Zusammenhang sollte nicht unerwähnt bleiben, daß

Betroffene und Benutzer zunehmend ihren Einfluß auf die Gestaltung und Ausführung dieser Hilfsmittel nehmen.

Ausblick

Zum Schluß erlauben Sie mir ein paar persönliche Bemerkungen, die jedoch sicherlich als „pars pro toto" anzusehen sind und sicherlich besser als alles Zahlenmaterial die Situation im Transportwesen für rollstuhlabhängige Personen darstellen:

Können Sie sich vorstellen, daß ein Tetraplegiker *alleine* von diesem Tagungszentrum mit Hilfe des DRK zum Flughafen nach Fuhlsbüttel, von dort mit der Lufthansa nach Frankfurt, dort mit Hilfe des seelsorgerischen Betreuungsdienstes auf die S-Bahn nach Mainz gesetzt und mit dem IC nach Heidelberg fährt, ohne Begleitung? Können Sie sich vorstellen, daß ein Tetraplegiker mit dem Zug alleine zu einem Termin von Heidelberg nach München und zurück fährt? Und können Sie sich vorstellen, daß ein Tetraplegiker von Januar dieses Jahres bis heute, also in ca. 10 Monaten, 17000 km mit dem eigenen Pkw, 2000 km mit der Bahn und ca. 44000 km mit dem Flugzeug geflogen ist?

Nun, dieses Unikat sitzt vor Ihnen und bestätigt, daß sich in den vergangenen etwa 30 Jahren enorm viel zugunsten der Mobilität Behinderter geändert hat, der aber unmißverständlich darauf hinweisen will, daß noch unendlich viel zu tun ist.

Diskussion

Die „Bedarfsfrage“ erregt Unmut bei Behinderten. Sie werde bei der Gewährung von Mitteln für öffentliche Einrichtungen für Nichtbehinderte oder deren Modernisierung nicht mit vergleichbarer Härte gestellt. Kein Betreiber öffentlicher Verkehrsmittel könne z. B. in den USA mit Bundesmitteln rechnen, wenn sie nicht behindertengerecht gestaltet seien. Immer noch gebe es unzeitgemäße, unüberwindliche Barrieren für Behinderte gerade in diesem Bereich. Um so mehr sollte diesem Personenkreis der Individualverkehr und damit die individuelle Entfaltungsmöglichkeit erleichtert werden. Dazu gehöre auch die Anerkennung, daß ein Rollstuhl sehr wohl zugleich als Fahrersitz eines Kraftfahrzeuges geeignet sein könne. Besondere Aufmerksamkeit solle der Entwicklung des „Huckepack-Systems“ (mechanischer Rollstuhl auf einem Elektrountersatz) gewidmet werden. Die Benutzer sollten unmittelbar in die Entwicklungsarbeiten einbezogen werden, damit nicht an ihren Alltagserfahrungen vorbeigeplant werde.

Nach wie vor bestehe bei den Verordnern Unsicherheit über die sinnvolle Ausstattung Behinderter mit *Hilfsmitteln*. Der „arme Mensch“ sei oft der Grundgedanke bei der Überversorgung. Dabei geht der Gedanke des Ausrichtens auf die verbliebenen eigenen Möglichkeiten zur Erlangung und Erhaltung der Unabhängigkeit von Fremdhilfe oft verloren. Vordringlich geht es nicht um immer kompliziertere Neuentwicklungen, die im häuslichen Bereich nicht mehr verwendet werden, sondern darum, Hilfsmittel hygienischer, weniger auffallend und auch leichter anlegbar zu gestalten. Hierbei soll dem Kunststoff besondere Beachtung geschenkt werden. Behinderte sollen sich andererseits nicht dem Zwang aussetzen, eine Normalität herstellen zu wollen, die sie letztlich doch nicht erreichen können. Vielmehr sollen die Hilfsmittel angenommen und eingesetzt werden. Damit wird viel Energie gespart und Zeit für andere, sinnvollere Tätigkeiten frei. Mit dem Abbau der Angst vor Hilfsmitteln muß schon in der Erstbehandlung begonnen werden. Die Erfahrung im weiteren Verlauf zeigt, daß die individuelle Einstellung zur Notwendigkeit des Einsatzes von Hilfsmitteln erst im nachstationären Bereich erarbeitet wird und der Behinderte selbst Hilfsmittel für seine persönlichen Bedürfnisse entwickelt. Schreibgeräte, Brillen u. ä. sind Hilfsmittel, die jeder Mensch benutzt.

Möglichkeiten, neben Elektrostimulation der Muskeln auch *sensorische Kontrollen* zu entwickeln, stehen noch am Anfang. Es ist schon möglich, daß ein Tetraplegiker über mehrere Stunden ohne Hilfsmittel unabhängig von Fremdhilfe manuell tätig sein kann.

Poststationäre Entwicklung

Wohnungsfürsorge und Wohnformen am Heimatort

R. Lohr

Hansestraße 9a, D-2057 Wentorf

Die frischverletzten Patienten werden in unserem Hause schon sehr frühzeitig mit dem Problem der Wohnungsfürsorge konfrontiert. Denn eine befriedigende Lösung dieser Frage zu einem möglichst frühen Zeitpunkt ist für den weiteren Verlauf der Rehabilitation von ausschlaggebender Bedeutung. Ist dieser wichtige Punkt geklärt, so hat dies folgende positive Konsequenzen:

- Alle notwendigen Hilfsmittel können beschafft werden.
- Der Patient kann frühzeitig am Wochenende beurlaubt werden und sich schrittweise mit den veränderten Lebensbedingungen im häuslichen und familiären Bereich vertraut machen.
- Die Entlassung wird nicht unnötig verzögert, und die mühsame Beschaffung einer meist teuren und den Patienten belastenden „Übergangslösung" wird vermieden.

Bei der Frage nach den vorhandenen Wohnverhältnissen zeichnen sich hinsichtlich der Schaffung nunmehr geeigneter Bedingungen folgende Möglichkeiten ab.

- Die vorhandene Wohnung/das vorhandene Haus muß umgebaut werden, oder
- eine neue rollstuhlgerechte Wohnung/ein neues rollstuhlgerechtes Haus muß angemietet werden, oder aber
- eine geeignete Wohnung/ein geeignetes Haus muß neu gebaut werden.

An dieser Stelle möchte ich folgendes hervorheben: Die Patienten haben in der Regel dort, wo sie bis zum Eintritt der Behinderung gewohnt und gelebt haben, ihre Familie, ihre Freunde und Bekannten und waren ggf. in gemeindliche Aktivitäten eingebunden. Dieses soziale Gefüge sollte durch das Ereignis der Behinderung nicht zerstört, sondern im Gegenteil unbedingt erhalten bleiben. Gewachsene soziale Bindungen sind für die Integration des Patienten von unschätzbarem Wert.

Es muß also die Gemeindeverwaltung am Heimatort des Patienten eingeschaltet und um Hilfe bei der Beschaffung geeigneten Wohnraumes gebeten werden. In den meisten Fällen erhalten wir allerdings die Auskunft, daß es rollstuhlgerechte Wohnungen dort nicht gibt. Sollte es wider Erwarten doch solche Wohnungen geben, so sind diese bestimmt belegt. Nicht selten übrigens von Nichtbehinderten, weil es zum Zeitpunkt der Fertigstellung der Wohnung keinen behinderten Interessenten gab und Wohnungen aus wirtschaftlichen Gründen vermietet werden müssen – egal, an wen!

F.-W. Meinecke (Hrsg.)
Querschnittlähmungen

Andererseits werden Behinderte, die endlich eine geeignete Wohnung gefunden haben, auch nur in den seltensten Fällen wieder ausziehen. So gibt es z. B. in Hamburg zur Zeit etwa 500 behindertengerechte Wohnungen und eine Warteliste von ca. 100 Interessenten!

Steht also keine rollstuhlgerechte Wohnung zur Verfügung, so muß versucht werden, am Heimatort eine im Prinzip geeignete Wohnung zu finden. Also eine Wohnung, die ebenerdig zugänglich oder über einen Fahrstuhl zu erreichen ist. Ist diese Voraussetzung erfüllt, werden nur noch Umbaukosten für die innere Gestaltung der Wohnung notwendig sein, also z. B. für die Verbreiterung der Türen, Veränderung des Bades oder den Einbau einer geeigneten Küche.

Hatte der Patient einen Arbeitsunfall, werden die notwendigen Umbauten durch die zuständige Berufsgenossenschaft finanziert. Als Rechtsgrundlage gelten hier die Vorschriften im Rahmen der Wohnungsfürsorge nach § 556 Abs. 1 i. V. m. § 569 a Ziffer 5 RVO.

Hat der Patient einen Arbeitsplatz, so wird auch in diesen Fällen eine Kostenübernahme im Rahmen der beruflichen Rehabilitation zu erwirken sein.

Sind mindestens 180 Pflichtbeiträge zur gesetzlichen Rentenversicherung entrichtet worden, greifen die Vorschriften des § 1237 b Abs. 1 Ziffer 6 i. V. m. § 1242 RVO.

Sind weniger als 180 Pflichtbeiträge entrichtet worden, ist die Bundesanstalt für Arbeit zuständiger Rehabilitationsträger und kann Wohnungsfürsorge nach § 56 Abs. 3 Ziffer 6 AfG i. V. m. § 50 Abs. 1 der A-Reha leisten.

Schließlich gibt es noch die Möglichkeit, entsprechende Gelder von der Hauptfürsorgestelle im Rahmen der nachgehenden Hilfe im Arbeitsleben für Schwerbehinderte zu bekommen. Hier gelten die Bestimmungen des § 31 Abs. 3 Ziffer 1 d des Schwerbehindertengesetzes.

Am schwierigsten ist die Situation für die Behinderten, die keinen Arbeitsunfall hatten und die keinen Arbeitsplatz nachweisen können. In diesen Fällen greifen als letzte Möglichkeit im Netz unserer sozialen Sicherung die Vorschriften des Bundessozialhilfegesetzes.

Die Rechtsgrundlage an sich ist klar und eindeutig: In § 39 des BSHG ist der Personenkreis und in § 40 sind die Maßnahmen der Eingliederungshilfe für Behinderte definiert. So heißt es in § 40 Abs. 1 Ziffer 6 a BSHG: „Maßnahmen der Eingliederungshilfe sind vor allem ... Hilfe bei der Beschaffung und Erhaltung einer Wohnung, die den besonderen Bedürfnissen des Behinderten entspricht."

Schließlich heißt es dann in § 18 der Durchführungsverordnung zu § 47 BSHG: „Die Hilfe bei der Beschaffung und Erhaltung einer Wohnung ... umfaßt auch notwendige Umbauten." „Kommen für die Hilfe ... Geldleistungen in Betracht, können sie als Beihilfe oder als Darlehen gewährt werden."

Soweit die im Gesetz eindeutig fixierten Vorschriften, die lediglich hinsichtlich der Form der Geldleistung, ob Zuschuß oder Darlehen, ein Ermessen läßt, nicht aber hinsichtlich der grundsätzlichen Hilfe, die eine Pflichtleistung ist. Wie sieht es aber nun trotz dieser gesetzlichen Klarheit in der Praxis aus?

Da Sozialhilfeleistungen grundsätzlich einkommens- und vermögensabhängig sind, erfolgt durch das Sozialamt am Heimatort zunächst eine Überprüfung der finanziellen Situation des Patienten und seiner unterhaltspflichtigen Angehörigen. Unter Umständen wird ein ablehnender Bescheid eines nach Meinung des

Sozialamtes vorrangig zuständigen Kostenträgers verlangt. Zumindest aber muß durch die jeweilige Wohnungsbaukreditanstalt überprüft werden, ob eine Förderung im Rahmen der Beschaffung behindertengerechten Wohnraumes möglich ist.

Schließlich kommt es immer häufiger vor, daß der Sozialhilfeträger, unter Hinweis auf die Verpflichtung zur angemessenen Hilfe, auf eine Heimunterbringung verweist. Vor allem bei älteren Patienten wird diese Alternative als zumutbar betrachtet.

Alle zusätzlich gewünschten Unterlagen können selbstverständlich herbeigeschafft und gegen den Vorschlag einer Heimunterbringung kann unter Hinweis auf § 3 a BSHG Widerspruch erhoben werden. Nur geht bei dieser Verfahrensweise einerseits viel Zeit verloren, andererseits rückt der Zeitpunkt der Entlassung immer näher. Und diese Entlassung kann dann, aufgrund der geschilderten Zeitverzögerungen, entweder nicht durchgeführt werden oder aber der Patient muß übergangsweise in ein Heim. Eine solche „Zwischenlösung" ist für den Kostenträger häufig mit sinnlosen Mehrkosten verbunden.

So kann es vorkommen, daß die zusätzlichen Krankenhauskosten, die entstehen, weil die Wohnung des Patienten nicht termingerecht umgebaut wurde, um ein Vielfaches höher liegen als die eigentlichen Umbaukosten.

Wenn auch das gegliederte System der sozialen Sicherung in der Bundesrepublik zweifellos viele Vorteile hat, so ist hier doch ein deutlicher Nachteil erkennbar. Die unterschiedliche Leistungsträgerschaft hat zur Folge, daß nicht alle an der Rehabilitation des Patienten beteiligten Träger ausreichendes Interesse an einer kostensparenden Zusammenarbeit und koordinierten Vorgehensweise haben.

Zu welch kuriosen und unverständlichen Situationen es aufgrund unterschiedlicher Zuständigkeiten kommen kann, möchte ich Ihnen am folgenden Beispiel erläutern:

Ein 21jähriger Patient hatte einen privaten Verkehrsunfall. Die Krankenkasse zahlt die Kosten für den Krankenhausaufenthalt, die notwendigen Hilfsmittel usw.

Der Arbeitgeber signalisiert, daß der Patient auch unter den veränderten Bedingungen weiter beschäftigt werden kann. Die schriftliche Zusage verzögert sich aber wegen Urlaubszeiten in der Personalabteilung, beim Betriebsarzt und aus anderen innerbetrieblichen Gründen.

Das Arbeitsamt als zuständiger Rehabilitationsträger kann daher den Antrag auf Übernahme der Umbaukosten im häuslichen Bereich noch nicht bearbeiten.

Das Sozialamt verweigert eine Übernahme der Umbaukosten, weil der Patient die hierfür relevante allgemeine Einkommensgrenze nach § 79 BSHG überschreitet.

Da der Patient zwischenzeitlich aber entlassen werden kann, müßte der Sozialhilfeträger die Kosten für eine Heimunterbringung übernehmen, da nunmehr die besondere Einkommensgrenze nach § 81 BSHG gilt. Die Heimkosten betragen 7000,– DM im Monat – der gesamte Umbau sollte 9000,– DM kosten!

Dabei findet man zur Vermeidung solcher Unsinnigkeiten in § 5 Abs. 3 Reha-Angleichungsgesetz eine sinnvolle gesetzliche Grundlage. Hiernach soll in geeigneten Fällen, insbesondere, wenn das Reha-Verfahren mehrere Maßnahmen, Träger und andere beteiligte Stellen umfaßt, ein Gesamtplan erstellt werden.

Die in diesem Gesamtplan aufgeführten Maßnahmen und Leistungen sind in ihrer zeitlichen Folge und Verzahnung so aufeinander abzustimmen, daß das Reha-Verfahren bis zur vollständigen und dauerhaften Eingliederung des Behinderten nahtlos und zügig abläuft.

Einmal abgesehen davon, daß der Sozialhilfeträger kein Reha-Träger im Sinne des Reha-Angleichungsgesetzes ist, ist doch auch bei den Reha-Trägern die Erstellung eines solchen Gesamtplanes eher die Ausnahme. Es bleibt zu hoffen, daß sich die Situation langfristig durch die geplante Zusammenfassung der diversen Vorschriften des Behindertenrechtes im Sozialgesetzbuch verbessert.

Die Rückkehr des Patienten an seinen Heimatort in eine geeignete Wohnung ist nur möglich, wenn er zu Hause auch ausreichend und qualifiziert betreut wird. In den letzten Jahren haben sich die Betreuungsmöglichkeiten durch die ambulanten sozialen Hilfsdienste wesentlich verbessert. Eine stundenweise Betreuung, ob durch examinierte Pflegekräfte oder durch Zivildienstleistende, ist meist zu organisieren.

Schwierig wird es regelmäßig, wenn für den Betreffenden eine sog. rund-um-die-Uhr-Betreuung notwendig ist. Eine solche Betreuung ist, wenn überhaupt, nur durch Zivildienstleistende durchführbar, weil nur so finanzierbar. Leider wird diese Form der Betreuung durch neue Vorschriften des Bundesamtes für den Zivildienst immer schwerer zu realisieren sein.

Wenn aber nun die Einsatzstelle am Heimatort, trotz aller formaler Hindernisse und Schwierigkeiten, die Betreuung durchführt, so ist doch grundsätzlich folgendes zu bedenken: Der Behinderte wird über einen Zeitraum von max. 20 Monaten von mehreren Zivildienstleistenden betreut. Er muß sich also ständig mit neuen Hilfskräften auseinandersetzen, muß sich immer wieder von anderen Bezugspersonen bei den intimsten Dingen, beim Verrichten der Notdurft, beim Waschen, Anziehen, Essen und Trinken und vielem anderen helfen lassen.

Natürlich sind die Betroffenen zunächst sehr froh, daß durch diese Form der Betreuung eine Heimunterbringung vermieden werden kann. Ich weiß aber aus vielen persönlichen Gesprächen, wie schwer es vielen Behinderten fällt, sich immer wieder neu in die Beziehung Hilfesuchender – Helfer einzubringen und immer wieder neue Helfer in die Privat- und Intimsphäre eindringen zu lassen.

Die Situation wäre nach meiner Überzeugung für beide Seiten weniger belastend, wenn dem Behinderten auf Dauer eine feste Bezugsperson zur Verfügung stünde, die für die persönliche Grundpflege zuständig ist. Die diesen Bereich ergänzende Hilfe, z. B. Einkaufen gehen, Begleiten ins Theater oder beim Spaziergang, kann ein anderer Helfer, z. B. ein Zivildienstleistender, erbringen.

Richtungweisend in dieser Hinsicht kann die Organisation der pflegerischen Betreuung sein, wie sie z. B. im Verein für Integrationsförderung (VIF) in München gehandhabt wird. Hier hat der Behinderte die Wahl zwischen mehreren Helfern, die im Verein registriert sind und die er nach persönlichen Vorgesprächen seinen Bedürfnissen entsprechend einsetzen kann. Das Sozialamt nimmt auf die Auswahl der Helfer keinen Einfluß, sondern bezahlt diese lediglich nach Aufwand. Dieses Verfahren ist u. a. auch in England und Schweden gängige Praxis.

Die Entlassung des Patienten in eine der Behinderung angepaßten Wohnung und die Bereitstellung geeigneter Pflegekräfte ist nach meiner Meinung unabdingbare Voraussetzung für die erfolgreiche Rehabilitation Querschnittgelähmter. Dieses Ziel kann nur durch eine enge Zusammenarbeit des Krankenhaussozialdienstes mit den sozialen Dienststellen am Heimatort des Patienten erreicht werden.

Abschließend möchte ich hervorheben, daß ich Heime für Behinderte nicht grundsätzlich ablehne. Das Ziel eines langen und teuren Aufenthaltes in einer Spezialabteilung für Querschnittgelähmte muß sein, dem Patienten ein selbständiges und eigenverantwortliches Leben zu ermöglichen.

Muß der Patient nach dem Klinikaufenthalt in ein Heim und dort sein weiteres Leben verbringen, so ist damit meistens eine zwangsweise Aufgabe des bisherigen sozialen Bezugskreises verbunden. Das Leben in einem Heim ist reglementiert, eine individuelle Lebensgestaltung, ein Eigenleben im sehr persönlichen Sinne daher kaum möglich.

Ein dauernder Heimaufenthalt kann im Einzelfall aufgrund medizinischer Notwendigkeiten unabdingbar sein. Eine solche Notwendigkeit besteht aber nach meiner Erfahrung wirklich nur in wenigen Ausnahmefällen, und es sollte aus den genannten Gründen auch die Ausnahme bleiben.

Ambulante und stationäre lebenslange Nachsorge

H.-D. Lang[1], G. Baumgarten[2] und W. Dürr[1]

Krankenhaus Evangelisches Stift St. Martin, [1] Unfallchirurgische Abteilung und Berufsgenossenschaftliche Sonderstation für Schwerunfallverletzte und [2] Allgemeinchirurgische Abteilung, Johannes-Müller-Straße 7, D-5400 Koblenz

Die Sterblichkeit der Querschnittgelähmten konnte durch die von Guttmann aufgestellten Behandlungsgrundlagen und ihre Weiterentwicklung beim Tetraplegiker von 100% auf 10% und beim Paraplegiker von 60% auf 4% gesenkt werden. Durch die verbesserte Lebenserwartung wächst daher der Kreis der Querschnittgelähmten, die zur Vermeidung von Komplikationen einer lebenslangen Nachsorge bedürfen.

Dies stellt schon jetzt, aber auch in der Zukunft, ein organisatorisches, personelles und ein die Kapazität der Spezialeinrichtung betreffendes Problem dar.

Den Hausärzten ist eine der Querschnittlähmung umfassend gerecht werdende Betreuung in der Regel nicht möglich, da dieses Krankheitsbild im Ausbildungsplan bisher nicht ausreichend berücksichtigt wird.

Die bestehenden Zentren sollten dafür Sorge tragen, die primär behandelten Patienten in regelmäßigen Abständen auch weiterhin zu betreuen.

In unserer Abteilung erfolgt die Nachsorge Querschnittgelähmter ($n = 159$)

1. stationär (121)
   a) zur umfassenden Überpüfung der medizinischen Situation,
   b) bei Auftreten von Komplikationen,
   c) im Rahmen sog. 4wöchiger Auffrischkuren;
2. ambulant
   a) in der Sprechstunde für Querschnittgelähmte (81),
   b) im Rahmen von Besuchsfahrten (42), bekanntgeworden als Koblenzer-Modell.

Seit 1980 wurden bei einer Abteilungsgröße von 28 Betten 159 frischverletzte Querschnittgelähmte versorgt (Tabelle 1). Es handelte sich hierbei um 51 Arbeits- und Wegeunfälle sowie um 108 private Unfälle.

Tabelle 1. Querschnittgelähmte seit 1980 (159 Frischverletzte)

Berufsgenossenschaft		51
Krankenkassen		108
davon stationäre Wiederaufnahmen		
121 Patienten	insgesamt	328 ×
Berufsgenossenschaft		112
Krankenkassen		216

F.-W. Meinecke (Hrsg.)
Querschnittlähmungen

Tabelle 2. Häufigkeit der Wiederaufnahme bei 121 Patienten

1 × 28 Pat.	6 × 6 Pat.
2 × 24 Pat.	7 × 4 Pat.
3 × 15 Pat.	8 × 1 Pat.
4 × 20 Pat.	15 × 1 Pat.
5 × 4 Pat.	

Von diesen Patienten wurden in den letzten 8 Jahren insgesamt 121 zusammen 328mal wiederaufgenommen. Die Aufenthaltsdauer der Wiederaufnahme betrug

a) bis 2 Wochen 108 Aufenthalte,
b) 2–4 Wochen 144 Aufenthalte,
c) über 4 Wochen 76 Aufenthalte.

Komplikationen, die zur stationären Wiederaufnahme führten, waren in der Reihenfolge der Häufigkeit

1. urologische	232
2. Druckstellen	50
3. Metallentfernungen oder Probleme bei Weichteilverkalkungen jeweils	15
4. Venenleiden, wie postthromobotische Syndrome, Thrombosen, Hämorrhoidalleiden oder Analfissuren	14
5. pulmonale Probleme	11
6. abdominelle Probleme	5
7. Gliedmaßenbrüche	5

Unser Krankenhaus besitzt keine urologische Abteilung, arbeitet aber mit der urologischen Abteilung eines anderen Krankenhauses eng zusammen. Dies erklärt die hohe Zahl an Wiederaufnahmen aus urologischer Ursache.

Die Behandlung von Druckstellen führte meist zu stationären Aufenthalten von über 4 Wochen.

Die Häufigkeit der auf den einzelnen Patienten entfallenden Wiederaufnahmen ist in Tabelle 2 aufgelistet.

Ambulante Betreuung

Vom Gesamtkrankengut von 159 frischverletzten Patienten seit 1980 wurden 81 Patienten von uns zeitweise ambulant betreut. Die Zahl der ambulanten Vorstellungen beim einzelnen Patienten schwankte zwischen 1 und 9.

Auch bei den ambulanten Kontrollen standen als Ursache urologische Probleme an erster Stelle, gefolgt von Druckstellen, Routineuntersuchungen, in geringer Zahl Hämorrhoidalblutungen, Lähmungsveränderungen, leichte Verletzungen, Frakturen und Schmerzen unklarer Genese.

Im weiteren Verlauf der seit 1967 durchgeführten Besuchsfahrten nach dem sog. Koblenzer-Modell haben wir seit 1980 insgesamt 42 nach 1980 frischverletzte Querschnittgelähmte zu Hause besucht. Zielsetzung der Besuchsfahrten sind:

1. Die Gewährleistung qualifizierter medizinischer Betreuung in Ergänzung der hausärztlichen Versorgung.
2. Ausführliche Gespräche im Kreise der Familie unter Vermeidung der mitunter hektischen Klinikatmosphäre.
3. Überprüfung und Ergänzung der Hilfsmittel einschließlich eines behindertengerechten Kraftfahrzeuges.
4. Werbung für den Behindertensport.
5. Überprüfung der familiären beruflichen und finanziellen Situation des Querschnittgelähmten.

Die Erhebungen über Urinkontrollen bei 42 Besuchten ergaben ein unbefriedigendes Bild: 14mal erfolgten gar keine Kontrollen, 19mal alle 4–6 Wochen, 2mal alle 3 Monate, 4mal alle 6 Monate. Häufig beschränken sich die hausärztlichen urologischen Kontrollen auf die Anfertigung eines Urinsedimentes, ohne daß eine bakteriologische Austestung erfolgt.

Ein günstigeres Bild ergab sich bei der Erhebung über Druckstellen (Literatur-Vergleich):

1970	Dürr	25%	von 90 Besuchten
1980	Lang	19%	von 100 Besuchten
1988	Baumgarten	0%	von 42 Besuchten

Daraus ergibt sich, daß dank der intensiven Aufklärung während des stationären Aufenthaltes seit 1980 keine Druckstellen mehr bei den Besuchsfahrten festgestellt werden mußten, da die betreffenden Verletzten das Zentrum von sich aus rechtzeitig aufsuchen.

Von 10 Patienten, die mit Stützapparaten versorgt waren, trugen nur 7 diese regelmäßig.

Tägliche Stehübungen an häuslichen Stehhilfen führten 9 von 15 komplett paraplegischen Patienten durch (Tabelle 3).

Tabelle 3. Erhebungen kompletter Paraplegie ($n = 16$)

vorhandene häusl. Stehhilfen 15
täglich benützt 9
unregelmäßig benützt 5
nicht benützt 1

Tabelle 4. Erhebungen bei 42 Besuchsfahrten (soziales)

verheiratet	30	Eigenheim	26
ledig	9	eigene Wohnung	11
geschieden	1	bei den Eltern	4
verwitwet	1		

Familienstand und Wohnverhältnisse zeigt Tabelle 4. Zwar sind die Wohnverhältnisse als günstig zu bezeichnen, doch ist zu bedenken, daß die Besuchsfahrten nur bei berufsgenossenschaftlich Versicherten durchgeführt wurden, sich also ein entsprechend der Trägerschaft günstiges Bild ergeben dürfte.

Nur etwa ein Viertel ist berufstätig (Tabelle 5), drei Viertel besitzen einen eigenen Pkw.

Tabelle 5. Erhebungen bei 42 Besuchsfahrten

Versehrtensport	18	Urlaubsfahrten	8
berufstätig	10	Stützapparat	10
Behinderten-Pkw	34	Stehhilfe	15

Zusammengefaßt ergibt sich folgendes aktuelles Bild:

1. Urologische Komplikationen stehen sowohl bei der stationären Wiederaufnahme wie auch bei den ambulanten Kontrollen an erster Stelle. Die nachstationäre urologische Betreuung ist dringend verbesserungsbedürftig.
2. Die hausärztliche Betreuung wird dem komplexen Verletzungsfolgezustand bisher nicht ausreichend gerecht.
3. Im Gegensatz zu unseren früheren Erhebungen bei Hausbesuchen erfolgt beim Auftreten von Druckstellen jetzt spontan eine sofortige ambulante oder stationäre Fachbehandlung.
4. Eine weitere Steigerung der Lebenserwartung wird, nachdem die fachgerechte Erstbehandlung heute weitgehend gesichert ist, vor allem von einer Verbesserung der nachstationären Weiterbetreuung abhängen.

Literatur bei den Verfassern

Der Behindertensport innerhalb der poststationären Entwicklung am Beispiel des Rollstuhlsportes

G. Herzog[1] und Ch. Wittmann[2]

[1] Institut für Sportwissenschaft der Universität, Wilhelmstraße 124, D-7400 Tübingen
[2] Stiftung Orthopädische Universitätsklinik, Rehabilitationszentrum für Querschnittgelähmte, Schlierbacher Landstraße 200a, D-6900 Heidelberg

Den Referenten scheint es vorteilhaft, den Behindertensport nicht in Freizeit-, Breiten- und Leistungssport oder nach therapeutischen Gesichtspunkten einzuteilen, sondern Hintergründe aufzuzeigen, die die einzelnen Sportler zur aktiven Teilnahme am Sport motivieren. In Anlehnung an Gablers Klassifikationsschema der Motivation zum Sport bei Gesunden (Tabelle 1) wird zunächst die Motivation der Behindertensportler diskutiert.

Gabler hat in seiner Arbeit 30 Einzelmotive erstellt und diese in 5 Untergruppen gegliedert:

1. Ichbezogene Motive,
2. Motive im sozialen Kontext,
3. Motive auf das Sporttreiben selbst bezogen,
4. Motive auf das Ergebnis des Sporttreibens,
5. Sporttreiben als Mittel für weitere Zwecke.

Dieses Motivationsschema läßt sich auch auf die Rollstuhlsportler übertragen.

Als Grundmotive werden Freude an sportspezifischen Bewegungen und körperlichen Aktivitäten, kinästhetische Erfahrungen sowie Erlebnisse im Spiel, in der Natur und auf Reisen genannt. Für viele Rollstuhlfahrer wurde der Sport zu einer neuen Freizeitgestaltung und Teil eines neuen Lebensinhaltes. Das Verhältnis zu Erfolgserlebnissen aufgrund erbrachter Leistungen trotz des gelähmten Körpers, wurde von vielen neu, oft erstmals erlebt. Viele Gespräche mit Rollstuhlsportlern haben ergeben, daß sie den Zugang zum Sport erst nach dem Eintritt der Behinderung, in der poststationären Phase, gefunden haben. Sie geben an, daß sich durch ihre Behinderung der Umgang mit ihrem teilweise gelähmten Körper verändert und intensiviert habe. Im Sport empfinden sie den gelähmten Körper nicht mehr nur als Hindernis und Erschwernis.

Erfolge, Erlebnisse, Kontakte und Geselligkeit steigern das eigene Selbstwertgefühl, was sich in ihrem Alltag positiv niederschlägt. Sie empfinden

- ein erhöhtes Maß an sozialer und körperlicher Selbständigkeit, das gilt auch für den Tetraplegiker,
- einen geschickteren Umgang mit ihrem Körper,
- eine intensivere Kontaktbereitschaft ihrerseits zu Nichtbehinderten,
- eine Möglichkeit zur Persönlichkeitsentwicklung,
- eine gesteigerte, individuelle psychische und physische Belastbarkeit.

Überwiegend wurden die Befragten durch die vielfältigen Angebote während des klinischen Aufenthaltes zum aktiven Behindertensport motiviert. Folgende Sportarten werden i. allg. während der Erstrehabilitation angeboten: Schwimmen,

F.-W. Meinecke (Hrsg.)
Querschnittlähmungen

Tabelle 1. Klassifizierung und Vielfalt der Motive im Sport (Aus Gabler 1980)

	ichbezogen	im sozialen Kontext
bezogen auf das Sporttreiben selbst	1. Bewegung, körperliche Aktivität, Funktionslust 2. Freude an bestimmten sportspezifischen Bewegungsformen 3. Ästhetische Erfahrungen 4. Bewegungsempfindungen, kinästhetische Erfahrungen 5. Selbsterfahrung, Selbsterkenntnis 6. Askese, körperliche Herausforderung, Selbstüberwindung 7. Spiel 8. Risiko, Abenteuer, Spannung	9. soziale Interaktion
bezogen auf das Ergebnis des Sporttreibens	10. Leistung als Selbstbestätigung und sachbezogener Erfolg 11. Leistung als Selbstbestätigung und subjektbezogener Erfolg 12. Leistung als Selbstbestätigung und sozialbezogener Erfolg	13. Leistung als Präsentation 14. Leistung als Fremdbestätigung und soziale Anerkennung 15. Leistung als Prestige 16. Leistung als Dominanz und Macht
bezogen auf das Sporttreiben als Mittel für weitere Zwecke	17. Gesundheit 18. Fitness, körperliche Tätigkeit 19. Aussehen, Eitelkeit 20. Entspannung, Zerstreuung, Abwechslung 21. Kompensation (Ausgleich) 22. Naturerlebnis 23. Freizeitgestaltung 24. Materielle Gewinne 25. Reisen	26. Kontakt, Anschluß 27. Geselligkeit, Kameradschaft 28. Agression 29. Sozialer Aufstieg 30. Ideologie

Tischtennis, Basketball und Bogenschießen. Erst durch die Mitgliedschaft in einem Verein werden die Rollstuhlfahrer an Sportmöglichkeiten wie Leichtathletik, Wurf- und Schnellfahrdisziplinen, Tennis, Wintersport, Schießsport, Fechten und Tanzen herangeführt.

Die Mitgliedschaft in einem Verein fällt i. allg. in die Zeit nach der klinischen Entlassung. Neben den privaten und beruflichen Problemen, die sich durch die notwendig gewordene Neuorientierung ergeben, stellen sich dem Rollstuhlsportler weitere, u. a. organisatorische Hindernisse in den Weg.

Der Rollstuhlsportverband, als Fachverband des Deutschen Behinderten-Sportverbandes, organisiert sich derzeitig mit 138 Vereinen und ca. 700 aktiven Sportlern, verstreut über die ganze Bundesrepublik. Dies hat zur Folge, daß der Sportler im Schnitt 50–100 km zurücklegen muß, um einen Verein aufzusuchen. Das Angebot der einzelnen Vereine beschränkt sich aus ökonomischen Gründen meist auf wenige, oft nur eine Sportart. Ein Grund dafür liegt in der geringen Anzahl der sporttreibenden Rollstuhlfahrer und in der mangelnden Publizität des Rollstuhlsportes. Die momentan ausgebildeten Übungsleiter sind fast ausschließlich Nichtbehinderte, die aufgrund ihrer Ausbildung die Qualifikation zur Arbeit mit Behinderten aufweisen können. Wissenschaftliche Untersuchungen bzw. Funktionsanalysen einzelner Bewegungsabläufe in Abgrenzung der jeweils verbliebenen Bewegungsmöglichkeiten, dem Lähmungsniveau angepaßt, gibt es bisher nicht. Für jeden Übungsleiter ergibt sich also die Schwierigkeit, im Training adäquate Anleitungen vermitteln zu können. Zukünftig wäre es denkbar, daß Rollstuhlsportler nach ihrer aktiven Phase als Übungsleiter bzw. als Trainer tätig werden, methodische und didaktische Gesichtspunkte könnten gezielter umgesetzt werden. Qualifizierte Rollstuhlfahrer als Trainer könnten zusätzlich folgende Situationen des Rollstuhl-Sportverbandes verbessern:

1. die Vorbildfunktion des Trainers,
2. die Persönlichkeitsentwicklung zu trainierender Rollstuhlsportler durch Übertragung eigener Erfahrungen,
3. die Förderung des Nachwuchssportes und damit den Anstieg der Mitgliederanzahl und der Sportangebote in den einzelnen Vereinen.

Die Öffentlichkeitsarbeit im Behindertensport wurde bisher vernachlässigt. Die Verbesserung dieser Aufgabenstellung sollte künftig vermehrt in die Vereinsarbeit einbezogen werden. Mangelnde Aufgeschlossenheit durch anerzogene Berührungsängste verhindern vielfach den Kontakt zwischen der Bevölkerung und den Behinderten. Immer wiederkehrende positive Kontakte durch Fernsehübertragungen und Veröffentlichungen auf dem Gebiet des Sportes könnten helfen, die Vorurteile abzubauen. Weiterhin könnten Einlagerennen der Rollstuhlfahrer bei allgemeinen Sportfesten, gemischte Tischtennisturniere, Basketballspiele Behinderter und Nichtbehinderter dazu beitragen, das Bild des „armen passiven Behinderten" auf Dauer zu verändern. Eine verbesserte Öffentlichkeitsarbeit durch die Medien würde einerseits das Interesse bei der Bevölkerung für diesen Personenkreis wecken und eventuelle Sponsorenschaften aktivieren, andererseits würde die Perspektive für frischgelähmte Patienten in der Phase der Neuorientierung erweitert.

Literatur bei den Verfassern

Berufliche Fördermaßnahmen

H. Schmidt-Dannert

Berufsförderungswerk Wildbad, Paulinenstraße 132, D-7547 Wildbad

Die gesetzlichen Voraussetzungen der beruflichen Rehabilitation Querschnittgelähmter wurden in den letzten 20 Jahren stetig verbessert und den Anforderungen der Wirtschaft angepaßt. Neue Arbeits- und Berufsbereiche wurden erschlossen und der Ausbau des Netzes der rollstuhlgerechten Ausbildungseinrichtungen abgeschlossen. Behinderte mit schweren funktionellen Einschränkungen können heute in Spezialeinrichtungen – wie im Berufsförderungswerk (BFW) Wildbad oder im BFW Heidelberg – ausgebildet und zu einem offiziellen Berufsabschluß gebracht werden. Technische Arbeits- und Alltagshilfen wurden entwickelt und damit das Leben der Schwerbehinderten erleichtert. Fortschritte in der Medizin und in der Medizintechnik helfen mit, die irreparablen Schäden so gering wie möglich zu halten. High-Tech unterstützt den Schwerstbehinderten beim Autofahren, am Arbeitsplatz und im privaten Leben.

Wenn alles so positiv erscheint, worin liegt denn nun das Problem?

Nach meinen Beobachtungen nehmen immer weniger Querschnittgelähmte berufliche Fördermaßnahmen in Anspruch.

Bevor ich jedoch auf dieses eingehen möchte, will ich zum besseren Verständnis kurz den administrativen Weg einer beruflichen Rehabilitation darstellen.

Auf die gesetzlichen Grundlagen wie z. B. das Rehabilitationsangleichungsgesetz sowie die Bestimmungen und Leistungen der weiteren Sozialgesetze will ich dabei nicht eingehen. Sie sind in jedem Handbuch der beruflichen Rehabilitation nachzulesen. Es erscheint mir vielmehr sinnvoller, auf diesem Kongreß Fragen zu stellen und notwendige Maßnahmen zu fordern.

Weg der beruflichen Rehabilitation Querschnittgelähmter (Abb. 1).

Der Arzt steht am Anfang der Rehabilitationskette. Er ist dafür verantwortlich, daß unter Berücksichtigung der individuellen physischen und psychischen Leistungsfähigkeit der berufliche Rehabilitationsprozeß eingeleitet wird. Die Erfahrung hat dabei gezeigt, daß es immer weniger Querschnittgelähmte gibt, bei denen nach dem Grundsatz der „nahtlosen Rehabilitation" verfahren werden kann. Trotzdem sollte schon in der Spätphase der klinischen Behandlung die berufliche Rehabilitation eingeleitet werden und die berufliche Beratung sowie der psychologische Eignungstest erfolgen.

Die Bearbeitung eines Rehabilitationsantrages kann lange dauern. Zwischen Antrag und Beginn der Rehabilitationsmaßnahmen können 2 Jahre liegen. Bei Querschnittgelähmten finden wir jedoch eine – im Vergleich zu Allgemeinbehinderten, die ihren Beruf aus medizinischen Gründen aufgeben müssen – kurze Bearbeitungszeit vor. Voraussetzung ist jedoch dabei, daß der Querschnittgelähmte medizinisch voll rehabilitiert ist. Die Aufnahme in ein Berufsförderungs-

F.-W. Meinecke (Hrsg.)
Querschnittlähmungen

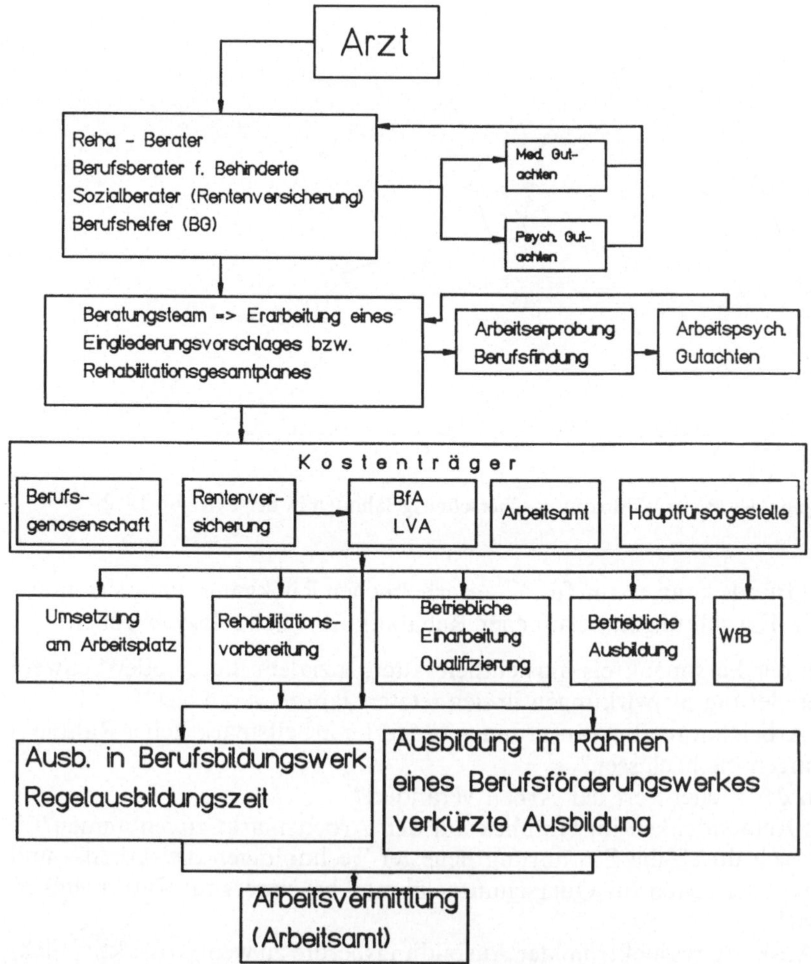

Abb. 1. Weg zur beruflichen Rehabilitation Querschnittgelähmter

werk für Querschnittgelähmte erfolgt in der Regel kurzfristig, sofern ein entsprechender Ausbildungstermin vorhanden ist.

Seit etwa 15 Jahren bin ich in der beruflichen Rehabilitation Querschnittgelähmter tätig. In dieser Zeit konnte ich beobachten, daß der Anteil der Rollstuhlfahrer, insbesondere der Querschnittgelähmten – trotz vollbelegter Sonderstationen – in überbetrieblichen Ausbildungsstätten, sukzessive zurückgegangen ist. Gesicherte Zahlen auf das Bundesgebiet bezogen sind nicht vorhanden, so daß ich auf die Statistik des eigenen Hauses zurückgreifen muß.

Seit 25 Jahren werden im Berufsförderungswerk Wildbad Querschnittgelähmte in anerkannten Facharbeiterberufen ausgebildet. Wie sich die Belegung hierbei für diesen Personenkreis entwickelt hat, ersehen Sie aus Abbildung 2.

Eine ähnliche Entwicklung konnte auch im BFW Heidelberg beobachtet werden.

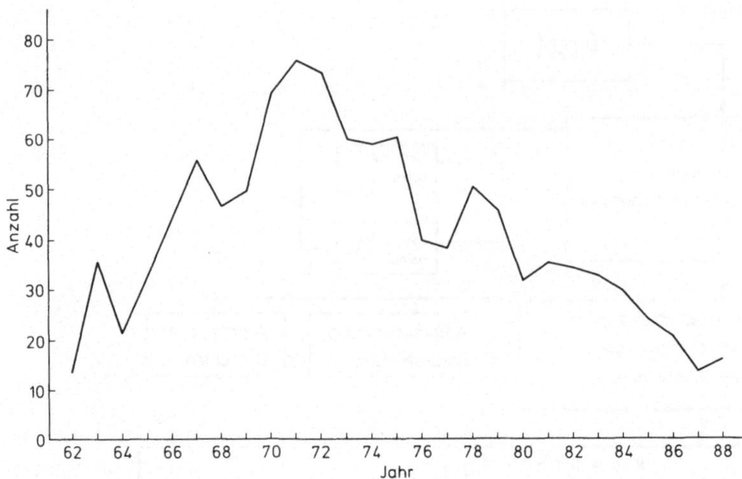

Abb. 2. Belegung des BFW Wildbad mit Querschnittgelähmten in der Zeit von 1962–1988

Welche Gründe kann es nun für diesen erheblichen Rückgang der Querschnittgelähmten in Einrichtungen beruflicher Rehabilitation Erwachsener geben?

- Hat sich der Personenkreis hinsichtlich Alter, sozialem Status oder Schwere der Behinderungsauswirkungen in den letzten Jahren verändert?
- Hat die Arbeitsmotivation aufgrund veränderter arbeitsmarktlicher Rahmenbedingungen nachgelassen?
- Hat sich der Stellenwert der Arbeit verändert?
- Hat das Rentendenken im Hinblick auf den Arbeitsmarkt zugenommen? Werden sich durch die Einführung neuester Technologien die Arbeits- und Einsatzmöglichkeiten für Querschnittgelähmte, besonders für Tetraplegiker, erweitern?
- Ist das Ausbildungsspektrum der Ausbildungsberufe zu wenig attraktiv, nicht den Anforderungen dieses Personenkreises angepaßt?
- Ist die Dauerbelastbarkeit im Hinblick auf die Wiederaufnahme einer Beschäftigung nicht ausreichend?
- Gibt es zu wenig behinderungsgerechte Arbeitsplätze bzw. Teilzeitarbeitsplätze?
- Beeinflussen die derzeit bestehenden Sozialgesetze die Beschäftigung Schwerbehinderter negativ?

Die Liste der Fragen könnte noch weitergeführt werden. Bisher wurde meines Wissens noch keine wissenschaftliche Untersuchung durchgeführt, die Aufschluß über diese Fragen geben kann. Für die Weiterentwicklung der beruflichen Rehabilitation Querschnittgelähmter kann jedoch auf die Beantwortung dieses Fragenkomplexes nicht verzichtet werden.

Das BFW Wildbad führte deshalb am 1.9.1988 in Zusammenarbeit mit den Sonderstationen für Querschnittgelähmte eine Stichtagserhebung zur Belegungssituation durch. Erfreulicherweise erklärten sich die Sozialdienste der Sonderstationen für Querschnittgelähmte bereit, an der Erfassung dieser Daten mitzuwirken. Die nachfolgend genannten Zahlen können nur den augenblicklichen Stand wiederspiegeln, da keine Vergleichszahlen aus zurückliegenden Jahren vorhanden sind. Von 17 angeschriebenen Sonderstationen antworteten 11. Davon waren 9 Bögen auswertbar. Insgesamt umfaßte der Fragebogen 66 Items, die jedoch nur von 2 Kliniken vollständig bearbeitet werden konnten.

9 Kliniken geben eine Platzzahl von zusammen 496 Betten an. Davon waren am 1.9.88 242 mit Frischverletzten belegt. 157 Betten wurden von Wiederaufnahmen bzw. stationären Heilverfahren in Anspruch genommen. 1/5 der Gesamtbettenkapazität dieser Einrichtungen waren anderweitig belegt.

Zur Frage der Altersgruppe der Frischverletzten wurden leider nur unvollständige Angaben gemacht. Trotzdem einige Fakten:

Die Altersgruppe zwischen 18 und 45 Jahren ist mit 217 erwartungsgemäß am stärksten vertreten. Insgesamt wird jedoch der Eindruck wiedergegeben, daß der Personenkreis der frischverletzten Querschnittgelähmten gegenüber früheren Jahren älter geworden ist. 4 Kliniken geben das Durchschnittsalter der Frischverletzten zwischn 40 und 50 Jahre an. Wir wissen, daß mit zunehmendem Lebensalter die Bereitschaft, einen Antrag auf berufliche Fördermaßnahmen zu stellen, beim Patienten und Kostenträger abnimmt. Zum andern spielt auch die finanzielle Situation eine ausschlaggebende Rolle. Ein berufsgenossenschaftlich abgesicherter Patient wird eher auf das Angebot einer beruflichen Neuorientierung verzichten als ein Patient ohne ausreichende wirtschaftliche Sicherung.

Besonders deutlich ist der Rückgang der beruflichen Ausbildung von Tetraplegikern in Berufsförderungswerken. Das Verhältnis ist im Berufsförderungswerk Wildbad 1:10. Ist es die Zurückhaltung der Patienten, oder werden berufliche Fördermaßnahmen im Hinblick auf den Arbeitsmarkt von den Kostenträgern nicht mehr genehmigt?

Besonderes Interesse hatten wir natürlich daran zu erfahren, wieviele der derzeitigen Frischverletzten nach Einschätzung des Sozialdienstes für berufliche Fördermaßnahmen evtl. in Frage kommen. Hier spiegelte sich am deutlichsten die augenblickliche Situation der beruflichen Rehabilitation Querschnittgelähmter wieder. Bei einem Drittel der Frischverletzten sind berufliche Rehabilitationsmaßnahmen nicht notwendig, d.h. die berufliche Wiedereingliederung am Arbeitsplatz wird voraussichtlich möglich. Bei einem weiteren Drittel kommt eine Eingliederung am Arbeitsplatz oder eine berufliche Ausbildung aus Alters- oder Behinderungsgründen nicht mehr in Frage. Rente oder Sozialhilfe wird beantragt. Nur etwa 20% werden voraussichtlich berufliche Fördermaßnahmen in Anspruch nehmen. – 8% in Form von schulischer Weiterbildung, bei 2% ist die Ausbildung in einem Berufsbildungswerk (BBW) geplant, weitere 4% werden sich im erlernten Beruf qualifizieren oder eine betriebliche Ausbildung aufnehmen. Nur 6% sind nach der Einschätzung der Sozialdienste in Sonderstationen für Querschnittgelähmte für die Ausbildung in einem BFW vorgesehen.

Fazit

Mit aller Vorsicht kann aufgrund der Voruntersuchung zu den anfangs erwähnten Fragestellungen folgendes angenommen werden:

Der Personenkreis der Querschnittgelähmten ist nach Ansicht der Sozialdienste durchschnittlich älter geworden. Die Behandlungszeiten sind kürzer, und damit kann in vielen Fällen die notwendige Trauerarbeit nicht geleistet werden. Die „nahtlose“ Rehabilitation ist nur noch in wenigen Einzelfällen sinnvoll. Durch die Veränderung des Arbeitsmarktes hat die Konkurrenzsituation zum Nichtbehinderten zugenommen. Nur ein Drittel aller Frischverletzten kommt aus handwerklich-technischen Berufen.

Dagegen haben sich die gesetzlichen, technischen und institutionellen Voraussetzungen der beruflichen Rehabilitation Querschnittgelähmter verbessert und heute ein hohes Niveau erreicht. Trotz dieser hervorragenden Rahmenbedingungen ist der Anteil der Querschnittgelähmten in der beruflichen Rehabilitation zurückgegangen.

Der Grundsatz „Rehabilitation vor Rente“ hat m. E. bei Querschnittgelähmten besonderes Gewicht. Es liegt in unser aller Interesse, nicht nur die medizinische Rehabilitation weiter zu optimieren, sondern es muß auch unsere Aufgabe sein, die sozialen Rahmenbedingungen der beruflichen Rehabilitation zu verbessern und damit die Wiedereingliederung Querschnittgelähmter in Beruf und Gesellschaft zu fördern.

Diskussion

Es wird klargestellt, daß eine *Rund-um-die-Uhr-Betreuung* Querschnittgelähmter im häuslichen Bereich durch eine Bezugsperson alleine unmöglich ist und auch nicht gemeint war. Die Bezugsperson – bei Fehlzeiten deren Vertretung – sollte die Grundpflege am Morgen und am Abend übernehmen. Zwischenzeitliche Leistungen sollen durch Zivildienstleistende – die ja immer wieder wechseln – erbracht werden. Erfahrungen in dieser Richtung bestehen in der „Pfennigparade" in München.

Es besteht Übereinstimmung, daß *Hausbesuche* bei Querschnittgelähmten durch eine Gruppe aus dem Zentrum für die Gesamtheit aller ehemaligen Patienten nicht durchführbar sind. Das gelingt nicht einmal von allen berufsgenossenschaftlichen Zentren aus für die Versicherten der gesetzlichen Unfallversicherung. Eine unterschiedliche Handhabung der *nachstationären Dauerbetreuung* würde bei den Behinderten auch große Unruhe auslösen.

Die erforderliche *lebenslange Nachsorge* läßt sich nicht ausschließlich durch stationäre Wiederaufnahmen sicherstellen. Hierzu reicht die Gesamtbettenkapazität in den Spezialeinrichtungen nicht aus. Verbesserte Überlebensaussichten und verlängerte Lebenserwartung führen zu einem ständigen Anwachsen des zu betreuenden Personenkreises. Es besteht Übereinstimmung, daß eine bedarfsdeckende Lösung nur durch Ausbau der ambulanten Tätigkeit der Spezialeinrichtungen zu erreichen ist. Es ist ihre – und nur ihre – Aufgabe, diese lebenslange Weiterbetreuung zu übernehmen, entsprechend der Sicherstellung der Behandlung Frischverletzter. Es hat sich erwiesen, daß die hausärztliche Versorgung alleine dieser Aufgabe nicht gerecht werden kann. Es wird also das zukünftige Ziel sein müssen, gemeinsam mit den Krankenhausträgern die räumlichen und personellen und mit den Sozialleistungsträgern die gesetzlichen Voraussetzungen für die Erfüllung dieser Leistungen zu schaffen.

Im Gegensatz zu früheren Jahren haben sich die *Sportgruppen* der Rollstuhlfahrer weitgehend von den Behandlungszentren gelöst. Vielfach streben die Sportler an, wieder in ihren alten Sportverein zurückzukehren. Verschiedene Sportarten bieten ihnen die Möglichkeit, gemeinsam mit Nichtbehinderten Sport – auch Wettkampfsport – zu betreiben. Die Motivation besteht dabei darin, wieder Sport zu treiben, und nicht, sich primär in die soziale Gemeinschaft von Schicksalsgefährten innerhalb einer Behindertensportgruppe zurückzuziehen. Auch hier steht die Ausübung des Sportes heute an erster Stelle. Die Motivationsforschung im Behindertensport muß bei diesen Überlegungen ansetzen. Die Gruppen müssen Breiten- oder Rehabilitationssport anbieten und davon ausgehend Möglichkeiten zum Leistungssport bis hinauf zum Spitzensport eröffnen. Insgesamt sollte das Ziel darauf gerichtet sein, den Tetraplegikern mehr und bessere Möglichkeiten zur sportlichen Betätigung zu erschließen. Die Forderung des Behindertensports auf vollständige Berichterstattung über die Veranstaltungen in den Medien wird schon wegen deren Kapazitätsgrenzen als utopisch angesehen, da auch Ansprüche anderer berücksichtigt werden müssen.

Die Darstellung der *beruflichen Rückgliederung* Querschnittgelähmter erfolgte aufgrund einer Stichtagserhebung und aus der Sicht eines Berufsförderungswerkes. Sie legt deutlich offen, wie dringend notwendig eine Verbundforschung auf

F.-W. Meinecke (Hrsg.)
Querschnittlähmungen

diesem Gebiet ist, da bisher eine gezielte wissenschaftliche Bearbeitung dieser wichtigen Fragen mit entsprechend gesicherten Erkenntnissen nicht erfolgte. Ergebnisse, die von einzelnen Sozialleistungsträgern vorgelegt werden, können die Gesamtsituation nicht erfassen. Es ist also Aufgabe der Spezialeinrichtungen, sich gemeinsam dieser drängenden Fragen anzunehmen. Die Schweiz berichtet über 70%, die in den letzten 15 Jahren ein Jahr nach dem Unfall wieder berufstätig waren. Dabei ist es wichtig zu wissen, wie sich die Ausgangsgruppe z.B. nach Alter, Behinderungsgrad, beruflichem Vorfeld usw. zusammengesetzt hat. Das kann im Rahmen einer Diskussion nicht abgeklärt werden.

Organisation der umfassenden Behandlung und Nachsorge

Aufbau, Organisation und Bedarf von Spezialeinrichtungen

U. Bötel

Berufsgenossenschaftliche Krankenanstalten „Bergmannsheil", Universitätsklinik, Abteilung für Rückenmarkverletzte, Gilsingstraße 14, D-4630 Bochum

Der Hauptverband der gewerblichen Berufsgenossenschaften veröffentlichte 1972 die Denkschrift „Zur Neuordnung der Behandlungszentren für Querschnittgelähmte in der Bundesrepublik Deutschland", die 1976 durch die Herausgabe von Planungsrichtwerten ergänzt wurde. Eine Neuauflage unter redaktioneller Zusammenfassung der beiden Schriften erfolgte 1978. Seither sind wiederum 10 Jahre vergangen, so daß die damals gemachten Äußerungen überdacht werden und die damals angestellten Überlegungen einer Prüfung unterworfen werden müssen. Die Zahl der Behandlungsbetten sowie der Spezialzentren hat sich seither beträchtlich erhöht, ohne daß heute schon von einer bedarfsgerechten Deckung gesprochen werden könnte.

Heute stehen in 17 Zentren sehr unterschiedlicher Größe (5–120 Betten) insgesamt 782 Betten in der Bundesrepublik Deutschland zur Verfügung (Abb. 1). Damit ist es zwar möglich, die überwiegende Mehrzahl der frischverletzten Patienten möglichst unmittelbar nach Eintritt des Schadensereignisses in einem geeigneten Spezialzentrum einer gezielten Behandlung zuzuführen, trotzdem sind auch weiterhin erhebliche Versorgungsmängel nicht zu übersehen. Bei 8 kleinen Zentren mit unter 40 Betten macht sich eine mangelhafte Flexibilität bei der Belegung bemerkbar, wenn auch unübersehbar ist, daß der verantwortliche leitende Arzt den größten Kontakt zu seinen Patienten halten und damit ein besonders enges Arzt-Patienten-Verhältnis erzielt werden kann. Dieses enge Verhältnis ist naturgemäß in Großzentren weniger gut möglich, die wirtschaftliche Führung eines Großzentrums ist jedoch wesentlich günstiger zu planen als in einem Kleinzentrum. Auch im Großzentrum können jedoch Schwierigkeiten personeller Art auftreten, da eine große Zahl engagierter und qualifizierter Mitarbeiter benötigt wird.

Aus dem umfangreichen Zahlenmaterial, das der Anlaufstelle für die Vermittlung von Betten für Querschnittgelähmte, Hamburg, zur Verfügung steht, läßt sich im Vergleich von 2 Groß- und 2 Mittelzentren ablesen, daß der Anteil der Belegung mit Frischverletzten von über 40% bei den Mittelzentren deutlich höher als bei den Großzentren mit 12 bzw. 31% ausfällt (Abb. 2), während die Verteilung zwischen Tetraplegikern und Paraplegikern für alle Zentrengrößen annähernd gleich ist. Im Vergleich zwischen dem Anteil traumatisch bedingter Querschnittlähmungen gegenüber Querschnittlähmungen anderer Ursache ergibt sich, daß der letztere Anteil in Großzentren stärker ausgeprägt ist (Abb. 3). Bei den kleineren Zentren wird hier von einer Selektion ausgegangen werden müssen, die zugunsten der traumatisch bedingten Querschnittlähmungen ausfällt. Hieraus ergibt sich auch, daß noch eine erhebliche Dunkelziffer im Verhältnis zum Anteil

F.-W. Meinecke (Hrsg.)
Querschnittlähmungen

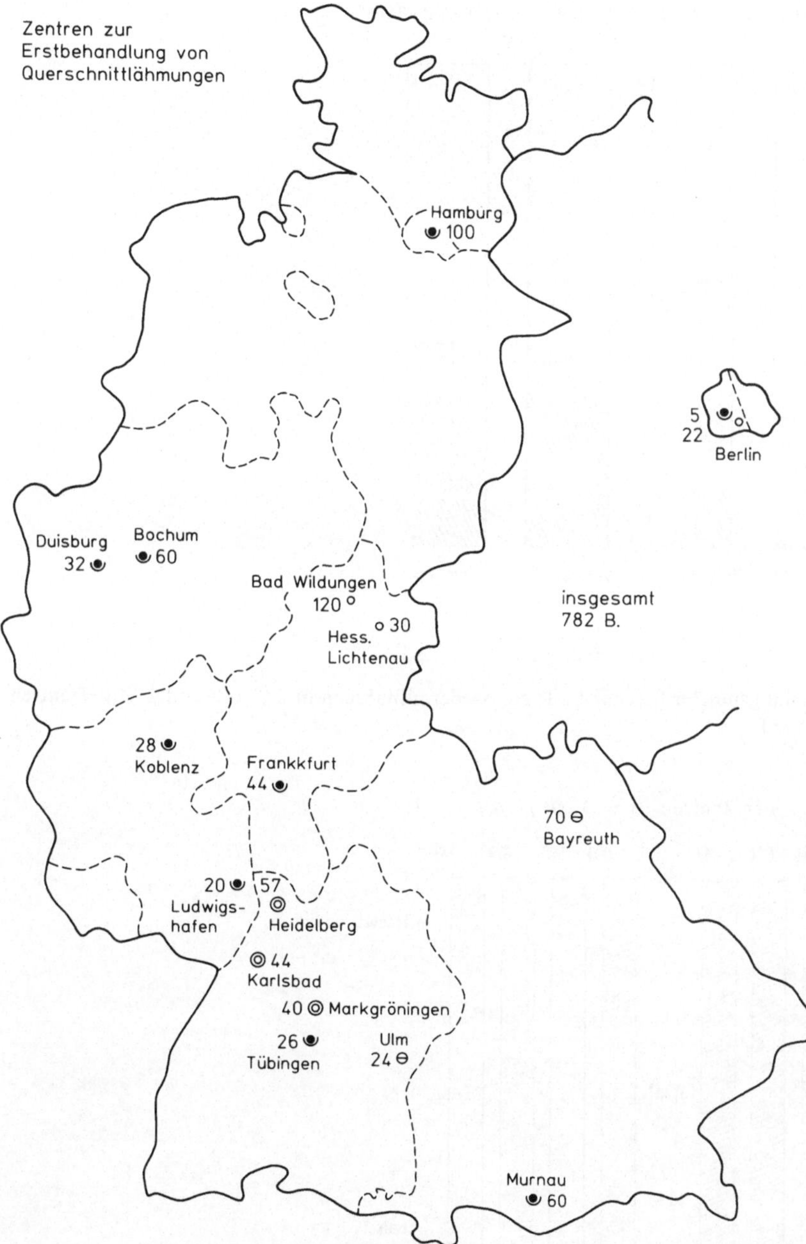

Abb. 1. Standort und Zahl der Spezialbetten 1988

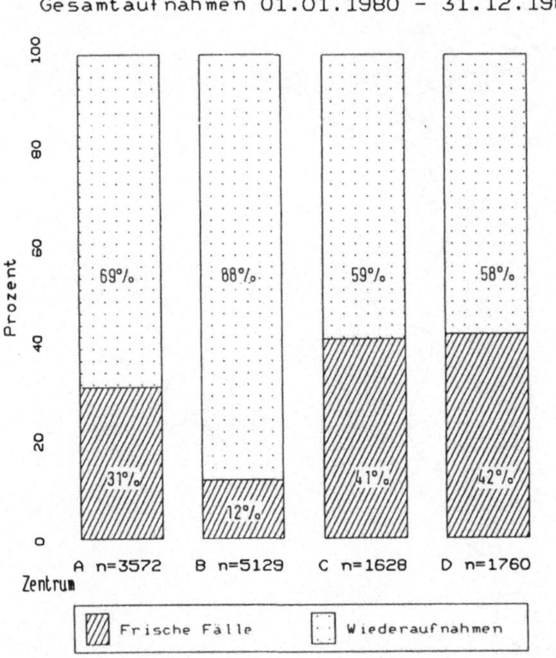

Abb. 2. Verteilungsmuster frischer Fälle zu Wiederaufnahmen in 2 Groß- und 2 Mittelzentren. (Nach Meinecke)

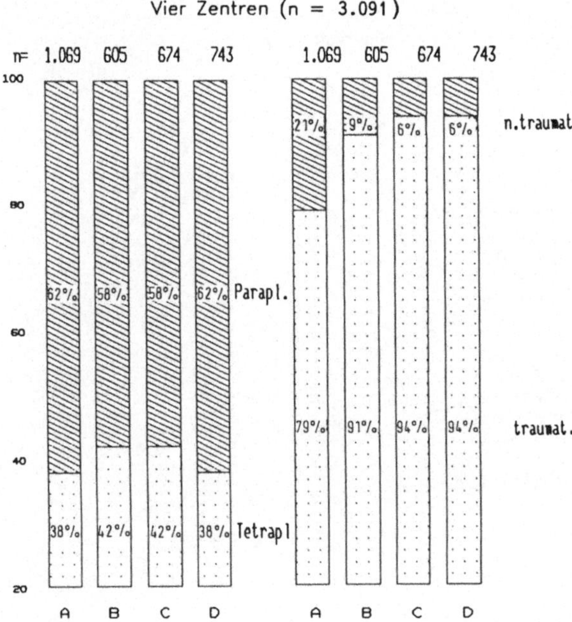

Abb. 3. Verteilung zwischen Tetra- und Paraplegien sowie zwischen posttraumatischen und nicht traumatischen Querschnittlähmungen in 2 Groß- und 2 Mittelzentren. (Nach Meinecke)

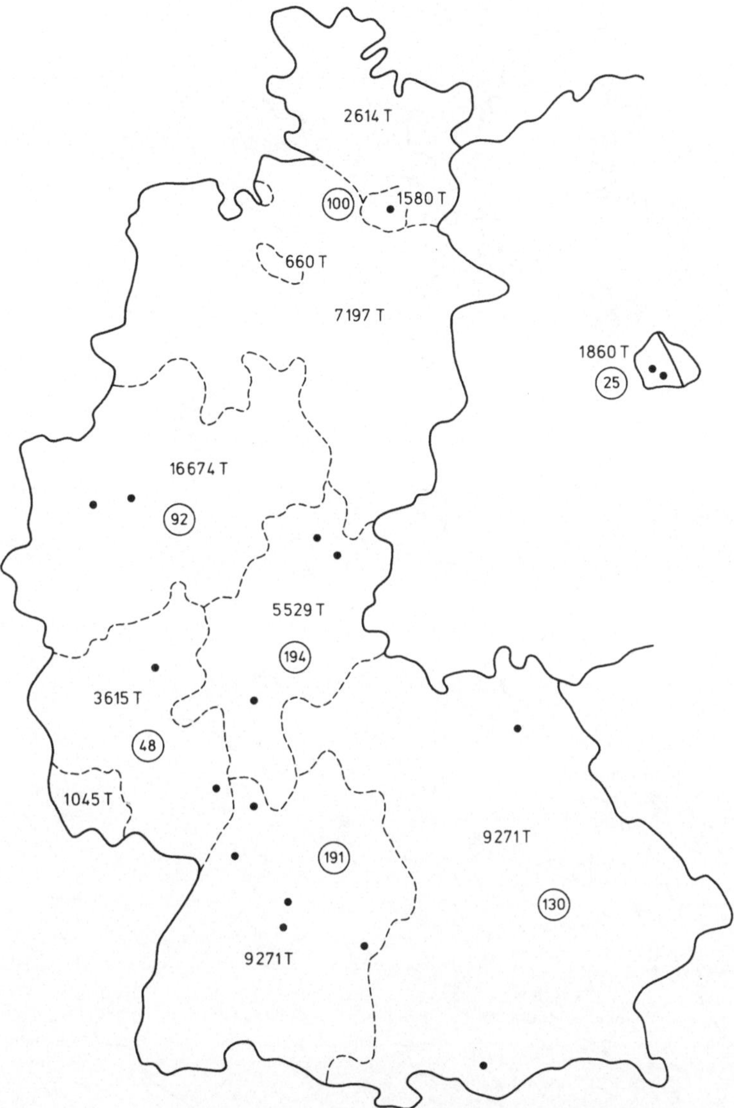

Abb. 4. Zuordnung der Spezialbetten zu den Einwohnerzahlen (Werte in Tausend)

nicht traumatischer Querschnittlähmungen vorliegt, während die Zahl der traumatisch bedingten Querschnittlähmungen in der Bundesrepublik recht gut statistisch abgesichert ist und der früher geschätzten Zahl von 800 Unfallverletzten pro Jahr entspricht.

Erhebliche Ungleichgewichte lassen sich bei der Bettenverteilung bezogen auf die Einwohnerzahlen feststellen (Abb. 4). Zweifellos der schlechteste Verteilerschlüssel liegt in Nordrhein-Westfalen mit nur 92 Betten auf 16,7 Mio. Einwohner

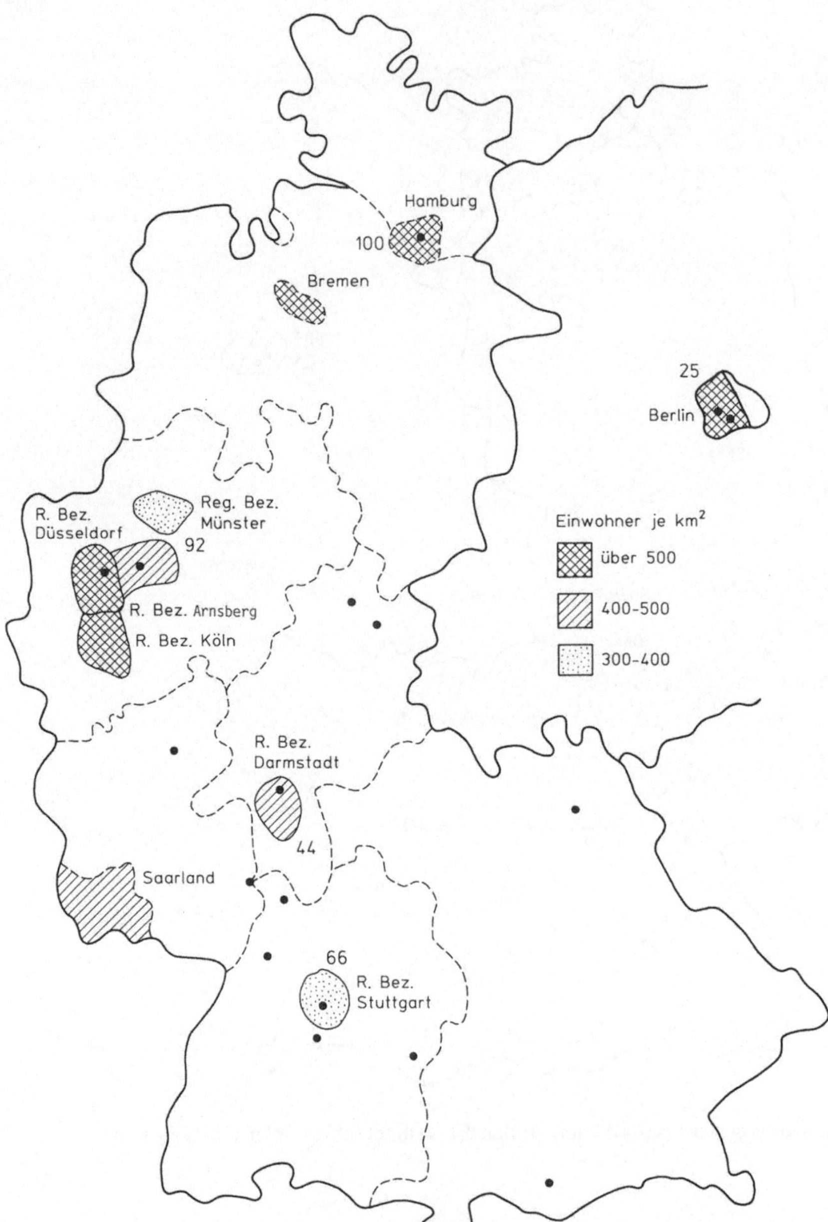

Abb. 5. Zuordnung von Spezialbetten zu bevölkerungsdichten Ballungszentren

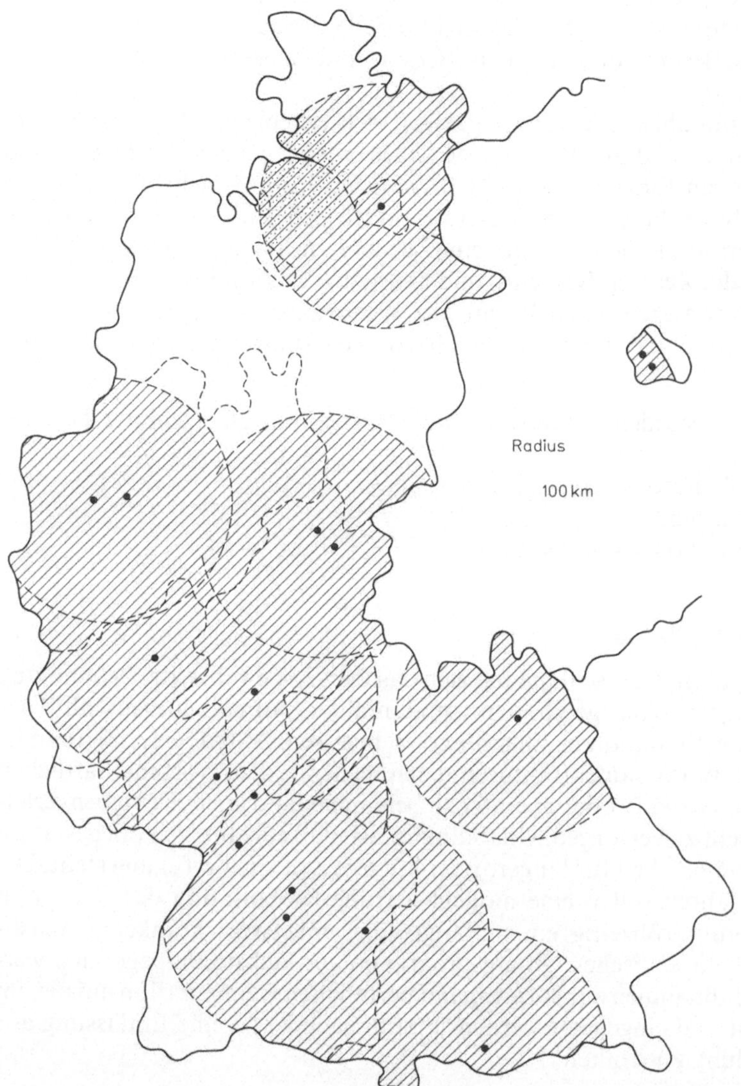

Abb. 6. Einzugsbereich der bestehenden Zentren mit einem Radius von 100 km

vor, eine optimale Versorgung kann jedoch auch im norddeutschen Raum mit 12,1 Mio Einwohnern für 100 Betten nicht unterstellt werden.

In Hessen liegt mit 194 Betten für 5,5 Mio Einwohner zwar eine scheinbare Überversorgung vor, tatsächlich werden diese Betten jedoch dringend dafür benötigt, um Patienten aus unterversorgten Gebieten aufnehmen zu können. Optimale Verhältnisse bestehen sicher in Baden-Württemberg mit 191 Betten für 9,3 Mio. Einwohner. Auch im Verhältnis zu den dicht besiedelten Gebieten zeigt sich eine ungünstige Verteilung, indem für die außerordentlich dichte Besiedelung im Rhein-Ruhr-Gebiet und im Regierungsbezirk Münster wiederum nur 92 Betten zur Verfügung stehen, für das dichtbesiedelte Saarland überhaupt kein Bett. Die 25 in Berlin vorgehaltenen Betten sind sicher als bedarfsgerecht anzusehen (Abb. 5).

Auch in der räumlichen Verteilung zeigen sich erhebliche Deckungslücken, geht man davon aus, daß im Interesse eines ausreichenden Familien- und Heimatkontaktes ein Einzugsgebiet von 100 km im Radius nicht überschritten werden sollte. Unter dieser Voraussetzung findet sich eine ganz beträchtliche Lücke im niedersächsischen Raum, eine weitere in Bayern wegen der sehr peripheren Lage der Zentren Bayreuth und Murnau (Abb. 6). Eine gute Deckung ergibt sich im südwestdeutschen Raum, die Versorgungsradien der nordrhein-westfälischen Zentren und der nördlichen hessischen Zentren überschneiden sich nur geringfügig.

Die Aufgaben der Spezialeinrichtungen für die Behandlung Querschnittgelähmter umfassen 3 Hauptgebiete:

1. die umfassende Erstversorgung,
2. Auffrischverfahren,
3. die Behandlung von Komplikationen.

Umfassende Erstversorgung

In der Bundesrepublik Deutschland hat sich das Prinzip bewährt, die Behandlung des traumatisch Querschnittgelähmten vom Unfalltage an bis zum Abschluß der medizinischen Rehabilitation in einer Hand zu belassen. Aufgabe der Zentren ist es deshalb, die Wirbelsäulenfrakturen entsprechend dem wissenschaftlichen Stand optimal konservativ oder operativ zu behandeln und auch die Nebenverletzungen sachgerecht zu versorgen. Unabdingbar ist, daß eine Intensivpflegestation mit Beatmungsmöglichkeit für längere oder kürzere Zeit zur Verfügung steht. Die Behandlungsverfahren sollen eine möglichst frühe Mobilisation des Verletzten ermöglichen, damit frühzeitig ein umfangreiches intensives krankengymnastisches und ergotherapeutisches Übungsprogramm zur Selbsthilfe begonnen werden kann. Die Maßnahmen zur sozialen und beruflichen Reintegration müssen im Zentrum geplant und eingeleitet werden. Erst danach ist an eine Entlassung aus der Erstbehandlung zu denken.

Auffrischverfahren

Auffrischverfahren haben den Sinn, bereits erlernte Fähigkeiten der Selbsthilfe zu verbessern und auszubauen, gegebenenfalls auch neue Techniken zu erlernen und neu entwickelte Hilfsmittel auszunutzen. Gleichzeitig kann während der Auffrischverfahren eine intensive Gesundheitsüberprüfung erfolgen.

Behandlung von Komplikationen

Im Vordergrund der Wiederaufnahmen steht zweifellos die Behandlung lähmungsspezifischer Komplikationen, in erster Linie die Behandlung von Harnwegskomplikationen und Druckgeschwüren, jedoch auch die Behandlung von Kontrakturen, Spastik und Schmerzen sowie Atemwegskomplikationen bei Tetraplegikern. Jedoch auch lähmungsunabhängige Erkrankungen bedürfen der Behandlung in der Spezialeinrichtung, wenn pflegerische Komplikationen wegen längerer Bettlägerigkeit erwartet werden müssen.

Zur Standortfrage muß neben den oben erwähnten geographischen Besonderheiten auch die Entscheidung einfließen, ob die Spezialeinrichtung in einer Stadt oder auf der „grünen Wiese" stehen soll. Der Vorteil eines Standortes in der Stadt liegt zweifellos darin, daß gute Verkehrsverbindungen unterstellt werden können und dem Patienten in einem innerstädtischen Zentrum viel mehr die Gelegenheit geboten wird, sich aus dem Krankenhaus heraus zu orientieren. Hierdurch läßt sich eine Ghetto-Situation leichter vermeiden. Weitere Vorteile dieses Standortes liegen auch darin, daß genügend Konsiliarärzte zur unmittelbaren Verfügung stehen und auch qualifiziertes Personal leichter gewonnen werden kann. Vorteile eines Standortes auf der „grünen Wiese" liegen einerseits darin, daß die bauliche Konzeption eines solchen Zentrums leichter geplant und umgesetzt werden kann, auch sind die Vorteile einer landschaftlich schöneren Umgebung für die Behandlung der Patienten nicht zu vernachlässigen.

Neben diesen Grundüberlegungen ist jedoch auch die Frage zu prüfen, ob die Spezialeinrichtung in ein Klinikum eingegliedert oder als isoliertes Zentrum geführt werden soll. Die Vorteile einer Einbindung in ein Klinikum sind darin zu sehen, daß Röntgenabteilung, Labors und Operationsabteilungen sowie interdisziplinäre Intensivpflegestationen gemeinsam genutzt werden können, ebenso die Verwaltung, worin große wirtschaftliche Vorteile erblickt werden können. In einem Klinikum kann auch unterstellt werden, daß die notwendigen Konsiliardisziplinen in unmittelbarem Zugriff zur Verfügung stehen. Ein Nachteil liegt zweifellos darin, daß sich die Spezialeinrichtung in ein bestehendes Baukonzept einzuordnen hat, wodurch jedoch nicht von vornherein eine drangvolle Enge entstehen muß.

Unabdingbare Voraussetzung für den Betrieb einer Spezialeinrichtung zur Behandlung Querschnittgelähmter ist selbstverständlich die rollstuhlgerechte Bettenstation. Alle Bewegungsräume müssen auf Rollstuhlbenutzung ausgerichtet sein, weshalb die Flure eine genügende Breite aufweisen müssen, um auch noch einen Begegnungsverkehr zwischen Betten und Rollstühlen zu ermöglichen, wobei Griffleisten an den Flurwänden auch Gehübungen und Geherleichterungen für Teilgelähmte sicherstellen sollten. Ein rollstuhlgerechter Zugang zur Station ist selbstverständlich, entweder durch entsprechende Fahrstühle, die besondere Schalter auch für die Benutzung von Tetraplegikern aufweisen sollten, oder stufenlos ebenerdig. Die Flurräume sollten auch so gestaltet sein, daß sich Rollstuhlfahrergruppen bilden können mit Öffnung zum täglichen Leben auf der Station.

Ebenso unabdingbar ist für den Betrieb einer Spezialabteilung, daß ein Hubschrauberlandeplatz zur Verfügung steht, entweder als Dachlandeplatz oder in unmittelbarer Verbindung zu den Aufnahmeeinrichtungen.

Die Bettenzimmer müssen so großzügig gestaltet sein, daß der Rollstuhl problemlos dem Bett- und Aufenthaltsbereich der Patienten zugeordnet werden kann. Es sollten 1-, 2- und 4-Bett-Zimmer vorhanden sein, um eine individuelle

Belegung zu ermöglichen. Die Schränke müssen so angeordnet sein, daß sie vom Rollstuhl aus leicht bedient werden können.

Waschecken sollen die Intimsphäre wahren und durch Schrägspiegel, unterfahrbare Waschbecken und verdeckte Anbringung der Syphons für den Rollstuhlfahrer angepaßt sein. Toilette und Duscheinrichtung müssen den Zimmern zugeordnet werden, wobei sowohl eine direkte Zugängigkeit vom Zimmer aus ermöglicht werden soll als auch über einen Pflegearbeitsgang. Aufwendige hydraulische Pflegebadewannen erscheinen entbehrlich bei Bevorzugung von Duschtragen; eine Badewanne zum Einüben des Gebrauchs für die häuslichen Verhältnisse sollte jedoch vorhanden sein. Als selbstverständlich muß gelten, daß jedes Patientenzimmer sowohl mit Telefoneinrichtungen mit Außenanschluß versehen ist als auch mit Fernsehgeräten, die am besten mit Wand- oder Deckenstativen angebracht werden. Große Lagerräume sind erforderlich, um das umfangreiche Einmal-Pflegematerial zu lagern.

Ein außerordentlich hoher Stellenwert muß der Neurourologie eingeräumt werden, da die Behandlung der neurogenen Blase heute erhebliche Fortschritte gemacht hat, jedoch auch besondere Kenntnisse erforderlich macht, die nicht in jeder urologischen Abteilung vorausgesetzt werden können. Zur Diagnostik und Therapieüberwachung soll ein großer urodynamischer Meßplatz vorhanden sein.

Entsprechend der großen Bedeutung der Krankengymnastik und Sporttherapie in der Frührehabilitation der Querschnittgelähmten sind entsprechend großzügig konzipierte Abteilungen erforderlich.

Dasselbe gilt für die Ergotherapie. Ergotherapeutische und krankengymnastische Abteilungen für die Behandlung der Querschnittgelähmten gehören nicht in einen fernen Keller, sondern in unmittelbare räumliche Beziehung zu den Bettenstationen, um auch kurze Transportwege zu ermöglichen. Wünschenswert sind auch Einrichtungen, die eine Arbeitsbelastungserprobung ermöglichen. Einen hohen Stellenwert genießt die Zuordnung auch einer Behindertenfahrschule.

Das dringend notwendige Schwimmbad soll so konzipiert sein, daß Paraplegiker das Becken ohne fremde Hilfe aufsuchen und verlassen können.

Weitere wichtige und dringende Einrichtungen sind der Sozialdienst sowie ein psychologischer Dienst, wofür ebenfalls Räume vorgesehen werden müssen.

Neben diesen oben skizzierten dringend notwendigen Einrichtungen im Bereich einer Spezialabteilung zur Behandlung Querschnittgelähmter sind weitere wünschenswerte Einrichtungen erforderlich. Besucherappartements sollten zur Verfügung stehen, um einerseits Angehörigen den Aufenthalt während der Akutphase unmittelbar nach Einlieferung zu ermöglichen, später zur ständigen Anwesenheit in der Trainingsphase für die Betreuung der Querschnittgelähmtenangehörigen. Dringend wünschenswert ist weiterhin eine Einrichtung mit verminderter Pflegeintensität im Sinne eines „Hostels", um den Behinderten den Übergang nach Hause zu erleichtern und in der Übergangsphase vor Fertigstellung der eigenen Wohnung die Akutstation zu entlasten. Einrichtungen zur Arbeitsbelastungserprobung erleichtern die spätere Reintegration ins Berufsleben.

Zweifellos hat sich seit Erstauflage der Denkschrift 1972 die Lage der querschnittgelähmten Patienten deutlich verbessern lassen, unzweifelhaft bestehen jedoch noch erhebliche ungelöste Probleme. Nach wie vor gibt es keine adäquate Versorgung von querschnittgelähmten Kindern.

Ungelöst sind auch die Probleme der alten Querschnittgelähmten, sowohl im Hinblick auf geriatrische Patienten, die erst im Alter eine Querschnittlähmung erleiden, als auch auf Querschnittgelähmte, die mit ihrer in der Jugend erworbenen Querschnittlähmung alt geworden sind. Die Zahl der Querschnittlähmungen, die nicht traumatisch entstehen, ist nicht genau bekannt, hier liegen sicher noch Versorgungslücken vor. Ungelöste Probleme bestehen ebenfalls mit Blick auf langzeitbeatmete Tetraplegiker sowie Querschnittgelähmte mit gleichzeitig bestehenden posttraumatischen Hirnleistungsstörungen sowie Psychosen. Trotz aller bisher verzeichneten Erfolge muß deshalb weiter an einer Optimierung der Versorgung querschnittgelähmter Patienten gearbeitet werden.

Literatur

Hauptverband der gewerblichen Berufsgenossenschaften (1978) Zur Neuordnung der Behandlungszentren für Querschnittgelähmte in der Bundesrepublik Deutschland mit Planungsrichtwerten für Neubauten. Schriftenreihe des Hauptverbandes der gewerblichen Berufsgenossenschaften e.V.

Statistisches Jahrbuch 1987

Personalplanung für die umfassende Behandlung Querschnittgelähmter

F.-W. Meinecke

Berufsgenossenschaftliches Unfallkrankenhaus, Querschnittgelähmten-Zentrum, Bergedorfer Straße 10, D-2050 Hamburg 80

Die Bestandsaufnahme über die gegenwärtigen Möglichkeiten der umfassenden Behandlung Querschnittgelähmter hat mit aller Deutlichkeit folgendes gezeigt:

1. Eine Personalplanung pro vorhandenem Bett geht an den Realitäten vorbei, ist jedoch nicht immer vermeidbar.
2. Zu berücksichtigen ist die anteilige Belegung mit frischen Fällen und Wiederaufnahmen (Abb. 1).
3. Die Jahresstatistik gibt keine Auskunft über die tägliche Belegung mit frischen Fällen und mit Wiederaufnahmen. In Hamburg betrug das Verhältnis innerhalb von 6 Jahren in der Jahresstatistik 29 %:71 %, in der tatsächlichen täglichen Belegung jedoch 62 %:38 %.
4. Tetraplegiker und Paraplegiker stellen unterschiedliche Anforderungen, ebenso Teillähmungen gegenüber vollständigen Lähmungen.

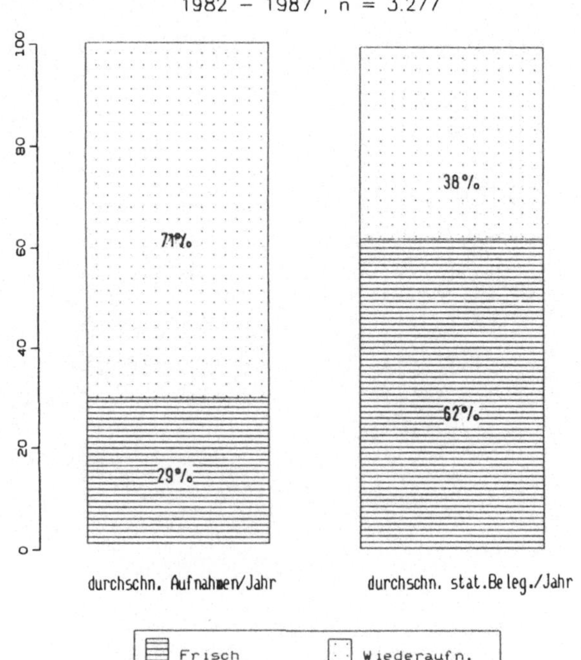

Abb. 1. Patientenverteilung

F.-W. Meinecke (Hrsg.)
Querschnittlähmungen

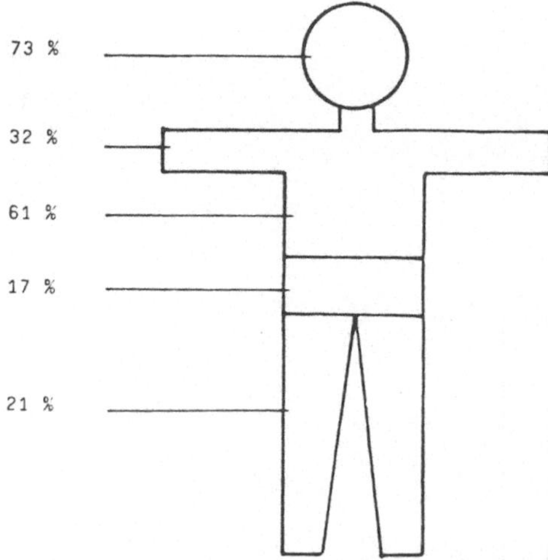

Abb. 2. Begleitverletzungen bei Polytrauma ($n = 354$)

5. Mehrfachverletzungen, insbesondere Polytraumen stellen erhöhte Ansprüche. Dabei stehen Mitverletzungen von Kopf und Brustkorb im Vordergrund (Abb. 2, 3). Operative Eingriffe an Körperhöhlen und Gliedmaßen sind oft damit verbunden.
6. Langzeit- und Dauerbeatmungen erfordern erhöhten Aufwand im Intensivtherapie- und Überwachungsbereich.
7. Wiederaufnahmen zur generellen Durchuntersuchung sind arbeitsintensiv in allen Bereichen einschließlich Labor- und Röntgenuntersuchungen mit den notwendigen Transportwegen.

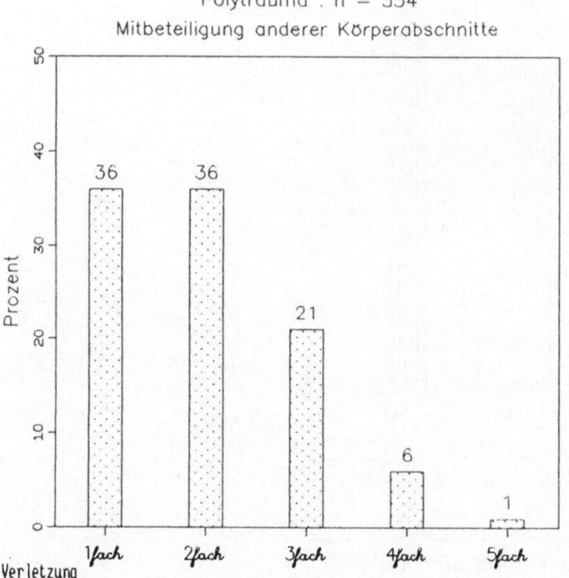

Abb. 3. Frische Unfälle

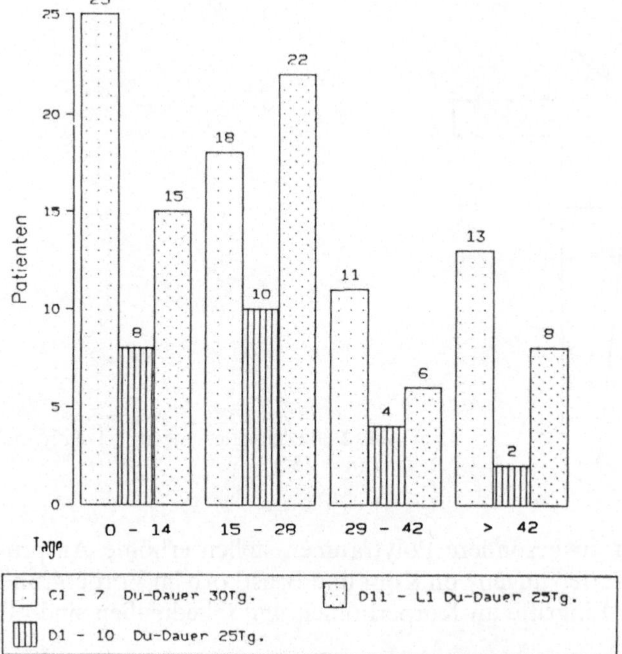

Abb. 4. Zeitpunkt der Mobilisierung (operativ, $n = 142$)

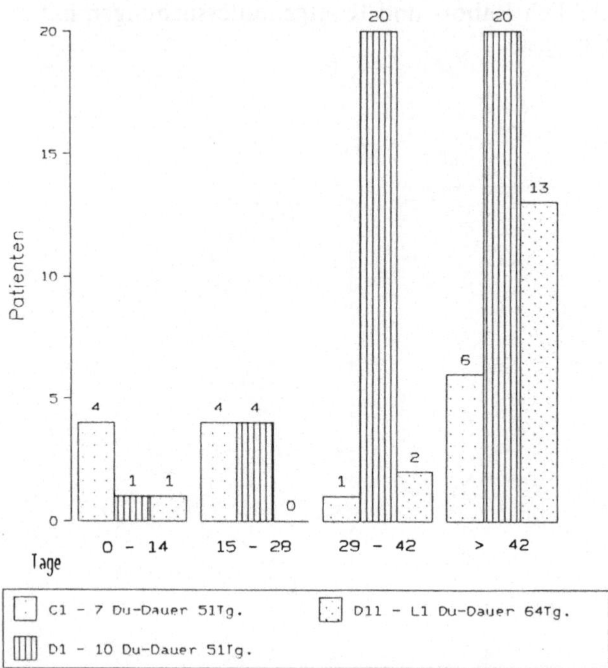

Abb. 5. Zeitpunkt der Mobilisierung (konservativ, $n = 765$)

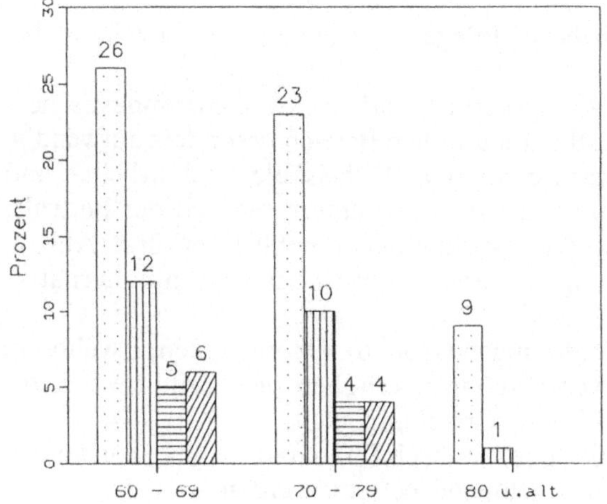

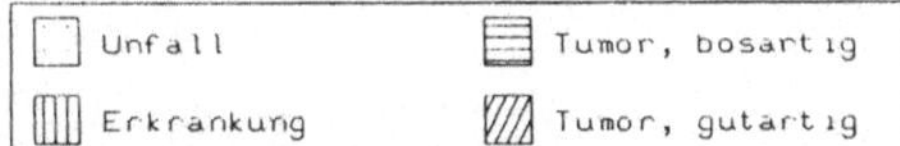

Abb. 6. Frische Fälle über 60 Jahre ($n = 80$)

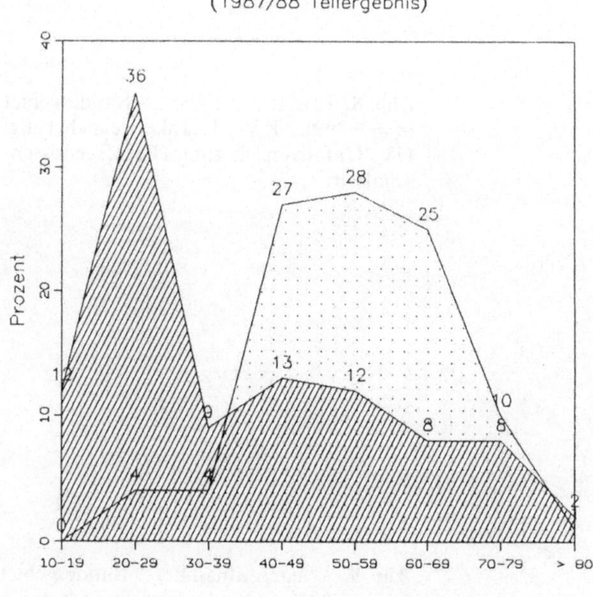

Abb. 7. Altersverteilung frische Fälle ($n = 240$). Vergleich traumatisch/nicht traumatisch

8. Druckgeschwürbehandlung belastet Pflege- und Operationsbereiche in besonderem Maße.
9. Wiederaufschulungen bei Trainingsverlust sind im krankengymnastischen, sporttherapeutischen und ergotherapeutischen Bereich besonders aufwendig.
10. Primäre und sekundäre Eingriffe an der Wirbelsäule sind arbeits- und zeitintensiv. Der Pflegeaufwand wird zwar erleichtert, die Zeit der Bettruhe gegenüber konservativer Behandlung nicht immer erheblich verkürzt (Abb. 4, 5). Die konservative Behandlung der verletzten Wirbelsäule ist als alternative Lösung unverzichtbar.
11. Vorerkrankungen, Altersveränderungen (Abb. 6), Depressionen, Psychosen, einfach strukturierte Primärveranlagungen erhöhen den Zeitaufwand zur Erreichung von Selbständigkeit und Unabhängigkeit.
12. Patienten mit starker Spastik oder unbeeinflußbaren Schmerzzuständen können mitunter nur langsam zunehmend belastet werden.
13. Querschnittlähmungen nichttraumatischer Ursache finden sich häufiger in den Altersgruppen über 40 Jahre bei häufig langanhaltenden depressiven Verhaltensweisen (Abb. 7).

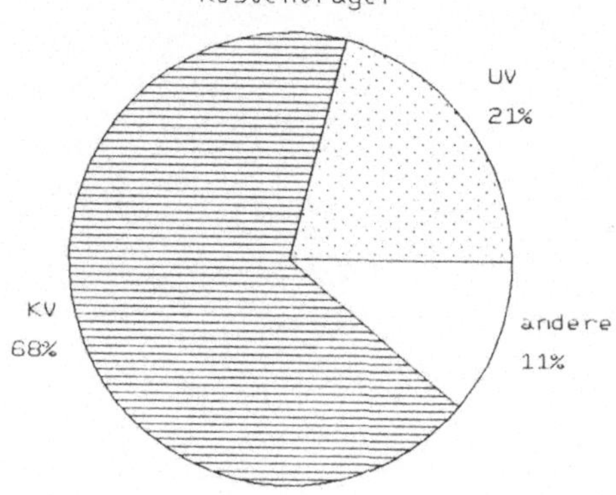

Abb. 8. Frische Fälle Bundesgebiet ($n = 9.399$). KV, Krankenversicherung; UV, Unfallversicherung (Berufsgenossenschaften)

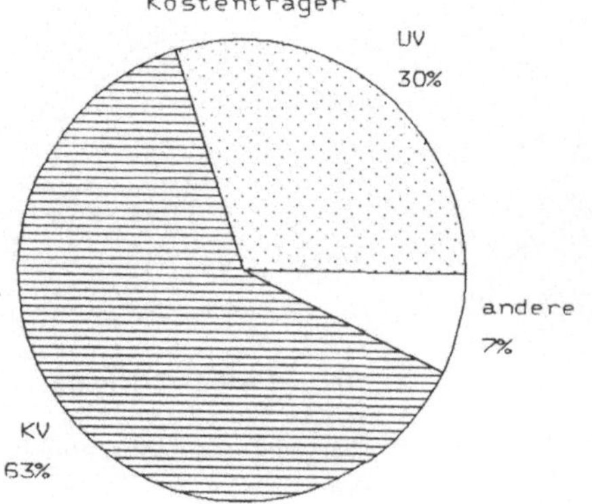

Abb. 9. Wiederaufnahme Bundesgebiet ($n = 18.022$). KV, Krankenversicherung; UV, Unfallversicherung (Berufsgenossenschaften)

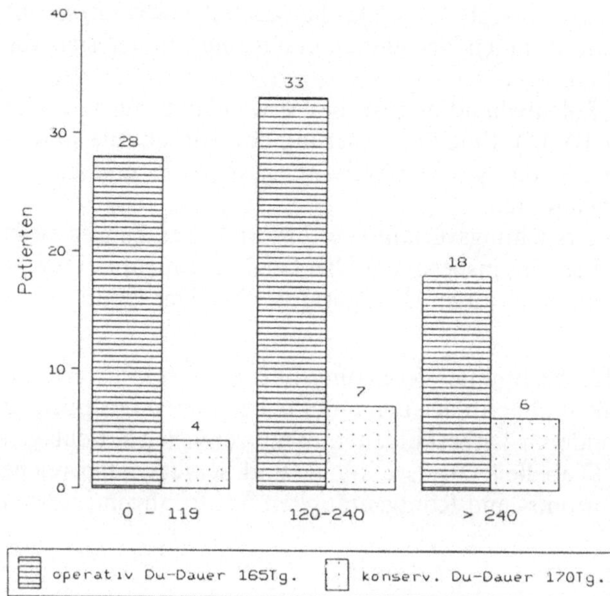

Abb. 10. Verweildauer gesamt ($n = 97$)

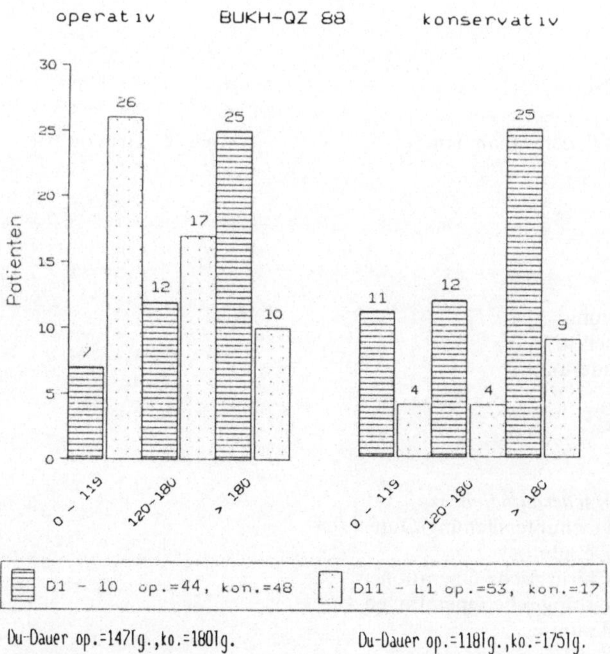

Abb. 11. Verweildauer (operativ, $n = 97$; konservativ, $n = 65$)

14. Die zeitgerechte Bereitstellung behinderungsgerechter Hilfsmittel, Pflege und Wohnung gelingt bei den Versicherten der Unfallversicherung leichter als bei anderen Sozialleistungsträgern (Abb. 8, 9). Das hat auch Auswirkungen auf den Sekretariatsdienst im Rahmen der Berichterstattung, zumal sich die Gruppen wie 1:2 verhalten.
15. Nach operativer Wirbelsäulenbehandlung ist die Verweildauer nur teilweise erheblich verkürzt (Abb. 10, 11). Eine Stabilisierung der Wirbelsäule stabilisiert nicht auch gleichzeitig das ganze physische, psychische und soziale Gefüge des Querschnittgelähmten.
16. Moderne urologische Untersuchungsverfahren erfordern hohen Zeitaufwand für Urologen und Pflegebereich, insbesondere bei der konsequenten Durchführung einer lebenslangen Nachsorge. Die operative Tätigkeit nimmt einen breiten Raum ein.

Es scheint daher sinnvoll, für bestimmte Verletzungsbilder Grundzeitwerte im Rahmen der gesamten Tätigkeit aller an der Behandlung beteiligten Gruppen zu ermitteln (Abb. 12, 13). Besonderen Tatbeständen muß mit zeitlichen Zuschlägen Rechnung getragen werden (Tabelle 1, 2). Psychologie und Sekretariatsbereiche müssen ebenso wie Laboratoriums- und Röntgentätigkeit mit Erfahrungswerten hinzugefügt werden.

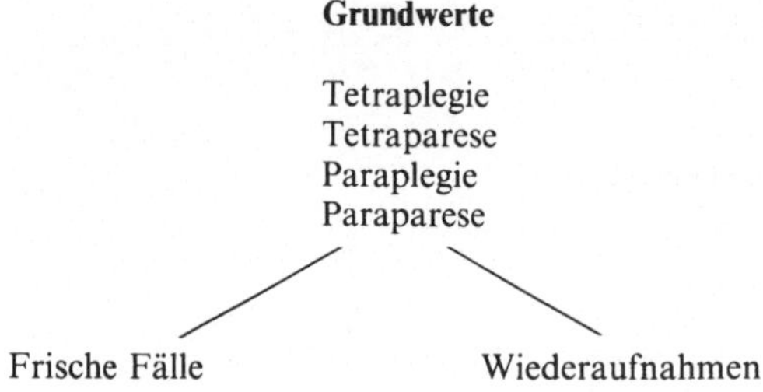

Abb. 12. Grundwerte

Zuschläge

Allgemein
Vorerkrankung
Diabetes mellitus
Altersveränderungen
Psychose

Frische Fälle	*Wiederaufnahmen*
Mehrfachverletzung	Nachuntersuchung/Gutachten
Polytrauma	Dekubitus
Beatmung	Chirurgische Operationen
Überwachung	Urologische Operationen
Thrombolyse	Training
Spondylodese	
Osteosynthese	

Abb. 13. Zuschläge

Tabelle 1. Mitarbeiter, die ausschließlich im Zentrum tätig sind

Zentrumgebunden
Ärzte[a]
Pflege[b]
Krankengymnastik[b]
Sporttherapie[b]
Ergotherapie[b]
Psychologie[a]
Berufshilfe/Sozialdienst[a]
Sekretariat[a]

[a] = Patientenbezogen nicht berechenbar.
[b] = Patientenbezogen berechenbar.

Tabelle 2. Mitarbeiter, die teilweise für das Zentrum tätig sind

Krankenhausgebunden	
– Notfallambulanz	– Logopädie
– Röntgen	– Schuldienst
– Labor	– Apotheke
– Fotoabteilung	– Bibliothek
– Anästhesie/Intensivmedizin	– Verwaltung
– Operationsdienst/Sterilisation	– Reinigungsdienst
– Physikalische Therapie	

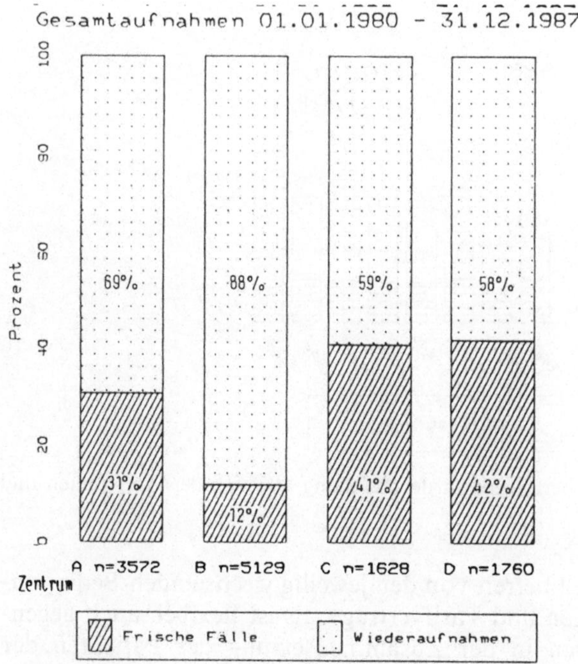

Abb. 14. Unterschiede in der Belegung mit frischen Fällen bzw. Wiederaufnahmen in 4 Zentren (n = 12.089)

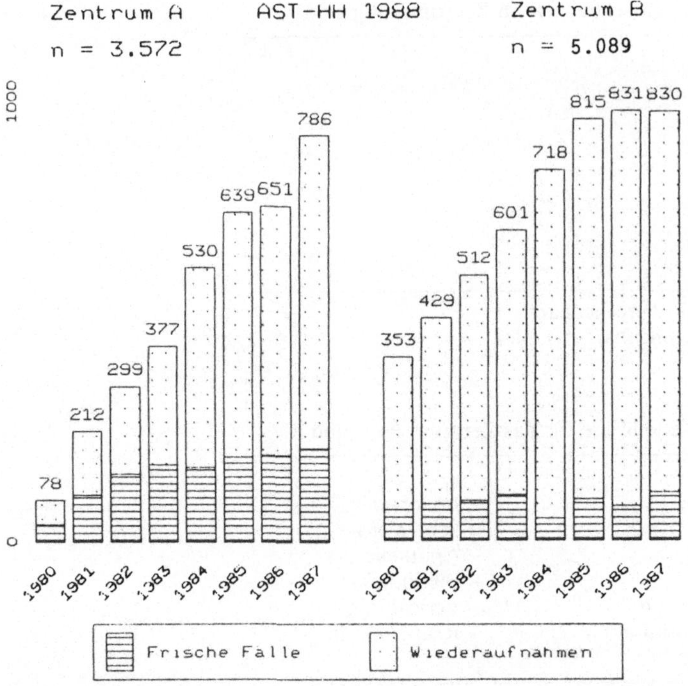

Abb. 15. Zwei große Zentren: Unterschiede in der Belegung. Anstieg der Aufnahmen und Wiederaufnahmen

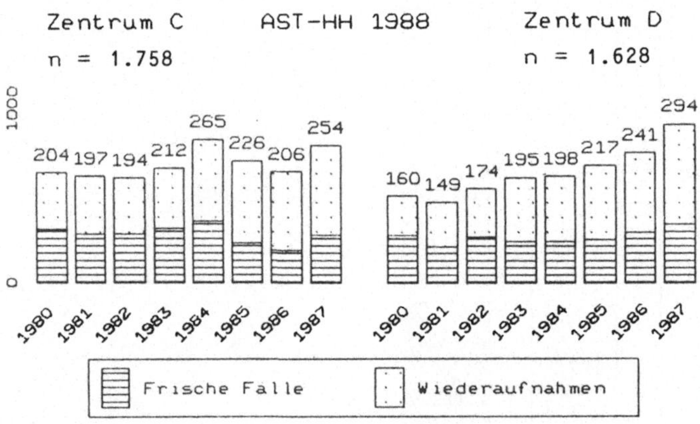

Abb. 16. Zwei mittlere Zentren: Unterschiede in der Belegung. Anstieg der Aufnahmen und Wiederaufnahmen

Das hier vorgestellte Modell befreit von den jeweilig wechselnden Bedingungen der Arbeitszeitverordnungen und Tarifverträge. Es ist flexibel, auch gegenüber den lokalen Verhältnissen in der Zusammensetzung der Patienten der verschiedenen Spezialabteilungen, die untereinander nicht vergleichbar sind (Abb. 14–17).

Vier Zentren (n = 3.091)
100
0
1.069
605
674
743
1.069
605
674
743
62%
58%
58%
62%
Parapl.
38%
42%
42%
38%
Tetrapl
21%
9%
6%
6%
n.traumat
79%
91%
91%
91%
traumat.
A
B
C
D
A
B
C
D

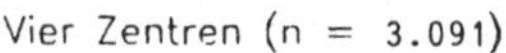

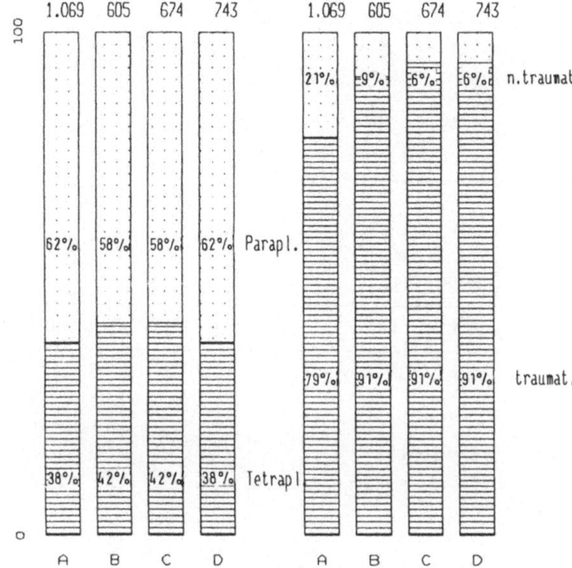

Abb. 17. Vier Zentren: Unterschiede in der Belegung. *Links* Vergleich Tetraplegiker/Paraplegiker, *rechts* Vergleich traumatische/nichttraumatische Ursachen

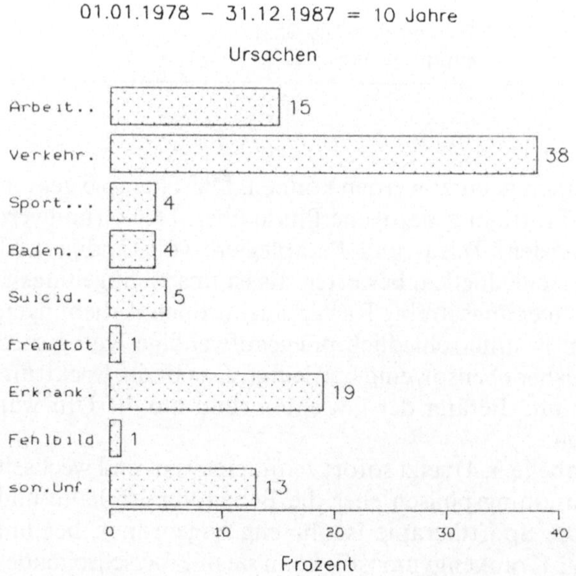

01.01.1978 – 31.12.1987 = 10 Jahre
Ursachen
Arbeit..
15
Verkehr.
38
Sport...
4
Baden...
4
Suicid..
5
Fremdtot
1
Erkrank.
19
Fehlbild
1
son.Unf.
13
0
10
20
30
40
Prozent

Abb. 18. Frische Fälle Bundesgebiet ($n = 9.399$)

Für die frischen Fälle ergeben sich folgende Anhaltspunkte (Abb. 18):

Am Anfang ist die Pflege umfangreich und schließt eine intensive Überwachung ein, die gelegentlich die Grenze zur intensiven Behandlung verwischt. Danach sollte die Wiedergewinnung der Unabhängigkeit den Pflegeaufwand verringern. Nach Mobilisierung der Patienten ergeben sich Freiräume, die für

Tabelle 3. Frische Fälle: Krankengymnastik

Grundwerte	min pro Tag	Gesamt
Tetraplegie	2 × 60	120
Tetraparese	2 × 60	120
Paraplegie	2 × 45	90
Paraparese	2 × 45	90

Tabelle 4. Frische Fälle Krankengymnastik – Zuschläge

	min pro Tag	Gesamt
Tetraplegie unterhalb C 1/2	*plus* 2 × 30	60
Mehrfachverletzung Polytrauma Beatmung Überwachung	*plus* 2 × 15	30
Spondylodese Osteosynthese Altersveränderungen Psychose Vorerkrankungen	*plus* 10% der Gesamtwerte	
Dekubitus	Tetraplegie *minus* 25% Paraplegie *minus* 33%	

noch pflegeaufwendigere Patienten genutzt werden können. Die Therapie geht in die vorwiegend trainings- und kräftigungsbezogene Phase über. Der Grundwert kann nicht mehr verringert werden. Tetra- und Paraplegien, vollständige und teilweise Lähmungen sind unterschiedlich zu bewerten. Es ist uns nicht gelungen, die pflegerische Tätigkeit in das hier angestrebte Raster einzuordnen. Erhebungen unter Einstufung der Patienten in unterschiedlich pflegeaufwendige Kategorien auf individueller Basis haben bisher ebensowenig befriedigt. Das breite Spektrum pflegerischer Arbeit als Helfer und Berater der Patienten rund um die Uhr war nicht in ein Schema zu zwingen.

Die Krankengymnastik (Tabelle 3, 4) setzt sofort zeitintensiv ein und wechselt im Verlauf der einzelnen Behandlungsphasen eher die Behandlungsinhalte und -ziele als den Zeitaufwand. Die Sporttherapie ist ihr eng zugeordnet, beginnt jedoch später. Im Gegensatz zur Krankengymnastik kann sie mit fortschreitender Belastbarkeit teilweise zur Gruppenarbeit übergehen, ebenso die Krankengymnastik teilweise entlasten.

Der Bettbehandlung des Tetraplegikers durch die Ergotherapie (Tabelle 5, 6) sind zunächst engere Grenzen gesetzt. Die Arbeit mit Patienten unter Langzeitbeatmung ist sehr zeitaufwendig, z. Z. aber immer noch eine Ausnahmesituation. Die Behandlung des mobilisierten Patienten führt zunächst zu einer Intensivie-

Tabelle 5. Frische Fälle: Ergotherapie

Grundwerte	min pro Tag	Gesamt
Tetraplegie	2 × 45	90
Tetraparese	2 × 45	90
Paraplegie	1 × 45	45
Paraparese	1 × 45	45

Tabelle 6. Frische Fälle: Ergotherapie – Zuschläge

	min pro Tag	Gesamt
Tetraplegie unterhalb C 1/2	2 × 45	90
Mehrfachverletzung Polytrauma Beatmung Überwachung	keine	
Spondylodese Osteosynthese Altersveränderungen Psychose Vorerkrankungen	keine	
Dekubitus	Tetraplegie keine Paraplegie keine	

rung des Zeitaufwandes, bis die möglichen Therapieziele – getrennt nach Schädigungshöhe und -ausmaß – erreicht sind. Gruppenarbeit ist nicht möglich.

Wiederaufnahmen stellen in den genannten Bereichen unterschiedliche Anforderungen, die sich aus den Tabellen 7–12 ergeben.

Die Lösung sozialer Fragen im weitesten Sinne muß sofort beginnen. Eine zeitliche Zuordnung zu den Behandlungsphasen oder bestimmten Behinderungsgraden ist nicht möglich. Der Umfang geht aus den vorausgegangenen Referaten hervor. Bei Größenordnungen von 50 Betten scheinen 1, bei 100 Betten mindestens 2 Sozialarbeiter/Berufshelfer notwendig.

In der Psychologie lassen sich Zeitangaben weder Gruppen noch Behinderungsarten zuordnen. Sie hat ferner umfangreiche Aufgaben zur Stabilisierung der Mitarbeiter zu erfüllen. Für die Besetzung mit Psychologen gelten gleiche Richtwerte wie bei Sozialarbeitern.

Die ärztlichen Aufgaben sind umfangreich und an kein Spezialgebiet gebunden. Es gilt das Prinzip der Ganzheitsmedizin. Die zunehmende operative Tätigkeit erfordert hierfür und für den Bereitschaftsdienst genügend Ärzte. Für die Innere Medizin und die Urologie muß mindestens eine Rufbereitschaft sichergestellt werden. Der besonders hohe Anfall administrativer und sozialmedizinischer Aufgaben, der Berichts- und Gutachtenerstattung und der Gesprächs-

Tabelle 7. Wiederaufnahmen: Krankengymnastik – Grundwerte

Grundwerte	min pro Tag	Gesamt
Tetraplegie	1 × 45	45
Tetraparese	1 × 45	45
Paraplegie	1 × 30	30
Paraparese	1 × 30	30

Tabelle 8. Wiederaufnahmen: Krankengymnastik – Nachuntersuchungen/Gutachten

Indikation	min pro Tag	Gesamt
Nachuntersuchungen/Gutachten:		
Tetraplegie	1 × 45	45
Tetraparese	2 × 30	60
Paraplegie	1 × 30	30
Paraparese	1 × 45	45

Tabelle 9. Wiederaufnahmen: Krankengymnastik – Dekubitus/urologische Operationen

Indikation	min pro Tag	Gesamt
Dekubitus/urologische Operationen:		
Tetraplegie	1 × 30	30
Tetraparese	1 × 30	30
Paraplegie	1 × 20	20
Paraparese	1 × 20	20

Tabelle 10. Wiederaufnahmen: Krankengymnastik – Spondylodesen/Osteosynthesen

Indikation	min pro Tag	Gesamt
Spondylodesen/Osteosynthesen:		
Tetraplegie	1 × 45	45
Tetraparese	1 × 45	45
Paraplegie	1 × 30	30
Paraparese	1 × 30	30

Tabelle 11. Wiederaufnahmen: Krankengymnastik

Indikation	min pro Tag	Gesamt
Training:		
Tetraplegie	1 × 45 + 1 × 30	75
Tetraparese	2 × 45	90
Paraplegie	1 × 45	45
Paraparese	1 × 45 + 1 × 30	75

Tabelle 12. Wiederaufnahmen: Ergotherapie – Grundwerte

Grundwerte	min pro Tag	Gesamt
Tetraplegie	1 × 45	45
Tetraparese	1 × 45	45
Paraplegie	1 × 22,5	22,5*
Paraparese	1 × 22,5	22,5*

Parallele Einzelbehandlung; * = 1/2 Einheit.

führung mit Patienten, Angehörigen und Versicherungsträgern darf im Stellenplan nicht unberücksichtigt bleiben. Hieraus ergibt sich der Bedarf von 7 Sekretariatsstellen.

Zeitzuschläge erfordern folgende der eingangs genannten Gruppen:

5 und 6: 30% für den Zeitraum erhöhten Arbeitsaufwandes für Ärzte, Pflege und KG.
7: 30% für den Kurzaufenthalt (2–3 Tage) für Ärzte und Pflege.
8: 10% für den Gesamtaufenthalt für Ärzte und Pflege.
11: 10–15% für den Gesamtaufenthalt für alle Bereiche.
13: 10% für den Gesamtaufenthalt für alle Bereiche.

Diese Überlegungen gehen von den Beschäftigten aus, nicht von einem Krankenhausträger.

Wir sind uns über die Schwierigkeiten, die diese Berechnungsweise enthält, durchaus im klaren. Sie ist realistischer und flexibler als die vor 16 Jahren gegebenen Empfehlungen (Abb. 19, Tabelle 13), die teilweise als starre Gesetzmä-

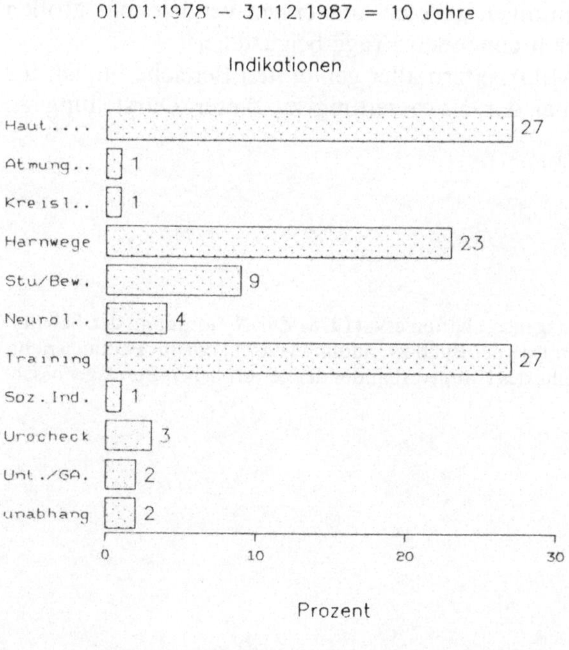

01.01.1978 – 31.12.1987 = 10 Jahre
Indikationen
Haut.... 27
Atmung.. 1
Kreisl.. 1
Harnwege 23
Stu/Bew. 9
Neurol.. 4
Training 27
Soz.Ind. 1
Urocheck 3
Unt./GA. 2
unabhang 2
0 10 20 30
Prozent

Abb. 19. Wiederaufnahmen Bundesgebiet (n = 18.022)

Tabelle 13. Stellenplan für 100 Betten (Mindestbedarf). (Aus: Hauptverband der gewerblichen Berufsgenossenschaften 1978)

Ärzte

1 Arzt als Abteilungsleiter
1 Facharzt als Vertreter des Abteilungsleiters
5 Assistenzärzte

Nichtärztlich-medizinische und nichtmedizinische Mitarbeiter

112 Krankenpflegepersonen, davon 54 examinierte Kräfte; das männliche Pflegepersonal sollte überwiegen, und zwar etwa im Verhältnis 64 Männer zu 48 Frauen
18 Krankengymnasten zuzüglich 2 Praktikanten
12 Beschäftigungstherapeuten und Arbeitstherapeuten zuzüglich 2 Praktikanten
1 Sportlehrer
1 Schwimmeister
1 Gehschullehrer
3 medizinisch-technische Assistenten (Labor)
3 medizinisch-technische Assistenten (Röntgen), auch für Nacht- und Sonntagsdienst, soweit sie nicht vom Krankenhaus zentral zur Verfügung gestellt werden
7 Sekretärinnen
2 Sozialarbeiter
1 Sekretärin für die Sozialarbeiter
1 Lehrer

Mitarbeiter im Operationssaal, in der Sterilisation, in der Verwaltung, soweit diese nicht vom Krankenhaus zentral zur Verfügung gestellt werden.

Mitarbeiter für die Gebäudereinigung

ßigkeit angesehen worden sind. Wir waren damals auf Schätzungen angewiesen. Heute haben wir Erfahrungen, die sicher im Detail noch weiter vertieft werden müssen. Die gezeigten Beispiele stellen solche Erfahrungswerte dar. Wir haben Herrn Dr. Gerner aus Bad Wildungen gebeten, aus einem vergleichbar großen Zentrum einen Beitrag zu dieser brennenden Frage beizusteuern.

Den Mitarbeiterinnen und Mitarbeitern aller genannten Bereiche bin ich für die konstruktive Mitwirkung bei der Vorbereitung zu dieser Darstellung zu großem Dank verpflichtet.

Literatur

Hauptverband der gewerblichen Berufsgenosschaften e.V. (1978) Zur Neuordnung der Behandlungszentren für Querschnittgelähmte in der Bundesrepublik Deutschland mit Planungsrichtwerten für Neubauten. Schriftenreihe des Hauptverbandes der gewerblichen Berufsgenossenschaften e.V., Bonn

Personalplanung aus der Sicht der Beschäftigten

H. J. Gerner

Werner-Wicker-Klinik, Zentrum für Rückenmarkverletzte, Im Kreuzfeld 4,
D-3590 Bad Wildungen

Herr Meinecke ist in seinem Grundsatzreferat sehr ausführlich auf die Tatsache einer veränderten Zusammensetzung des Patientenkollektivs in den Querschnittgelähmten-Zentren gegenüber früheren Jahren eingegangen. Eine bedarfsgerechte Personalplanung aus heutiger Sicht muß sich deshalb kritisch mit den seit mehr als 10 Jahren gültigen Grundwerten auseinandersetzen.

Wegen der besonderen Problematik habe ich mich für mein Koreferat auch aus Zeitgründen ausschließlich mit der Personalplanung des Pflegebereiches befaßt. Es geht dabei um das schwierige Kapitel einer Ist- und Sollwertberechnung für das Pflegepersonal.

Gerade hier muß die geänderte Patientenzusammensetzung hinsichtlich Tetra- und Paraplegie, Frisch- und Wiederaufnahmen sowie Begleitverletzungen, Begleiterkrankungen und Komplikationen berücksichtigt werden.

Die Grundlage der von uns erfaßten Daten bildet eine statistische Erfassung der Patienten aus den Jahren 1986/87.

Auch bei uns gibt die Jahresstatistik keine Auskunft über die tatsächliche tägliche Belegung mit frischen Fällen und Wiederaufnahmen. Das Verhältnis frische Verletzung zu Wiederaufnahmen beträgt für beide Jahre im Durchschnitt 14,5:85,5%, nach der tatsächlichen täglichen Belegung aber 29–71%.

Nach der Denkschrift des Hauptverbandes der gewerblichen Berufsgenossenschaften (1978) ist von einem auch heute noch gültigen Patient/Pflegeschlüssel von 1:1 für den Tagdienst und 9:1 für den Nachtdienst, im Mittel 0,89:1 auszugehen.

Eine Berechnung des Pflegebedarfs verlangt die Erfassung der tatsächlichen täglichen Belegung sowie der individuellen Situation des Patienten im zeitlichen Ablauf der Behandlung.

Wir erfaßten hierzu die Patientendaten aller Patienten an jedem 3. Montag je Monat im Jahr 1987.

Die Verteilung Tetra- zu Paraplegie jeweils unterteilt in Frisch- und Wiederaufnahmen, zeigt über das Jahr gesehen eine Zunahme der Frischverletzten, bei gleichzeitiger Abnahme der Wiederaufnahmen und durchschnittlich gleicher Gesamtbelegung.

Die Erfassung des tatsächlichen Pflegebedarfes muß, worauf Herr Meinecke schon hingewiesen hat, berücksichtigen, daß im Verlauf der Behandlung je nach individueller Lähmungs- und Schädigungssituation unterschiedlich intensive pflegerische Maßnahmen erforderlich werden. Bei frischer Tetra- und Paraplegie ist vor allem in der Frühphase meist ein sehr hoher Pflegeaufwand erforderlich, der sich im Laufe der Zeit verringert, bei Komplikationen auch während der Behandlung erheblich ansteigen kann.

F.-W. Meinecke (Hrsg.)
Querschnittlähmungen

Um hier eine Bedarfserfassung für den pflegerischen Bereich zu ermitteln, hat sich für uns die Einteilung der Patientengruppen in jeweils 4 Kategorien für Frischverletzte und Wiederaufnahmen bewährt.

Alle stationären Patienten aus 1987 wurden entsprechend dem erforderlichen Pflegeaufwand in Stunden pro Tag in diesen Kategorien erfaßt (Tablle 1).

Eindrucksvoll ist der enorme Wechsel des Pflegebedarfes in den einzelnen Patientengruppen im Jahresverlauf. So fanden sich über 7 Monate keine frischen Tetraplegiker in der leichtesten Pflegeklasse Kategorie 4. Bei den Tetra-Wiederaufnahmen konnte über 4 Monate im Jahr kein, während 2 Monaten nur ein Patient und über 5 Monate nur 2 Patienten der Kategorie 4 zugeordnet werden. Aber auch bei den Para-Wiederaufnahmen zeigt sich ein außergewöhnlich hoher Pflegeaufwand über Monate.

Für die Berechnung der durchschnittlichen Verweildauer in den einzelnen Kategorien wurden die Daten der ersten 30 frischen Tetras und Paras, bei den Wiederaufnahmen die der Patienten des 1. Halbjahres 1987 herangezogen.

Bei den frischverletzten Tetraplegikern zeigt sich erwartungsgemäß eine längere Verweildauer in Kategorie 1 und 2 (Abb. 1, 2).

Bei Wiederaufnahmen fällt auf, daß Tetraplegiker nur zu 9% der Verweildauer, Paraplegiker nur zu 38% ihrer Behandlungszeit in der leichtesten Pflegekategorie 4 verbleiben.

Bei der Berechnung des tatsächlichen Arbeitsaufwandes für einen Patienten müssen neben der persönlichen Pflege auch Zeiten berücksichtigt werden für:

- Bereitstellen von Medikamenten, Geräten, Spezialbetten, und anderes,
- Bestellungen an die Apotheke, Küche etc.,
- Koordination von diagnostischen und therapeutischen Maßnahmen,
- Patienten- und Materialtransporte,
- Übergabe und Visitenzeiten, Teambesprechungen,
- Erprobung von Pflegehilfsmitteln für den nachstationären Bedarf,
- Beratung der Patienten und Angehörigen.

Ausgehend vom derzeit gültigen Personalschlüssel von 0,89:1 stehen uns für jeden Patienten 6,4 h für pflegerische Leistungen täglich zur Verfügung.

Anhand unserer Patientendaten ließ sich jedoch ein tatsächlicher Pflegebedarf von 9,25 h pro Patient pro Tag errechnen.

Der tatsächliche Pflegebedarf liegt demnach um 30% höher und kann nach den gültigen Grundwerten letztlich nur durch Abstriche bei der Individualpflege der Patienten erbracht werden.

Aufgrund dieser Berechnungen halten wir, unter Berücksichtigung unterschiedlicher Tagesabläufe, der Mithilfe anderer Therapiebereiche (ET, KG), begleitender Angehöriger, Entlastung durch Beurlaubungen sowie reduzierte Transportaufgaben, zur Therapie und Diagnostik an Wochenenden einen Personalbedarf entsprechend einem Patienten-Personal-Schlüssel von *0,78:1* für angemessen und auch erforderlich.

Literatur

Hauptverband der gewerblichen Berufsgenossenschaften e.V. (1978) Zur Neuordnung der Behandlungszentren für Querschnittgelähmte in der Bundesrepublik Deutschland mit Planungsrichtwerten für Neubauten. Schriftenreihe des Hauptverbandes der gewerblichen Berufsgenossenschaften e.V., Bonn

Tabelle 1. Pflegestundenbedarf bei frischer Tetraplegie (T_f) – und Paraplegie (P_f) sowie Wiederaufnahmen (T_w/P_w) in den einzelnen Pflegekategorien

	KAT.	JANUAR	FEBRUAR	MÄRZ	APRIL	MAI	JUNI	JULI	AUGUST	SEPTEMBER	OKTOBER	NOVEMBER	DEZEMBER	SUMME
T_f	1	72	24	48	24	72	24	24	120	192	168	192	144	1104
	2	48	48	48	72	60	72	84	60	48	72	96	144	852
	3	0	8	16	24	24	32	0	0	0	0	8	24	136
	4	0	0	0	5	5	10	5	5	0	0	0	0	30
P_f	1	0	0	0	0	24	48	24	96	96	120	144	120	672
	2	12	36	48	48	96	120	60	60	72	96	60	48	756
	3	48	64	32	72	32	88	112	112	72	64	80	64	840
	4	30	0	0	15	0	5	5	15	20	15	5	5	115
T_w	1	144	144	168	96	48	48	24	48	24	72	168	72	1056
	2	63	54	54	27	45	63	63	54	63	72	81	99	738
	3	42	54	60	42	42	108	60	48	60	48	30	30	624
	4	0	3	0	15	6	6	6	6	6	0	3	0	51
P_w	1	144	168	72	0	0	0	48	48	24	72	96	72	744
	2	90	99	207	108	81	45	36	36	63	90	153	117	1125
	3	144	120	120	144	120	78	156	180	33	114	54	72	1335
	4	63	63	36	42	57	57	30	24	150	27	27	15	591

T_f/P_f 1 = 24 Std.; 2 = 12 Std.; 3 = 8 Std.; 4 = 5 Std.
T_w/P_w 1 = 24 Std.; 2 = 9 Std.; 3 = 6 Std.; 4 = 3 Std.

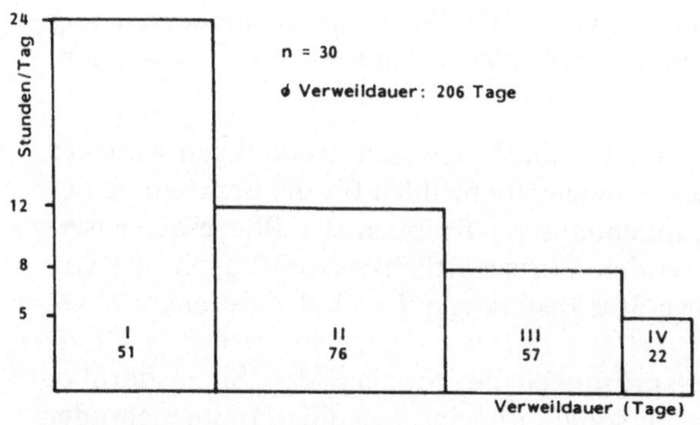

Abb. 1. Verweildauer in den Pflegekategorien. Patienten mit frischer Tetraplegie

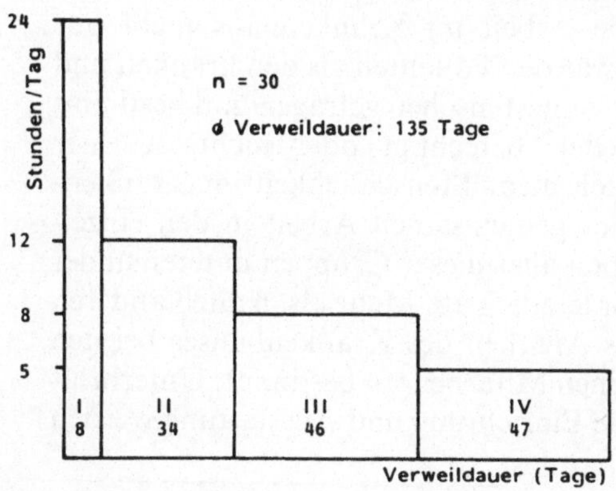

Abb. 2. Verweildauer in den Pflegekategorien. Frische Paraplegie

Personalplanung für ein Querschnittgelähmten-Zentrum aus der Sicht des Krankenhausträgers

G. Hallenberger

Werner-Wicker-Klinik, Schwerpunktklinikum, Im Kreuzfeld 4, D-3590 Bad Wildungen

Das Krankenhaus ist ein arbeitsintensiver oder, von der Aufwandseite her gesehen, ein lohnintensiver Betrieb. Bei der Leistungserstellung nehmen die Arbeitsleistungen eine überragende Rolle ein; Betriebsmittel (Gebäude, Einrichtungen und Ausstattung) und Sachgüter treten in ihrer Bedeutung hinter dem Personaleinsatz zurück. Bei einem Anteil der Personalkosten von ca. 70% an den Gesamtkosten kommt der Planung und Organisation des Personaleinsatzes im Krankenhaus auch unter dem Gesetzeszweck des Krankenhausfinanzierungsgesetzes sowie seinem Wirtschaftlichkeitsgebot besondere Bedeutung zu. Sie wird noch dadurch erhöht, daß die Entwicklung unseres Krankenhauswesens mit seinen steigenden Investitions- und Betriebskosten sowie der Erkenntnis, daß die für den Sozial- und Gesundheitsbereich zur Verfügung stehenden Finanzmittel künftig nicht mehr beliebig erhöht werden können. Neben gesetzgeberischen Initiativen wurde eine Reihe administrativer Maßnahmen zur Kostenbegrenzung ausgelöst, die sich schwerpunktmäßig dem Personalmitteleinsatz zuwenden. Ihnen zuzurechnen sind zunächst einmal

a) die von der Konferenz der für das Gesundheitswesen zuständigen Minister und Senatoren der Länder beschlossenen Kennzahlen für die Beurteilung des Personalmitteleinsatzes im Krankenhaus im Rahmen der Pflegesatzfestsetzung sowie ihre Anwendung bei den Wirtschaftlichkeitsprüfungen, die von den für die Festsetzung der Pflegesätze zuständigen Landesbehörden durchgeführt oder veranlaßt wurden;
b) die von den Wirtschaftlichkeitsprüfungen im vorstehenden Sinne darüber hinaus für die Beurteilung des Personalmitteleinsatzes übernommenen oder entwickelten Anhaltszahlen und Erfahrungswerte.

Der Stellenwert der Planung und Organisation des Personalmitteleinsatzes im Krankenhaus äußert sich darin, daß die Arbeit im Krankenhaus nicht nur unmittelbar den Menschen betrifft, und zwar den Patienten als den kranken und hilfebedürftigen Mitbürger, sondern auch vom Menschen getragen und bestimmt wird. Das zeigen auch die immer wieder, berechtigt oder nicht, sei hier dahingestellt, erhobenen Forderungen nach mehr Menschlichkeit im Krankenhaus. Vom einzelnen Mitarbeiter, von der gemeinsamen Arbeit in den einzelnen Bereichen und von der Zusammenarbeit aller dieser Gruppen untereinander hängt die Qualität der Krankenhausarbeit letztlich ab. Mehr als in allen anderen Betrieben des Wirtschaftslebens wird das Ansehen des Krankenhauses bei den Patienten und in der Öffentlichkeit von seinen Mitarbeitern bestimmt. Unterbringung, Verpflegung, medizinisch-technische Einrichtung und Ausstattung werden

F.-W. Meinecke (Hrsg.)
Querschnittlähmungen

zwar eine Anziehungskraft auf die Patienten ausüben; letztlich bleibt der ausschlaggebende Faktor bei der Wahl des Krankenhauses aber doch der Mitarbeiter.

Ausgehend von dem Sachziel des Personalwesens, der Bereitstellung der Personalkapazität in der erforderlichen Quantität, Qualität und zum richtigen Zeitpunkt, stehen im Mittelpunkt aller personalbezogenen Funktionen die Fragen der Arbeitseinsatzplanung, und in diesem Rahmen insbesondere der Personalbedarfsermittlung.

Bestimmend für die Personalbedarfermittlung und damit für den Personalmitteleinsatz im Krankenhaus sind bei der so umschriebenen Zielsetzung

- die Arbeitsaufgabe und daraus abzuleiten
- die quantitativen Arbeitsanforderungen (quantitativer Personalbedarf) und
- die qualitativen Arbeitsanforderungen (qualitativer Personalbedarf).

Daneben wirken zunehmend auf die Personalbedarfsermittlung im Sinne ihrer Begrenzung Wirtschaftlichkeitserwägungen sowie darauf ausgerichtete politische und darin begründete gesetzgeberische und administrative Entscheidungen ein.

Die Arbeitsaufgabe als Summe der im Rahmen des Versorgungsauftrages des Krankenhauses zu erbringenden Arbeitsleistungen und damit als Bestimmungsgröße für den Personalbedarf wird ihrem Umfang und Inhalt nach für das Krankenhaus und in seinen einzelnen Leistungsstellen von der ärztlich-pflegerischen Zielsetzung bestimmt, wobei auf diese die Möglichkeiten der Medizin sowie Stellung und Funktion des Krankenhauses im System der Patientenversorgung maßgebend einwirken.

Die Bedeutung des Leistungsrahmens als Ausgangspunkt jeder Personalplanung wird deutlich, wenn man sich die wechselseitige Abhängigkeit von Leistungen und Kosten vergegenwärtigt. So werden mit höherer Leistungsfähigkeit, die sich in einer quantitativen und qualitativen Leistungsbreite des Krankenhauses, in einer steigenden Zahl von Behandlungsfällen sowie einer verkürzten Behandlungsdauer äußert, Arbeitskraft und Kosten progressiv steigend verbraucht. Um Aussagen darüber treffen zu können, ob der Ablauf der Arbeit im Krankenhaus betriebswirtschaftlich richtig oder falsch ist, bedarf es genauer Feststellungen darüber, welche Leistungen im Krankenhaus erbracht werden sollen.

Darin liegt die größte Schwierigkeit bei der Personalbedarfsberechnung überhaupt. Am Anfang aller Planungen steht die Entscheidung über den Standard der Krankenhausleistungen, über Art und Umfang von Diagnostik, Therapie, Pflege und Versorgung der Patienten. Ohne diese im Rahmen der ärztlich-pflegerischen Zielsetzung zu treffenden Entscheidungen fehlt den späteren betrieblichen und überbetrieblichen Überlegungen der Bezugspunkt.

Fehlende Standards sind auch bei der Versorgung querschnittgelähmter Patienten in den einzelnen Einrichtungen festzustellen. Hier setzt auch meine Kritik an.

Meines Erachtens ist es unabdingbar, künftig von einheitlichen Behandlungs- und Therapiemethoden (Standards) auszugehen, und dies nicht zuletzt auch aus haftungsrechtlichen Gründen, denn nur so können auch vergleichbare Leistungen erbracht werden.

Nachfolgend möchte ich anhand von Beispielen diese Problematik noch näher skizzieren und deutlich machen, daß man zwar in aller Regel in den Zentren von gleichen Besetzungen – basierend auf den Anhaltszahlen – ausgeht, aber z.B. bezogen auf die tatsächlich erbrachten Leistungen oft recht unterschiedliche Gegebenheiten vorfindet.

Katheterisieren. Die einen Zentren legen sog. Dauerkatheter, die anderen sind davon überzeugt, daß die wiederholte Katheterisierung und/oder auch das „Klopfen" bis zu 5mal in 24 h (durchschnittlich benötigte Zeit je nach Behinderung des Patienten 10–30 min) in Abhängigkeit von der Ausscheidungsmenge die für die Patienten beste, also medizinisch sinnvollste Methode ist, um z.B. Infektionen der ableitenden Harnwege besser vorzubeugen.

Mit dieser Entscheidung wird aber gleichzeitig ein viel größerer Personalbedarf ausgelöst und zwar hier in ca. 5facher Höhe.

Behandlung von Druckgeschwüren. Ähnliche Verhältnisse wie oben ausgeführt gelten auch für die Behandlung von Druckgeschwüren.

Die einen Zentren machen in der Regel nur einen Verbandswechsel innerhalb von 24 h, die anderen machen bis zu 8 Verbandswechsel in 24 h; insbesondere bei Gefahr von *Osteomyelitis*, wobei häufiges Auswaschen der Druckgeschwüre hinzukommt (Zeitaufwand 10–45 min pro Verbandwechsel).

Duschen (Körperpflege). Die einen Zentren ermöglichen den Patienten das Duschen nur einmal pro Woche oder noch seltener, die anderen beinahe täglich.

Einweisung von Familienangehörigen. Die einen Zentren legen großen Wert darauf, daß die Familienangehörigen in die Pflege eingewiesen werden, um dadurch eine richtige Versorgung zu Hause sicherzustellen, damit Wiederaufnahmen möglichst vermieden werden können, die leider häufig genug auf unzureichende bzw. auf falsche Versorgung zu Hause zurückzuführen sind.

Die anderen Zentren legen darauf keinen so großen Wert, evtl. dadurch bedingt, daß diese Einweisungen der Angehörigen in die Pflege eine zu große Personalbindung verursachen.

Operationen. Die einen Zentren verlegen Patienten zur Durchführung von Operationen in andere Einrichtungen und vermeiden dadurch ebenfalls Kosten für OP-Personal und ggf. für Intensivabteilungspersonal.

Die anderen bieten dagegen die gesamte Palette von Operation an:

- hautplastische,
- wirbelsäulenchirurgische,
- gefäßchirurgische,
- neurochirurgische,
- urologische.

Spezialisierungen. Auch die Spezialisierungen von Zentren führen zu Unterschieden in der notwendigen Besetzung mit Personal und so zu Unterschieden hinsichtlich der damit verbundenen Kosten.

So haben sich die einen Zentren z. B. die Versorgung von Dauerbeatmungspatienten zur Aufgabe gemacht, während die anderen sich weniger auf solche Problempatienten verlegen, evtl. „nur" die Versorgung von Frischverletzten übernehmen und Problempatienten sowie Wiederauftrainierer z. T. auch aus Kapazitätsgründen an andere Zentren verweisen, so z. B. einige der kleineren Zentren in städtischen Ballungsräumen.

Meines Erachtens verdeutlichen die o. g. Beispiele auch, daß eine wie vom Gesetz- und Verordnungsgeber mit § 38 (3) Gesundheitsreformgesetz (GRG) ab 1. 1. 1989 geforderte sog. Krankenhausvergleichsliste vermutlich zu falschen Schlüssen führen wird, da, wie wir sehen, auch bei einer relativ kleinen Zahl von Einrichtungen, die sich mit der Behandlung querschnittgelähmter Patienten befassen, im Grunde ein Vergleich unmöglich ist – zumindest zur Zeit.

Diese Beispiele verdeutlichen aber auch, wie die Personalbedarfsplanung von der Zielsetzung des Hauses und von der ärztlich-pflegerischen Zielsetzung abhängt.

Denn das Sichaussprechen für eine bestimmte Zielsetzung zieht eine ganze Reihe von Folgeerscheinungen für alle in einem Querschnittgelähmten-Zentrum arbeitenden Mitarbeiter nach sich und bestimmt letztlich auch deren Anzahl.

Bezogen auf die Personalbedarfsplanung ist es daher für den Krankenhausträger enorm wichtig, sehr frühzeitig von sich ändernden Zielsetzungen (Pflege- und Therapieformen) zu erfahren, denn spätestens mit dem Inkrafttreten der Verordnung zur Regelung der Krankenhauspflegesätze der sog. Bundespflegesatzverordnung (BPflV) zum 1. 1. 1986 und den darin enthaltenen Regelungen, wonach vereinfachend gesagt jedes Krankenhaus für einen künftigen Zeitraum ein Budget ermitteln muß, basierend auf im voraus bestimmten Leistungs- und Kostenstrukturen, wobei dieses Budget auch nur in wenigen Teilbereichen nachträglich einem Ausgleich unterzogen werden darf, wenn man dort falsch budgetiert hat, ist es geradezu von existenzieller Bedeutung für die Krankenhäuser und ihre Träger, daß man sich zumindest auf die Richtigkeit oder Einhaltung der Planungen, basierend auf den vorgegebenen Zielsetzungen, verlassen kann, da sonst entstehende Verluste evtl. nicht ausgeglichen werden.

Folgende Faktoren können sich auf die Personalbedarfsplanung auswirken:

1. Zielsetzung des Krankenhauses;
2. ärztlich-pflegerische Zielsetzung, Pflege-, Therapiestandards;
3. medizinische und medizinisch-technische Entwicklung;
4. bauliche Gegebenheiten;
5. Gesetze und Verordnungen;
6. Arbeitszeitverkürzung;
7. Erhöhung von Mutterschutzzeiten;
8. Erhöhung des Jahresurlaubs;
9. Veränderungen der Lebensarbeitszeit;
10. Erwartungshaltung der Patienten;
11. ärztliche Besonderheiten wie Arbeitskräftemangel infolge erhöhter Nachfrage nach qualifizierten Mitarbeiterinnen und Mitarbeitern; etc.

Bezogen auf die einzelnen Beschäftigungsgruppen im Krankenhaus wirkt sich m. E. die Abhängigkeit von diesen Einflußfaktoren am gravierendsten auf den

Bereich der Krankenpflege aus, da in diesem Bereich häufig Leistungen ausgelöst werden, die nicht mit einer Stoppuhr gemessen oder mit Worten klar umschrieben werden können. Wie z. B. die viel zitierte Zuwendung zum Menschen, die in Abhängigkeit von der Schwere der Erkrankung und Verletzung beim Patienten hoch oder niedrig sein kann.

Alle anderen Bereiche können bezüglich der dort erbrachten Leistungen relativ genau erfaßt werden z. B. über die sog. Leistungsstatistiken.

Bei diesen Leistungen können auch relativ leicht die Unterschiede zur Leistungserbringung in herkömmlichen Krankenhäusern bei nicht querschnittgelähmten Patienten herausgearbeitet und bei der Ermittlung des Personalbedarfs eingebracht werden.

Hier macht damit auch die Ermittlung des Personalbedarfs für die Krankenhausträger wenig Probleme, da auch neue Entwicklungen bei den Therapien leicht umgesetzt werden können.

Daher sollte m. E. den Problemen der Krankenpflege im Hinblick darauf, daß sich, wie wir in den vorhergegangenen Vorträgen so eindrucksvoll geschildert bekommen haben, die Arbeitsinhalte in den letzten 5 Jahren so enorm verändert haben, besondere Aufmerksamkeit gewidmet werden.

Dies könnte m. E. so geschehen, daß eine Gruppe von Fachleuten aus den unterschiedlichsten Zentren für die Krankenpflege, später auch für die anderen Berufsgruppen, Behandlungs- und Therapiestandards entwickelt, die dann auch die Entwicklung von neuen Anhaltszahlen beinhalten sollten.

Dabei muß auch trotz Bestehens dieser Standards die Möglichkeit bestehen bleiben, hausindividuell Versorgungsspezialitäten und bauliche Gegebenheiten personalplanungsrelevant einzubringen, da nur so dem Auftreten der sog. personalbedarfsbeeinflussenden Faktoren Rechnung getragen werden kann.

Hier sind somit alle verantwortlichen Mitarbeiter von den Ärzten über die Krankenpfleger, die Ergotherapeuten, die Sportlehrer bis hin zu den Technikern aufgefordert, den Verwaltungen und den Krankenhausträgern Informationen anhand von Leistungsbeschreibungen und Statistiken an die Hand zu geben, da es nur so den Krankenhausträgern möglich ist, auch den Kostenträgern die Notwendigkeit von personellen Besetzungen zu verdeutlichen.

Fazit:

Wir brauchen in den unterschiedlichen Bereichen der Versorgung Querschnittgelähmter

- Pflege- und Therapiestandards,
- neue Basisanhaltszahlen (verbessert gegenüber den derzeit verwendeten),
- Möglichkeiten der hausindividuellen Anpassung dieser neuen Basisanhaltszahlen,
- Expertengruppen, die sowohl die Pflege- und Therapiestandards als auch neue Basisanhaltszahlen erarbeiten.

Umfassende Rehabilitation Querschnittgelähmter aus der Sicht der Krankenversicherung

W. Gerlach

AOK-Bundesverband, Postfach 200344, D-5300 Bonn 2

Das mir vorgegebene Thema möchte ich in drei Komplexe gliedern:

1. eine Darstellung der Ist-Situation in der gesetzlichen Krankenversicherung,
2. eine mögliche Soll-Vorstellung,
3. Lösungsschritte zu einer allgemeinen Umsetzung einer solchen Soll-Vorstellung.

Zunächst zur Ist-Situation in der gesetzlichen Krankenversicherung bzw. speziell im Bereich der AOK. Sicherlich läuft die Rehabilitation von Patienten mit Querschnittlähmungen nach dem auslösenden Ereignis von Fall zu Fall, von Krankenhaus zu Krankenhaus und auch von Krankenkasse zu Krankenkasse unterschiedlich ab.

Als Regelfall möchte ich aber von folgendem ausgehen: Wenn nach dem auslösenden Unfallereignis Lebensgefahr gegeben ist, wird der Versicherte zunächst ins nächste Krankenhaus zur Sicherstellung der Lebensfunktion gebracht. Sobald es der Zustand des Schwerverletzten erlaubt, wird er in die Spezialeinrichtung verlegt. Wenn keine Lebensgefahr gegeben ist, so kann man davon ausgehen, daß über den Weg der Rettungsdienste sofort die Einweisung in eine geeignete Spezialklinik erfolgt.

Die Geschehnisse innerhalb dieser Akutphase möchte ich hier – bis auf die wesentlichen Unterschiede im Verfahren zwischen den Kostenträgern Krankenkassen und Berufsgenossenschaften – ausblenden, da dies Thematik anderer Vorträge ist. Die Besonderheiten der berufsgenossenschaftlichen Unfallheilverfahren – sei es das Durchgangsarztverfahren für die ambulante oder das Verletzungsartenverfahren für die stationäre Behandlung – liegen in der Steuerung der Behandlung durch Ärzte oder Krankenhäuser, die vertraglich mit den Berufsgenossenschaften gebunden sind. Der Arbeitsunfallverletzte wird insoweit gesteuert; er wird von den Ärzten bzw. Krankenhäusern behandelt, die von den Berufsgenossenschaften zugelassen wurden, und das Heilverfahren ist infolge der Berichtspflicht einer ständigen Kontrolle unterworfen. Dieses Berichtswesen vermittelt der Berufsgenossenschaft wesentliche Kenntnisse über Art und Schwere der Verletzung sowie den Behandlungsverlauf und die Heilerfolge. Derartige Informationen sind Voraussetzung und Basis für die Aktivitäten des Unfallversicherungsträgers. Ein solches, ausführliches Berichtswesen existiert für die Krankenversicherung nicht.

Die Betreuung unserer Versicherten in bezug auf Möglichkeiten und Notwendigkeiten der poststationären Rehabilitation durch die Krankenversicherung setzt heute erst dann ein, wenn eine bestimmte Verweildauer erreicht und dies bei der

F.-W. Meinecke (Hrsg.)
Querschnittlähmungen

Krankenkasse erfaßt und auffällig wird oder aber die Einrichtung von sich aus den Kontakt aufnimmt. Ergänzend haben die AOKs Verfahren entwickelt, nach denen, zum Teil EDV-unterstützt, bei Vorliegen bestimmter Diagnosen im Zusammenhang mit bestimmten Arbeitsunfähigkeits- oder Verweildauern einzelne Fälle als „Rehabilitationsfälle" erkannt werden und sodann ein Tätigwerden der Rehabilitationsberatung in Gang setzen.

Der Rehabilitationsberater oder der Soziale Dienst der AOK nimmt in den letztgenannten Fällen von sich aus Kontakt zu den jeweiligen Spezialeinrichtungen auf, um Notwendigkeiten und Möglichkeiten der Rehabilitation einschließlich der für eine adäquate Hilfsmittelversorgung notwendigen Fragen im einzelnen zu klären und auf diese Weise die Entlassung des Betroffenen vorzubereiten. Die Kontaktaufnahme geschieht heute größtenteils auf schriftlichem bzw. telefonischem Wege. In Einzelfällen wird auch die AOK am Sitz der Spezialeinrichtung im Auftrag der Wohnort-AOK tätig, aber hiervon können wir noch nicht generell ausgehen.

Ist die Entlassung auf diese Weise vorbereitet und ggf. erreicht, suchen die Beratungskräfte der AOK den Betroffenen im häuslichen Bereich auf, um weitere Schritte in bezug auf die Wohnsituation, ggf. die familiäre Situation, in bezug auf eine mögliche Weiterbeschäftigung bzw. berufliche Rehabilitationsmaßnahmen oder in bezug auf die Weiterführung einer begonnenen Ausbildung zu klären. Dabei kann die AOK nicht für jede Rehabilitationsphase selbst tätig werden, weil die Krankenversicherung – im Gegensatz zu den Berufsgenossenschaften – nur für die medizinische, nicht jedoch für die berufliche Rehabilitation oder die soziale Eingliederung zuständig ist. Wir können aber andere Stellen, wie den Arbeitgebern, den Betriebsarzt, den zuständigen Rentenversicherungsträger oder das Arbeitsamt, den Sozialhilfeträger oder die Hauptfürsorgestelle, einschalten und auf die vorliegende Problematik und Lösungsbedürftigkeit hinweisen. Die Beratungsfachkräfte der AOK bleiben also für die gesamte Dauer der Rehabilitation Ansprechpartner für die Betroffenen. So ist die Situation in unserem Bereich anhand uns vorliegender Informationen. Sicherlich bestehen dabei noch regionale Unterschiede.

Mein Nachredner wird im einzelnen schildern, welches Verfahren im Bereich der gesetzlichen Unfallversicherung angewendet wird. Ich muß hier aus dieser Thematik für einen Aspekt schon eine kleine Anleihe nehmen, nämlich das sog. Sammelbesuchsverfahren. Dabei suchen Rehabilitationsberater der der Spezialklinik benachbarten Berufsgenossenschaft den Betroffenen in der Spezialklinik auf, verständigen die zuständige Berufsgenossenschaft und leiten alle weiteren Schritte ein. Dies stellt m. E. einen idealen Weg dar, von seiten der Spezialeinrichtung bzw. von Seiten des räumlich benachbarten Leistungsträgers aus die Fäden in die Hand zu nehmen, und zwar so früh wie möglich, um von hier aus das gesamte weitere Verfahren im Wege einer Arbeitsteilung oder Delegation zu steuern.

Die Frage stellt sich, ob ein solches System auf den Bereich der AOK und auf den Bereich der gesamten Krankenversicherung übertragbar wäre. Dabei sind zwei Aspekte zu unterscheiden. Zum einen müßte Beratungskapazität bei derjenigen Krankenkasse vorhanden sein, die sich in räumlicher Nähe zur Spezialeinrichtung befindet. Diese Krankenkasse müßte zudem von der Wohnort-

Krankenkasse bzw. von der Krankenkasse, in deren Einzugsbereich der Betroffene bisher gearbeitet hat, autorisiert werden oder noch besser schon vorab autorisiert sein, notwendige Schritte, wie beispielsweise die zur Vorbereitung der Entlassung notwendige Hilfsmittelversorgung, zu planen und zur Umsetzung an die jeweils in Frage kommende Krankenkasse und ihre Beratungsfachkräfte weiterzuleiten. Daneben müßte diese Beratungskraft gleichfalls autorisiert sein, Vorschläge für Rehabilitationsmaßnahmen außerhalb des medizinischen Bereichs und die jeweils in Frage kommenden Träger zu unterbreiten. Ein zweiter Aspekt ist der, daß am Wohnort gleichfalls Beratungsfachkräfte vorhanden sein müssen, die in Rückkoppelung zu den Vorschlägen von der Krankenkasse am Sitz der Spezialeinrichtung eine Lösung der Probleme im Wohnumfeld und am Arbeitsplatz vornehmen und in die Überlegungen einbringen.

Was den AOK-Bereich anbelangt, halte ich solch eine Regelung für vorstellbar. Auf Schwierigkeiten stößt dieses Verfahren m. E. bei Krankenkassen, die vor Ort keine Rehabilitationsberatungskräfte eingesetzt haben. Ich kann mir beispielsweise nicht vorstellen, daß eine kleine bis mittelgroße Betriebs- oder Innungskrankenkasse eine derartige Logistik aufbauen kann. Bei den Ersatzkassen sind diese Beratungsdienste überhaupt noch nicht entwickelt. Auf Schwierigkeiten stößt das Modell also bei Rehabilitationsträgern, bei denen keine oder nur unzureichende Kapazitäten für die Beratung, und vor allem auch für die Beratung im Außendienst, zur Verfügung stehen. Denn zur Zeit ist die AOK die einzige Krankenkasse, bei der überall Rehabilitationsberater im Einsatz sind. Etwa die Hälfte der AOKs haben darüber hinaus mit Sozialarbeitern besetzte Soziale Dienste. Die Sozialarbeiter kümmern sich auch um psychosoziale Probleme im Zusammenhang mit Krankheit und Behinderung und sehen ihre Aufgabe auch darin, zu einer Akzeptanz der Behinderung durch den Betroffenen selbst und seine Familie, aber auch zur Klärung von Problemen, die den Arbeitsplatz betreffen, beizutragen. Rehabilitationsberater sind demgegenüber hauptsächlich bei der Lösung sozialrechtlicher Fragen und bei der Hilfsmittelversorgung und der Inanspruchnahme stationärer Rehabilitationseinrichtungen tätig.

Da von dieser Problematik, der umfassenden „medizinischen und beruflichen" Rehabilitation von Querschnittgelähmten, alle Rehabilitationsträger in gleicher Weise betroffen sein können, bietet es sich an, die Thematik einmal auf der Ebene der Bundesarbeitsgemeinschaft für Rehabilitation zu beleuchten. Zunächst einmal müßten alle Trägerbereiche für die bestehende Problematik in bezug auf die Koordination der Rehabilitationsmaßnahmen und die dafür notwendigen Personalkapazitäten sensibilisiert werden. Gegebenenfalls könnte dies durch eine Arbeitshilfe gelingen, wie sie die Bundesarbeitsgemeischaft für Rehabilitation schon in bezug auf andere Behinderungsarten vorgelegt hat. Eine solche Arbeitshilfe könnte dann zur Basis von Gesprächen werden, wie eine dementsprechende Koordination im Gesamtsystem der Rehabilitation sichergestellt werden kann.

Umfassende Rehabilitation Querschnittgelähmter aus der Sicht der gesetzlichen Unfallversicherung

G. Sokoll

Hauptverband der gewerblichen Berufsgenossenschaften e.V., Alte Heerstraße 111
D-5205 Sankt Augustin

Die Rehabilitation Querschnittgelähmter hat in den letzten Jahren erhebliche Fortschritte gemacht. Hieran haben nicht zuletzt die Träger der gesetzlichen Unfallversicherung einen erheblichen Anteil.

So hat die Denkschrift des Hauptverbandes der gewerblichen Berufsgenossenschaften „Zur Neuordnung der Behandlungszentren für Querschnittgelähmte in der Bundesrepublik Deutschland" aus dem Jahre 1972 Impulse gegeben für die Schaffung eines flächendeckenden Netzes von Fachabteilungen und Spezialkliniken für Rückenmarkverletzte. Es war u.a. Ziel der Denkschrift, für alle Querschnittgelähmten in der Bundesrepublik eine gleich gute Rehabilitation zu ermöglichen. Damit entsprach sie den Absichten des Gesetzgebers über die Angleichung der Leistungen der Rehabilitation.

Um die notwendigen Maßnahmen für Querschnittgelähmte möglichst schnell nach dem Unfall in speziellen Einrichtungen einleiten zu können, haben die Berufsgenossenschaften im Jahre 1976 im Rahmen des berufsgenossenschaftlichen Forschungsinstituts für Traumatologie die bundesweite „Anlaufstelle für die Vermittlung von Betten für Querschnittgelähmte" eingerichtet. Sie wurde im Januar 1979 am Berufsgenossenschaftlichen Unfallkrankenhaus Hamburg installiert.

Auch durch diese Maßnahme im institutionellen Bereich, die in gleichem Maße den Versicherten anderer Trägerbereiche zugute kommt, konnte in der vergangenen Zeit die Behandlung Querschnittgelähmter wesentlich verbessert werden. Die Behandlung Querschnittgelähmter in Spezialkliniken hat positive Auswirkungen nicht nur auf deren medizinische Versorgung, sondern auch auf die gleichzeitige Hinführung zu ihrer beruflichen und sozialen Wiedereingliederung.

Begünstigt werden die guten praktischen Ergebnisse durch den umfassenden und weitgespannten Auftrag des Gesetzgebers an die Unfallversicherungsträger, den Unfallverletzten mit allen geeigneten Mitteln medizinisch zu versorgen und ihn beruflich sowie sozial wieder einzugliedern. Gerade auch im Bereich der Rehabilitation Querschnittgelähmter haben die Unfallversicherungsträger die Chance genutzt, daß ihnen alle drei Stufen der Rehabilitation in die Hand gelegt wurden. Sie haben für eine weitgehende Nahtlosigkeit der Rehabilitation gesorgt. Diese wird unverzüglich nach dem Unfall durch Fachkräfte eingeleitet und von einer Stelle aus durchgeführt sowie koordiniert. Mit Hilfe eines umfassenden Berichtswesens ist der Unfallversicherungsträger über den Verlauf der Heilbehandlung jederzeit informiert, so daß er das Heilverfahren ggf. unter Einschaltung eines beratenden Arztes steuern und weitere Rehabilitationsmaßnahmen vorbereiten kann.

F.-W. Meinecke (Hrsg.)
Querschnittlähmungen

Eine wesentliche Rolle spielt dabei der Berufshelfer, der sich im Rahmen des Sammelbesuchsverfahrens frühzeitig am Krankenbett, aber auch durch Besuche im häuslichen Bereich des Verletzten um die Vorbereitung der Entlassung aus der stationären Behandlung und die Rückkehr in den Familienbereich kümmert. Er hat Vorbereitungen für eine sinnvolle Hilfsmittelversorgung zu treffen, aber auch Wohnungshilfe und Kraftfahrzeughilfe einzuleiten. Um dies frühzeitig tun zu können, ist ein enges Zusammenwirken mit den Ärzten im Krankenhaus dringend notwendig. Nur die Ärzte können frühzeitig Hinweise auf die verbliebenen Funktionen des Patienten und damit auf den Umfang erforderlicher Hilfen und Pflege geben.

Im Bereich der Hilfsmittelversorgung beobachten die Unfallversicherungsträger die Entwicklung moderner Technologie, um sie dort, wo dies sinnvoll ist, auch den Schwerstverletzten nutzbar machen zu können. Hier zeichnet sich inzwischen auch eine trägerübergreifende Zusammenarbeit auf der Ebene der Spitzenverbände der Sozialleistungsträger ab. Zwischen Krankenversicherung, Kriegsopferversorgung und Unfallversicherung ist ein sinnvoller Austausch der Ergebnisse von Hilfsmittelprüfungen vereinbart, der Doppelprüfungen vermeidet und damit raschere Anerkennungen von geeigneten Hilfsmitteln ermöglicht. Für den Bereich der gesetzlichen Unfallversicherung stellen wir uns vor, daß unsere Berufsgenossenschaftlichen Unfallkliniken, bei denen besondere Erfahrungen in der Ausstattung Schwerstverletzter mit Hilfsmitteln vorliegen, in die Prüfung von Hilfsmitteln stärker eingebunden werden.

Hinsichtlich spezieller Hilfsmittel für Querschnittgelähmte darf ich schon jetzt ankündigen, daß in Kürze eine überarbeitete „Liste der Hilfen zur nachstationären Versorgung und zum Körpertraining bei Querschnittgelähmten“ herausgegeben werden wird. Diese Liste wird – wie die Vorauflage aus dem Jahre 1977 – auch Hinweise geben, welche Hilfsmittel oder Hilfen von den Ärzten der Berufsgenossenschaftlichen Unfallkliniken und Sonderstationen ohne vorherige Genehmigung des Unfallversicherungsträgers als Erstausstattung verordnet werden können.

Hierdurch und durch weitere Maßnahmen sollen die sicher nicht zu bestreitenden Erfolge der Unfallversicherungsträger auf dem Gebiet der Rehabilitation Querschnittgelähmter gefestigt und weiterentwickelt werden. Diesem Ziel dient auch das Vorhaben, die zuvor erwähnte Denkschrift zu überarbeiten. Neben der Aktualisierung der zahlenmäßigen Bestimmung der erforderlichen Einrichtungen liegt ein Schwerpunkt bei der Überarbeitung in der Ermittlung des Bedarfs an Möglichkeiten zur stationären Aufnahme bei Nachuntersuchungen, Spätkomplikationen oder bei Wegfall familiärer Pflege. Hier sehen wir eine wichtige Aufgabe für die Zukunft.

Die Erfolge der Querschnittgelähmten-Medizin und hierdurch verbesserte Lebensaussichten haben den Kreis der lebenslanger Nachsorge bedürfenden Querschnittgelähmten erfreulicherweise erheblich anwachsen lassen. Darum ist in der Zukunft mit dem Eintritt von Engpässen zu rechnen, sofern keine weiteren Möglichkeiten zur stationären Aufnahme bei Nachuntersuchungen – soweit diese nicht ambulant durchführbar sind –, bei Spätkomplikationen und bei dem kurzfristig ggf. auch zeitlich begrenzten Wegfall familiärer Pflege geschaffen werden. Solche Engpässe könnten auch Auswirkungen im Akutbereich haben.

Andererseits ist darauf zu achten, daß die Erstbehandlung zeitgerecht abgeschlossen werden kann, d.h. der Querschnittgelähmte auf seine Entlassung vorbereitet wird. Dies setzt organisatorische Maßnahmen zur raschen Versorgung mit Hilfsmitteln, Gewährung von Wohnungshilfe und Sicherstellung der behinderungsgerechten Pflege voraus. Hierzu sollte die Denkschrift zukunftsorientierte Antworten geben.

Ein weiterer Punkt bei der Überarbeitung der Denkschrift wird auch die Frage der verstärkten Einbindung von Konsiliarärzten wie etwa der Urologen und anderer Fachgebiete sein, deren Beteiligung in vielen Zentren inzwischen selbstverständlich geworden ist. Dies gilt auch für die Beteiligung von psychologischen und anderen begleitenden Diensten.

Abschließend ist festzustellen, daß schon diese Überlegungen zeigen, daß es auf dem Gebiet der Behandlung Querschnittgelähmter – wie dies aber auch für die Bemühungen der Unfallversicherungsträger um andere Verletzte gilt – keinen Stillstand geben darf und wird. Der technische Fortschritt und das Streben des Menschen nach Perfektionierung sind Garanten dafür, daß die Unfallversicherungsträger im Zusammenwirken mit Ärzten und mit Vertretern anderer Fachbereiche sowie mit allen anderen verantwortlichen Stellen auch künftig die gestellten Aufgaben meistern werden. Der Gesetzgeber möge uns aber hierfür den weitgespannten Handlungsrahmen erhalten.

Lassen Sie mich abschließend noch eine persönliche Anmerkung machen: Ein Motor und Anwalt der Querschnittgelähmten in unseren Reihen wird uns demnächst fehlen: Dr. Meinecke, der unter anderem die Meldestelle für Querschnittgelähmte aufgebaut hat. Der Hauptverband der gewerblichen Berufsgenossenschaften dankt Dr. Meinecke vor der versammelten Fachöffentlichkeit für seinen beispielgebenden Einsatz, für zahlreiche Ideen und vor allem für pionierhafte Umsetzungsschritte in der Behandlung und Betreuung von Querschnittgelähmten. Der Lohn seiner ärztlichen Kunst und Arbeit lag in der Dankbarkeit zahlreicher Patienten. Dieser Dankbarkeit schließen wir uns an.

Diskussion

Der Gedanke einer engeren *Zusammenarbeit* aller Sozialleistungsträger wird aufgegriffen. Schwierigkeiten werden aufgezeigt, die in den unterschiedlichen gesetzlichen Aufträgen des gegliederten Systems der Sozialen Sicherheit ihren Ursprung haben. Aber auch die Erfahrungen in der Zusammenarbeit mit den Sozialleistungsträgern sind unterschiedlich. Mitunter zeigt sich Unkenntnis über deren Leistungsmöglichkeiten. Auf der untersten Ebene haben Tätigkeiten in Eingliederungskommissionen zu reibungslosen Abläufen geführt. Analog zu den Berufshelfern der Berufsgenossenschaften verfügt die gesetzliche Krankenversicherung über Rehabilitationsberater. Hier muß der Versuch einer Kontaktaufnahme von allen Seiten verstärkt werden. Eine Erweiterung von Sachkenntnis und Ermessensspielraum ihrer Mitarbeiterinnen und Mitarbeiter könnte in ihrem Bereich zur Verbesserung der Zusammenarbeit führen. Erste positive Ansätze zeigen sich bei der Erstellung der Hilfsmittelkataloge. Die Optimierung der umfassenden Rehabilitation liegt in der notwendigen Kooperation der Leistungsträger. Die vorgegebene Möglichkeit der Zusammenarbeit besteht bei der Bundesarbeitsgemeinschaft für Rehabilitation, der alle Sozialleistungsträger angehören.

Die Beschreibung von *Aufbau und Organisation* von Querschnittgelähmten-Zentren hat bewußt auf die Darstellung von Zuständigkeiten verschiedener Leistungsträger verzichtet. Sie hat sich rein an dem Nutzen für den Patienten und den sich daraus ergebenden Erfordernissen orientiert. So kann der Übergangsaufenthalt in einem Hostel sich kostensenkend auswirken, weil kostenaufwendige Behandlungszeiten abgekürzt werden können. Der zuständige Kostenträger muß dann ermittelt werden.

Die Berechnungen der *Personalschlüssel* werden vor allem im Pflegebereich als sehr knapp angesehen. Es wird befürchtet, die vorgelegten Daten könnten hinsichtlich der Verweildauer von Leistungsträgern als Werte angesehen werden, die nicht überschritten werden dürften. Erfahrungen, daß „Empfehlungen" den Charakter von „Gesetzestexten" erhalten und dementsprechend mit ihnen umgegangen wird, sind weit verbreitet. Es wird erneut darauf verwiesen, daß hier ein Versuch vorgelegt wurde, dessen Hauptmerkmal in der Flexibilität bei der Handhabung der Ergebnisse liegt. Ferner soll er die Grundlage für eine intensive Beschäftigung mit diesen für das Gesamtklima in einem Zentrum so wichtigen Fragen in der Zukunft sein und neue Denkanstöße geben. Dieses um so mehr als dahinter keine Institution steht, die sich gewerbsmäßig mit solchen Analysen befaßt. Der Personalschlüssel im Pflegebereich wurde durch Stichtagsdaten an jedem 1. und 3. Montag eines Kalendermonats über mehrere Jahre retrospektiv ermittelt. Die Gesamtverweildauer der Tetra- und Paraplegiker war in beiden damit befaßten Zentren fast auf den Tag identisch, besitzt also einen hohen Aussagewert. Der ermittelte Personalbedarf im Pflegebereich lag um 30% höher als der Istbestand des analysierten Zentrums.

Es wird angeregt, die hier vorgetragenen Erkenntnisse in die Überarbeitung der 1972 zuerst veröffentlichten und 1978 erweiterten Denkschrift „Zur Neuord-

F.-W. Meinecke (Hrsg.)
Querschnittlähmungen

nung der Behandlungszentren für Querschnittgelähmte in der Bundesrepublik Deutschland mit Planungsrichtwerten für Neubauten" des Hauptverbandes der gewerblichen Berufsgenossenschaften e.V. einfließen zu lassen und sie möglichst bald zur allgemeinen Verwendung zugänglich zu machen. Das sei eine Hilfestellung bedeutender Art für zukünftige Planungen und Pflegesatzgestaltungen.

Standandort und Ausblick in das nächste Jahrzehnt

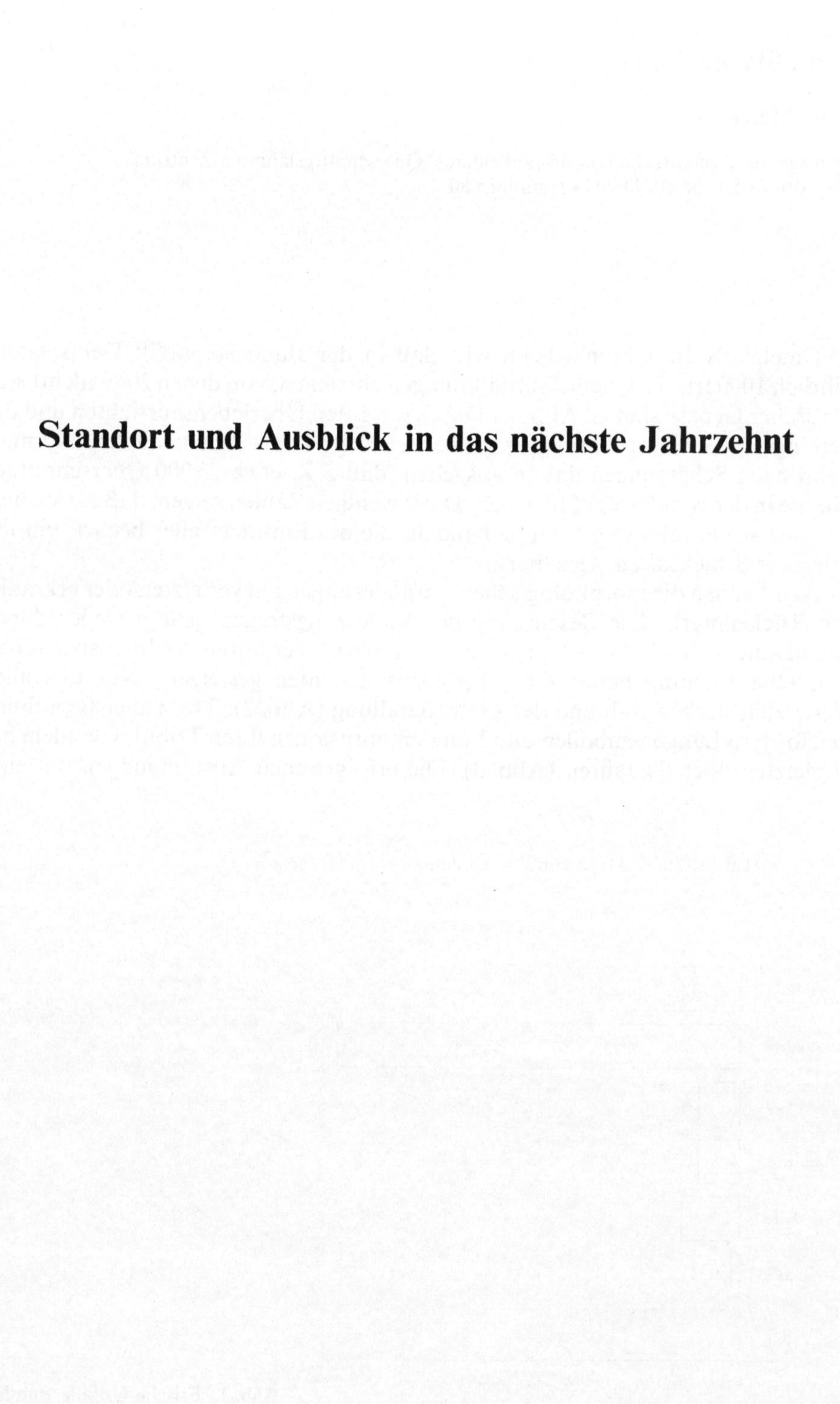

Schlußbemerkung

F.W. Meinecke

Berufsgenossenschaftliche Unfallkrankenhaus, Querschnittgelähmten-Zentrum, Bergedorfer Straße 10, D-2050 Hamburg 80

Seit mehr als 10 Jahren wissen wir, daß in der Bundesrepublik Deutschland jährlich 1000 frische Querschnittlähmungen entstehen, von denen 20% nichttraumatischer Genese sind (s. Abb. 1). Durch die guten Überlebensaussichten und die verlängerte Lebenserwartung vergrößert sich der Kreis Jahr um Jahr, und man kann nach Schätzungen davon ausgehen, daß z.Z. etwa 25000 Querschnittgelähmte in der Bundesrepublik leben. Diese wenigen Zahlen zeigen, daß es sich hier um eine sozial relevante Gruppe handelt, die des Einsatzes aller bedarf, um ihr schweres Schicksal zu erleichtern.

Wir kennen die morphologischen Veränderungen am verletzten oder erkrankten Rückenmark. Die Beseitigung der Verletzungsfolgen gelingt weder durch Medikamente noch durch Operationen. Moderne Verfahren der Intensivmedizin und Überwachung haben die Überlebensaussichten gesteigert. Nur 6% aller Verletzten sterben während der Erstbehandlung (Abb. 2). Trotz aller Bemühungen fordern Lungenembolien und Lungenkontusionen ihren Tribut, vor allem bei Verletzten über 60 Jahren (Abb. 3). Die erfolgreichen Anstrengungen um eine

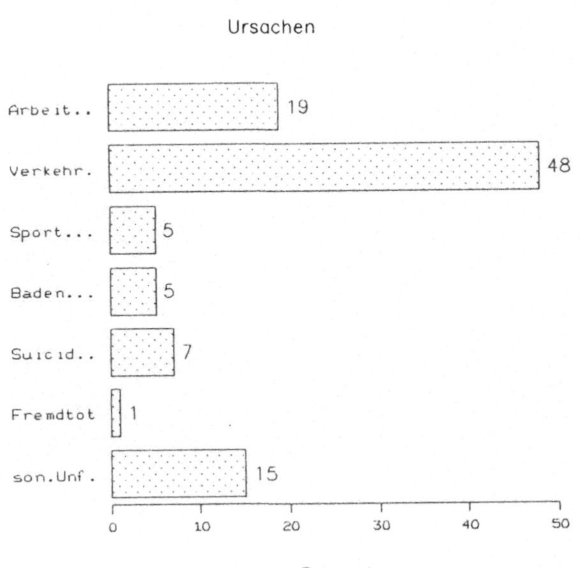

Abb. 1. Frische Unfälle Bundesgebiet (n = 7.537)

F.-W. Meinecke (Hrsg.)
Querschnittlähmungen

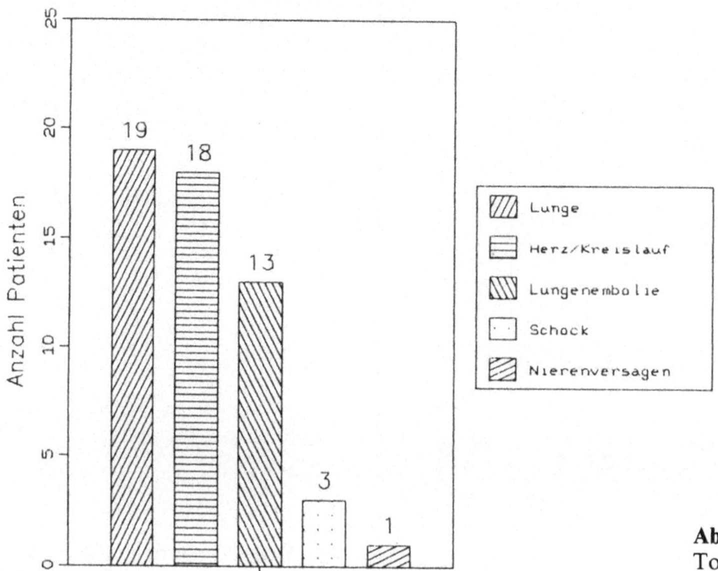

Abb. 2. Frische Unfälle Todesursache

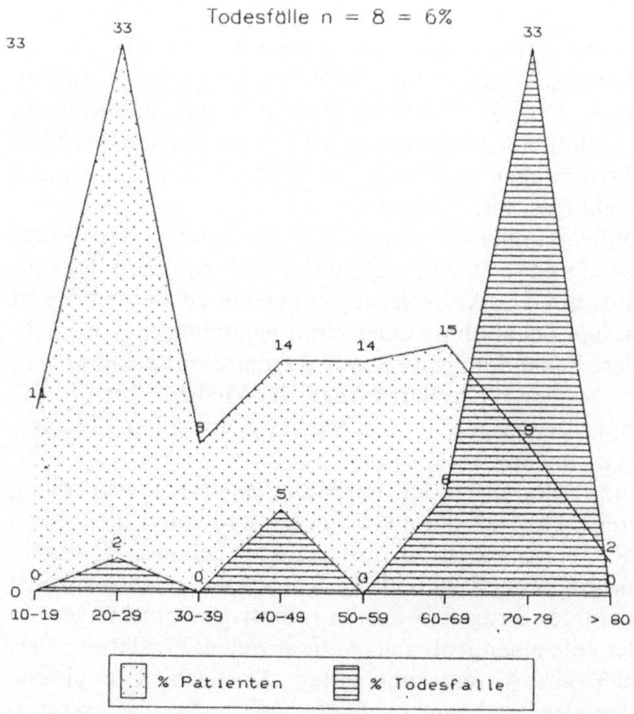

Abb. 3. Altersverteilung Trauma frisch ($n = 132$)

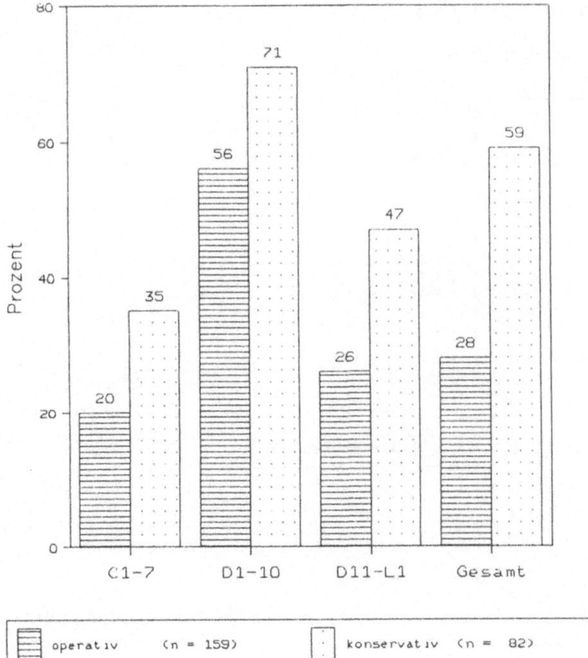

Abb. 4. Polytrauma ($n = 241$, 38,5%)

Verringerung dieser Problematik müssen intensiv fortgesetzt werden. Die Verbesserung der Rettungskette hat eine Verlagerung großer medizinischer Aufgaben vom Unfallort in die Klinik bewirkt (Abb. 4). Patienten mit Polytraumen und/oder hohen Querschnittlähmungen benötigen eine Langzeit- oder Dauerbeatmung mit neuen Herausforderungen an Pflege und Technik, Krankengymnastik und Ergotherapie, Angehörige und Leistungsträger.

Die erfolgreiche Zwerchfellstimulation verpflichtet zur Lösung der daraus erwachsenden psychologischen und sozialen Problematik. Die speziellen Behandlungsplätze reichen nicht aus, um den Anforderungen gerecht zu werden. Es ist nicht vertretbar, die umfassende Behandlung Querschnittgelähmter in Spezialabteilungen zu fordern und diese behandlungsintensivsten Querschnittgelähmten in anderen Krankenhäusern zu belassen. Die Bereitschaft der Medizin, zur Lösung dieser Aufgabe beizutragen, ist erwiesen. Die Bereitstellung adäquater Lösungsmöglichkeiten wird ständig dringender.

Die operativen Behandlungsverfahren der Wirbelsäulenverletzungen reifen, sind aber noch nicht ausgereift. Die Indikationsstellungen sind klarer, aber noch nicht restlos abgeklärt. Eine Überlegenheit operativ erzielter Behandlungsergebnisse im Hinblick auf neurologische Rückbildungen ist bisher nicht erwiesen (Abb. 5). Diese eminent wichtigen Fragen bedürfen intensiver Forschungen im Sinne der Verlaufskontrollen, die einer großzügigen finanziellen Förderung wert sind. Noch steht man hier am Anfang mit guten Ansätzen. Die gleiche Aufmerksamkeit gebührt den gleichen Fragen bei der gleichwertigen konservativen Behandlung. Voraussetzung einer erfolgreichen Forschung ist eine klare

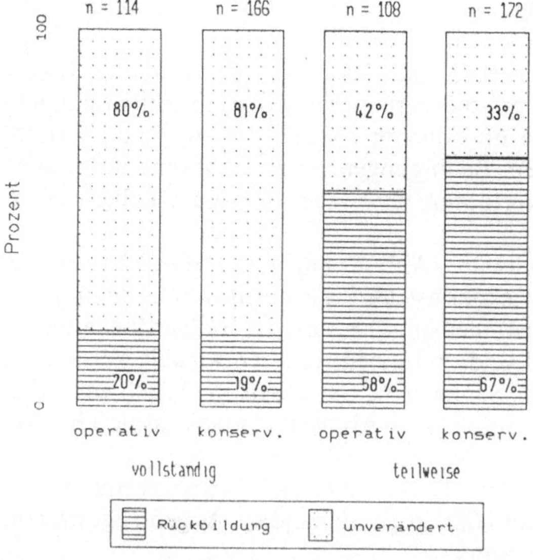

Abb. 5. Neurologische Rückbildung. Behandlungsabhängig, $n = 560$

Definition bestimmter Grundbegriffe une eine saubere, lückenlose Dokumentation erhobener Befunde. Sowohl bei den knöchernen als auch bei den neurologischen Verletzungsfolgen ist diese Forderung noch nicht erfüllt. Das von Frankel et al. (Tabelle 1) entwickelte Schema ist ein guter, aber kein befriedigender Ansatz.

Die urologische Behandlung hat einen hohen Standard erreicht, die in entscheidendem Maße zur Verlängerung der Lebenserwartung beigetragen hat. Die Abklärung der sexuellen Werkzeugfunktionen hat ebenso zu ersten therapeutischen Erfolgen geführt. Der Verbesserung dieser in ihren psychologischen und sozialen Auswirkungen so wichtigen Organfunktionen kommt höchste Bedeu-

Tabelle 1. Frankel-Schema. Zusatzbogen zu Erhebungsbogen 1 (Frische Fälle)
Aufnahmezeitraum: 01.01.1985–30.06.1988

Tetraplegiker			*Paraplegiker*			Gesamt $n = 2.422$	
Frankel Grad	Anzahl	%	Frankel Grad	Anzahl	%	absol.	%
A	373	40	A	623	42	996	41
B	116	13	B	129	8	245	10
C	119	13	C	163	11	282	12
D	290	31	D	489	33	779	32
E	28	3	E	92	6	120	5
Gesamt: 926			*Gesamt:* 1496				

A = vollständige Lähmung.
B = motorisch komplett, sensibel inkomplett.
C = motorisch inkomplett ohne Funktionswert.
D = motorisch inkomplett mit Funktionswert.
E = keine Lähmung.

tung in dem Bestreben um die Steigerung der Lebensqualität Querschnittgelähmter zu. Das ist auch eine Herausforderung an die Technik.

Parallel zur Intensivmedizin ergeben sich die Ansprüche an die Innere Medizin. Dieses um so mehr, als durch die Verbesserung der Überlebensaussichten der Erkrankten und Verletzten im höheren Lebensalter Vor- und Grundkrankheiten unter den veränderten Bedingungen einer Lähmung angepaßte diagnostische und therapeutische Verfahren zur Verbesserung der Lebenserwartung erfordern.

Die Behandlung der Druckgeschwüre (Abb. 6) hat in der Hand Erfahrener ebenso einen hohen Stand erreicht wie rekonstruktive Eingriffe am Bewegungsapparat. Sie sollten denen überlassen bleiben, die mit der Gesamtbehandlung Querschnittgelähmter vertraut sind und von ihnen weiterentwickelt werden.

Knochenneubildungen, Spastik, Schmerzen, Skoliosen im Wachstumsalter sind nach wie vor die großen Unbekannten. Ihre Abklärung und kausale Therapie sind dringende Zukunftsaufgaben.

Der Psychologie obliegt die weitere Eroberung des Neulandes, das sie im letzten Jahrzehnt betreten hat. Sie muß Patienten, Behandler, Angehörige und die Umwelt in ihre Bemühungen einbeziehen.

Technische Entwicklungen zur Therapie und zur Verbesserung der Lebensqualität im Bereich der Hilfs- und Pflegemittel, der Kommunikation, der Wohnungs- und Kraftfahrzeughilfe bieten ein weites Betätigungsfeld. Behinderungsgerechte Wohnungen fehlen allerorts. Sie gehören nicht in soziale Problemgebiete. Nicht nur der Querschnittgelähmte muß lernen, mit der Außenwelt umzugehen, sondern die Bevölkerung und die Arbeitswelt müssen den Umgang mit Rollstuhlfahrern erlernen und ihre Leistungsfähigkeit erkennen. Mitleid, Tränen und Ängste sind ungeeignete passive Verhaltensweisen und deshalb nicht

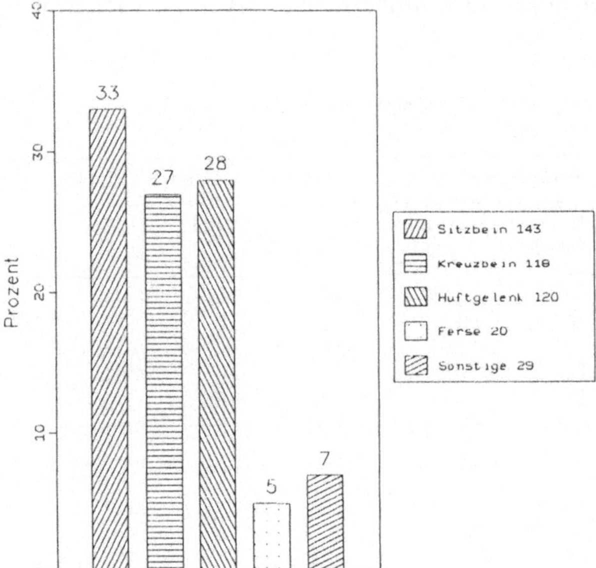

Abb. 6. Verteilung der Druckgeschwüre; $n = 430$

hilfreich. Die Medien sollten ihre teilweise Jagd nach Sensationen und Verbreitung ungerechtfertigter Hoffnungen beenden. Sie sollten sie durch verständnisfördernde Beiträge ersetzen. Die hier erkennbaren positiven Ansätze sollten an publikumswirksamen Plazierungen verstärkt werden.

Angehörige aller beteiligten Berufe sollten schon in der Ausbildung auf ihre nicht leichte Aufgabe vorbereitet werden. Ständige Fortbildung steigert ihre Qualifikation. Örtlichen Verhältnissen angepaßte Personalpläne sollten ruhiges, qualifiziertes Arbeiten unter Berücksichtigung der besonderen psychologischen Situation für Patienten und Mitarbeiter ermöglichen. Die Bedeutung der Arbeitsleistung sollte sich in den Bezügen niederschlagen. Hier ist noch viel Entwicklungsarbeit nötig. Überzogener Anspruchshaltung sollte jedoch mit guten Argumenten energisch entgegengetreten werden.

Krankenhaus und Leistungsträger müssen hohe wirtschaftliche Belastungen übernehmen. Patienten, Behandler und die Leistungsträger selbst können in engem Zusammenwirken dazu beitragen, diese Belastungen durch kostenbewußtes, rationelles Denken und Handeln in einem wirtschaftlich vertretbaren Rahmen zu halten.

Mit der Verlagerung der Primärbehandlung der verletzten Wirbelsäule von den konservativen zu den operativen Verfahren ist das Interesse operativ tätiger Ärzte am frischen Querschnittgelähmten sprunghaft steil angestiegen. Es erlischt aber meistens ebenso steil nach Abschluß aller operativen Möglichkeiten und mündet in das altbekannte Drängen ein, den Patienten nunmehr „zur Rehabilitation" in ein Zentrum zu verlegen, da das eigene Krankenhaus für diese „hochwertige, wichtige und große Erfolge versprechende" Behandlung weder personell noch einrichtungsgemäß ausgerüstet sei. Daraus ergibt sich ein Zurückhalten der Patienten (Abb. 7) mit hoher Rate vermeidbarer Komplikationen am

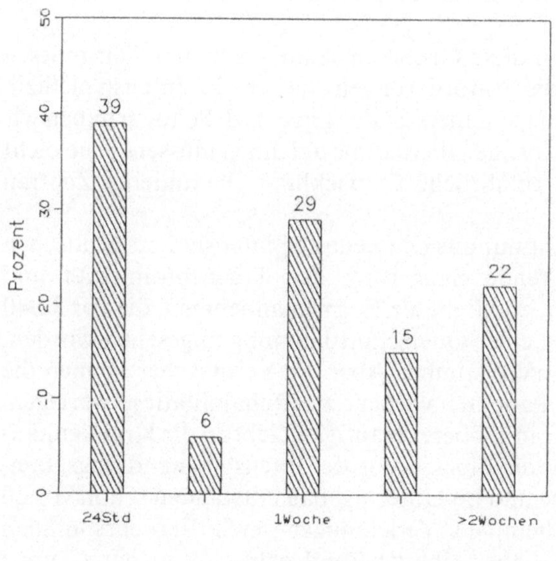

Abb. 7. Frische Unfälle Aufnahmezeit; $n = 700$

Bewegungsapparat, den Harnwegen und der Haut. Psychische Fehlentwicklungen sind die Folge einer übertriebenen, beschützenden Haltung der Erstbehandler aus mangelnder eigener Erfahrung und eigener innerer Unsicherheit. Aus diesen Wurzeln kommt die Aussage, es werde ja alles wieder gut, wenn der Patient erst einmal in das berühmte, hochleistungsfähige Zentrum komme, dem man dann aber die Aufgabe überläßt, den Patienten mit der meist ganz anderen bitteren Realität zu konfrontieren. Die dort Tätigen müssen dem Verletzten als Ignoranten, als gefühls- und herzlose Feinde vorkommen, zu denen man kein Vertrauen haben kann. Der ständige Wechsel der Umgebung und die wachsende Entfernung vom ursprünglichen Lebensraum verstärken die tiefe Verzweiflung, in die der Patient stürzt, wenn er die ganze Tragweite der körperlichen, seelischen und sozialen Auswirkungen seiner Verletzungen erkennt.

Dieses sind einige Gesichtspunkte zur Begründung der alten, zu Zeiten der rein konservativen Behandlungsverfahren nie bestrittenen Forderung nach der umfassenden Behandlung Querschnittgelähmter unter einem Dach und in einer Hand von Anfang bis Ende ohne Wechsel. Verstöße gegen diese Regel wirken sich dort besonders nachhaltig aus, wo sie am wenigsten vertragen werden: beim Patienten selbst. Hierbei ist es belanglos, ob die Unterbrechung dadurch erfolgt, daß Akut- und Weiterbehandlung in zwei verschiedenen Krankenhäusern oder getrennt unter demselben Dach in einem Krankenhaus oder durch kurzfristige Rotationsverfahren der für die Spezialabteilung verantwortlichen Ärzte entsteht. Die zukünftige Aufgabenstellung kann nicht in der Förderung dieser rückläufigen Entwicklung bestehen, sondern vielmehr nur im Ausbau weiterer Zentren zu einem Stand, der sie in die Lage versetzt, rund um die Uhr alle Verletzten, deren vitale Funktionen vor dem Transport stabil sind und die nicht spezieller neurochirurgischer Sofortbehandlung wegen Schädelhirnverletzungen bedürfen, auch ohne vorherige Anfrage sofort vom Unfallort oder vom zuerst angefahrenen Krankenhaus zu übernehmen und umfassend zu versorgen. Die Rehabilitation beginnt mit Eintritt des Körperschadens und nicht erst nach Abschluß der Akutbehandlung.

In Hamburg haben wir uns an diese Grundeinstellung gehalten. Wir müssen nun feststellen, daß wir durch die Anforderungen, die an die Intensivmedizin gestellt werden, seit Juli 1988 dazu nicht mehr in der Lage sind. Seitdem haben wir bei fast 40 Frischverletzten die sofortige Übernahme ablehnen müssen. Eine nicht nur bedauerliche, sondern auch gefährliche Entwicklung, die anderen Zentren ebenso vertraut ist.

Aus dieser Trennung und nicht nur aus den neuesten intensivtherapeutischen Erkenntnissen ist die erschreckende Steigerung der Tracheotomierate und tiefgreifender Druckgeschwüre zu erklären, die Formen annehmen, die vor 30/40 Jahren als unvermeidbare Folgen einer Querschnittlähmung angesehen wurden. Die Entwicklung zeigt, daß das nicht stimmt. Aber die Verursacher kennen die Konsequenzen nicht, weil sie die Patienten vorher „zur Rehabilitation“ verlegen. Heute erreichen Schwerstverletzte in größerer Häufigkeit lebend die Krankenhäuser. Das ist richtig und verursacht die Blockierung der Intensvibehandlungsabteilungen. Aber z. B. im Baugewerbe und im Untertagebau entstanden schon vor 30 Jahren Polytraumen, die den heutigen Verletzungen nach Verkehrsunfällen durchaus vergleichbar sind. Sie haben überlebt und gehörten zu der Gruppe

Querschnittgelähmter, an der nachgewiesen wurde, daß ein Entzug der oftmals einzigen Kommunikationsmöglichkeit durch eine Tracheotomie oder die Entstehung großer Druckgeschwüre während der Intensivbehandlung, die es auch damals schon gab, nicht unausweichlich war.

Die aufgezeigte Problematik wirft erneut die Frage nach der notwendigen Zahl adäquater Behandlungsplätze in leistungsfähigen Spezialabteilungen auf um sicherzustellen, daß jeder Frischverletzte sofort zugewiesen werden kann. Die erhöhte, fast normale Lebenserwartung ist die Folge kompetenter Erstbehandlung und konsequenter Nachsorge. Damit vergrößert sich der Kreis um mindestens 700–800 Personen jährlich (s. Abb. 15 und 16, S. 296). Sie können schon heute nicht mehr in der wünschenswerten Form und Häufigkeit nachbetreut werden. Der Ausbau der Bettenkapazität kann dieses ständig wachsende Problem immer nur temporär lösen. Ambulante Vorschaltverfahren zur Erfassung der dringend stationärer Behandlung Bedürftigen ist der einzige gangbare Weg. Bei der Güterabwägung sollte neben menschlichen und medizinischen Überlegungen auch die Erkenntnis eine Rolle spielen, daß bei einem Kostenanstieg im ambulanten Bereich Kosteneinsparungen im stationären Bereich dadurch entstehen, daß Heilverfahren vermieden oder verkürzt werden können. Wenn es gelingt, die notwendigen Vorbereitungen für die Beschaffung von Hilfsmitteln, Wohnung und Pflege für den nachstationären Bereich innerhalb der Zeit des medizinisch notwendigen stationären Aufenthaltes abzuschließen (Abb. 8), ließe sich die Behandlungskapazität erheblich steigern, ohne die Bettenkapazität zu erhöhen. Es käme aber auch eine erhebliche Kosteneinsparung zum Tragen, da die stationäre Behandlung oft nur deshalb verlängert werden muß, weil die unabdingbaren Leistungen außerhalb noch nicht erbracht wurden. Trotz klarer Vorstellun-

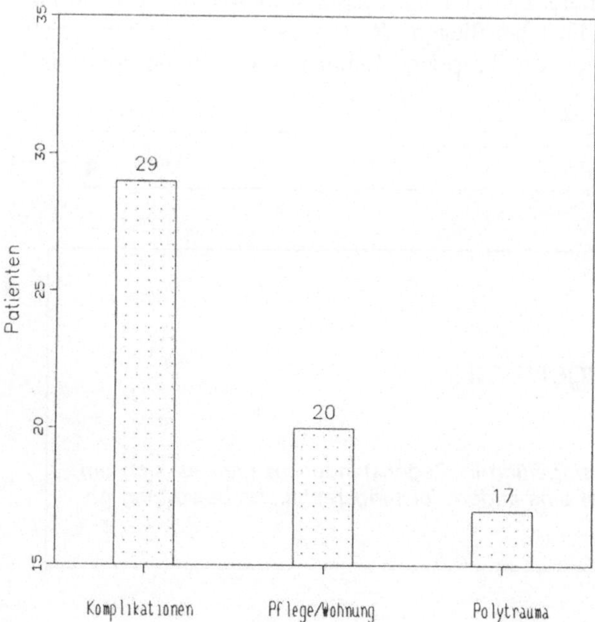

Abb. 8. Ursachen verzögerter Entlassung, $n = 66$ (26%)

gen im Hilfsmittelkatalog kommen z. B. vielfach Rückfragen aus der Krankenversicherung über die Notwendigkeit der Versorgung mit 2 Rollstühlen (Abb. 9a, b). Weder Patienten noch Behandler können verstehen, daß Leistungsträger Kostenzusagen für 2000,– DM lange hinauszögern und dafür vermeidbare Pflegesätze von 20000,– DM und mehr in Kauf nehmen. Diese Kostenexplosion entsteht zwar im Krankenhaus, ihre Ursache liegt aber außerhalb. Es ist nicht erkennbar, ob Politiker, die die Kostenexplosion im Krankenhaus beklagen, um solche Tatbestände wissen. Durch frühzeitige Einschaltung von Rehabilitationsberatern der Krankenversicherung und der Sozialhilfeträger ließe sich ein Standard erreichen, wie er der gesetzlichen Unfallversicherung durch den sofortigen Einsatz der Berufshelfer seit langem eigen ist. Sozialarbeiter der Zentren bedürfen der engen Zusammenarbeit mit den Sozialabteilungen auf Gemeinde- und Landesebene.

Das sind nur ein paar Schlaglichter, die die gegenwärtige Situation beschreiben. Sie zeigen aber auch die Aufgabenstellung für die beteiligten Ärzte, Leistungsträger und Politiker für heute und morgen deutlich. Hierbei ist es im weiten Bereich letztendlich unerheblich, aus welcher Ursache – Unfall oder Krankheit – und unter welchem Versicherungsstatus die Querschnittlähmung entstanden ist (s. Abb. 8 und 9, S. 292). Die Auswirkungen sind für alle Betroffenen gleich. Deshalb muß es so auch mit den Möglichkeiten der umfassenden Rehabilitation sein. Noch ist das alte böse Wort vom Querschnittgelähmten erster und zweiter Klasse nicht vollends ausgeräumt. Manchmal hat man sogar den Eindruck, es gebe noch Querschnittgelähmte dritter Klasse.

Wenden wir uns abschließend einer Zukunftsaufgabe zu, die zwar teilweise von bestimmten Gremien, z. B. Berufsgenossenschaften, Verkehrssicherheitsrat u. a. mehr, wahrgenommen wird, aber im Hinblick auf gezielte Maßnahmen sicher noch intensiviert werden kann und muß: der Prävention. Halsmarklähmungen durch Kopfsprünge in ungeeignete, zu flache Gewässer sind absolut vermeidbar. Bei anderen Sportarten, z. B. Drachenfliegen, Reiten usw., besteht ein hohes Risiko. Verkehrsunfälle, Stürze von Treppen, Leitern und Obstbäumen sind

Hilfsmittelkatalog **4**

Abschnitt 4

Hilfen für Querschnittgelähmte

Bei den in diesem Abschnitt aufgeführten Gegenständen handelt es sich um Hilfsmittel, soweit nicht konkret eine andere leistungsrechtliche Bewertung genannt wird.

Abb. 9a, b. Hilfsmittelkatalog

4 Hilfsmittelkatalog

4.3 Erstversorgung mit Krankenfahrzeugen bei Querschnittlähmung

4.3.1 Zwei faltbare Krankenfahrzeuge mit Zubehör und Zurichtung zur Verkehrssicherheit und zum Witterungsschutz*

Sie gehören zur Primärversorgung des aktiven Querschnittgelähmten. Der Faltfahrer besitzt für den rehabilitierten Querschnittgelähmten nicht nur, wie gelegentlich fälschlich angenommen, den Charakter eines Krankenfahrzeuges; er stellt vielmehr die entscheidende Hilfe und Voraussetzung für die Wiedererlangung einer den Rehabilitationsablauf sicherstellenden Mobilität dar. Er ist das universelle Fortbewegungsmittel, mit dem die umfassende Wiedereingliederung ebenso sichergestellt wird wie mit der Durchführung des aus medizinischer Sicht erforderlichen körperlichen Trainings.

Das Vorgehen bei der Versorgung mit einem Krankenfahrzeug ist vergleichbar am ehesten der Prothesenversorgung des Amputierten: Es handelt sich um eine individuelle Versorgung einer bestimmten Person, d.h. Art und Charakter der Behinderung, Höhe der Querschnittlähmung, erhaltene Restfunktionen, Fehlen oder Vorhandensein der Balance und zusätzliche Gelenkversteifungen müssen ebenso Berücksichtigung finden wie Körpermaße, Körpergewicht, Lebensalter, aber auch zukünftige Bedürfnisse und Umgebung. Diese werden beispielsweise durch architektonische Verhältnisse in der Wohnung und am Arbeitsplatz, Belastung im Beruf oder durch Sport sowie durch die Notwendigkeit, das Krankenfahrzeug in ein Kraftfahrzeug zu verladen, bestimmt. Die Versorgung mit einem Krankenfahrzeug darf aus diesen Gründen niemals schematisch erfolgen. Sie sollte ausschließlich durch erfahrenes Fachpersonal durchgeführt werden.

Grundsätzlich gehören zur Erstausstattung des Querschnittgelähmten zwei Faltfahrzeuge. Die von der Industrie angebotenen technisch hochentwickelten Faltfahrer sind relativ reparaturanfällig. Der Faltfahrer kann daher, häufig schon nach kurzer Zeit, unvorhergesehen für den Gebrauch ausfallen. Steht in diesem Falle nicht sogleich ein Ersatzfahrzeug zur Verfügung, ist der Querschnittgelähmte sofort völlig immobil und in der Regel ans Bett gefesselt. Eine auch nur über wenige Tage gehende, durch das Fehlen des Fortbewegungsmittels verursachte Bettlägerigkeit ist eine schwere Störung des Rehabilitationsprozesses und des erreichten Stabilisierungsniveaus und darf auf keinen Fall in Kauf genommen werden.

Die Primärbeschaffung eines Zweitfahrzeuges ist darüber hinaus erforderlich, um in der nachstationären Phase sogleich die Voraussetzungen für die umfassende Wiedereingliederung in alle Bereiche des täglichen Lebens sicherzustellen. In der Regel wird ein Krankenfahrzeug aus einer von der Industrie angebotenen Standardreihe stammen. Für das andere wird entschieden werden müssen, ob ein Sondermodell, z.B. aus Leichtmetall oder von besonders stabiler Bauart für sportliche Aktivitäten, auszuwählen ist. Es ist in Einzelfällen eine Doppelversorgung mit Elektrokrankenfahrzeugen – neben einem Faltfahrzeug –, unter Berücksichtigung der Besonderheit der Behinderung bei Tetraplegikern, aber auch in seltenen Fällen bei Paraplegikern, denkbar.

Abb. 9 b

häufig Folge unsachgemäßen Verhaltens aus Unkenntnis und Leichtsinn. Sie führen nicht immer, aber häufig auch zu Querschnittlähmungen. Letztlich ist ebenso nicht jeder Selbsttötungsversuch unvermeidlich.

In Westaustralien betreibt man im Zusammenschluß von spezialisierten Ärzten, gesetzlichen und privaten Versicherungsträgern, Regierungen, freien gemeinnützigen Wohlfahrtsgemeinschaften, Schulen und Politikern seit etwa 2 Jahren eine genaue Analyse der Unfallursachen, um daraus Ansatzpunkte für eine gezielte Aufklärung zu erkennen. Die Kosten für diese Ermittlungen und Folgemaßnahmen amortisieren sich dadurch, daß es jetzt schon spürbar gelingt, Menschen vor dem Schicksal einer Querschnittlähmung zu bewahren. Aber nicht nur dieser hohe menschliche Effekt rechtfertigt die Kosten. Es kommt dadurch auch zu einer echten, fiskalischen Konsequenz, da die Kosten, die durch die Behandlung und lebenslange Versorgung eines Querschnittgelähmten entstehen, entfallen. Solchen Bemühungen ist eine Priorität zuzumessen, die gar nicht hoch genug einzuschätzen ist. Sie stünden Europa und damit auch den hier vertretenen Ländern gut an.

Deshalb habe ich mich in den letzten Tagen in der Bundesrepublik Deutschland bemüht, Stellungnahmen einiger Personen und Institutionen zu dieser Frage einzuholen, um geeignete Initiativen zur Einleitung von Präventivmaßnahmen in der dargestellten Form zu entwickeln. Solche Bemühungen sollten parallel zu den ebenso intensiven Bestrebungen zur Verbesserung der Behandlung und Lebenssituation Querschnittgelähmter ablaufen.

Zusammenfassend bleibt festzustellen, daß die Behandlung und umfassende Rehabilitation Querschnittgelähmter in den vergangenen 30 Jahren einen hohen Standard erreicht hat. Aus diesem Standard haben sich viele neue Probleme entwickelt, die bei der damaligen hohen Sterblichkeit der Patienten nicht relevant wurden. Das jetzt zum Abschluß kommende Symposium hat viele, wenn auch nicht alle Zukunftsaufgaben darstellen können, und es ist die Hoffnung der Veranstalter, daß die hier deutlich gewordenen Fragestellungen in den kommenden Jahren einer intensiven Bearbeitung unterzogen werden. Die hier nur in Umrissen skizzierbaren Aufgaben mögen in künftigen kleinen Arbeitstagungen und Arbeitskreisen vertieft und einer Lösung zugeführt werden. Das wäre der schönste Lohn für diejenigen, die sich durch Finanzierung und persönlichen Einsatz der Vorbereitung und Durchführung dieses Symposiums angenommen haben.

Sachverzeichnis

G. D. Maitland, Beaumont, S.A, Australien

Manipulation der peripheren Gelenke

Geleitwort von D. A. Brewerton

Aus dem Englischen übersetzt von S. von Mülmann, B. Schäfer, M. Reinecke

1988. XVII, 260 S. 314 Abb. 31 Tab. 6 Klapptafeln. (Rehabilitation und Prävention, Band 20) Brosch. DM 78,-
Bei einer Mindesabnahme von 20 Exemplaren beträgt der Preis DM 62,40.
ISBN 3-540-18497-X

Nachdem die Anwendung manipulativer Behandlungstechniken im Bereich der Wirbelsäule weitgehend akzeptiert wurde, erkennt man zunehmend auch die Bedeutung mobilisierender Techniken bei der Behandlung peripherer Gelenke.
In diesem Buch werden mobilisierende Techniken für alle peripheren Gelenke beschrieben, die einzelnen Abschnitte einer Untersuchung durch passive Bewegung ausführlich erläutert und die Anwendung von Behandlungstechniken und ihre Dosierung zu den Untersuchungsbefunden der Gelenkfunktionsstörung in Beziehung gesetzt.

Springer-Verlag Berlin
Heidelberg New York London
Paris Tokyo Hong Kong

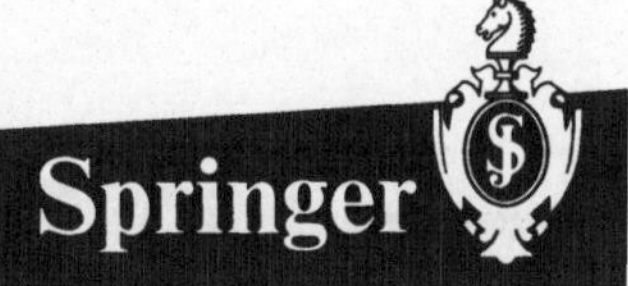

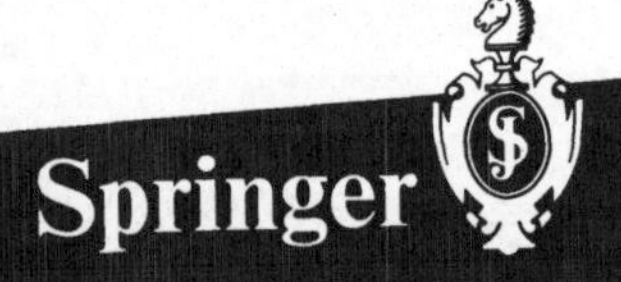
Springer